画像診断別冊 **KEY BOOK** シリーズ

A Key to Chest Imaging

困ったときの胸部の画像診断

編著
芦澤 和人（長崎大学大学院医歯薬学総合研究科臨床腫瘍学）

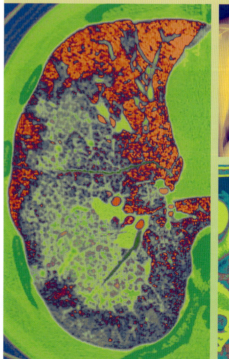
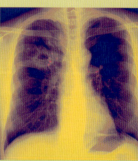
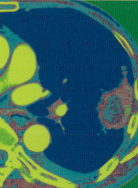

秀潤社

編著者

芦澤和人	Kazuto Ashizawa	長崎大学大学院医歯薬学総合研究科 臨床腫瘍学

執筆者

福島　文	Aya Fukushima	長崎みなとメディカルセンター 放射線科
本多功一	Koichi Honda	長崎大学病院 臨床腫瘍科
西田暁史	Akifumi Nishida	長崎大学病院 放射線科
筒井　伸	Shin Tsutsui	長崎大学病院 放射線科
荻原幸宏	Yukihiro Ogihara	諫早総合病院 放射線科
井手口怜子	Reiko Ideguchi	長崎大学原爆後障害医療研究所 アイソトープ診断治療学
林　秀行	Hideyuki Hayashi	諫早総合病院 放射線科
島本　綾	Aya Shimamoto	長崎大学病院 放射線科
大木　望	Nozomi Oki	長崎大学病院 放射線科

（執筆順）

症例提供施設

長崎大学病院，長崎みなとメディカルセンター，諫早総合病院，
長崎県島原病院，日本赤十字社長崎原爆病院，光晴会病院，
重工記念長崎病院，佐世保市立医療センター，鹿児島市立病院，
山口宇部医療センター，岡山労災病院，山形大学医学部附属病院

序

　画像診断別冊KEY BOOKシリーズの胸部編として，1996年に『すぐ身につく胸部CT』の初版が上梓され，その6年後に新版が発刊された．それから約17年の年月が過ぎたが，その間の画像診断の進歩には目覚ましいものがある．胸部画像診断法の第一選択は胸部単純X線撮影であるが，診断技術の進歩と普及によって，CTが胸部領域における画像診断の中心的役割を担っている．薄層CTにおける二次小葉に注目した読影法はすでに確立されており，マクロ病理像に近い診断が可能である．高画質のMPR画像やMIP画像は，病変の詳細を3次元的に容易にとらえることができる．最近では超高精細CTも出現し，微細な構造物に対する診断能の向上が報告されている．一方，MRIは優れた組織識別能を有しており，特に縦隔・胸壁病変の診断においてはきわめて有用である．このような状況において，CTだけでなく他のモダリティを含めた胸部画像診断の編著を依頼された．既刊の編著者である酒井文和先生にご相談したところ，快くお許しいただいた．この場をお借りしてお礼を申し上げます．

　本書では，1〜10章で肺病変を中心にカテゴリー別に，11，12章で縦隔と胸膜・胸壁病変に分けて記載した．commonな疾患の胸部単純X線正面像とCT横断像を基本としたが，可能な限りMPR画像や3D画像も使用し，稀だが臨床的に重要な疾患も一部取り上げた．また，特に縦隔と胸膜・胸壁病変においては，MRIやPET/CTの画像を多く掲載するように心がけた．

　本書の特徴として，各疾患の1例目とは異なる画像を呈する症例を「バリエーション」として，また，類似の画像を呈する別の疾患を「参考症例」として提示したことが挙げられる．さらに，疾患概念や鑑別診断のポイントにも触れており，知識の整理に利用していただければ幸いである．胸部の画像診断においては，発熱の有無ひとつをとっても，臨床情報が重要であることはいうまでもない．巻末に，臨床症状に基づくカテゴリー別の鑑別診断を表にまとめてみたので，参考にしていただきたい．本書は，初学者からベテランの医師まで幅広い層を対象とした臨床実務書であり，皆様のお役に立てることを願っている．

　日常臨床で多忙な中，執筆を快く引き受けていただいた同門の先生方，また，貴重な症例を提供いただいた関係者の皆様に心から感謝を申し上げます．最後に，企画から何とか2年で本書を出版する運びとなりましたが，その間，きめ細かに私をサポートいただいた編集部に深謝いたします．

2019年9月

芦澤　和人

CONTENTS

画像診断別冊 **KEY BOOK** シリーズ

A Key to Chest Imaging

困ったときの胸部の画像診断

1 感染性肺疾患

感染性肺疾患　infectious lung disease	（福島，芦澤）	14
肺胞性肺炎　alveolar pneumonia (air-space pneumonia)	（福島，芦澤）	18
気管支肺炎　bronchopneumonia	（福島，芦澤）	20
レジオネラ肺炎　Legionella pneumonia	（福島，芦澤）	22
マイコプラズマ肺炎　Mycoplasma pneumonia	（福島，芦澤）	24
ウイルス肺炎（インフルエンザウイルス）　viral pneumonia (influenza virus)	（福島，芦澤）	27
クラミドフィラ肺炎　Chlamydophila pneumonia	（福島，芦澤）	30
水痘肺炎　chicken pox pneumonia (varicella-zoster virus pneumonia)	（福島，芦澤）	32
肺膿瘍（肺化膿症）　lung abscess	（福島，芦澤）	34
敗血症性肺塞栓症　septic pulmonary embolism	（福島，芦澤）	36
誤嚥性肺炎　aspiration pneumonia	（福島，芦澤）	38
肺放線菌症 / 肺ノカルジア症　pulmonary actinomycosis / pulmonary nocardiosis	（福島，芦澤）	40
肺クリプトコックス症　pulmonary cryptococcosis	（福島，芦澤）	42
単純性肺アスペルギローマ　simple pulmonary aspergilloma (SPA)	（福島，芦澤）	44
慢性進行性肺アスペルギルス症　chronic progressive pulmonary aspergillosis (CPPA)	（福島，芦澤）	46
侵襲性肺アスペルギルス症　invasive pulmonary aspergillosis (IPA)	（福島，芦澤）	48
その他の真菌症（ムーコル症，カンジダ症）　other mycotic infections (mucormycosis, candidiasis)	（福島，芦澤）	50
ニューモシスティス肺炎　Pneumocystis pneumonia (PCP)	（福島，芦澤）	54
サイトメガロウイルス肺炎　cytomegalovirus pneumonia	（福島，芦澤）	56
二次肺結核症　post-primary pulmonary tuberculosis	（本多，芦澤）	58
結核性肺炎　tuberculous pneumonia	（本多，芦澤）	62
粟粒結核　miliary tuberculosis	（福島，芦澤）	64
気管・気管支結核　tracheobronchial tuberculosis	（福島，芦澤）	66
非結核性抗酸菌症　nontuberculous mycobacteriosis (NTM)	（福島，芦澤）	68
肺寄生虫症　parasitic lung disease	（福島，芦澤）	71

▶NOTE

bulging fissure sign　23／マイコプラズマ肺炎における重症細気管支炎　26／インフルエンザ肺炎の分類　29／クラミジア感染症　31／"ランダム分布"を示す多発粒状影・結節を来す疾患　33／feeding vessel sign　37／医療・介護関連肺炎（NHCAP）　39／アスペルギルス感染症の病型　45／慢性進行性肺アスペルギルス症の危険因子　47／reversed halo sign　51／免疫が低下した宿主の結核　61／肺結核症の分類　61／肺結核症のリスクファクター　63／中枢気道狭窄を来す疾患　67

2 腫瘍性肺疾患

腫瘍性肺疾患　neoplastic lung disease	(西田, 芦澤)	76
異型腺腫様過形成, 上皮内腺癌　atypical adenomatous hyperplasia (AAH), adenocarcinoma *in situ* (AIS)	(西田, 芦澤)	82
微少浸潤性腺癌, 浸潤性腺癌　minimally invasive adenocarcinoma (MIA), invasive adenocarcinoma (IA)	(西田, 芦澤)	84
末梢型肺扁平上皮癌　peripheral squamous cell carcinoma of the lung	(筒井, 芦澤)	88
小細胞肺癌　small cell carcinoma of the lung	(筒井, 芦澤)	90
肺大細胞神経内分泌癌　large cell neuroendocrine carcinoma (LCNEC) of the lung	(西田, 芦澤)	92
肺多形癌　pleomorphic carcinoma of the lung	(西田, 芦澤)	94
肺浸潤性粘液性腺癌　invasive mucinous adenocarcinoma of the lung	(本多, 芦澤)	96
中枢型肺癌　central type lung cancer	(本多, 芦澤)	98
Pancoast 腫瘍, superior sulcus tumor　Pancoast tumor, superior sulcus tumor (SST)	(西田, 芦澤)	100
肺 MALT リンパ腫　mucosa-associated lymphoid tissue (MALT) lymphoma of the lung	(筒井, 芦澤)	102
肺カルチノイド　carcinoid tumor of the lung	(西田, 芦澤)	106
肺過誤腫　pulmonary hamartoma	(筒井, 芦澤)	108
硬化性肺胞上皮腫　sclerosing pneumocytoma	(筒井, 芦澤)	110
肺類上皮血管内皮腫　pulmonary epithelioid hemangioendothelioma	(筒井, 芦澤)	112
炎症性筋線維芽細胞腫瘍 (炎症性偽腫瘍)　inflammatory myofibroblastic tumor (IMT) (inflammatory pseudotumor; IPT)	(西田, 芦澤)	114
血行性肺転移　hematogenous lung metastasis	(筒井, 芦澤)	116
気管支壁内転移　endobronchial metastasis	(本多, 芦澤)	120
癌性リンパ管症　lymphangitic carcinomatosis	(西田, 芦澤)	122
気管支粘表皮癌　mucoepidermoid carcinoma of the bronchus	(筒井, 芦澤)	126
気管支カルチノイド　carcinoid tumor of the bronchus	(筒井, 芦澤)	128
気管・気管支腺様嚢胞癌　adenoid cystic carcinoma of the trachea-bronchus	(筒井, 芦澤)	130

▶NOTE

病変径の測定方法　78／高分解能CT所見とcT因子診断の関係 (Tis-T1c)　83／限局性器質化肺炎 (focal organizing pneumonia; focal OP)　87／Lambert-Eaton症候群　91／肺の神経内分泌腫瘍 (NET) の分類　93／Horner症候群　101／びまん性大細胞型B細胞性リンパ腫 (diffuse large B-cell lymphoma; DLBCL)　104／メトトレキサート関連リンパ増殖性疾患 (methotrexate-associated lymphoproliferative disorders; MTX-LPD)　105／血行性肺転移と気胸　119／唾液腺型腫瘍　131

3 気道性病変

気道性病変　disease of the airways	(筒井, 芦澤)	134
肺気腫　pulmonary emphysema	(筒井, 芦澤)	138
ブラ　bulla	(筒井, 芦澤)	140
気管支拡張症　bronchiectasis	(筒井, 芦澤)	142
びまん性汎細気管支炎　diffuse panbronchiolitis (DPB)	(筒井, 芦澤)	144
閉塞性細気管支炎　bronchiolitis obliterans (BO)	(筒井, 芦澤)	146
びまん性嚥下性細気管支炎　diffuse aspiration bronchiolitis (DAB)	(筒井, 芦澤)	148
再発性多発軟骨炎　relapsing polychondritis	(筒井, 芦澤)	150

Contents

▶**NOTE**
ブレブ（bleb） 141／モザイクパターン（mosaic pattern）と気道病変 147／気管気管支骨軟骨形成症（tracheobronchopathia osteochondroplastica） 151

4 吸入性肺疾患
珪肺症　silicosis ···（芦澤）154
石綿肺　asbestosis ···（芦澤）156
溶接工肺　arc-welders' pneumoconiosis ···（芦澤）158
気管・気管支異物　tracheobronchial foreign body ···（芦澤）160

▶**NOTE**
じん肺のX線所見の分類　154／アスベストーシス（石綿肺）　157／小児の気管支異物　160

5 アレルギー性肺疾患
過敏性肺炎　hypersensitivity pneumonia (HP) ···（芦澤）162
急性好酸球性肺炎　acute eosinophilic pneumonia (AEP) ···（芦澤）166
慢性好酸球性肺炎　chronic eosinophilic pneumonia (CEP) ··（芦澤）168
アレルギー性気管支肺アスペルギルス症　allergic bronchopulmonary aspergillosis (ABPA) ···（芦澤）170
顕微鏡的多発血管炎　micorscopic polyangiitis (MPA) ··（荻原，芦澤）172
好酸球性多発血管炎性肉芽腫症　eosinophilic granulomatosis with polyangiitis (EGPA) ··········（芦澤）174

▶**NOTE**
好酸球性肺炎　167／好酸球性肺疾患　168／ANCA関連血管炎（ANCA-associated vasculitis；AAV） 173

6 代謝性肺疾患
肺胞蛋白症　pulmonary alveolar proteinosis (PAP) ···（芦澤）178
肺胞微石症　pulmonary alveolar microlithiasis (PAM) ··（芦澤）182
転移性肺石灰化症　metastatic lung calcification ···（芦澤）184
アミロイドーシス　amyloidosis ··（芦澤）186

▶**NOTE**
続発性肺胞蛋白症の基礎疾患　180／肺胞微石症の診断基準　183／肺の石灰化　185／Sjögren症候群とアミロイドーシス　187

7 肉芽腫性肺病変
肉芽腫性肺病変　granulomatous lung disease ··（井手口，芦澤）188
サルコイドーシス　sarcoidosis ···（井手口，芦澤）190
結核性リンパ節炎　tuberculous lymphadenitis ···（井手口，芦澤）192
肺 Langerhans 細胞組織球症　pulmonary Langerhans cell histiocytosis (PLCH) ········（井手口，芦澤）194
多発血管炎性肉芽腫症　granulomatosis with polyangiitis (GPA) ··························（井手口，芦澤）196

▶**NOTE**
肺サルコイドーシスの合併症　191／結核性リンパ節炎の好発部位　193／若年成人で気胸を来す疾患　195

8 間質性肺炎

間質性肺炎　interstitial pneumonia ……………………………………………（荻原, 芦澤）200
特発性肺線維症／通常型間質性肺炎　idiopathic pulmonary fibrosis (IPF) /
　usual interstitial pneumonia (UIP) ……………………………………………（荻原, 芦澤）204
非特異性間質性肺炎　nonspecific interstitial pneumonia (NSIP) ………………（荻原, 芦澤）207
呼吸細気管支炎を伴う間質性肺疾患　respiratory bronchiolitis-associated interstitial lung disease
　(RB-ILD) ……………………………………………………………………（荻原, 芦澤）210
剥離性間質性肺炎　desquamative interstitial pneumonia (DIP)…………………（荻原, 芦澤）212
急性間質性肺炎　acute interstitial pneumonia (AIP) ……………………………（荻原, 芦澤）214
特発性器質化肺炎　cryptogenic organizing pneumonia (COP)…………………（荻原, 芦澤）216
リンパ球性間質性肺炎　lymphoid interstitial pneumonia (LIP) ………………（荻原, 芦澤）218
pleuroparenchymal fibroelastosis (PPFE) ………………………………（林, 芦澤）220
acute fibrinous and organizing pneumonia (AFOP) …………………（林, 芦澤）224
膠原病関連間質性肺疾患　collagen vascular disease-associated interstitial lung disease
　(CVD-ILD) …………………………………………………………………（荻原, 芦澤）226
薬剤性肺障害　drug-induced lung injury ……………………………………（荻原, 芦澤）230
放射線肺障害　radiation-induced lung injury ………………………………（荻原, 芦澤）233
多中心性 Castleman 病　multicentric Castleman disease (MCD) ……………（林, 芦澤）236
リンパ脈管筋腫症　lymphangioleiomyomatosis (LAM) ………………………（荻原, 芦澤）238

▶NOTE
喫煙関連肺疾患　211／器質化肺炎（OP）の分類　217／multi-disciplinary discussion（MDD）　223／interstitial pneumonia with autoimmune features（IPAF）　229／免疫チェックポイント阻害剤による肺障害　232／multifocal micronodular pneumocyte hyperplasia（MMPH）　240

9 肺血管性病変

肺血管性病変　pulmonary vascular disease ……………………………………（林, 芦澤）242
急性肺血栓塞栓症　acute pulmonary thromboembolism ………………………（林, 芦澤）244
慢性血栓塞栓性肺高血圧症　chronic thromboembolic pulmonary hypertension (CTEPH)…（林, 芦澤）246
肺動脈肉腫　pulmonary artery sarcoma ………………………………………（林, 芦澤）248
pulmonary tumor thrombotic microangiopathy (PTTM) ……………（林, 芦澤）250
特発性肺動脈性肺高血圧症　idiopathic pulmonary arterial hypertension (IPAH) ……（林, 芦澤）252
肺水腫　pulmonary edema………………………………………………………（林, 芦澤）254
急性呼吸窮迫症候群　acute respiratory distress syndrome (ARDS) ……………（林, 芦澤）258
高安動脈炎　Takayasu arteritis …………………………………………………（林, 芦澤）260
左肺動脈右肺動脈起始症　pulmonary artery sling ……………………………（林, 芦澤）262
肺血管内リンパ腫症　pulmonary intravascular lymphomatosis (IVL) …………（本多, 芦澤）264
気管支動脈瘤　bronchial arterial aneurysm ……………………………………（林, 芦澤）266
奇静脈瘤　azygos vein aneurysm…………………………………………………（林, 芦澤）268
部分肺静脈還流異常症　partial anomalous pulmonary venous return (PAPVR) ………（林, 芦澤）270

▶NOTE
モザイクパターン　247／Lemierre症候群　251／porto-systemic shunt, 門脈肺高血圧症　253／間質性肺水腫でみられる単純X線写真のサイン　257／高安動脈炎 vs. 大動脈炎症候群　261／tracheal bronchus　263／sling　263／scimitar症候群　271

10 先天性肺疾患

先天性肺疾患	developmental lung disease	(井手口, 芦澤) 274
肺葉内分画症	intralobar sequestration	(井手口, 芦澤) 276
肺葉外分画症	extralobar sequestration	(井手口, 芦澤) 278
左肺底区動脈大動脈起始症	systemic arterial supply to the normal basal segments of left lower lobe	(井手口, 芦澤) 280
先天性肺気道奇形	congenital pulmonary airway malformation (CPAM)	(井手口, 芦澤) 282
気管支閉鎖症	bronchial atresia	(井手口, 芦澤) 284
囊胞性線維症	cystic fibrosis	(井手口, 芦澤) 286
肺動静脈瘻	pulmonary arteriovenous fistula	(井手口, 芦澤) 288

▶NOTE
先天性気管支分岐異常　275／肺葉内分画症の診断のポイント　277／肺分画症の分類　281／遺伝性出血性末梢血管拡張症（HHT）　289

11 縦隔病変

縦隔病変	mediastinal disease	(島本, 芦澤) 292
胸腺腫	thymoma	(島本, 芦澤) 296
胸腺癌	thymic carcinoma	(島本, 芦澤) 300
胸腺カルチノイド	thymic carcinoid	(島本, 芦澤) 302
胸腔内甲状腺腫	intrathoracic goiter	(島本, 芦澤) 304
奇形腫	teratoma	(島本, 芦澤) 306
悪性胚細胞性腫瘍	malignant germ cell tumor	(島本, 芦澤) 309
縦隔悪性リンパ腫	malignant lymphoma of the mediastinum	(島本, 芦澤) 312
胸腺囊胞	thymic cyst	(島本, 芦澤) 316
心膜囊胞	pericardial cyst	(島本, 芦澤) 318
気管支原性囊胞	bronchogenic cyst	(島本, 芦澤) 320
胸腺脂肪腫	thymolipoma	(島本, 芦澤) 322
縦隔気腫	pneumomediastinum	(島本, 芦澤) 324
縦隔炎	mediastinitis	(島本, 芦澤) 328
神経芽腫／神経節芽腫／神経節腫	neuroblastoma / ganglioneuroblastoma / ganglioneuroma	(大木, 芦澤) 331
神経鞘腫	schwannoma	(大木, 芦澤) 334
傍神経節腫	paraganglioma	(大木, 芦澤) 336
髄外造血	extramedullary hematopoiesis	(大木, 芦澤) 338
外側型胸部髄膜瘤	lateral thoracic meningocele	(大木, 芦澤) 340

▶NOTE
ITMIG分類　292／胸腺腫の読影方法　298／胸腺腫の鑑別のポイント　299／頸胸徴候（cervicothoracic sign）　305／高位心膜上洞　319／食道重複囊胞　321／縦隔内液体貯留と遊離ガスによる縦隔炎の診断　330／神経線維腫症1型（レックリングハウゼン病）の診断基準2018　341

12 胸膜・胸壁病変

胸膜・胸壁病変　pleural and chest wall disease	（大木，芦澤）344
気胸　pneumothorax	（大木，芦澤）350
血胸　hemothorax	（大木，芦澤）352
膿胸　pyothorax (empyema)	（大木，芦澤）354
膿胸関連リンパ腫　pyothorax-associated lymphoma (PAL)	（大木，芦澤）358
胸膜プラーク　pleural plaque	（本多，芦澤）360
悪性胸膜中皮腫　malignant pleural mesothelioma	（本多，芦澤）364
癌性胸膜炎・胸膜播種（胸膜転移）　pleuritis carcinomatosa / pleural dissemination (pleural metastases)	（大木，芦澤）366
胸膜孤在性線維性腫瘍　solitary fibrous tumor of the pleura	（本多，芦澤）368
背部弾性線維腫　elastofibroma dorsi	（大木，芦澤）370
デスモイド型線維腫症　desmoid-type fibromatosis	（本多，芦澤）372
胸囲結核　chest wall tuberculosis	（大木，芦澤）374
神経線維腫症1型　neurofibromatosis type 1 (von Recklinghausen disease)	（大木，芦澤）376
胸腔内結石　thoracolithiasis	（本多，芦澤）378
肋骨腫瘍（骨転移，軟骨肉腫，線維性骨異形成，多発性骨髄腫）　tumors of the ribs (bone metastases, chondrosarcoma, fibrous dysplasia, multiple myeloma)	（大木，芦澤）380

▶NOTE
再膨張性肺水腫　351／石綿関連疾患における石綿曝露濃度と潜伏期間　362／びまん性胸膜肥厚　363

付録

症状に基づく鑑別診断	（芦澤）385
胸部画像診断における用語の解説	（芦澤）391
胸部単純X線写真とCTのサイン	（芦澤）394
索引	395

本書の構成と凡例

- 本書は 12 の章に分かれ，総論および症例解説ページで構成されています．
- 症例解説ページでは，初学者にも読みやすいように 1 疾患ごとに見開きで解説しています．
 また，特に重要な疾患は 3 ページ以上で解説しています．

症例解説ページの構成

単純 X 線写真，CT など，必要に応じてさまざまな撮像法の画像を掲載してあります．

読影のポイントとなる KEY FILM には KEY を付けてあります．

症例のその後の経過として，臨床現場でも役立つ治療経過なども解説してあります．

- 診断のポイントとなる画像には "KEY FILM" のマークを，読影上または鑑別診断上，重要な事柄が書かれているところには "ポイント" のマークを付けてあります．
- 各章には代表的な疾患とそのバリエーションや所見が類似している参考症例も含め，多数の画像を提示しています．また，NOTE を適宜入れていますので，知識の整理に役立ちます．

▶ 急性好酸球性肺炎の画像所見

（25％以上）や，病理学的な肺組織への好酸球の浸潤が，診断に重要である．末梢血の好酸球は急性期には増加しないことが多い．感染や喘息などとの関連はない．ステロイド治療への反応は良好であり，予後は良好で，再発は稀である．

胸部単純X線写真では，両肺にびまん性のすりガラス影や網状影，進行例では浸潤影が認められる．肺水腫に類似するが心拡大はみられない．下肺野外側にKerley B lineが認められる（図1-A）．胸水を伴うことが多い．薄層CTでは，典型例では，すりガラス影と小葉間隔壁や気管支血管束の肥厚が認められる（図1-B, C）[1]．すりガラス影の内部に網状影を伴うことがある（crazy-paving appearance．図2）．小葉中心性の粒状影や，それらの融合影がみられることもある．CTでは軽度のリンパ節腫大がみられることが多い．

バリエーション 40歳代，女性．すりガラス影が目立つ急性好酸球性肺炎

図2-A 薄層CT　　　図2-B 薄層CT

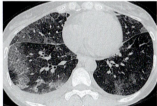

A, B：右肺優位にすりガラス影があり，一部内部に網状影がみられcrazy-paving appearanceを呈している．腹側には小葉間隔壁の肥厚も認められる．両側胸水もみられる．

▶ 鑑別診断のポイント

小葉間隔壁や気管支血管束の肥厚が目立つ症例では，間質性肺水腫，癌性リンパ管症，サルコイドーシスなどが鑑別に挙げられる．浸潤影やすりガラス影が主体の場合は，心原性肺水腫，ウイルス性肺炎，急性間質性肺炎などが挙げられる．画像のみでの鑑別は難しいこともあるが，若年者で心拡大がなく，喫煙開始の病歴がある症例では，急性好酸球性肺炎を強く疑うことが可能である．

NOTE　好酸球性肺炎

好酸球性肺炎は，肺に異常影が存在し，末梢血あるいは肺内に好酸球増多を認める疾患の総称である．単純性好酸球性肺炎（いわゆるLöeffler症候群），急性好酸球性肺炎，慢性好酸球性肺炎，好酸球増加症候群（hypereosinophilic syndrome；HES）などが挙げられる[2]．

参考文献
1) Daimon T, Johkoh T, Sumikawa H, et al: Acute eosinophilic pneumonia: thin-section CT findings in 29 patients. Eur J Radiol 65: 462-467, 2008.
2) Feong YF, Kim KL, Seo IJ, et al: Eosinophilic lung disease: a clinical, radiologic, and pathologic overview. Radio-Graphics 27: 617-639, 2007.

第1章

感染性肺疾患

感染性肺疾患
infectious lung disease

福島 文, 芦澤和人

はじめに

　　肺感染症は，感染性病原体による肺の疾患で，細菌やウイルスによる肺炎・肺膿瘍，肺真菌症，肺抗酸菌症，肺寄生虫症など多岐にわたる．抗菌薬などの化学療法の進歩により，以前に比べ予後が改善しているものの，2011年に肺炎は脳血管疾患を抜いて日本人の死因の第3位となり，2017年は脳血管疾患，老衰に次いで第5位であった．今後も高齢化が進む中，ますます重要な疾患になると考えられる．また，近年では耐性菌の増加，抗癌剤や免疫療法の進歩による易感染性状態にある患者の増加により，院内肺炎や医療・介護関連肺炎，日和見感染の増加もみられ，肺感染症の診断・治療が難しい場合も多い．

　　本項では，総論として肺感染症（肺炎）の分類，ガイドラインに沿った肺炎の診断，肺感染症に対する画像検査の役割，画像パターンからの鑑別診断について述べる．

▶1. 肺感染症の分類

1）起炎病原体による分類

　　肺感染症を起こす起炎病原体は，一般細菌による細菌性肺炎，非定型菌やウイルスによる非定型肺炎，抗酸菌感染症，肺真菌症，肺寄生虫症などに分類される．

　　細菌性肺炎にはβ-ラクタム系の抗菌薬が有効であるのに対し，非定型肺炎ではβ-ラクタム系は無効で，マクロライド系やテトラサイクリン系の抗菌薬が有効である（細菌性肺炎と非定型肺炎の鑑別は表1参照）[1]．

　　抗酸菌感染症は，結核および非結核性抗酸菌症による．結核症は患者数が減少しつつあったが，高齢者や移住外国人の増加により，再び重要な感染症となっている．非結核性抗酸菌症は近年では急激に増加傾向にあり，罹患率は結核を上回っている．

　　肺真菌症は肺感染症全体としての頻度は低いが，免疫能低下の患者の増加により臨床的に重要な感染症である．健常者にも発症するが，患者の免疫能の違いにより，さまざまな所見を呈する．

表1　細菌性肺炎と非定型肺炎の鑑別（文献1）より転載）

1. 年齢60歳未満		
2. 基礎疾患がない，あるいは軽微		
3. 頑固な咳がある		
4. 胸部聴診上所見が乏しい		
5. 喀痰がない，あるいは，迅速診断法で原因菌が証明されない		
6. 末梢血白血球数が10000/μl未満である		
1～5の5項目中	3項目以上陽性	非定型肺炎疑い
	2項目以下陽性	細菌性肺炎疑い
1～6の6項目中	4項目以上陽性	非定型肺炎疑い
	3項目以下陽性	細菌性肺炎疑い

肺寄生虫症は，衛生環境の改善により減少傾向にあったが，近年の無農薬・有機肥料野菜摂取などの食生活の変化などにより増加傾向にある．食物摂取歴などの病歴聴取が重要となる．

2）発症の場や患者の免疫状態による分類

市中肺炎（community acquired pneumonia；CAP），院内肺炎（hospital acquired pneumonia；HAP），医療・介護関連肺炎（nursing and healthcare-associated pneumonia；NHCAP），人工呼吸器関連肺炎（ventilator-associated pneumonia；VAP）に大別される．

市中肺炎は，基礎疾患を有していない患者に生じる．起炎病原体は，肺炎球菌（*Streptococcus pneumoniae*），インフルエンザ桿菌（*Haemophilus influenzae*），マイコプラズマ（*Mycoplasma pneumoniae*）が多い．

院内肺炎は，「入院48時間以降に新しく出現した，基礎疾患を有する患者に発症した肺炎」と定義される．起炎病原体はメチシリン耐性黄色ブドウ球菌（methicillin-resistant *Staphylococcus aureus*；MRSA），緑膿菌（*Pseudomonas aeruginosa*），肺炎桿菌（*Klebsiella pneumoniae*）が多い．

医療・介護関連肺炎は，日本における医療や介護制度にあわせて，市中肺炎と院内肺炎の2分法では分類できない中間に位置する肺炎群と定義される．高齢者で介護を受けていたり，種々の基礎疾患や合併症を抱えながら外来で様々な医療ケアを受けている一群に発症した肺炎で，誤嚥性肺炎が多いため口腔内の嫌気性菌や連鎖球菌が起因病原体として重要である．

人工呼吸器関連肺炎は，気管挿管・人工呼吸器開始後48時間以降に新たに発症した肺炎であり，特に死亡率が高い．起炎病原体は緑膿菌やMRSAが多くみられる．

2007年と2008年に日本呼吸器学会より市中肺炎と院内肺炎の診療ガイドラインの改訂[1)2)]が行われ，これらに基づいて診断・治療が行われていたが，2011年に医療・介護関連肺炎診療ガイドライン[3)]が，さらに2017年に新たに，成人肺炎診療ガイドライン2017[4)]が発行され，新しい分類では，肺炎は，市中肺炎，院内肺炎／医療・介護関連肺炎，人工呼吸器関連肺炎の3つに分類されている．

▶2. ガイドラインに沿った肺炎の診断

成人肺炎診療ガイドライン2017[4)]では，肺炎の診療方針を決めるために，まず市中肺炎と院内肺炎／医療・介護関連肺炎に分けることを基本的概念としている．院内肺炎／医療・介護関連肺炎の中には疾患終末期，老衰などの不可逆的な死の過程にある終末期の患者が含まれており，これらの患者では，個人の意思やquality of life（QOL）を尊重した患者中心の治療・ケアを行うとされている．

成人肺炎診療ガイドライン2017[4)]では，問診，身体所見と単純X線写真で市中肺炎と診断された肺炎患者に対して，ルーチン検査としての胸部CTの有用性は不明確としているが，他疾患（悪性腫瘍，肺血栓塞栓症，心不全，結核など）との鑑別が必要な場合や，既存の肺疾患のために単純X線写真での市中肺炎の評価が困難な場合に，胸部CT施行を推奨している．

日本医学放射線学会監修の2016年度版の画像診断ガイドライン[5)]では，成人市中肺炎と非感染性疾患との鑑別に対してCTは有用であるか，というCQ（clinical question）に対して，CTは有効であるという十分な科学的根拠はないが，感染症および非感染性疾患に比較的特徴

的な高分解能CT所見が存在し，ある程度の鑑別が可能である，としている．これは市中肺炎と種々のびまん性肺疾患の単純X線所見にはオーバーラップが多く，疾患特異性がある所見は少ないが，胸部CTを加えることにより新たな情報を得られる可能性があるからである．加えて，単純X線写真ではわからなかった所見の拾い上げや，単純X線写真で疑われた病変の除外などに有用である．また，細菌性肺炎と非定型肺炎との鑑別にCTは有用であるか，というCQに対して，肺炎球菌性肺炎とマイコプラズマ肺炎との鑑別にCTは有用であるが，そのほかの起炎病原体においては有用性のエビデンスは限られる，としている．市中肺炎の中で頻度が高い肺炎球菌性肺炎とマイコプラズマ肺炎，インフルエンザ肺炎についてはCT所見の特徴がある程度確立されており，細菌性肺炎とウイルス肺炎との鑑別にもCTが役立つ可能性がある．

▶3. 画像診断の役割

　日常臨床では，肺感染症の診断は臨床所見と画像所見により行われ，速やかに治療に移行することが多いが，非感染性疾患との鑑別を含めて診断困難な例に遭遇する場合も少なくない．肺感染症は時に急速に病態が変化することがあり，迅速な診断・治療が必要な場合における画像診断の役割は大きい．

　肺感染症の画像診断は，まず単純X線写真にて存在診断が行われ，臨床所見に加えて浸潤影などの異常所見が確認されれば，エンピリック治療*が行われることが多い．一般的な肺炎の場合は，単純X線写真のみで診断可能な場合が多いが，単純X線写真では陰影の指摘が困難な肺感染症もあるため，その場合はCT併用での存在診断が有用である．さらに，免疫能が低下した患者における日和見感染の早期診断などにもCTが有用な場合が多い．

　肺感染症におけるCTの適応は，①単純X線写真で通常の細菌性肺炎としては非典型的な所見（すりガラス影，結節影，空洞性病変，びまん性陰影など）を示す場合，②臨床的に肺炎が疑われるが単純X線写真で異常が指摘できない場合，③肺膿瘍や膿胸などの重篤な合併症の確認，④治療に対する反応性が乏しく，非感染性疾患との鑑別が必要な場合，などが挙げられる．また，基礎疾患を有する免疫能低下患者においては，同じ起炎病原体でも画像所見が健常者と免疫能低下患者では異なることも多く，原疾患による病変の進行や治療に伴う肺の二次性変化（薬剤性肺障害，放射線肺障害など）などとの鑑別も診断をさらに難しくしている一因であり，その際はCTが鑑別診断に有用となる場合がある．

　　*エンピリック治療：起炎病原体を特定せず，患者の属性（年齢や基礎疾患）および症状から起炎病原体を推定し抗菌薬を選択する治療法．これに対して，起炎病原体を特定して治療する方法を標的治療という．

▶ 4. 鑑別診断

　　肺感染症の画像的な診断のアプローチとして，陰影の広がりや性状から起炎病原体を推定することがある．肺感染症の画像所見について，浸潤影，すりガラス影，粒状・結節影，気腔や空洞など，陰影のパターン分類による鑑別疾患について表2にまとめた．

　　これらの画像所見のパターンは重複する場合も多く，画像のみでの鑑別は困難である．それぞれの肺感染症の感染様式や病態を理解し，患者の免疫状態や臨床所見と併せて総合的に診断を行うことが重要である．

表2　陰影パターン分類による鑑別診断

陰影のパターン	代表的疾患
限局性浸潤影，すりガラス影，粒状影	肺胞性肺炎（肺炎球菌，肺炎桿菌） 気管支肺炎 非定型肺炎（レジオネラ，マイコプラズマ） 誤嚥性肺炎 肺結核症，非結核性抗酸菌症
びまん性すりガラス影	ウイルス性肺炎 ニューモシスティス肺炎 サイトメガロウイルス肺炎
びまん性粒状影　（小葉中心性） （ランダム分布）	ウイルス性肺炎 サイトメガロウイルス肺炎 肺結核症，非結核性抗酸菌症 マイコプラズマ肺炎（重症細気管支炎） 粟粒結核 水痘肺炎 肺カンジダ症
孤立性結節・腫瘤影	肺真菌症 肺結核症，非結核性抗酸菌症 肺膿瘍 肺寄生虫症 肺放線菌症
多発性結節・腫瘤影	敗血症性肺塞栓症 肺真菌症 肺結核症，非結核性抗酸菌症 肺寄生虫症
気腔・空洞性病変	肺結核症，非結核性抗酸菌症 肺膿瘍 肺アスペルギローマ 侵襲性肺アスペルギルス症 肺寄生虫症

参考文献

1) 日本呼吸器学会 呼吸器感染症に関するガイドライン作成委員会：成人市中肺炎診療ガイドライン，2007年度版．日本呼吸器学会，2007．
2) 日本呼吸器学会 呼吸器感染症に関するガイドライン作成委員会：成人院内肺炎診療ガイドライン，2008年度版．日本呼吸器学会，2008．
3) 日本呼吸器学会 医療・介護関連肺炎診療ガイドライン作成委員会：医療・介護関連診療ガイドライン．日本呼吸器学会，2011．
4) 日本呼吸器学会 呼吸器感染症に関するガイドライン作成委員会：成人肺炎診療ガイドライン2017．日本呼吸器学会，2017．
5) 日本医学放射線学会，日本放射線専門医会・医会（編）：画像診断ガイドライン2016年度版，第2版．金原出版，2016．

肺胞性肺炎
alveolar pneumonia (air-space pneumonia)

福島 文, 芦澤和人

症例 70歳代, 男性. 咳嗽, 胸痛にて受診.

図1-A 単純X線写真

図1-B 薄層CT

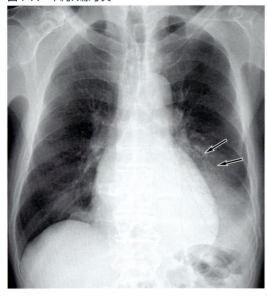
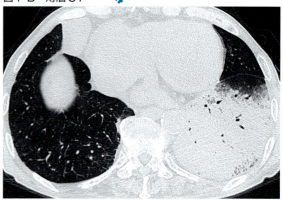

A：左下肺野に気管支透亮像(→)を伴う浸潤影が認められる. 心左縁の辺縁は明瞭で, 下行大動脈外側縁および左横隔膜のシルエットは消失しており, 左下葉の病変が示唆される.
B：左下葉に広範で比較的均一な浸潤影が認められ, 周囲に境界不明瞭なすりガラス影を伴っている.

▶ **その後の経過**

尿中肺炎球菌抗原が陽性であり, 肺炎球菌性肺炎と診断され, 抗菌薬の投与により, 陰影は改善した.

▶ **肺胞性肺炎の一般的知識**

病原体が経気道的に呼吸細気管支から肺胞に達し, 炎症性浮腫により肺胞腔内に多量の滲出液が産生されることにより生じる. 滲出液はKohn孔やLambert管などの側副換気路を介して急速に拡大し, 気管支区域を越えて非区域性の分布を示す. 肺葉全体に広がると大葉性肺炎となる. 代表的な起炎病原体は, 肺炎球菌(*Streptococcus pneumoniae*), 肺炎桿菌(*Klebsiella pneumoniae*), レジオネラ(*Legionella pneumophila*)である. 健常者, 基礎疾患を有する患者のいずれにも起こり, 市中肺炎では肺炎球菌が最も多く, 院内肺炎では肺炎桿菌が多い. 悪寒, 戦慄を伴う発熱, 咳嗽, 呼吸困難などが主な症状である. 急激に悪化し, 菌血症を伴って重症化することもある. 肺炎球菌とレジオネラによる肺炎の診断には, 尿中抗原検出キットによる迅速診断が有用である. 多くは1か月以内に完全に吸収されるが, 時に吸収遅延により滲出物が器質化する. 肺炎球菌性肺炎はインフルエンザ感染に合併することも多い. 近年では, 抗菌薬の開発や発症早期からの抗菌薬の開始により, 典型的な大葉性肺炎の所見を呈することは少ない.

▶肺胞性肺炎の画像所見

胸部単純X線写真（図1-A）では，比較的均一な浸潤影が認められる．CT（図1-B）では，滲出液が肺胞腔内に充満すると浸潤影を示し，充満の程度が乏しい辺縁部はすりガラス影を示す[1]．病変は末梢性，非区域性に分布し，肺葉全体に広がることもある．浸潤影内部には明瞭な気管支透亮像が認められる．病変の境界部は比較的明瞭である．多量の滲出液の貯留によりしばしば容積増加を来し，bulging fissure signを示す（「レジオネラ肺炎」▶NOTE p.23参照）

| バリエーション | 60歳代，男性．肺気腫に生じた肺胞性肺炎（肺炎球菌性肺炎） |

図2　薄層CT

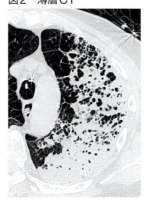

左上葉に非区域性の浸潤影が認められる．浸潤影内部には既存の気腔の含気がみられ，スイスチーズ様の所見を呈している（Swiss cheese appearance）．

▶鑑別診断のポイント

末梢性・非区域性の浸潤影を示す疾患が鑑別疾患となる．細菌性肺炎のほか，結核による乾酪性肺炎，特発性器質化肺炎や慢性好酸球性肺炎（図3），浸潤性粘液性腺癌（図4），悪性リンパ腫などが鑑別に挙げられる．特発性器質化肺炎や慢性好酸球性肺炎による浸潤影は容積増加を来すことは少なく，経時的に移動（消失，出現）を繰り返す場合が多い．自覚症状が乏しい場合は，非感染性疾患を考慮する必要がある．

| 参考症例 | 30歳代，女性．慢性好酸球性肺炎 |

図3　薄層CT

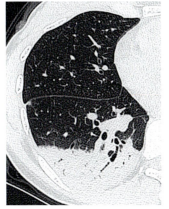

右下葉背側の胸膜下に，非区域性の均一な浸潤影が認められる．

| 参考症例 | 70歳代，女性．浸潤性粘液性腺癌 |

図4-A　薄層CT　　図4-B　単純CT

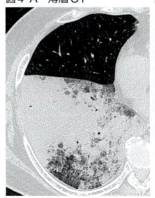
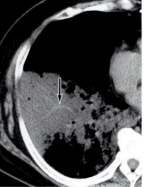

A, B：右下葉に広く浸潤影とすりガラス影の混在が認められる．縦隔条件では浸潤影は粘液貯留を反映して軽度低吸収を示し，内部を走行する血管が相対的に軽度高吸収を示している（B；→）．

参考文献
1) Müller NL, Franquet T, Lee KS: Imaging of pulmonary infections.　Lippincott Williams & Wilkins, Philadelphia, p.20-28, 2007.

気管支肺炎
bronchopneumonia

福島 文，芦澤和人

症例　40歳代，女性．発熱，咳嗽，喀痰にて受診．

図1-A　単純X線写真

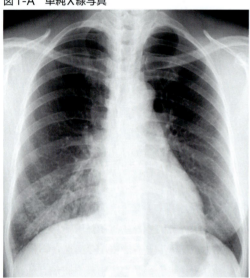

図1-D　薄層CT冠状断像

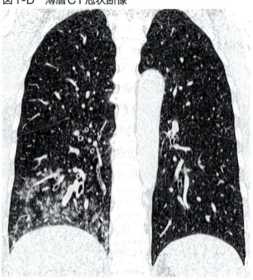

図1-B　薄層CT KEY

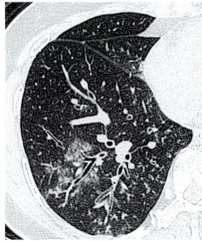

図1-C　薄層CT KEY

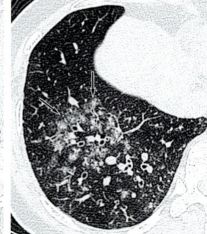

A：右下肺野に淡い粒状影が認められる．
B, C：右S⁹，S¹⁰に，区域性に分布する小葉中心性の粒状影や分岐状影，境界不明瞭な小結節，すりガラス影が認められ，一部は融合して汎小葉性の陰影（→）を呈している．気管支壁の肥厚も認められる．
D：冠状断像では区域性の分布がわかりやすい．

▶その後の経過
　　喀痰検査にてグラム陰性桿菌が観察され，画像所見と併せ，インフルエンザ桿菌による気管支肺炎と考えられた．抗菌薬の投与にて，陰影の改善がみられた．

▶気管支肺炎の一般的知識
　　起炎病原体が経気道的に吸引された後，終末細気管支や呼吸細気管支の気道粘膜が傷害さ

れ，周囲の肺胞領域に好中球などの炎症細胞が広がり生じる．滲出液が少ないため細気管支周囲に病変が限局し，小葉性や区域性の分布を呈する．起炎病原体は，インフルエンザ桿菌（*Haemophilus influenzae*），黄色ブドウ球菌（*Staphylococcus aureus*），モラクセラ・カタラーリス（*Moraxella catarrhalis*），緑膿菌（*Pseudomonas aeruginosa*）などの多くの細菌およびマイコプラズマ（*Mycoplasma pneumoniae*）が挙げられる．健常者にも基礎疾患を有する者にも起こり，咳嗽，喀痰，発熱などの症状がみられる．肺膿瘍や膿胸の合併がみられることもある．

▶ 気管支肺炎の画像所見

胸部単純X線写真（図1-A）では，境界不明瞭な結節影や粒状影の集簇がみられ，病変が拡大すると浸潤影を示す．CT（図1-B〜D）では，気道周囲に境界不明瞭な小葉中心性粒状影，小葉性陰影が多発性にみられ，それらが融合すると区域性の浸潤影を示す（図2）．炎症は気管支壁を主体とするため，気管支壁肥厚や気管支内腔の分泌物貯留，粘液栓を伴うことが多い．気管支透亮像はみられないこともあり，内腔の狭小化により末梢肺の容積低下を来しやすい．病変はしばしば複数の肺葉に認められる[1]．病変が広がると肺胞性肺炎との鑑別が難しいこともあるが，陰影が軽微な部分に小葉性や区域性病変がみられれば，気管支肺炎がより疑われる．CTは肺膿瘍や膿胸の合併の検索にも有用である．

| バリエーション | 50歳代，男性．MRSAによる気管支肺炎（区域性の浸潤影） |

図2-A　薄層CT　　図2-B　薄層CT　　図2-C　5日後の単純CT

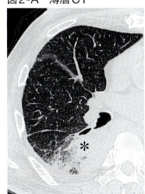
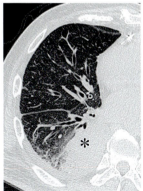
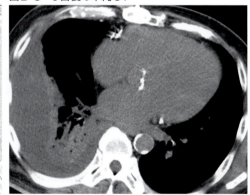

右下肢切断術後で入院中．
A，B：右S^6およびS^{10}に区域性の浸潤影（＊）が認められる．気管支透亮像はみられない．
C：膿胸による被包化された胸水貯留がみられる．

▶ 鑑別診断のポイント

細菌性やマイコプラズマによる気管支肺炎以外の感染症では，肺結核や非結核性抗酸菌症，肺クリプトコックス症などが鑑別疾患として挙げられる．治療反応性に乏しい場合は，肺門部肺癌などによる中枢気道閉塞に伴う閉塞性肺炎も考慮する必要がある．

参考文献
1) Webb WR, Müller NL, Naidich OP: High-resolution CT of the lung, 3rd ed. Lippincott Williams & Wilkins, Philadelphia, p.335-337, 2001.

レジオネラ肺炎
Legionella pneumonia

福島 文，芦澤和人

症例 40歳代，男性．前日からの発熱にて受診．頭痛，関節痛，嘔気がみられた．基礎疾患として糖尿病あり．

図1-A　単純X線写真

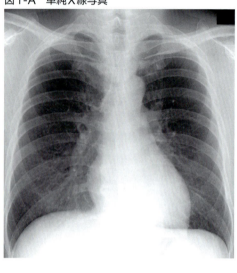

図1-B　薄層CT

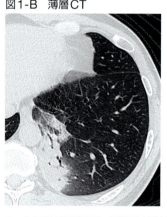

A：左下肺野縦隔側に浸潤影が認められる．下行大動脈外側縁のシルエットが消失している．
B：左S^{10}に気管支透亮像を伴う区域性の浸潤影がみられ，周囲にすりガラス影を伴っている．

白血球，CRP高値のため細菌性肺炎の診断で入院後，抗菌薬を投与されるも（入院時の尿中レジオネラ抗原は陰性），SpO$_2$の低下が進行したため，3日後に再び胸部単純X線撮影とCTが施行された（図2）．

図2　図1の3日後
図2-A　単純X線写真

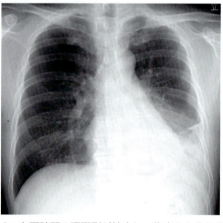

図2-B　薄層CT KEY

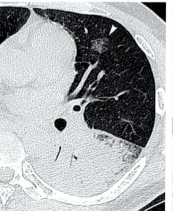

図2-C　薄層CT KEY

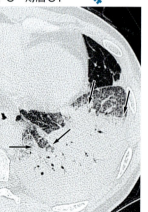

A：左下肺野の浸潤影が拡大し，胸水もみられる．
B，C：浸潤影は左下葉全体に広がり，周囲にすりガラス影を伴っている．濃い浸潤影の部分と病変に乏しい小葉が混在しており，両者の境界は明瞭である（C；→）．舌区にも新たにすりガラス影が出現している（B；▷）．

▶その後の経過

再検後，尿中レジオネラ抗原が陽性となり，レジオネラ肺炎と診断された．ニューキノロン系の抗菌薬投与にて軽快した．

▶ レジオネラ肺炎の一般的知識

主に*Legionella pneumophila*を起炎病原体とする細菌感染症である．水系環境中のアメーバや繊毛原生動物の細胞内に寄生する病原体であるため，循環水を利用した温泉・入浴施設，加湿器などのエアロゾルを発生させる環境下での感染が多い．健常人にもみられる肺炎であるが，細胞性免疫能の低下した高齢者や基礎疾患がある患者に発症しやすい．レジオネラに汚染されたエアロゾルの吸入から2〜10日の潜伏期間の後，全身倦怠感や頭痛，筋肉痛の症状に始まり，高熱，呼吸器症状で発症する．死亡率は5〜30％と高い．幻覚などの精神症状や消化器症状，肝・腎障害などを呈しやすい．診断には尿中抗原検査が行われるが，陰性の場合でも完全には否定できない（一部の型で陰性を示すため）．また，発症直後は抗原量が少ないため一定の期間を置いた再検で診断されることもある．治療は，β-ラクタム系抗菌薬は無効で，ニューキノロン系やマクロライド系などを選択する必要がある．約半数の症例で，適切な治療薬を使用した場合でも治療過程で一時的に陰影の増悪を来すことがあり，注意が必要である．

▶ レジオネラ肺炎の画像所見

胸部単純X線写真では，気管支透亮像を伴う肺胞性肺炎のパターンが基本であるが，限局性のすりガラス影・浸潤影を呈する軽症例から，濃厚な浸潤影や大葉性肺炎を示す重症例まで様々である．初期には一側性，一葉性が多いが（図1），数日で急速に両側性，多葉性に広がる．胸水を伴うことも多い（図2-A）．CTでは濃厚な浸潤影を呈し，周囲にすりガラス影を伴う（図2-B）．非区域性の分布を示すことが多いとされているが[1]，区域性の浸潤影が非区域性の陰影に発展するとの報告もみられる（図1-B）．薄層CTでは，非区域性のすりガラス影の中に，汎小葉性の浸潤影が明瞭かつ直線的な境界をもつ陰影として散在するのが特徴的であるとされる（図2-C）[2]．進行すると急性呼吸窮迫症候群（acute respiratory distress syndrome；ARDS）に移行することもある．

▶ 鑑別診断のポイント

肺胞性肺炎（大葉性肺炎）を示す肺炎球菌（*Streptococcus pneumoniae*），肺炎桿菌（*Klebsiella pneumoniae*）による細菌性肺炎や，浸潤影を示すマイコプラズマ肺炎，クラミドフィラ肺炎などが鑑別疾患となる．肺炎球菌性肺炎との比較では，比較的広範なすりガラス影の内部に，主に反回枝領域に分布する斑状の浸潤影を混ずるパターンはレジオネラ肺炎でより多くみられ[3]，細気管支炎の所見はレジオネラ肺炎では認めない[2]．

> **NOTE**
> **bulging fissure sign**
> 肺炎球菌や肺炎桿菌，レジオネラによる肺炎では，炎症性滲出液が多量に産生されるため，葉間裂が健側肺葉に膨隆する（図3；→）．

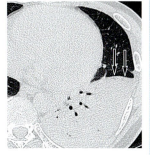

図3　薄層CT　レジオネラ肺炎

参考文献
1) Yu H, Higa F, Hibiya K, et al: Computed tomographic features of 23 sporadic cases with *Legionella pneumophila* pneumonia. Eur J Radiol 74: e73-e78, 2010.
2) 徳田　均，酒井文和，後藤　元・他：レジオネラ肺炎のCT所見の検討．呼吸器感染症画像研究会共同研究．臨床放射線 52: 167-174, 2007.
3) Sakai F, Tokuda H, Goto H, et al: Computed tomographic features of *Legionella pneumophila* pneumonia in 38 cases. J Comput Assist Tomogr 31: 125-131, 2007.

1. 感染性肺疾患

マイコプラズマ肺炎
Mycoplasma pneumonia

福島　文，芦澤和人

症例　20歳代，女性．1週間前より咳嗽，発熱．精査目的にて受診．

図1-A　単純X線写真

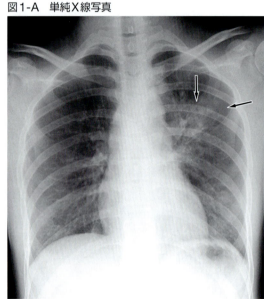

図1-B　薄層CT **KEY**

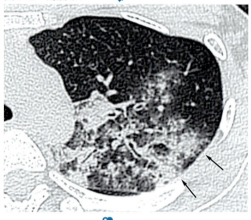

図1-C　薄層CT **KEY**

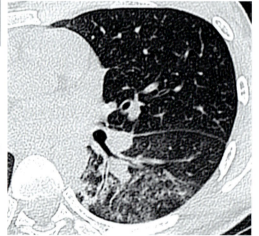

A：左上肺野に気管支透亮像を伴う，やや不均一な浸潤影（→）が認められる．
B, C：左上葉および左下葉に小葉中心性粒状影やすりガラス影がみられ，それらが融合した小葉大の陰影（B；→）もみられる．陰影は肺門側の側枝領域にも分布する．高度の気管支壁肥厚も認められる．

▶その後の経過

マイコプラズマの抗体価が320倍で，マイコプラズマ肺炎と診断された．マクロライド系抗菌薬の投与にて陰影，症状ともに改善した．

▶マイコプラズマ肺炎の一般的知識

*Mycoplasma pneumoniae*の感染により，気管支炎，気管支肺炎，細気管支炎を生じた状態である．市中肺炎の代表で，特に小児から10～30歳代の若年成人に多くみられる．成人の非定型肺炎の中でも最も多く，近年徐々に増加傾向にある．感染経路は，感染患者からの飛沫感染と接触感染によるが，集団感染や家族内感染が多い．約2～3週間の潜伏期を経て，発熱，

全身倦怠感，頭痛などで発症し，乾性咳嗽，時に夜眠れないくらいの激しい咳嗽が特徴的である．診断は，寒冷凝集反応や血清免疫反応により行われる．血清マイコプラズマ抗体価は，ペア血清で4倍以上，単一血清では320倍以上の上昇が必要である．末梢血白血球は，通常上昇しない．最近では，咽頭ぬぐい液によるマイコプラズマ抗原検査が行われることも多い．

*M. pneumoniae*は細胞壁を有さないため，細胞壁合成阻害の抗菌薬であるペニシリン，セフェム系に対しては感受性がない．マクロライド系の薬剤を第一選択とするが，学童期以降はテトラサイクリン系も使用される．マクロライド投与後も2〜3日発熱が持続する場合は，マクロライド耐性菌の可能性も考慮しなければならない．一般に予後は良好だが，時に重症化し，呼吸困難，人工呼吸器管理となることもある（▶NOTE参照）．

▶マイコプラズマ肺炎の画像所見

胸部単純X線写真では，粒状影や浸潤影，すりガラス影などの気管支肺炎のパターンを示すことが多く（図1-A），気管支壁の肥厚も高頻度にみられる．*M. pneumoniae*は通常の細菌よりも小さく，気管支上皮と親和性が高いため，気管支壁や気道周囲の肺胞（気管支側枝領域）に強い炎症性変化を来す．薄層CTでは，気管支・細気管支壁の肥厚および小葉中心性のすりガラス影・粒状影，それらが融合した小葉大の陰影がみられることが多いが（図1-B, C），小葉中心性の粒状影が優位なパターン（図2）や，若年者では浸潤影が優位な肺胞性肺炎のパターンを示す症例（図3）もみられ，多彩な画像所見を呈する[1) 2)]．また，マイコプラズマ肺炎の30〜40%で細菌感染を合併するとされ，これも多彩な画像所見の一因と考えられる．

| バリエーション | 40歳代，男性．小葉中心性粒状影主体のマイコプラズマ肺炎 |

図2-A　薄層CT　　　　図2-B　薄層CT

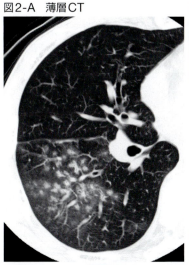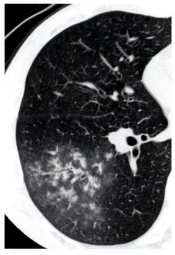

A, B：右下葉に小葉中心性の粒状影やすりガラス影が認められ，気管支壁の肥厚を伴っている．区域性の分布で，気管支肺炎のパターンを示している．

| バリエーション | 20歳代，男性．浸潤影主体のマイコプラズマ肺炎 |

図3　薄層CT

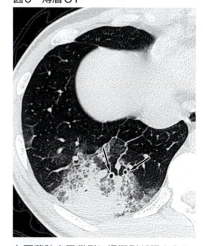

右下葉肺底区背側に浸潤影が認められ，周囲にはすりガラス影を伴っている．気管支壁の軽度肥厚もみられる（→）．

> **NOTE** **マイコプラズマ肺炎における重症細気管支炎**（図4）
>
> マイコプラズマ肺炎は，時に閉塞性細気管支炎や急性呼吸窮迫症候群（ARDS）を併発し，呼吸不全となる重症例がみられる．マイコプラズマ肺炎の発生機序として，*M. pneumoniae*による直接障害と，細胞性免疫を介した間接障害の両者の関与が考えられている．細胞性免疫が十分に形成されていない小児や免疫能が低下した患者では，浸潤影主体の肺胞性肺炎の陰影を示し，細胞性免疫が発達した成人では，粒状影主体の気管支肺炎の陰影を呈するとされている[3]．このため，細胞性免疫が亢進した場合に重症細気管支炎を引き起こし，両肺に広範囲に病変が拡大し，呼吸不全を来すと考えられている．治療には，早期のステロイド投与が必要となる．

バリエーション　10歳代，男性．びまん性細気管支炎型のマイコプラズマ肺炎

図4-A　薄層CT　　　　　　　　　　　　　　　　図4-B　薄層CT

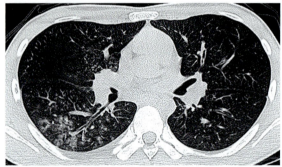 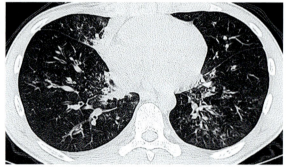

A, B：両肺びまん性に小葉中心性の粒状影，すりガラス影が認められる．気管支壁の肥厚も認められる．末梢肺は吸収値が低下し，air trappingの存在が示唆される．

▶鑑別診断のポイント

粒状影主体の気管支肺炎から浸潤影主体の肺胞性肺炎のパターンまで，多彩な画像所見を呈するが，気管支壁の肥厚や気管支側枝領域に分布する陰影がみられる場合は，マイコプラズマ肺炎を疑う根拠となる．

参考文献
1) Reittner P, Müller NL, Heyneman L, et al: *Mycoplasma pneumoniae* pneumonia: radiographic and high-resolution CT features in 28 patients. AJR 174: 37-41, 2000.
2) Lee I, Kim TS, Yoon HK: *Mycoplasma pneumonia* pneumonia: CT features in 16 patients. Eur Radiol 16: 719-725, 2005.
3) 田中裕士，林 伸好，小場弘之・他：呼吸器感染症の画像診断．マイコプラズマ，クラミジア，ウイルス肺炎の画像診断．日胸臨 66: 10-22, 2007.

ウイルス肺炎（インフルエンザウイルス）
viral pneumonia (influenza virus)

福島 文，芦澤和人

症例 40歳代，女性．咳嗽，発熱にて受診．

図1-A　単純X線写真（仰臥位）

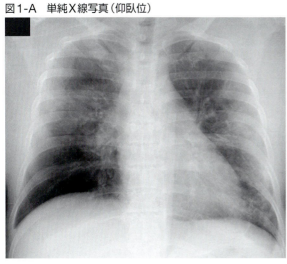

図1-B　薄層CT **KEY**

図1-C　薄層CT **KEY**

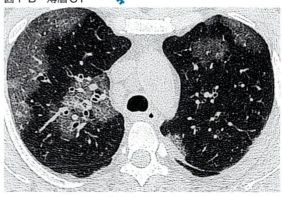

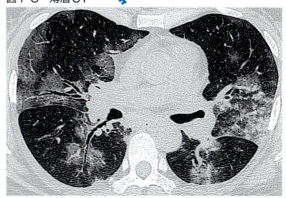

A：両側肺野に，内部に気管支透亮像を伴う浸潤影が認められる．
B, C：両肺に，すりガラス影が地図状に分布している．すりガラス影の内部には小葉内網状影を伴い，crazy-paving appearanceを呈している．左上葉では小葉中心性の粒状影や分岐状影が認められる．

▶ **その後の経過**

インフルエンザA型抗原陽性で，気管支肺胞洗浄液（bronchoalveolar lavage fluid；BALF）のPCR（polymerase chain reaction）よりインフルエンザA型が検出されインフルエンザウイルス肺炎と診断された．抗インフルエンザウイルス剤の投与およびステロイドパルスが行われ，軽快した．

▶ **ウイルス肺炎（インフルエンザ肺炎）の一般的知識**

ウイルス肺炎の原因ウイルスとして，インフルエンザウイルス，アデノウイルス，respiratory syncytical（RS）ウイルスなどの呼吸器ウイルスによる肺炎，varicella-zoster（水痘）ウイルス，麻疹ウイルス（図3），サイトメガロウイルス（CMV）などが重要である．小児ではRSウイルスが多く，成人の場合はインフルエンザウイルス肺炎が最も多い．免疫不全者に感

染すると麻疹肺炎や水痘肺炎は重症化する傾向にある．

インフルエンザ肺炎とは，インフルエンザウイルス感染に関連する肺炎の総称で，純ウイルス性肺炎，二次性細菌性肺炎，ウイルス・細菌混合性肺炎に分類される（▶NOTE参照）．ヒトのインフルエンザの原因となり，流行的な広がりをみせるのはA型とB型である．炎症は気管支・細気管支から気管支周囲の間質や小葉間隔壁に波及し，肺胞まで進展する．病理所見は細気管支炎と局所性のびまん性肺胞傷害（diffuse alveolar damage；DAD）である．急速に進行し，急性呼吸窮迫症候群（acute respiratory distress syndrome；ARDS）に移行することもある（図2）．診断は臨床所見，血液学的検査，迅速抗原検査で行われ，呼吸器症状など肺炎を疑わせる所見がある場合に画像検査が行われることが多い．迅速診断は偽陰性のこともあるため，迅速診断陰性から安易にインフルエンザ感染を否定してはいけない．

▶ウイルス肺炎（インフルエンザ肺炎）の画像所見

インフルエンザ肺炎の画像所見は，その病態を反映して，①気管支炎や細気管支炎，②広範なDADを示す所見が特徴的である．細菌との混合感染を来すと，これに気管支肺炎の所見が混在する．胸部単純X線写真では，びまん性のすりガラス影や浸潤影がみられる（図1-A）．進行すると斑状影が急速に融合する．薄層CTでは，初期には気管支炎・細気管支炎による気管支壁の肥厚と小葉中心性の粒状影，汎小葉性の陰影がみられ，進行すると多巣性の浸潤影や汎小葉性のすりガラス影が融合したような斑状のすりガラス影，DADを反映したびまん性のすりガラス影や浸潤影を示す（図1-B, C）[1)2)]．すりガラス影内部の網状影（crazy-paving appearance）やmosaic attenuation patternもみられる．

  バリエーション　50歳代，女性．ARDSに移行したインフルエンザ肺炎

図2-A　薄層CT　　　　　　　　　　　図2-B　薄層CT

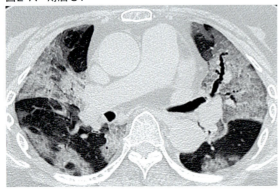 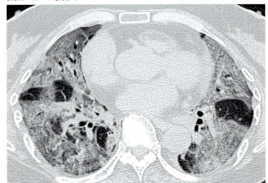

A, B：両肺にすりガラス影が広がっており，正常肺との境界は明瞭である．すりガラス影内には気管支拡張もみられる．

▶ 鑑別診断のポイント

臨床的に細菌性肺炎との鑑別が重要である．肺炎球菌肺炎との比較では，インフルエンザ肺炎では，すりガラス影とcrazy-paving appearanceが多く，肺炎球菌肺炎では浸潤影，粘液栓，小葉中心性の粒状影，胸水が有意に多い[3]．純ウイルス性肺炎に細菌性肺炎が混在した場合は，陰影に左右差が目立ち，浸潤影が前面に出ることが多いが，ウイルス性肺炎でも浸潤影を主体とすることもあり，画像による細菌の混合感染を診断することは難しい場合が多い．

| 参考症例 | 30歳代，男性．麻疹肺炎 |

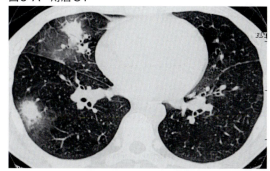
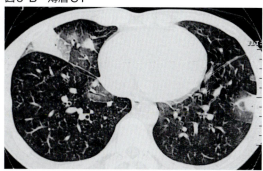

図3-A　薄層CT　　　　　　　　　図3-B　薄層CT

A, B：両肺に限局性や区域性の浸潤影が多発している．浸潤影の周囲には，すりガラス影を伴っている．

> **NOTE　インフルエンザ肺炎の分類**
>
> 1) 純ウイルス性肺炎：心血管系の基礎疾患を有する患者，妊婦，健常成人に多い．急速な呼吸困難，血痰がみられる．
> 2) 二次性細菌性肺炎：インフルエンザの発熱が改善した後，インフルエンザ感染に伴い気道上皮が損傷を受けることで細菌に感染した状態．画像所見は浸潤影が基本だが，肺胞性肺炎から気管支肺炎まで様々である．
> 3) ウイルス・細菌混合性肺炎：インフルエンザウイルスと細菌が同時に肺炎を起こした状態．臨床症状は細菌性肺炎と同様の経過を示す．
>
> 実際の臨床の場では純粋なインフルエンザ肺炎と診断することは難しく，細菌性肺炎が混在している可能性を常に念頭に置く必要がある．

参考文献
1) Marchiori E, Zanetti G, Hochhegger B, et al: High-resolution computed tomography findings from adult patients with Influenza A (H1N1) virus-associated pneumonia. Eur J Radiol 74: 93-98, 2010.
2) Tanaka N, Emoto T, Suda H, et al: High-resolution computed tomography findings of influenza virus pneumonia: a comparative study between seasonal and novel (H1N1) influenza virus pneumonia. Jpn J Radiol 30: 154-161, 2012.
3) Ono A, Okada F, Takata S, et al: A comparative study of thin-section CT findings between seasonal influenza virus pneumonia and *Streptococcus pneumonia* pneumonia. Br J Radiol 87: 20140051, 2014.

クラミドフィラ肺炎
Chlamydophila pneumonia

福島 文, 芦澤和人

> **症例** 60歳代, 女性. 3週間前より感冒症状があり, 近医を受診. いったん症状が改善したが再度発熱し, 咳嗽・喀痰が軽快しないため紹介受診.

図1-A 単純X線写真　　図1-B 薄層CT

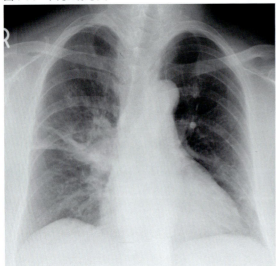
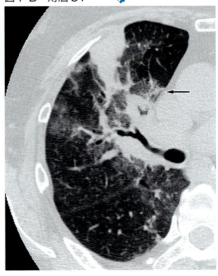

図1-C 薄層CT

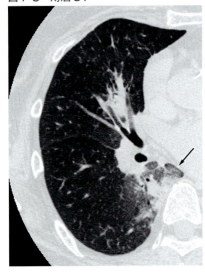

A：右中下肺野縦隔側に浸潤影が認められる.
B, C：右中葉に区域性のすりガラス影, 浸潤影, 右下葉縦隔側にすりガラス影と浸潤影の混在が認められる. 浸潤影の境界は明瞭で, すりガラス影内部には網状影（→）を伴っている.

▶ **その後の経過**

血中の*Chlamydophila pneumoniae*抗体価（IgM）の上昇が認められ, クラミドフィラ肺炎と診断された. ニューキノロン系の抗菌薬投与にて陰影は改善した.

▶ **クラミドフィラ肺炎の一般的知識**

ヒトを宿主とし, 細胞内でのみ増殖する偏性細胞内寄生微生物である肺炎クラミドフィラ（*Chlamydophila pneumoniae*）による肺炎である. 非定型肺炎ではマイコプラズマ肺炎に次いで2番目に多く, 市中肺炎の約1割を占める. 感染経路は, 咳嗽, 喀痰からの飛沫感染で, 小児のみではなく, 肺気腫やびまん性汎細気管支炎などの基礎疾患を有する高齢者にも多い.

潜伏期間は3〜4週間で，接触が密接な者の間で小規模かつ緩徐に広がる傾向がある．症状は，上気道炎〜気管支炎の時は微熱や乾性咳嗽が主体で，肺炎になると喀痰を伴うこともある．遷延性の激しい咳嗽が持続することも多い．診断は咽頭ぬぐい液などからの起炎病原体検出［酵素抗体法やpolymerase chain reaction (PCR)］や，血清中の抗 *C. pneumoniae* 抗体を証明する抗体価の測定による．血清診断では原則としてペア血清での有意な抗体価上昇で診断する．一般的には軽症で経過するが，高齢者や基礎疾患を有する例では時に重症化する．また，他の細菌との重複感染も少なくない．

▶ クラミドフィラ肺炎の画像所見

胸部単純X線写真では，気管支肺炎の像を呈する（図1-A）．淡い浸潤影が一葉にのみ限局していることが多く，主として片側性で中下肺野に多い[1]．両側陰影は25％，胸水は20％に認められる．薄層CTの所見は多彩で，浸潤影やすりガラス影，細葉陰影〜小葉中心性結節などが様々な割合で認められるが，区域性のすりガラス影や浸潤影で，内部に網状影［小葉単位の病変（acinar pattern）］を認めることが特徴的とされている（図1-B, C）[2)3)]．

▶ 鑑別診断のポイント

マイコプラズマ肺炎と臨床所見や画像所見ともに類似しており，鑑別がしばしば困難である．すりガラス影は両疾患とも高頻度にみられるが，マイコプラズマ肺炎の方が小葉中心性陰影や気管支壁の肥厚の所見が高頻度にみられ，クラミドフィラ肺炎の方がより，肺炎球菌性肺炎に近い画像を示すとされる[2)3)]．

NOTE クラミジア感染症

1）オウム病

Chlamydophila psittaci による肺炎で，オウムやインコなどの鳥類から感染する人獣共通感染症である．トリの糞便中に排泄された病原体を吸引して約1〜2週間の潜伏期間後に高熱，咳嗽，関節痛などで発症する．*C. pneumoniae* による肺炎と比較すると症状が強く，時に重症となる．画像所見は，両肺に均一なすりガラス影〜網状影を示す．重症になると広範囲に浸潤影を呈する．

2）先天性クラミジア肺炎

Chlamydia trachomatis による肺炎．クラミジア子宮頸管炎をもつ母親から分娩時に産道感染し，ほぼ新生児，乳児期に限られる．感染母体からの発症は3〜20％と高値である．画像上，両肺野にびまん性の粒状影，すりガラス影を認め（図2），時に過膨張を来す．

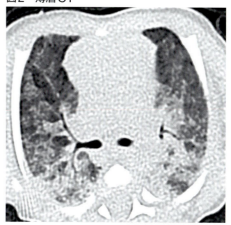

参考症例　0歳，男児．先天性クラミジア肺炎
図2　薄層CT

両肺びまん性にすりガラス影，浸潤影と粒状影が広がっている．

参考文献

1) Kauppinen MT, Lähde S, Syrjälä, et al: Roentgenographic findings of pneumonia caused by *Chlamydia pneumoniae*. Arch Intern Med 156: 1851-1856, 1996.
2) Nambu A, Saito A, Araki T, et al: Chlamydia pneumoniae: comparison with findings of *Mycoplasma pneumoniae* pneumonia and *Streptococcus pneumoniae* at thin-section CT. Radiology 238: 330-338, 2006.
3) Okada F, Ando Y, Yoshitake S, et al: *Chlamydia pneumoniae* pneumonia and *Mycoplasma pneumoniae* pneumonia: comparison of clinical findings and CT findings. J Comput Assist Tomogr 29: 626-632, 2005.

水痘肺炎
chicken pox pneumonia (varicella-zoster virus pneumonia)

福島 文，芦澤和人

症例　30歳代，男性．悪寒，発熱にて受診．10日前に子供が水痘に罹患．

図1-A　単純X線写真

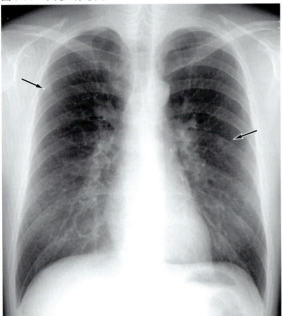

図1-B　薄層CT

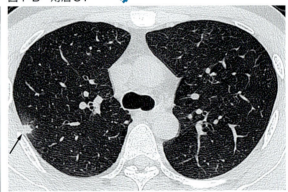

図1-C　薄層CT

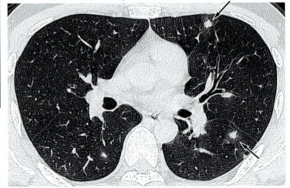

A：右上肺野，左中肺野に境界不明瞭な淡い結節影が認められる（→）．
B，C：両肺にランダム分布の結節がみられる．結節周囲には，すりガラス影を伴っている（CT halo sign．→）．

▶ その後の経過

VZV-IgM抗体の上昇があり，水痘肺炎と診断された．対症療法のみで，自然軽快した．

▶ 水痘肺炎の一般的知識

水痘はヘルペスウイルスに属する水痘帯状疱疹ウイルス（varicella-zoster virus；VZV）による感染症で，通常は小児期に感染し，一般に軽症で終生免疫を得ることが多い．しかし，成人期の初感染は重症化しやすく，合併症として罹患後に水痘肺炎などの内臓合併症を発症することがあり，注意が必要である．水痘肺炎の多くは成人発症で，水痘罹患患者の16～50%に生じる．白血病や悪性リンパ腫などの血液疾患や担癌患者，ステロイド療法などの免疫不全患者に多く，妊婦，喫煙者，高齢者，慢性閉塞性肺疾患（COPD），重症水痘なども危険因子である．男性に多い．水痘肺炎は発疹出現後1～6日で，咳嗽，呼吸困難，血痰，発熱，胸痛などで発症する．

診断には，水痘の罹患歴，患児への接触歴などの問診が重要である．特徴的な中心臍窩と周囲の紅暈を伴う水疱が全身に多発する症状から，診断は比較的容易であるが，皮膚症状が少ない時期では難しいこともある．これまで終生免疫と考えられてきたが，近年，高齢者の再感染による水痘が報告されており，悪性腫瘍や自己免疫性疾患，糖尿病など基礎疾患を有するものに多い．一般的に，免疫能が正常の場合は予後良好であるが，免疫能が低下した患者では重症化する傾向にある．

▶水痘肺炎の画像所見

胸部単純X線写真では，両肺野びまん性，ほぼ左右対称性に5～10mm大の境界不明瞭な粒状・結節影がみられる（図1-A）．リンパ節腫大や胸水がみられることは稀である[1]．CTでは両肺に非石灰化結節が多発してみられる．薄層CTでは，結節周囲にすりガラス影を伴ったり（図1-B，C）（CT halo sign.「侵襲性肺アスペルギルス症」p.48-49参照），斑状のすりガラス影や結節の融合像などもみられる[1]．空洞は伴わない．水痘ウイルスは血行性に肺に広がるため，結節はランダム分布を示す．小結節の多くは発疹消失後1週間以内に消失するが，時に2～3mmの石灰化を有する粒状影として残る場合がある[2]．

▶鑑別診断のポイント

ランダム分布の多発結節を来す疾患が鑑別となる（▶NOTE参照）．
画像のみではなく，特に水痘罹患の既往や家族歴などの病歴聴取も重要である．

NOTE　"ランダム分布"を示す多発粒状影・結節を来す疾患

1) **粟粒結核**：結核菌の血行性散布により，1～2mm大の粒状影が両肺びまん性かつ均一に分布する．粒状影は比較的サイズが揃っており，境界明瞭なものが多く，周囲にすりガラス影を伴うことは少ない．小葉間隔壁の肥厚や小葉内網状影を伴うこともある．
2) **多発血行性肺転移（粟粒転移）**：肺癌，甲状腺癌，前立腺癌，大腸癌からの転移に多い．下肺野優位で，サイズがやや不揃いの傾向がある．
3) **播種性真菌症**：AIDSなどの重度の免疫不全において粟粒型のクリプトコックス症が生じることがある．また，HIV感染の初期にはニューモシスティス肺炎が粟粒大のびまん性の粒状影を示すことがある．血行散布型のカンジダ症もびまん性の粒状影を呈する．
4) **サイトメガロウイルス肺炎**：骨髄移植，臓器移植，ステロイドや免疫抑制剤を使用している患者，HIV感染など，免疫能の低下した患者に発症する．多発粒状影に加え，びまん性すりガラス影や浸潤影，多発結節影もみられる．

参考文献
1) Kim EA, Lee KS, Primack SL, et al: Viral pneumonia in adults: radiologic and pathologic findings. RadioGraphics 22: S137-S149, 2002.
2) Kim JS, Ryu CW, Lee SI, et al: High-resolution CT findings of varicella-zoster pneumonia. AJR 172: 113-116, 1999.

肺膿瘍（肺化膿症）
lung abscess

福島 文，芦澤和人

症例 30歳代，男性．血痰と発熱にて受診．

図1-A　単純X線写真

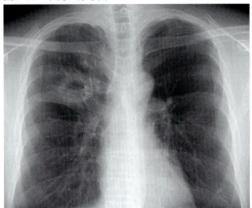

図1-C　薄層CT冠状断像

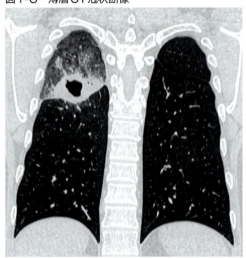

図1-B　薄層CT **KEY**

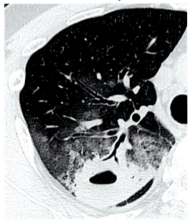

A：右上肺野に壁の厚い空洞を有する腫瘤影が認められ，内部には液面形成を伴っている．
B, C：右S^2に内部に液面形成を有する空洞性腫瘤がみられ，周囲にすりガラス影を伴っている．空洞壁は厚く，内側壁は平滑である．
抗菌薬の投与により病変は縮小し，症状も改善した．

▶肺膿瘍の一般的知識

　　　　　化膿性の病原体の感染により肺実質が破壊され，壊死性空洞性病変が形成された病態である．空洞は肺実質の壊死組織が気管支を介して排出されることにより形成され，空洞内に膿が貯留した状態となる．肺膿瘍の原因は，異物や唾液などの病原体の吸引，腫瘍による気管支の閉塞，細菌性肺炎の合併，敗血症性肺梗塞など，様々である．高齢者や脳血管障害，認知症，アルコール依存症などの長期臥床患者に誤嚥を背景としてみられることが多い．先行する肺炎に引き続いて発症する場合と，最初から膿瘍の形態をとる場合とがある．起炎病原体としては，口腔内や上気道に常在するミレリ菌（*Streptococcus milleri* group），嫌気性菌によるものが多く，ほかに，黄色ブドウ球菌（*Staphylococcus aureus*）や緑膿菌（*Pseudomonas ae-*

ruginosa)，肺炎桿菌（*Klebsiella pneumoniae*），大腸菌（*Escherichia coli*）などもみられる．混合感染も多い．肺の化膿性炎症が胸腔内に穿破すると膿胸を併発する．

▶ 肺膿瘍の画像所見

胸部単純X線写真では，単発あるいは多発の腫瘤影や浸潤影を認める．内部に空洞や液面形成がみられることもある（図1-A）．CTでは腫瘤や浸潤影の内部に壊死を示す低吸収域を認める（図1-B，C）．空洞を示す場合は，壁は比較的厚く，内部に液面形成を認めることが多い．空洞は陰影の中心部に形成され，内側の壁は辺縁平滑であることが多い．空洞内面は新生血管が豊富な肉芽組織に覆われるため，造影CTでは内面を縁取るように造影効果を認める（図2-B，C）．周囲に肺炎を示唆する浸潤影や，すりガラス影を伴うこともある（図2-A）[1]．

バリエーション　70歳代，男性．仮性動脈瘤を合併した肺膿瘍

図2-A　薄層CT　　　図2-B　造影CT　　　図2-C　造影CT

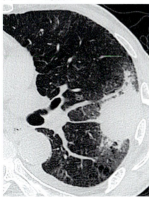 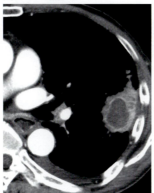 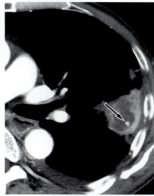

喀血にて受診．
A：左上葉に腫瘤がみられ，周囲にすりガラス影を伴う．
B，C：内部に造影不良域が認められ，空洞内面を縁取る造影効果がみられる．膿瘍腔内部に肺動脈から連続する仮性動脈瘤（C；→）が認められる．

血管塞栓術が施行され，喀血は消失し，抗菌薬投与により肺膿瘍も縮小した．肺膿瘍の合併症として10％前後の症例で喀血を伴うとされる[2]．

▶ 鑑別診断のポイント

空洞・嚢胞を伴う結節・腫瘤を呈する疾患が鑑別診断となる（表）．特に，空洞を伴う肺癌と肺結核が鑑別疾患として重要である．肺癌では空洞の内面は不整なことが多く，内面を縁取る造影効果は認めない．肺結核では空洞内面は比較的平滑で，液面形成は認めない点が鑑別のポイントとなる．

表　空洞・嚢胞を伴う結節・腫瘤を呈する疾患

感染性疾患		肺結核，非結核性抗酸菌症，真菌症（アスペルギルス，クリプトコックスなど），肺膿瘍，寄生虫疾患
非感染性疾患	血管性疾患	敗血症性肺塞栓症，多発血管炎性肉芽腫症
	肉芽腫性疾患	サルコイドーシス
	先天性疾患	肺分画症
	腫瘍性疾患	肺癌（扁平上皮癌，腺癌，浸潤性粘液性腺癌），転移性肺腫瘍（扁平上皮癌，腺癌，肉腫など）
	外傷	外傷性肺嚢胞

参考文献
1) Groslin SA, Panicek DM, Ewing DK, et al: Bacterial lung abscess: a review of the radiographic and clinical features of 50 cases. J Thorac Imaging 6: 62-67, 1991.
2) Thoms NW, Wilson RF, Puro HE, et al: Life threatening hemoptysis in primary lung abscess. Ann Thorac Surg 14: 347-358, 1972.

1. 感染性肺疾患

敗血症性肺塞栓症
septic pulmonary embolism

福島 文, 芦澤和人

症例 40歳代, 女性. 1型糖尿病に対して強化インスリン療法中. 1週間前より発熱, 咽頭痛, 食思不振がみられ, 精査目的にて受診.

図1-A 単純X線写真

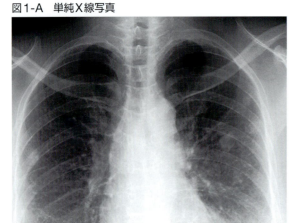

図1-B 薄層CT KEY

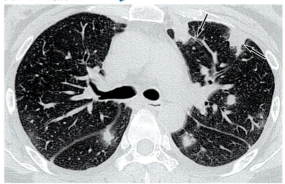

図1-C 薄層CT KEY

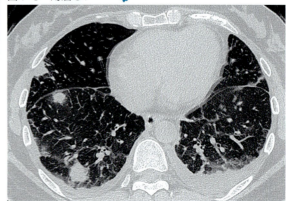

図1-D 薄層CT撮影3日後の造影CT

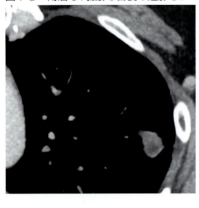

A：両側中下肺野に多発結節影が認められる.
B, C：両肺に結節が多発し, 多くの病変が胸膜に接している. 結節は不整形で, 周囲に境界不明瞭なすりガラス影を伴う. 肺血管が結節に連続している所見 (feeding vessel sign) もみられる (B；→). 両側胸水が貯留している.
D：結節内部に小円形の造影不良域が認められる.

▶その後の経過

血液培養にて起炎病原体の同定はできなかったが, 抗菌薬投与にて両肺の結節は縮小し, 全身状態も改善した.

▶敗血症性肺塞栓症の一般的知識

細菌などの病原体が血行性に散布され, 肺に塞栓を来した病態である. 原因となる塞栓子は菌塊や感染性の静脈血栓で, 局所で膿瘍を形成する. 感染源としては右心系感染性心内膜炎が最も多く, 敗血症や血栓性静脈炎, 血管内カテーテルの感染, 歯科や外科処置後, 妊娠末期や産褥期などにもみられる. 稀にLemierre症候群 (「PTTM」▶ NOTE p.251参照) によるこ

とがあり，重篤となる．起炎病原体は黄色ブドウ球菌（*Staphylococcus aureus*）や連鎖球菌（*Streptococcus*）が最も多い．症状は発熱，呼吸不全，血痰，胸痛などであるが，自覚症状に乏しいこともある．治療は感染と肺塞栓に対するもので，抗菌薬や抗凝固薬の投与が主体となる．カテーテルが原因と考えられる場合はカテーテル抜去も必要となる．

▶敗血症性肺塞栓症の画像所見

胸部単純X線写真では，両側性，多発性に結節影や限局性の浸潤影を認める（図1-A）．CTでは，末梢胸膜下に辺縁不整な結節を認め，内部は様々な程度で空洞化する[1]．空洞は塞栓による血流の途絶による無菌性壊死や，塞栓組織の二次性の感染によるとされており，比較的早い時期から認められる．結節と血管が連続する所見はfeeding vessel sign（▶NOTE参照）と呼ばれ特徴的である（図1-B, C）[2]．繰り返し塞栓する場合には，陰影が移動してみえることもある．胸膜を底辺とする楔状の浸潤影や，縦隔・肺門リンパ節腫大もみられる[3]．造影CTでは，結節内部には壊死を反映した造影不良域が認められる（図1-D）．胸水を伴うことが多い．

▶鑑別診断のポイント

肺結核や肺真菌症，転移性肺腫瘍，多発血管炎性肉芽腫症など，末梢優位の多発結節・腫瘤や，多発空洞を来すものが鑑別疾患として挙げられる．感染性心内膜炎などの基礎疾患があり，CTにて末梢優位の多発結節・腫瘤や，胸膜を底辺とする楔状の浸潤影を認めた場合は，敗血症性肺塞栓症の可能性を強く考える．

> **NOTE** **feeding vessel sign**
>
> 肺結節や限局性の浸潤影に向かって，軽度拡張した肺血管が連続する所見（図2；→）．結節の原因が肺血管と関連していることを示唆する．ほか，多発血管炎性肉芽腫症などの血管炎や肺転移でもみられる．
>
>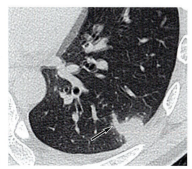
>
> 図2　薄層CT
> 30歳代，男性．敗血症性肺塞栓症

参考文献
1) Kuhlman JE, Fishman EK, Teigen C: Pulmonary septic emboli: diagnosis with CT. Radiology 174: 211-213, 1990.
2) Dodd JD, Souza CA, Müller NL: High-resolution MDCT of pulmonary septic embolism: evaluation of the feeding vessels sign. AJR 187: 623-629, 2007.
3) Cook RJ, Ashton RW, Aughenbaugh GL, et al: Septic pulmonary embolism: presenting features and clinical course of 14 patients. Chest 128: 162-166, 2005.

誤嚥性肺炎
aspiration pneumonia

福島 文, 芦澤和人

症例 90歳代, 女性. 老人ホームに入所中. 昼食後に嘔吐, 意識障害があり, その後, 誤嚥し, 血液酸素化の低下にて搬送.

図1-A　単純X線写真

図1-B　薄層CT **KEY**

図1-C　薄層CT **KEY**

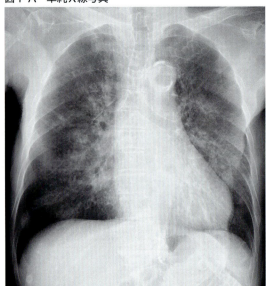
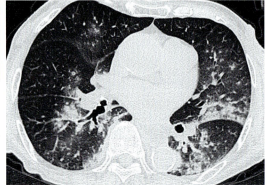

A：両側肺野の肺門側主体に, 境界不鮮明な浸潤影が認められる.
B, C：両側上葉, 舌区, 両側下葉の背側, 気道周囲にすりガラス影や粒状影が認められる.

▶その後の経過

血液検査にて白血球, 炎症反応の上昇がみられた. 画像所見と併せて誤嚥性肺炎と診断され, 抗菌薬投与にて状態は改善した.

▶誤嚥性肺炎の一般的知識

嚥下性肺疾患は, 嚥下障害によって発症した肺疾患と定義され[1], 誤嚥物の性状, 量, 分布などにより, 誤嚥性肺炎（嚥下性肺炎-通常型）, 人工呼吸器関連肺炎*[1], Mendelson症候群*[2], びまん性嚥下性細気管支炎（p.148-149参照）の4型に分類される.

誤嚥性肺炎は, 口腔内分泌物の吸引や胃の内容物を気道内に誤嚥することによって生じる肺炎である. 70歳以上の肺炎患者では, その多くが不顕性の誤嚥の関与があるとされる. 誤嚥を来しやすい病態として, 神経疾患や寝たきりの状態, 意識レベルの低下や咽頭機能の低下, 胃食道逆流, 気管食道瘻などがある. このため, 誤嚥性肺炎は院内肺炎や医療・介護関連肺炎（nursing and healthcare-associated pneumonia；NHCAP. ▶NOTE参照)[2]など, 病院や医療介護関連施設で発症することが多い. 起炎病原体は口腔内常在菌, 特に嫌気性菌が多

く,肺炎球菌,黄色ブドウ球菌,腸内細菌なども多い.治療は,急性期では誤嚥物質の除去,抗菌薬の投与である.しばしば再発を繰り返すために,誤嚥の予防として,口腔内常在菌の増殖予防,誤嚥や免疫低下の防止,ワクチン接種などが重要である.

*1:人工呼吸器関連肺炎(ventilator-associated pneumonia;VAP)
　気管内挿管や人工呼吸器開始後48時間以降に発症した肺炎で致死率が高い.起炎病原体はほとんどが細菌で,特に緑膿菌が多い(図2).ほかに,MRSAや肺炎桿菌などである.

*2:Mendelson症候群
　胃の内容物を多量に吸引して起こる重篤な肺合併症で,本態は化学性肺炎である.画像所見は急性呼吸窮迫症候群に似たびまん性のすりガラス影,斑状の浸潤影を呈する.

> **バリエーション**　50歳代,女性.緑膿菌による人工呼吸器関連肺炎

図2-A　薄層CT　　　　　　　　図2-B　薄層CT

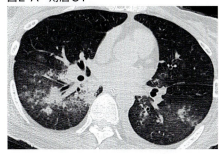 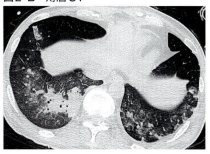

くも膜下出血後,気管内挿管中に肺炎を発症.
A, B:右S^6, S^{10}の気道周囲に浸潤影およびすりガラス影が認められる.気道周囲には小葉中心性の陰影がみられ,一部融合している.同様の所見は,左下葉にもみられる.

▶誤嚥性肺炎の画像所見

気管支肺炎のパターンを呈し,肺の荷重部位である背側(S^2, S^6, S^{10})に多く,両側性,右側優位にみられることが多い.CTでは背側優位に広がる粒状影,浸潤影と気管支壁肥厚が認められる(図1-B, C).繰り返し炎症を生じることが多く,肺構造の改変を伴うことが多い.

▶鑑別診断のポイント

誤嚥性肺炎の画像所見は,基本的には気管支肺炎のパターンを示す.背側優位に陰影がみられる点が鑑別に有用で,嚥下機能などの患者の状態を考慮することで診断可能である.

> **NOTE　医療・介護関連肺炎(NHCAP)**
>
> 2011年に日本呼吸器学会のガイドラインで,
> 1)長期療養型病床(精神病床を含む)もしくは介護施設に入所している,
> 2)90日以内に病院を退院した,
> 3)介護を必要とする高齢者,身体障害者,
> 4)通院にて継続的に血管内治療(透析,抗菌薬,化学療法,免疫抑制剤などによる治療)を受けている,
> と定義付けられた[2].従来の市中肺炎と院内肺炎の2分法では分類できない中間に位置する肺炎群で,これらの狭間にありながら薬剤耐性菌の関与が高く,予後不良な場合も多い.多くは誤嚥性肺炎と考えられる.高齢化に伴い,今後ますます増加することが予想される.起炎病原体としては肺炎球菌,肺炎桿菌が多く,さらにMRSAや緑膿菌などもみられる.

参考文献
1) 日本呼吸器学会 呼吸器感染症に関するガイドライン作成委員会:成人院内肺炎診療ガイドライン2017年版.日本呼吸器学会, p.60-65, 2008.
2) 日本呼吸器学会 医療・介護関連肺炎(NHCAP)診療ガイドライン作成委員会:医療・介護関連肺炎(NHCAP)診療ガイドライン.日本呼吸器学会, p.3-7, 2011.

肺放線菌症/肺ノカルジア症

pulmonary actinomycosis / pulmonary nocardiosis

福島 文，芦澤和人

症例1 70歳代，男性．狭心症にて入院時の胸部単純X線写真にて異常影を指摘された．

図1-A 単純X線写真　　図1-B 薄層CT　　図1-C 造影CT

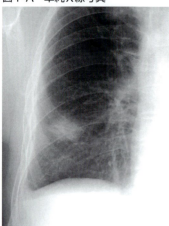
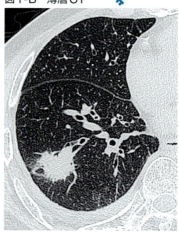
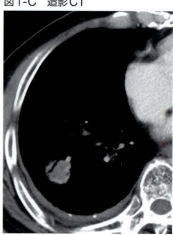

A：右下肺野に結節影が認められる．
B：右下葉に辺縁不整で周囲にすりガラス影を伴う結節が認められる．
C：結節内部の造影効果は乏しく，辺縁に造影効果が認められる．
診断名 肺放線菌症

症例2 70歳代，男性．血液疾患にて経過観察中に，胸部単純X線写真にて異常影を指摘された．

図2-A 薄層CT　　図2-B 造影CT　　図2-C 薄層CT冠状断像

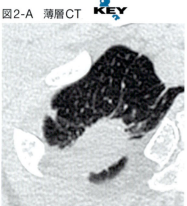
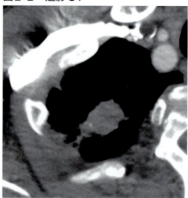
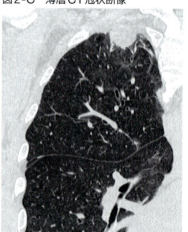

A, C：右肺尖部胸膜下に比較的境界明瞭な結節が認められる．辺縁はやや不整で，周囲に線状影を伴っている．
B：内部の造影効果は乏しい．
診断名 肺ノカルジア症

▶ **その後の経過**

【症例1】　気管支鏡が施行され，病変部から放線菌（*Actinomyces*）が培養された．その後，ペニシリンの投与にて病変は縮小，瘢痕化している．

【症例2】 増大傾向がみられたため肺癌の可能性が否定できず，診断・治療目的で手術が施行された．病理所見では壊死を伴う肉芽腫性病変がみられ，培養にてノカルジアが検出された．その後，再燃はなく経過している．

▶ 肺放線菌症 / 肺ノカルジア症の一般的知識

いずれもグラム陽性桿菌である．肺放線菌症は口腔内，消化管内，女性性器の常在菌である嫌気性放線菌（*Actinomyces*）による感染症であり，*Actinomyces israelii* によるものが最も多い．抜歯などの歯科治療後や誤嚥などを契機に発症する．免疫能は正常の場合が多い．咳嗽や喀痰・血痰，発熱がみられ，亜急性あるいは慢性に経過する肉芽腫性疾患である．炎症が胸膜に及ぶことも多く，その際は胸痛がみられる．血液検査では軽度の炎症反応を認めるが，白血球の上昇は乏しく，慢性炎症像を示すことが多い．口腔内常在菌のため喀痰培養では診断に至らない．病変の深部に菌が存在するため気管支鏡や経皮的生検でも診断に至らず，炎症所見に乏しいこともあり，肺癌や肺結核との鑑別が困難で，外科的切除により診断されることも多い．治療はペニシリン系抗菌薬の長期投与が推奨されている．

ノカルジアは土壌や水中に広く生息する好気性菌である．肺ノカルジア症は日和見感染であり，ノカルジア症の2/3の症例では肺原発である．治療はST合剤が第一選択である．1/3の症例では全身臓器へ播種し，敗血症や脳膿瘍を合併することもあり，早期の診断が重要である．臨床的に播種が疑われる場合は，積極的に血液培養や頭部MRIを行うべきである．

▶ 肺放線菌症 / 肺ノカルジア症の画像所見

1) 肺放線菌症

胸部単純X線写真で比較的境界明瞭な結節・腫瘤影を呈することが多い（図1-A）．CTでは単発もしくは多発する円形・類円形の結節・腫瘤を呈する（図1-B）．初期には辺縁不整な結節で，内部は低吸収域を示す．肺野末梢に分布することが多く，隣接する胸膜肥厚を認めることも多い．造影CTで辺縁が不均一に造影される（図1-C）[1]．病変の増大により胸壁に浸潤し，瘻孔を形成することもある．また，浸潤影を呈することもあり，陰影内部に石灰化や異物を思わせる粗大な高吸収域が認められれば，より疑う根拠となる[1]．

2) 肺ノカルジア症

肺野末梢に単発あるいは多発結節を認め（図2-A, B），特に免疫不全者では内部にしばしば空洞を伴う．放線菌症と同様，胸膜と接することが多く，胸膜肥厚や胸壁浸潤を来すことも多い．結節周囲にすりガラス影や小葉間隔壁の肥厚を認めることもある（図2-A, C）[2]．時に浸潤影を示し，結核性肺炎との鑑別が問題となることもある．

▶ 鑑別診断のポイント

肺感染症の中で，結節・腫瘤を来す疾患は少ない．孤立性であれば結核腫，アスペルギルス・クリプトコックスなどの真菌症，肺膿瘍，寄生虫疾患など，多発性であれば敗血症性肺塞栓症，クリプトコックス症などが挙げられる．孤立性であれば，壊死を伴う肺癌も鑑別に挙がる．

参考文献
1) Kim TS, Han J, Koh WJ, et al: Thoracic actinomycosis: CT features with histopathologic correlation. AJR 186: 225-231, 2006.
2) Kanne JP, Yandow DR Mohammed TH, et al: CT findings of pulmonary nocardiosis. AJR 197: W266-W272, 2011.

肺クリプトコックス症
pulmonary cryptococcosis

福島 文，芦澤和人

症例　60歳代，女性．乳癌術後の定期検査にて異常を指摘された．

図1-A　単純X線写真

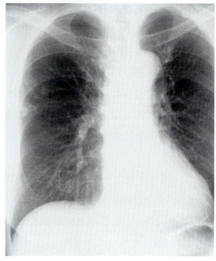

図1-B　薄層CT

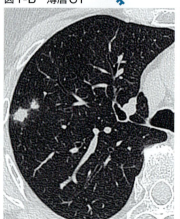

図1-C　薄層CT

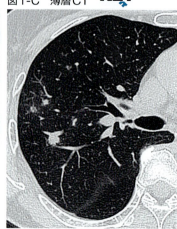

A：右上肺野末梢に多発結節影が認められる．
B, C：右上葉の胸膜下に境界明瞭，辺縁不整な多発結節がみられる．同一肺葉内に多発し，結節周囲には淡いすりガラス影が認められる．

▶ その後の経過

血清クリプトコックス抗原が陽性で，肺クリプトコックス症と診断された．フルコナゾールの投与にて軽快した．

▶ 肺クリプトコックス症の一般的知識

肺クリプトコックス症は広く自然界に分布する*Cryptococcus neoformans*を起炎病原体とし，ハトなどの鳥類の糞便中で増殖し，乾燥により空気中に飛散し，経気道的に吸入されて感染が成立する．病理学的には，反応性の滲出性病変と多核巨細胞を伴う肉芽腫性病変を形成する．肺クリプトコックス症は，基礎疾患のない健常人に発症する群と，悪性腫瘍，血液疾患，糖尿病，腎疾患，免疫能低下，HIV感染など基礎疾患を有する患者に発症する群に分けられる．特に細胞性免疫不全患者に発症し，AIDS患者では播種性になることが多く，脳髄膜炎を合併することもある．健常者の場合は無症状で，検診などの胸部単純X線写真で偶然指摘されることが少なくない．基礎疾患を有する症例では，発熱や呼吸器症状などの全身症状を認める場合もあるが，軽度の症状のことも多い．診断には血清クリプトコックス抗原の測定が有用である．このほか，喀痰や気管支肺胞洗浄液，経気管支肺生検などの検体からのクリプトコックスの分離培養，あるいは組織学的に菌体を確認できれば確定診断となる．β-D-グルカンは通常上昇しない．治療はフルコナゾール（fluconazole；FLCZ）の投与が行われる．

▶ 肺クリプトコックス症の画像所見

胸部単純X線写真では，末梢優位に孤立性あるいは多発性の結節影が認められる（図1-A）．

肺炎に類似した浸潤影がみられることもある．CTでは，胸膜下優位に単発もしくは多発の結節・腫瘤がみられる（図1-B, C）．多発する場合は同一肺葉内に生じることが多く[1)2)]，散布巣も認められる．肉芽腫病変のため，境界は比較的明瞭である．基礎疾患を有する場合は，多発結節や浸潤影を呈することが多く，浸潤影は結節が融合したような陰影を呈する（図2）．薄層CTでは，スピキュラや胸膜陥入像がみられ，肺腺癌に類似することも多い（図3）．結節周囲にすりガラス影（CT halo sign）がみられることがあり，炎症による滲出性病変を反映していると考えられるが[3)]，他の真菌症（侵襲性アスペルギルス症やムーコル症，カンジダ症）ほど頻度は高くない．免疫低下患者では空洞がみられることもある．HIV患者の場合，びまん性の小粒状影，粟粒影を呈する．

| バリエーション | 60歳代，男性．浸潤影を呈した肺クリプトコックス症 |

図2-A　薄層CT　　図2-B　薄層CT

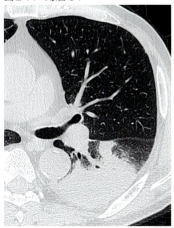
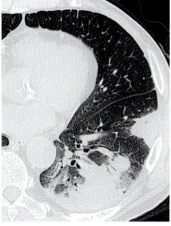

慢性腎不全にて透析中．
A, B：左下葉に気管支透亮像を伴う浸潤影がみられる．浸潤影は結節が融合したような形態を示し，周囲にはすりガラス影を伴う．

| バリエーション | 60歳代，男性．孤立性結節で肺癌との鑑別が難しかった肺クリプトコックス症 |

図3　薄層CT

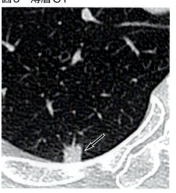

血痰の精査．
右上葉胸膜直下に境界明瞭，辺縁不整な孤立性結節（→）が認められる．わずかにスピキュラ，血管の巻き込みも疑われる．原発性肺癌との鑑別が困難で，外科的切除が行われた．

▶ 鑑別診断のポイント

- 孤立性結節・腫瘤ー原発性肺癌，肺転移

  スピキュラや胸膜陥入所見がある場合は鑑別困難で，手術が施行されることも少なくない．

- 多発性結節・腫瘤ー結核，敗血症性肺塞栓症，その他の真菌症

  結核と比較すると，周囲の散布巣や小葉中心性の粒状影，分岐状影（tree-in-bud）が目立たない．空洞を伴い，散布巣が軽度の場合は鑑別が難しい．

- 浸潤影ー細菌性肺炎

  気管支肺炎の場合は区域性の分布を示す．浸潤影周囲に小葉中心性のすりガラス影や粒状影が認められることが多い．

参考文献
1) 芦澤和人，筒井　伸，山口哲治・他：肺クリプトコッカス症のCT所見：60症例の解析．臨床放射線 51: 91-95, 2006.
2) Xie LX, Chen YS, Liu SY, et al: Pulmonary cryptococcosis: comparison of CT findings in immunocompetent and immune compromised patients. Acta Radiol 56: 447-453, 2015.
3) Zinck SE, Leung AN, Frost M, et al: Pulmonary cryptococcosis: CT and pathologic findings. J Comput Assist Tomogr 26: 330-334, 2002.

1. 感染性肺疾患

単純性肺アスペルギローマ
simple pulmonary aspergilloma (SPA)

福島 文，芦澤和人

症例 60歳代，男性．血痰のため胸部単純X線撮影にて異常影を指摘された．基礎疾患として糖尿病あり．

図1-A　単純X線写真　　　図1-B　薄層CT

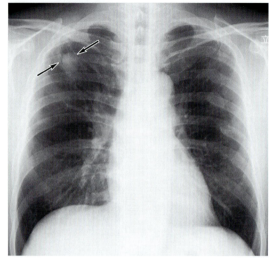

図1-C　薄層CT冠状断像　　図1-D　造影CT

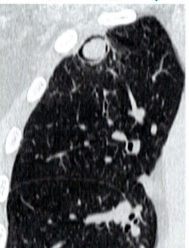
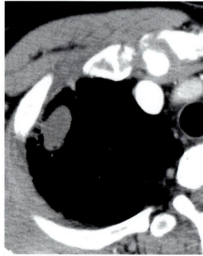

A：右上肺野外側に結節影が認められる．結節の周囲にはmeniscus signと考えられる透亮像（→）がみられる．
B，C：右上葉に，内部に菌球を含む囊胞性病変が認められる．
D：病変内部に造影効果はみられない．

▶その後の経過

血清アスペルギルス抗原，抗体ともに陽性であった．手術が施行され，アスペルギルス菌体を含む菌球が認められた．

▶ 単純性肺アスペルギローマの一般的知識

アスペルギルス（*Aspergillus fumigatus*）は土壌や大気中など，普遍的に存在する真菌である．肺アスペルギルス症は，空気中に浮遊するアスペルギルスが経気道的に気管支や肺胞に定着，増殖することにより発症する．その発症にはアスペルギルスの病原性に加え，宿主の免疫力や肺胞構造の変化，アレルギー素因などが関与し，複数の病型に分類される（▶NOTE参照）[1]．

単純性肺アスペルギローマ（SPA）は，慢性肺アスペルギルス症の1病型で，既存の陳旧性肺結核による空洞，ブラや気管支拡張，間質性肺炎の蜂巣肺などにアスペルギルスが定着し，菌球（fungus ball）を形成する．宿主の免疫状態は正常であるが，肺の局所免疫が低下することにより菌が増殖する．胸部単純X線写真で偶然発見されることが多く，有症状の場合は，咳嗽や血痰，喀血，体重減少などがみられる．確定診断はアスペルギルスの菌体を証明することであるが，培養陽性率は高くない．喀痰や気管支鏡検査，アスペルギルス抗体などを組み合わせることにより診断がなされる．β-D-グルカンは補助的診断として有用である．治療は外科的切除が第一選択となる．

▶ 単純性肺アスペルギローマの画像所見

胸部単純X線写真では，空洞・嚢胞などの気腔内の円形，卵円形の結節・腫瘤影としてみられ，上葉優位である（図1-A）．気腔壁と菌球との間にmeniscus signと呼ばれる三日月状の透亮像がみられる（図1-B, C）[2]．菌球は重力依存性に動くため，体位変換をして撮影することで移動を確認することが可能である．SPA出現前の画像と比較すると，既存の気腔壁が肥厚していることがあり，SPAの初期病変の可能性がある．

▶ 鑑別診断のポイント

病変内に空洞などの気腔を有する疾患として，肺膿瘍や原発性肺癌が挙げられるが，既存の肺の状態やmeniscus signなどの特徴的な画像所見により，SPAの診断は可能である．meniscus signはSPAに特徴的だが，時に肺癌や硬化性肺胞上皮腫でもみられるので，注意が必要である．造影CTを行うと菌球には造影効果を認められない（図1-D）．

> **NOTE** アスペルギルス感染症の病型[1) 2)]
> 1）侵襲性肺アスペルギルス症（invasive pulmonary aspergillosis；IPA）
> 2）慢性肺アスペルギルス症（chronic pulmonary aspergillosis；CPA）
> 　1か月以上の経過を呈する肺アスペルギルス症．
> 　2-1）単純性肺アスペルギローマ（simple pulmonary aspergilloma；SPA）
> 　2-2）慢性進行性肺アスペルギルス症（chronic progressive pulmonary aspergillosis；CPPA）
> 　　　a. 慢性壊死性肺アスペルギルス症（chronic necrotizing pulmonary aspergillosis；CNPA）
> 　　　b. 慢性空洞性肺アスペルギルス症（chronic cavitary pulmonary aspergillosis；CCPA）
> 3）アレルギー性気管支肺アスペルギルス症（allergic bronchopulmonary aspergillosis；ABPA）
> 　気管支喘息などのアレルギー疾患を引き起こし，気道の炎症性破壊を伴う病態．

参考文献
1) 深在性真菌症のガイドライン作成委員会；深在性真菌症の診断・治療ガイドライン2014．小児領域改訂版．協和企画，2016．
2) Roberts CM, Citron KM, Strickland B: Intrathoracic aspergilloma: role of CT in diagnosis and treatment. Radiology 165: 123-128, 1987.

慢性進行性肺アスペルギルス症
chronic progressive pulmonary aspergillosis (CPPA)

福島 文，芦澤和人

症例 40歳代，男性．2週間前より続く咳嗽，血痰，微熱で受診．気胸の手術歴あり．

図1-A 単純X線写真

図1-B 薄層CT

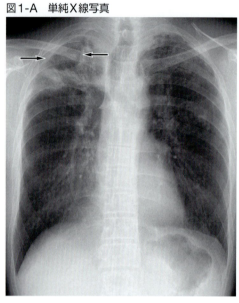

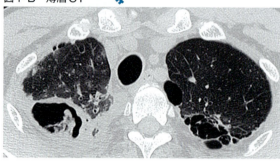

図1-C 薄層CT

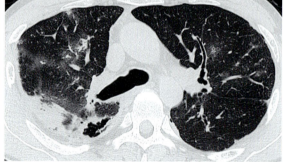

図1-E 薄層CT冠状断像

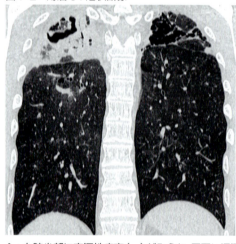

図1-D 薄層CT

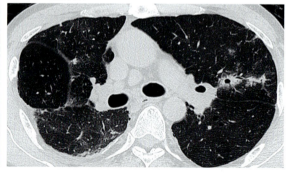

A：右肺尖部に空洞性病変（→）がみられ，周囲に浸潤影を伴っている．左肺尖部には多房性嚢胞性変化がみられる．
B〜E：右S^1に空洞性病変がみられ，内部に菌球と考えられる結節状構造を含んでいる．空洞性病変の周囲にはすりガラス影や浸潤影，淡い粒状影が認められる．右S^2，S^3や舌区，右下葉の気道周囲にすりガラス影や浸潤影，結節がみられ，一部内部に空洞を伴っている．左肺尖部にも胸膜下に多嚢胞性変化が認められる．

▶ その後の経過

気管支鏡が施行され，気管支鏡直後の喀痰検査の培養にて*Aspergillus niger*が同定された．ボリコナゾール（VRCZ）にて治療が行われ，陰影および症状の改善が認められた．

▶ 慢性進行性肺アスペルギルス症の一般的知識

　糖尿病や低栄養，慢性閉塞性肺疾患，膠原病，アルコール依存症，ステロイド長期使用者など，慢性的に軽度～中等度の免疫低下状態の患者にみられる．非結核性抗酸菌症に合併することも多い．肺アスペルギルス感染症の分類（「単純性肺アスペルギローマ」▶ NOTE p.45参照）では，単純性肺アスペルギローマ（simple pulmonary aspergilloma；SPA）と侵襲性肺アスペルギルス症（invasive pulmonary aspergillosis；IPA）の中間に位置する．SPAと同様，肺の器質的変化により局所免疫が低下した状態に，糖尿病などの免疫低下状態が合併して発症する．SPAは単一の気腔で，活動性の炎症は伴わないのに対し，慢性進行性肺アスペルギルス症（CPPA）では病変が複数の気腔に存在し，活動性の炎症を伴い，年～月単位で増悪と寛解を繰り返しながら，緩徐に増悪することが多い．症状は1か月以上続く咳嗽，血痰，喀血や，倦怠感，体重減少，発熱，炎症反応高値などである．血清抗アスペルギルス沈降抗体が陽性になることが多い．喀痰のアスペルギルス培養陽性率は20％に満たない．

　CPPAは，病理学的に組織侵襲を認め，経過が比較的速く進行性に肺が破壊される慢性壊死性肺アスペルギルス症（chronic necrotizing pulmonary aspergillosis；CNPA）と，組織侵襲を認めず，緩徐な経過で空洞が拡大していく慢性空洞性肺アスペルギルス症（chronic cavitary pulmonary aspergillosis；CCPA）に分類される．治療は，抗真菌薬による内科的治療が第一選択となる．慢性に経過するため，予後不良となることもある．

▶ 慢性進行性肺アスペルギルス症の画像所見

　既存の肺に空洞や囊胞などの気腔が存在し，経時的に拡大する薄壁空洞性病変（図1）が特徴的である[2]が，CNPAでは空洞がみられない場合もある．気腔壁の肥厚や周囲の浸潤影を認めることもある．気腔内の菌球の有無は問わない．胸膜肥厚や胸水なども認められる．経過で，新たな空洞性病変の出現や既存の病変の拡大，気腔壁の肥厚，周囲の浸潤影の増強，胸膜肥厚の進行などがみられる[3]．

▶ 鑑別診断のポイント

　結核や非結核性抗酸菌症，放線菌症，肺癌などが鑑別診断として挙げられる．既存の肺の状態と慢性の呼吸器症状や全身症状，一般の抗菌薬や抗酸菌治療薬に反応せず，画像所見の進行がみられる場合は本症を疑う手がかりとなる．

> **NOTE　慢性進行性肺アスペルギルス症の危険因子**
> （文献1）より改変して転載）
> - 陳旧性肺結核症，非結核性抗酸菌症
> - 肺囊胞を含む空洞性病変
> - 胸部外科手術後
> - 気管支拡張症
> - 間質性肺炎
> - 慢性閉塞性肺疾患
> - 肺炎の既往
> - アスペルギルス症の病歴

参考文献
1) 深在性真菌症のガイドライン作成委員会（委員長：河野　茂）；深在性真菌症の診断・治療ガイドライン2014．小児領域改訂版．協和企画，2016．
2) Schweer KE, Bangard C, Hekmat K, et al: Chronic pulmonary aspergillosis. Mycoses 57: 257-270, 2014.
3) Desai SR, Hedayati V, Patel K, et al: Chronic aspergillosis of the lungs: unravelling the terminology and radiology. Eur Radiol 25: 3100-3107, 2015.

侵襲性肺アスペルギルス症
invasive pulmonary aspergillosis (IPA)

福島 文, 芦澤和人

症例 80歳代, 男性. 特発性器質化肺炎でステロイド治療後, 外来で経過観察中. 胸部単純X線写真で両肺野に新たな異常影を指摘された. 基礎疾患として2型糖尿病あり.

図1-A 単純X線写真

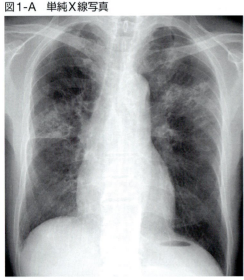

図1-B 薄層CT KEY

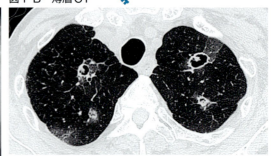

図1-C 薄層CT KEY

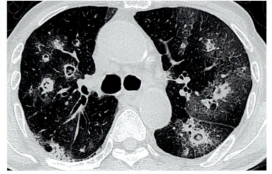

A：両側上中肺野に結節影や浸潤影が認められる.
B, C：両肺に薄壁空洞性結節が多発している. 結節周囲には淡いすりガラス影を伴っている (CT halo sign).

▶その後の経過

気管支鏡が施行され, 気管支肺胞洗浄液の培養で*Aspergillus fumigatus*が検出された. 侵襲性肺アスペルギルス症として, ボリコナゾールにて治療されるも, 血痰, 喀血が出現, その後呼吸不全にて死亡した.

▶侵襲性肺アスペルギルス症の一般的知識

血液悪性腫瘍に対する化学療法後や造血幹細胞移植後, ステロイドや免疫抑制剤の治療後など, 重度の免疫不全患者に日和見感染として発症する. 好中球が500/μl未満の高度好中球減少になると起こりやすく, 予後不良である. アスペルギルス菌体は通常, 最初に気管支壁に感染後, 壁内に浸潤し, 次いで伴走する肺動脈に進展する. 侵襲性肺アスペルギルス症 (IPA) には, 肺血管を侵し出血性梗塞を起こす血管侵襲性アスペルギルス症 (angio-IPA) と, 気道を侵す気道侵襲性アスペルギルス症 (airway-IPA) があり, 血管侵襲性の頻度が高い. ただし, 感染の進展様式から, 両者はしばしば混在する. 急性の発熱, 咳嗽, 血痰, 呼吸困難, 胸痛などの症状がみられるが, 特異的な症状はなく, 細菌性肺炎との鑑別が困難なことも多い. 危険因子, 免疫状態, 症状, 画像所見を考慮して総合的に診断する必要がある.

▶侵襲性肺アスペルギルス症の画像所見

胸部単純X線写真にて単発・多発性の結節や浸潤影がみられるが（図1-A），発症初期では異常を指摘できないことも多く，臨床的にIPAの可能性がある場合は積極的にCTを行うことが推奨される．CTは，血管侵襲性では結節や斑状・楔状・区域性の浸潤影として認められ，その周囲にすりガラス影を伴うことが多い（CT halo sign．図1-B，C）．周囲のすりガラス影は出血性梗塞を反映している[1]．また，CT halo signがみられた場合は抗真菌薬に良好な反応を示すとされており，臨床的に重要である[2]．2～3週間後の好中球が回復する時期には，内部の凝固壊死巣に対して好中球が浸潤し，弧状の膿瘍が形成されその後排出されることで，air-crescent signと呼ばれる三日月状の気腔を生じる．好中球が回復しない場合はこの所見が出現せず，予後不良の徴候である[3]．炎症が遷延し，組織破壊が進むと内部に空洞が形成される．気道侵襲性では，菌体の気道壁への浸潤により炎症が細気管支や肺実質に及び，細気管支壁の肥厚や小葉中心性粒状影，気管支周囲の浸潤影などの気管支肺炎のパターンがみられる（図2-A，B）．

| バリエーション | 40歳代，男性．血管侵襲性と気道侵襲性アスペルギルス症の混在 |

図2-A　薄層CT　　　　図2-B　薄層CT

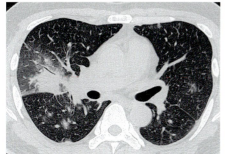
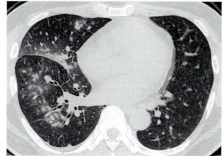

急性骨髄性白血病の患者．
A，B：右S^{2}に腫瘤状の浸潤影がみられ，周囲に淡いすりガラス影を伴っている．右中葉や右下葉には小葉中心性，細葉性のすりガラス影が認められ，いわゆる気管支肺炎の所見を呈している．

▶鑑別診断のポイント

CT halo signは，当初はIPAに特異的所見とされたが，今では多くの疾患で認められることが認識されており（表），画像のみでの鑑別は困難なことも多い．ただし，免疫不全患者にみられるCT halo signを伴う結節もしくは浸潤影は，真菌感染を疑う重要な所見と考えられる．

表　CT halo signを来す疾患（すりガラス影の病理学的所見による分類）

出血	IPA ムーコル，カンジダなどのその他の真菌症 多発血管炎性肉芽腫症などの血管炎 敗血症性肺塞栓症
腫瘍浸潤	肺腺癌 転移性肺腫瘍（血管肉腫など） 悪性リンパ腫
炎症性	好酸球性肺疾患 サイトメガロウイルス肺炎 器質化肺炎

参考文献
1) Franquet T, Müller NL, Gimenez A, et al: Spectrum of pulmonary aspergillosis: histologic, clinical, and radiologic findings. RadioGraphics 21: 825-837, 2001.
2) Greene RE, Schlamm HT, Oestmann JW, et al: Imaging findings in acute invasive pulmonary aspergillosis: clinical significance of the halo sign. Clin Infect Dis 44: 373-379, 2007.
3) Gefter WB: The spectrum of pulmonary aspergillosis. J Thorac Imaging 7: 56-74, 1992.

その他の真菌症（ムーコル症，カンジダ症）
other mycotic infections (mucormycosis, candidiasis)

福島 文，芦澤和人

◆1 ムーコル症（mucormycosis）

症例1 10歳代，男児．急性リンパ球性白血病の寛解導入療法中に発熱，左季肋部痛が出現．

図1-A～C 薄層CT
図1-A 初回　　　　　　　　図1-B 初回CTから7日後

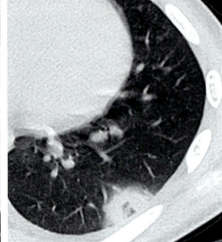

図1-C 初回CTから20日後　　図1-D 初回CTから20日後，造影CT

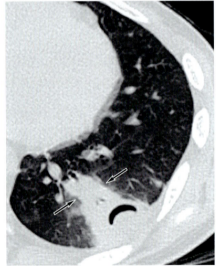
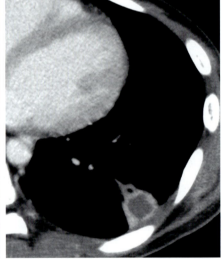

A：初回のCTでは，左下葉の胸膜下に境界不明瞭な淡い限局性のすりガラス影が認められる．
B，C：7日後のCT（B）では結節は増大し，中心部はすりガラス影を，辺縁部に高吸収を示すreversed halo signを呈している．アスペルギルス抗原が陽性で抗真菌薬を開始するも，20日後のCT（C）で結節はさらに増大し，内部にair-crescent signを認め，血管（→）に連続するような浸潤影を伴っている．
D：中心部に造影不良域が認められる．
診断名　ムーコル症

▶ その後の経過

抗真菌薬開始後も陰影の残存がみられたため手術が施行され，病変内に菌塊がみられ真菌学的にムーコル症と診断された．アンフォテリシンBの投与が開始され，明らかな再燃の所見はみられなかった．

▶ ムーコル症の一般的知識

ムーコルは土壌や空中に存在する真菌で，発症には宿主要因が強く関係し，血液悪性疾患や骨髄移植，長期間の好中球減少，ステロイド投与，コントロール不良の糖尿病，重症熱傷などが危険因子となる．経気道感染が主な経路であり，最も多い病型は鼻脳型で，副鼻腔から感染が始まり脳へと波及する．そのほか，肺型，皮膚型，消化管型などがあり，稀に播種性ムーコル症を発症する．血管侵襲性があり，血栓形成，梗塞，壊死などを引き起こす．急速に進行し，最も予後不良な真菌症である．他の真菌感染が減少する中，唯一，増加傾向を指摘されている．特徴的な臨床症状に乏しく，β-D-グルカンも陰性で，確定診断には病理組織学的検査，真菌学的検査が必要である．治療は，アスペルギルス症に有効なアゾール型抗真菌薬であるボリコナゾール（voriconazole；VRCZ）は無効で，アンフォテリシンB（amphotericin B；AMPH-B）が第一選択となる．基礎疾患の管理が重要である．

▶ ムーコル症の画像所見

胸部単純X線写真では，多発結節影や浸潤影を呈する．薄層CTでは，単発あるいは多発の結節や浸潤影がみられ，多くは末梢に分布する[1]．結節や浸潤影の周囲にはCT halo sign（「侵襲性肺アスペルギルス症」表 p.49参照）やreversed halo sign（▶NOTE参照）が観察されることが多い（図1-A，B）[1) 2)]．これらはムーコルの血管侵襲に伴う出血や出血性梗塞を反映したものとされており，病初期でみられる[3]．進行すると，中心部に壊死による低吸収域（図1-D）や空洞がみられ，時にair-crescent signを伴う（図1-C）[2]．侵襲性肺アスペルギルス症と比較すると，ムーコル症では血管侵襲性が弱く，血漿の滲出も軽微であることから，CT上は肺胞構造が保たれたすりガラス影を示し，好中球数の回復とともに，すりガラス影の周囲に厚いリング状の高吸収域を伴うreversed halo signが多くみられる．

NOTE

reversed halo sign

限局性のすりガラス影の周囲を吸収値の高い領域がリング状に囲んでいる状態で，CT halo signとは両者の位置関係が逆である．最初は特発性器質化肺炎（図2）の特異的な所見として報告されたが，表に示す種々の疾患が認められる．

図2　薄層CT　特発性器質化肺炎

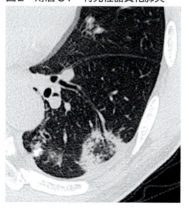

表　reversed halo signを来す疾患

感染性疾患	侵襲性アスペルギルス症，ムーコル症，肺結核，パラコクシジオイデス症，ニューモシスティス肺炎，ヒストプラズマ症，クリプトコックス症
非感染性疾患	特発性器質化肺炎，肺梗塞，サルコイドーシス，多発血管炎性肉芽腫症

◆2 カンジダ症（candidiasis）

症例2 60歳代，女性．胃癌術後，化学療法中に発熱がみられた．

図3-A　薄層CT **KEY**　　　　　　　　　図3-B　薄層CT

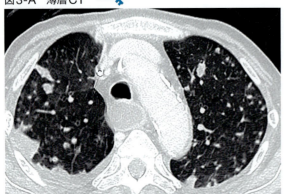
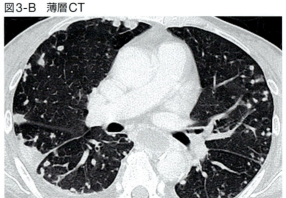

A，B：両肺にランダム分布の結節が多発している．一部は融合し，浸潤影を示している．血液培養にてカンジダ敗血症の診断となった．
診断名 カンジダ敗血症

▶肺カンジダ症の一般的知識

健常人には発症せず，免疫低下状態で日和見感染として発症する．原因真菌は*Candida albicans*が多い．肺への感染経路は血行性播種と経気道感染の2つの経路があり，近年ではカンジダ敗血症に伴う敗血症性肺塞栓症の形態として認められることが多い．カンジダ属は口腔内や咽頭の常在菌のため，喀痰から検出されても診断的意義はなく，経気管支的な採痰や血液培養などによって証明することが必要となる．血行性播種は中心静脈カテーテル留置中や血液悪性疾患，糖尿病の患者で高頻度に認められる．

▶肺カンジダ症の画像所見

血行性播種の場合，ランダム分布の多発結節や粟粒影を認めることが多く（図3），CT halo signを示すこともある．経気道感染の場合は，小葉中心性の粒状影や分岐状影，浸潤影などの気管支肺炎の所見を示す（図4）．

| バリエーション | 30歳代,男性.気管支肺炎の所見を呈した肺カンジダ症 |

図4-A　CT　　　　　　　　　　　図4-B　CT

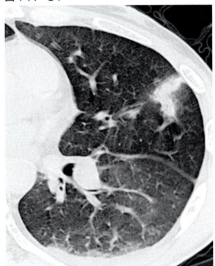 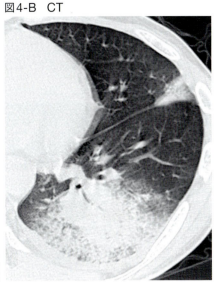

Crohn病にてステロイド治療中.
A, B：左舌区および下葉の気道周囲に気管支壁の肥厚を伴う浸潤影が認められる.
血液培養にてカンジダが検出され,肺カンジダ症と診断.
(国立病院機構山口宇部医療センター　田中伸幸先生のご厚意による)

▶ 鑑別診断のポイント

臨床症状および画像所見ともに侵襲性肺アスペルギルス症との鑑別が重要である.ムーコル症の方が胸水を伴うことが多く,多発結節や1cm未満の小結節,粒状影を認めることが多く,副鼻腔炎を合併しやすい.アスペルギルス抗原が陰性で,VRCZが無効の場合は,侵襲性肺アスペルギルス症よりもムーコル症を疑う根拠となる.

参考文献
1) Hammer MM, Madan R, Hatabu H: Pulmonary mucormycosis: radiologic features at presentation and over time. AJR 210: 742-747, 2018.
2) Choo JY, Park CM, Lee HJ, et al: Sequential morphological changes in follow-up CT of pulmonary mucormycosis. Diagn Interv Radiol 20: 42-46, 2014.
3) Busca A, Limerutti G, Locatelli F, et al: The reversed halo sign as the initial radiographic sign of pulmonary zygomycosis. Infection 40: 77-80, 2012.

1. 感染性肺疾患

ニューモシスティス肺炎
Pneumocystis pneumonia (PCP)

福島 文，芦澤和人

症例 60歳代，女性．乳癌の術後で化学療法中．数日前より微熱があり，呼吸困難感が出現し受診．

図1-A 単純X線写真

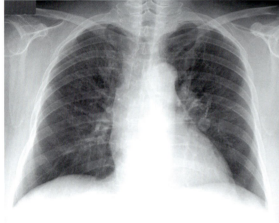

図1-B 薄層CT

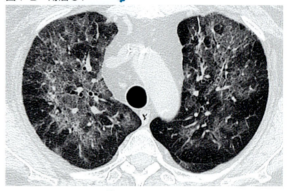

図1-C 薄層CT

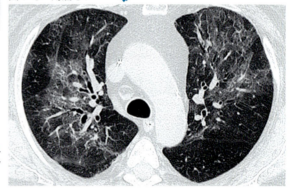

A：両側肺門から広がる淡いすりガラス影が認められる．
B, C：肺内側域優位にやや不均一なすりガラス影がみられる．病変部と非病変部の境界は明瞭で，モザイクパターンを呈している．

▶その後の経過

血中のβ-D-グルカンが高値で，CT所見と併せニューモシスティス肺炎（PCP）と診断され，ST合剤の投与にて陰影は改善した．

▶ニューモシスティス肺炎の一般的知識

*Pneumocystis jirovecii*による肺炎である．以前は*Pneumocystis carinii*原虫によるカリニ肺炎といわれていたが，近年，細胞壁にβ-D-グルカンを有する真菌であることが判明した．免疫抑制療法や抗癌剤治療中の患者や臓器移植後，HIV感染者に高頻度に発症し，サイトメガロウイルス肺炎との合併も多い．日和見感染症において最も重要な肺炎であり，特に細胞性免疫低下の患者に認められる．AIDS患者においては，経過中にPCPを発症することが多く，特にCD4陽性細胞数が200/mm^{3}以下になると発症しやすい．症状は，発熱，呼吸困難，乾性咳嗽，低酸素血症などである．診断には血清学的検査で，β-D-グルカンの高値が有用である．微生物学的検査では，喀痰や気管支肺胞洗浄液，経気管支肺生検から直接菌体を証明することが必要である．治療にはST合剤やペンタミジンが投与される．

▶ニューモシスティス肺炎の画像所見

　　胸部単純X線写真では，両側対称性，上肺野の肺門側を優位としたびまん性のすりガラス影や網状影が典型的であるが（図1-A），発症早期には異常を指摘することが難しい場合も多い．免疫低下患者において，進行する呼吸困難など臨床的にPCPが疑われる場合は積極的にCTで評価することが望まれる．薄層CTでは，両側性のびまん性のすりガラス影を呈する（図1-B，C）[1]．すりガラス影は肺内側域主体で，胸膜下は保たれることが多い．病変部と正常肺とは小葉間隔壁で明瞭に境され（モザイクパターン），地図状・斑状に分布する．小葉単位で吸収値の差がみられることが多い．進行すると，すりガラス影内部の網状影，いわゆるcrazy-paving appearanceや浸潤影を示すこともある（図2）[2]．AIDS患者にPCPを発症した場合は，大小様々な形，大きさの嚢胞性病変が多発性に認められることが多い．上肺野優位で，すりガラス影や浸潤影内に薄壁嚢胞を形成し，胸膜下嚢胞の場合は気胸の原因となる[3]．

| バリエーション | 80歳代，男性．PCPからARDSに移行した症例 |

図2-A　薄層CT　　　　　　　　　図2-B　薄層CT

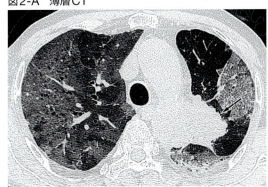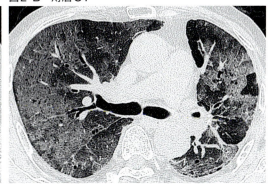

肺癌再発に対する化学療法中に発症．
A, B：両肺びまん性にすりガラス影が認められ，内部には網状影を伴っている（crazy-paving appearance）．すりガラス影内部には気管支拡張がみられ，急性呼吸窮迫症候群（ARDS）の状態と考えられる．左上葉には肺癌再発による腫瘤（A；→）が認められる．
血中のβ-D-グルカンが高値で，PCPと診断され，ST合剤投与による加療が行われたが，その5日後に呼吸不全にて死亡した．

▶鑑別診断のポイント

　　臨床的にサイトメガロウイルス（cytomegalovirus；CMV）肺炎との鑑別が重要である（次項「サイトメガロウイルス肺炎」p.56-57参照）．免疫低下状態や化学療法治療中に生じたびまん性すりガラス影を示す疾患として，その他のウイルス性肺炎，薬剤性肺障害，肺水腫，肺出血などが挙げられる．

参考文献

1) Kuhlman JE, Kavuru M, Fishman EK, et al: *Pneumocystis carinii* pneumonia: spectrum of parenchymal CT findings. Radiology 175: 711-714, 1990.
2) Rossi SE, Erasmus JJ, Volpacchino M, et al: "Crazy-paving" pattern at thin-section CT of the lungs: radiologic-pathologic overview. RadioGraphics 23: 1509-1519, 2003.
3) Kanne JP, Yandow DR, Meyer CA: *Pneumocystic jiroveci* Pneumonia: High-Resolution CT findings in patients with and without HIV infection. AJR 198: W555-W561, 2012.

サイトメガロウイルス肺炎
cytomegalovirus pneumonia

福島 文, 芦澤和人

症例 50歳代, 女性. 成人T細胞性白血病の化学療法中. 数日前より呼吸困難感, 発熱.

図1-A 単純X線写真(坐位)

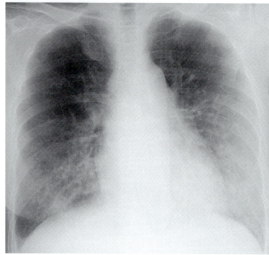

図1-B 薄層CT **KEY**

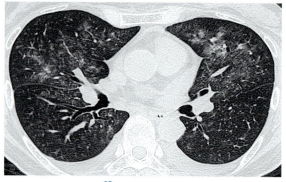

図1-C 薄層CT **KEY**

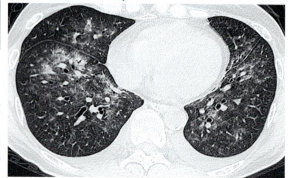

A：両側中下肺野にすりガラス影, 網状影がみられる. 左下肺野には浸潤影も認められる.
B, C：両肺びまん性にすりガラス影がみられ, 斑状の浸潤影や, 境界不明瞭な小葉中心性の粒状影や小結節も認められる.

▶ その後の経過

血液検査にてC7HRP強陽性で, サイトメガロウイルス(cytomegalovirus；CMV)の再活性化が示唆され, サイトメガロウイルス肺炎と診断された. ガンシクロビル, ホスカルネットで治療し, 陰影は改善した.

▶ サイトメガロウイルス肺炎の一般的知識

CMVは, ヒトヘルペスウイルス科に属するDNAウイルスである. CMV感染症はCMVの初感染, 再感染あるいは再活性化によって起こる. 日本では多く(80〜90%)がこのウイルスに対する抗体を有しており, 通常は幼小児期に不顕性感染の形で感染し, 生涯その宿主に潜伏感染あるいは持続感染し, 免疫低下の状態で再活性化し, 肺炎, 腸炎, 網膜炎, 脳炎など種々の感染症を発症する.

CMV肺炎は臓器移植や抗癌剤治療, ステロイド治療などにより免疫能が著しく低下した患者に発症する. 特に臓器移植後の最も重要な感染症とされる. AIDS患者では, 進行してCD4陽性細胞が$50/mm^3$以下の末期になると発症率が高くなる. 診断は下気道由来の検体からの

CMVの同定や，最近ではアンチゲネミア法が感度，特異度ともに優れている．アンチゲネミア法は現在2種類の方法（C7HRP，C10C11）が使用されており，一定量以上で検出された場合には抗ウイルス剤の適応があるとされる．ただ，CMVは多くの成人で感染が成立しているため，ウイルスが存在するだけでは肺炎の診断とはならず，診断には組織学的診断が必要となることもある．

▶ サイトメガロウイルス肺炎の画像所見

胸部単純X線写真では，びまん性のすりガラス影を呈し，非特異的である（図1-A）．下肺野優位とされている[1]．薄層CTでは，すりガラス影が最も多くみられ（図1-B，C），次いで，浸潤影，境界不明瞭な粒状影や小結節がみられる（図2）．これらの所見は単独で存在するよりも混在するのが特徴である[2]．小葉間隔壁の肥厚や胸水もしばしば認められる．粒状影や小結節は小葉中心性，ランダム分布のいずれもみられるが，小葉中心性の分布がやや多い．CT halo signやtree-in-bud appearanceを呈することもある．

| バリエーション | 30歳代，女性．粒状影主体のサイトメガロウイルス肺炎 |

図2　薄層CT

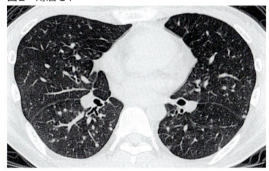

白血病で骨髄移植後．
両肺に多発性に粒状影や小結節がみられ，一部は胸膜に接する．

▶ 鑑別診断のポイント

免疫低下の状態で発症するニューモシスティス肺炎（Pneumocystis pneumonia；PCP）や真菌症，他のウイルス性肺炎との鑑別が問題となる．特に臨床像，画像所見とも類似点が多いPCPとの鑑別が重要である（表）．

CMV以外で，免疫不全者に重篤な肺炎を来すウイルスとして，ヘルペスウイルス，RSウイルス，インフルエンザウイルス，パラインフルエンザウイルス，アデノウイルスなどがある．

胸部単純X線写真では広範なすりガラス影や浸潤影を認め，薄層CTでは結節が高頻度にみられることが，ウイルス性肺炎の特徴とされる[3]．

表　CMV肺炎とPCPの鑑別ポイント

	CMV肺炎	PCP
分布	下肺野優位	上肺野，肺尖部優位
すりガラス影，浸潤影	境界不明瞭	内部均一，広範囲 境界明瞭，モザイクパターン
粒状影，結節	多い	少ない

実際にはPCPとCMV肺炎の合併が多く，鑑別困難なことも多い．

参考文献
1) Franquet T, Lee KS, Müller NL: Thin-section CT findings in 32 immunocompromised patients with cytomegalovirus pneumonia who do not have AIDS. AJR 181: 1059-1063, 2003.
2) Moon JH, Kim EA, Lee KS, et al: Cytomegalovirus pneumonia: high-resolution CT findings in ten non-AIDS immunocompromised patients. Korean J Radiol 1: 73-78, 2000.
3) Franquet T: Imaging of pulmonary viral pneumonia. Radiology 260: 18-39, 2011.

1. 感染性肺疾患

二次肺結核症
post-primary pulmonary tuberculosis

本多功一，芦澤和人

症例 60歳代，男性．全身倦怠感，体重減少があり，近医を受診．

図1-A 単純X線写真

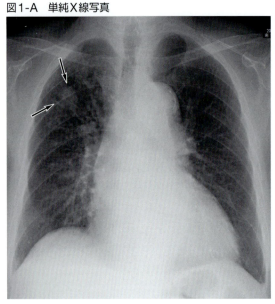

図1-C 薄層CT冠状断像

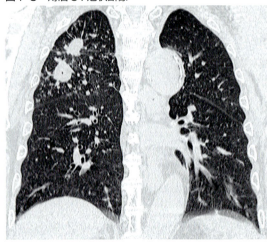

図1-B 薄層CT KEY

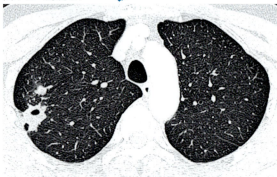

図1-D 薄層CT冠状断像

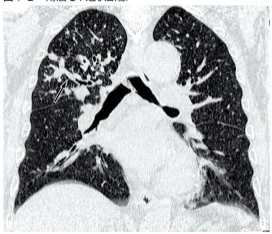

A：右上肺野にやや境界不明瞭な結節影（→）が認められ，周囲に粒状影が散在している．
B：右S^2に空洞性結節が認められ，周囲に粒状影，小結節を伴っている．
C, D：空洞性結節（B）の頭側に比較的大きな結節も認められる．空洞性結節に連なる気管支内に，排出過程の乾酪物質を示唆する棍棒状の構造が認められる（D；→）．

▶ その後の経過

胃液がGaffky2号，喀痰の結核菌PCR陽性で活動性結核の診断となり，4剤併用療法が行われた．治療後，陰影は全体的に縮小した．

▶肺結核症の一般的知識[1]

結核は今なお単一の病原体による最大の感染症である．肺結核症は，感染，発病の間にリンパ行性・血行性・管内性といった様々な菌の転移様式をとり，免疫状態により発病形態が異なる．肺結核症の経過は，①滲出性反応，②増殖性反応，③空洞形成，④硬化性反応の段階を経る．

滲出性反応は肺胞内に侵入，増殖を開始した結核菌に対して，局所に充血，液性成分の滲出，炎症細胞の遊出，壊死などが起こる一連の反応である．

増殖性反応では，宿主が獲得した特異的免疫によって結核結節と呼ばれる肉芽腫が形成される．マクロファージは刺激を受けて類上皮細胞に転化し，乾酪壊死部を取り囲み，その外周にはリンパ球の層が作られる．さらに，その外には格子線維，次いで膠原線維が形成される．大きさは1〜数mmのことが多く，場合によっては1cmを超えることもある．

空洞形成は，乾酪壊死が融解を起こし，気道から排除されて起こる．

硬化性反応は，肉芽腫による結核菌の封じ込めが起こり，次第に硬い組織に変化していくものである．しかし，内部には結核菌が存続しており，数年後〜数十年後の内因性再燃の原因となりうる．

▶肺結核症の画像所見[2)3)]

単純X線写真では，肺尖部や上肺野優位に，大きさの不揃いな粒状・結節影の集簇が認められ（図1-A，2-A），空洞が同定されることもある．薄層CTでは，結核結節（肉芽腫）が終末細気管支周囲に形成されることを反映し，小葉中心性の分布を呈する．肉芽腫による粒状影や結節は，周囲肺とのコントラストが高いことが特徴である（図1-B〜D）．呼吸細気管支から肺胞管を埋める乾酪性物質が，分岐する木の枝とその先端に膨れた木の芽のようにみえる所見はtree-in-bud appearanceと呼ばれる（図2-B，4）．小葉中心性結節が集簇して房状になっ

| バリエーション | 20歳代，女性．若年者の小葉中心性の粒状影主体の肺結核症 |

図2-A　単純X線写真　　　　　　　　　図2-B　薄層CT

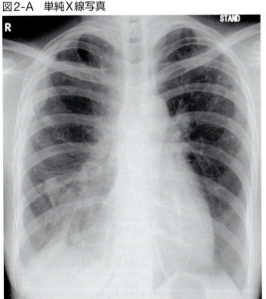
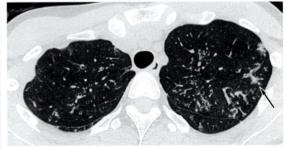

A：左上肺野優位に両肺に多発粒状影が認められる．
B：両側上葉に小葉中心性の粒状影が多数認められ，左上葉ではtree-in-bud appearanceがみられる（→）．

た場合には，galaxy signと呼ばれ，サルコイドーシスに類似する．空洞は，滲出性・増殖性・硬化性病変のいずれの相からも生じる．周囲に散布巣と思われる粒状影を同定することが，結核病変を疑うポイントである．慢性経過例では，線維化－収縮による構造偏位が起こり，石灰化も認められる．

バリエーション　70歳代，男性　免疫不全患者の肺結核症（基礎疾患；菌状息肉症）

図3-A　単純X線写真

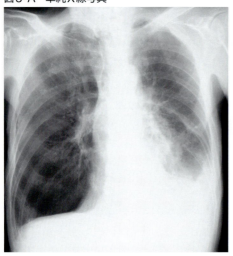

図3-B　薄層CT冠状断像

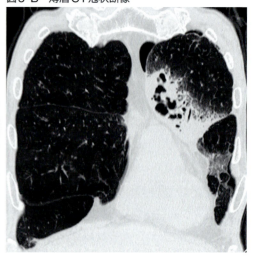

図3-C　薄層CT

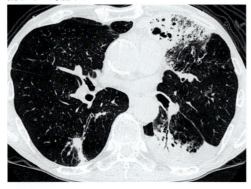

A：左肺門周囲に浸潤影が認められる．左胸水も認められる．
B：左上葉内側に浸潤影と内部に不整形の多発空洞が認められる．左気胸を伴っている．
C：左上葉腹側に浸潤影とその内部に多発空洞が認められる．左下葉背側にも浸潤影が認められる．

図4-A　薄層CT

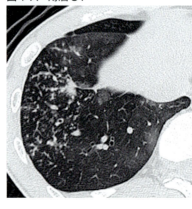

図4-B　木の芽の写真

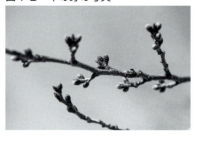

図4　tree-in-bud appearance
A, B：細気管支と連結する細葉性病変がBの木の芽のような構図をしている．
（Bの写真提供：アフロ）

▶鑑別診断のポイント

1）小葉中心性結節がみられる疾患

感染症の中で，非結核性抗酸菌症は肺結核と鑑別が難しい場合もあるが，中葉舌区，下葉優位の分布を呈すること，病勢が比較的おとなしいことが鑑別点となる．マイコプラズマ肺炎は気管支壁肥厚の所見が高度であること，一般細菌による細気管支炎は粒状影が境界不明瞭であり，tree-in-bud appearanceの所見がないことが鑑別となる．

びまん性汎細気管支炎は，下葉優位の分布を呈する小葉中心性粒状影が広範に認められ，中枢気道の拡張が認められる．びまん性嚥下性細気管支炎は反復する不顕性誤嚥が原因であり，下葉背側主体の分布を呈する小葉中心性結節となる．

Sjögren症候群，関節リウマチといった膠原病の気道病変は，小葉中心性粒状影を呈することがあるが，気管支壁肥厚や拡張など他の所見を随伴していることが多い．

2）空洞がみられる疾患

非結核性抗酸菌症で空洞を呈する症例では，結核との鑑別はやや難しい．肺アスペルギルス症では，空洞内に菌塊が認められる．肺癌，悪性リンパ腫といった腫瘍性病変で空洞を形成することがあるが，周囲の散布巣に乏しい．その他，多くの疾患で空洞が認められる．

NOTE 1. 免疫が低下した宿主の結核

高齢者や糖尿病，免疫不全患者の肺結核症では，S^3や肺底区といった非典型的な領域に生じることも多い．CTでは，浸潤影やその内部の多発空洞がよく認められる所見である（図3）．

NOTE 2. 肺結核症の分類

1）一次結核症（初感染結核）
経気道性に吸引された菌は多くの気道粘膜で捕捉されるが，一部が肺胞に達し感染が成立する．その後，特異的細胞性免疫により乾酪化，被包化が起こる．この病変を初期変化群と呼び下葉に多い．感染は局所で治癒状態となり再活動することはないが，一部の例では局所治癒が成立せず，リンパ行性，血行性の進展が続き発症に至る．この過程を一次結核症と称する．

2）二次結核症（既感染結核）
一次結核症は肺尖部が被包化され大部分はそのままであるが，一部で病巣が破綻すれば，結核菌が活動を再開する．ここから菌が経気道的に散布され，上肺野に病巣を作る．この過程を二次結核症と称する．

3）気管支結核
結核菌が気管や中枢気管支の粘膜を侵す病態であり，肺病変と比較し気管/気管支病変が著しい場合を称する．若年女性に頻度が高く，左主気管支が侵されることが多い．排菌陽性率が高いにもかかわらず，診断が遅れやすいことが問題となる．

4）粟粒結核
結核菌が全身性に血行性に散布され，微小結核結節を形成する病態である．背景には何らかの免疫低下のある宿主が多い．

参考文献
1) 徳田 均，氏田万寿夫，岩井和郎：画像と病理から学ぶ 結核・非結核性抗酸菌症．克誠堂出版，p.29-39, p.49-54, 2016.
2) 尾形英雄：肺結核のCT画像と病理所見．Kekkaku 84: 559-568, 2009.
3) Nachiappan AC, Rahbar K, Shi X, et al: Pulmonary tuberculosis: role of radiology in diagnosis and management. RadioGraphics 37: 52-72, 2017.

結核性肺炎
tuberculous pneumonia

本多功一，芦澤和人

症例 30歳代，女性．乾性咳嗽を認め，近医で抗菌薬治療が開始されるも改善がなく，38℃台の高熱が持続したため，胸部単純X線撮影が施行された．

図1-A　単純X線写真

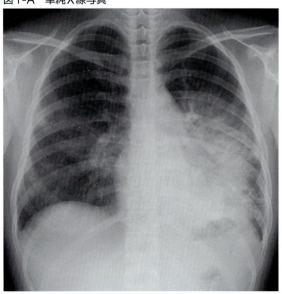

図1-B　薄層CT

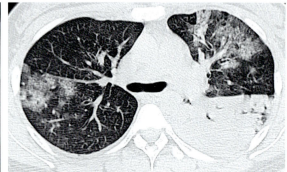

図1-C　薄層CT

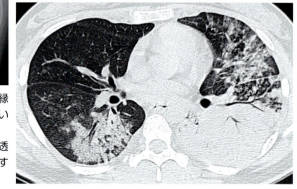

A：左中下肺野の肺門側優位に浸潤影が認められ，心左縁や下行大動脈外側縁，左横隔膜のシルエットが消失している．
B, C：左下葉に広範な浸潤影が認められ，内部に気管支透亮像を伴っている．その他の肺葉にも気管支周囲主体にすりガラス影，一部浸潤影が認められる．

▶その後の経過

気管支鏡が施行され，気管支洗浄液でGaffky2号，Tb-PCR陽性となり，活動性肺結核の診断で抗結核薬が開始された．その後，陰影は消失し新たな肺結核所見は認めていない．また，若年者ではあるが，免疫能の低下は認めなかった．

▶結核性肺炎の一般的知識[1]

通常の肺結核症は，小葉・細葉性病変を主体に様々な大きさの肉芽腫が緩徐に形成されるが，時に結核菌の散布が一挙に多量に起こることがある．散布された菌に対し，宿主の強い免疫反応が生じ，血液成分の血管外滲出が肺胞内に起こり広範な滲出性反応がみられる．このため，画像上は細菌性肺炎と区別できない浸潤影を示し，必ずしも散布巣を認めない例がしばしば経験される．喀痰培養で結核菌の証明が困難な例があり，気管支鏡，生検などを要する．なお，結核性肺炎は，肺気腫を背景肺にもつ患者や免疫が低下している宿主，高齢者（図2）にもみられる（▶NOTE参照）．

▶ 結核性肺炎の画像所見[2]

単純X線写真では，広範で均一な浸潤影として認められ（図1-A, 2-A），散布巣を伴わない症例では，細菌性肺炎との鑑別は困難である．薄層CTでは，浸潤影とすりガラス影が混在する画像所見を呈する（図1-B, C, 2-B）．また，すりガラス影内部には網状影が認められることがある．

| バリエーション | 80歳代，女性．高齢者にみられた結核性肺炎 |

図2-A　単純X線写真　　　図2-B　薄層CT冠状断像

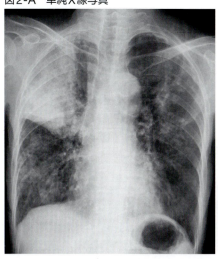
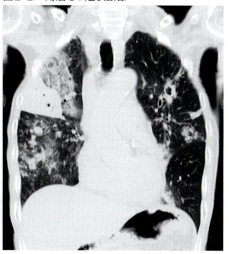

A：右上中肺野外側に濃厚な浸潤影が認められる．その他，両肺に結節影や斑状影が散在している．
B：右上葉には均一浸潤影が認められ，内側にすりガラス影を伴っている．右下葉，左上葉には粒状影や結節，すりガラス影がみられ，一部空洞性結節が認められる．

▶ 鑑別診断のポイント

[広範な浸潤影を呈する疾患]

細菌性肺炎では非区域性の浸潤影がみられ，周囲の肺胞への滲出液が少ない領域は，すりガラス影として認められる．散布巣がみられない結核性肺炎との鑑別は難しい．器質化肺炎や浸潤性粘液性腺癌，悪性リンパ腫なども，結核性肺炎と類似した画像所見を呈するため，臨床所見や検査所見と総合的な判断が必要である．実臨床では，広範な浸潤影を呈する症例をみた場合，結核性肺炎の可能性を考慮することが重要である．

> **NOTE　肺結核症のリスクファクター**
>
> 高齢化が進む日本では70歳以上での結核発症が増加している．戦後の結核蔓延期を経験し体内に菌を保有しており，内因性再燃が多いためと考えられる．
> その他のリスクファクターとして，糖尿病，HIV感染症，腎不全，免疫抑制剤治療患者などがある．また，高蔓延国からの外国人労働者の発症が増加しており，社会問題となりつつある．

参考文献
1) 徳田 均, 氏田万寿夫, 岩井和郎: 画像と病理から学ぶ 結核・非結核性抗酸菌症. 克誠堂出版, p.40-48, 2016.
2) 尾形英雄: 肺結核のCT画像と病理所見. Kekkaku 84: 559-568, 2009.

粟粒結核
miliary tuberculosis

福島　文，芦澤和人

症例　80歳代，女性．数日前から全身倦怠感があり受診．

図1-A　単純X線写真

図1-B　薄層CT

図1-C　薄層CT

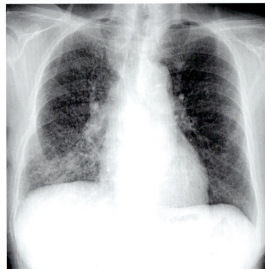
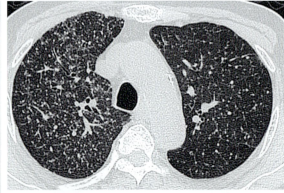
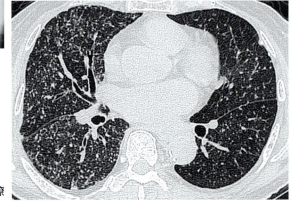

A：右肺優位の微細粒状影がびまん性に認められる．
B，C：両肺びまん性にランダム分布を呈する境界明瞭な微細粒状影が認められる．

▶その後の経過

喀痰，尿の培養にて結核菌が証明され，粟粒結核の診断となった．抗結核薬の投与が行われ，両肺の陰影は改善した．

▶粟粒結核の一般的知識

結核菌が血行性に全身に播種した病態で，肺外結核に分類され，少なくとも2臓器以上に，びまん性の粟粒大あるいはこれに近い大きさの結節性散布巣を有するものである．血行が豊富な肺，肝臓，骨，腎臓などにみられる．初感染に引き続いて起こる早期蔓延型は若年者中心にみられ，肺内外の陳旧性病変が再燃して血行性に全身に広がる晩期蔓延型は高齢者や免疫抑制患者に起こり，後者の頻度が高い．症状は高熱，食欲不振，全身倦怠感など非特異的な全身症状が多い．多くは亜急性〜慢性に経過するが，感染後に急性呼吸窮迫症候群（acute respiratory distress syndrome；ARDS）や播種性血管内凝固を合併することもあり，早期の診断が重要である．しかし，喀痰の結核菌塗抹や培養の陽性率は低く，ツベルクリン反応も陰性であることも多いため，臨床的，画像的に本症が疑われる場合には，気管支鏡などの検査を積極的に行うことが望まれる．高齢者や免疫抑制患者における不明熱では，常に鑑別疾患として考慮する必要がある．

▶ 粟粒結核の画像所見

初期には，胸部単純X線写真で指摘困難な場合も多い（図2-A）．血行散布から3～6週後で，1～3mm大の粒状影が全肺野びまん性にみられるようになる（図1-A）．薄層CTでは，1～3mm大の粟粒影，微小粒状影が両肺びまん性にランダム分布に認められ（図1-B, C）[1]，進行すると融合することもある．陰影は肉芽腫を反映して境界明瞭なことが多いが，境界不明瞭な場合は（図2-B），滲出性病変や免疫能低下により肉芽腫の形成不良が原因とされる[2]．下肺野優位にすりガラス影や小葉間隔壁の肥厚を伴うこともあり，微小病変によるものと考えられているが，高齢者では心不全との鑑別にも注意が必要である[3]．ARDSを合併した場合は，広範なすりガラス影が粟粒影を覆い隠してしまうため，診断が困難となる．血行性に全身に散布されるため，肝臓に病変が及ぶと肝腫大を示す（図2-C）．

| バリエーション | 80歳代，女性．境界不明瞭な粒状影を呈した粟粒結核 |

図2-A　単純X線写真　　図2-B　薄層CT　　図2-C　腹部造影CT

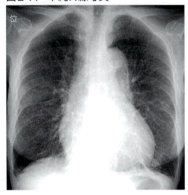
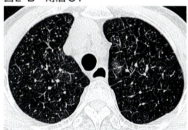
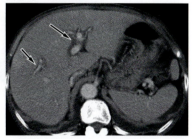

発熱，食欲不振，肝機能異常にて，近医より紹介となる．肝生検が行われ，類上皮肉芽腫が確認された．また，胃液よりGaffky2号が検出された．
A：両肺びまん性に淡い微細粒状影が認められるが，ややわかりにくい．
B：両肺びまん性にランダム分布を呈する境界不明瞭な微細粒状影が認められる．
C：軽度の肝脾腫がみられ，門脈周囲の浮腫（低吸収域．→）を伴っている．

▶ 鑑別診断のポイント

ランダム分布を呈する粒状影を来す疾患が鑑別となる（「水痘肺炎」p.32-33参照）．粟粒パターンを呈する肺転移や播種性真菌症との鑑別は画像のみでは難しい．高齢者の不明熱の原因として，常に念頭に置いておく必要がある．

参考文献
1) Oh YW, Kim YH, Lee NJ, et al: High-resolution CT appearance of miliary tuberculosis. J Comput Assist Tomogr 18: 862-866, 1994.
2) 尾形英雄：肺結核のCT画像と病理所見．Kekkaku 84: 559-568, 2009.
3) 赤川志のぶ：粟粒結核．日呼吸会誌 2: 513-520, 2013.

1. 感染性肺疾患

気管・気管支結核
tracheobronchial tuberculosis

福島 文，芦澤和人

症例 70歳代，女性．咳嗽，呼吸困難にて受診．

図1-A 薄層CT

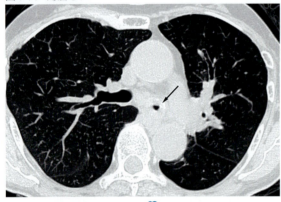

図1-B 単純CT KEY

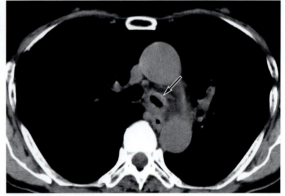

図1-C 単純CT冠状断像 KEY

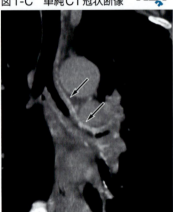

図1-D 薄層CT（尾側レベル）

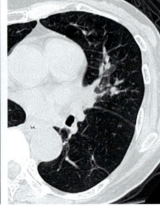

A，B：左主気管支〜左上葉気管支にかけて，やや吸収値の高い全周性の壁肥厚（B；→）が認められ，内腔の狭窄（A；→）を伴っている．
C：長い領域にわたり全周性の気管支壁肥厚（→）が明瞭に描出されている．
D：左上葉末梢に粒状影や気管支内粘液栓が認められる．
気管支結核と診断され，抗結核薬による治療にて軽快した．

▶ **気管・気管支結核の一般的知識**

　　　　気管・気管支結核は，結核菌が主に気管や中枢気管支の気道粘膜を侵し，粘膜下で結核性の潰瘍や肉芽を形成する病態である．肺野病変と比較して相対的に気管〜区域気管支より中枢側の気管支の病変が著しい場合とされる．病因としては，肺病巣から喀出された菌の直接的な気管支粘膜への生着，あるいは傍気管支リンパ節結核からの菌の侵入などが考えられている[1]．近年，耐性菌の増加もあり増加傾向で，一次結核，二次結核いずれでも起こりうる．若年女性に頻度が高く，左主気管支に多い．頑固な咳嗽，喀痰，気道狭窄に伴う呼吸困難がみられ，気管支喘息と間違われることも多い．排菌陽性率は高く，咳嗽とともに大量に排菌し周囲への感染を広げるため，早期に気管支鏡などで的確に診断することが重要である．早期治療で改善する一方，治癒後の瘢痕による気道狭窄，無気肺を来すこともあり（図2），予後は様々である．

▶ 気管・気管支結核の画像所見

　胸部単純X線写真では，中枢気管支壁の肥厚や内腔狭窄，二次性変化として末梢肺野の含気減少，無気肺，粘液栓などが認められる．患部の肺門腫大がみられることもある．一方で，気管・気管支の狭窄のみで肺野病変に乏しい場合は，単純X線写真のみでは見落とされることも少なくない．CTでは気管支壁の全周性の肥厚（図1-B, C）と内腔の狭窄・閉塞（図1-A），気道周囲の軟部組織の増生や気管支周囲のリンパ節腫大などが認められる[2]．また，気管支内腔のポリープ状病変がみられることもある．気管支結核を疑った場合は，造影CTにて縦隔や肺門部の評価が重要である．腫大したリンパ節は乾酪壊死によりリング状の濃染（rim enhancement）を呈し，特徴的である．また，結核性肺炎に合併する場合は，造影CTにて，造影効果が不良な浸潤影から連続する気管支の不整な壁肥厚が認められる．

参考症例　40歳代，女性．気管支結核治癒後の気管支の瘢痕狭窄による右上葉の無気肺

図2-A　単純X線写真　　図2-B　単純CT　　図2-C　造影CT

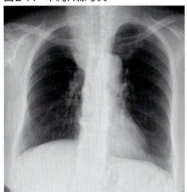 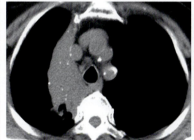 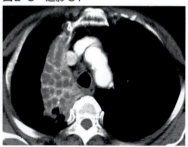

A：無気肺化した右上葉が右上肺内側に認められる．
B, C：単純CT（B）で虚脱した右上葉内に小石灰化がみられ，造影CT（C）で気管支内の粘液栓が認められる．

▶ 鑑別診断のポイント

　気管・気管支結核は，画像のみでは診断にたどり着くことが難しいことがあるが，画像所見に比しGaffky号数が高い場合に疑う根拠となる．画像のみでは中枢型肺癌との鑑別は難しい場合がある（中枢気道狭窄を来す疾患．▶NOTE参照）．末梢肺や気道周囲に結核を思わせる粒状影などが存在する場合（図1-D）は診断の一助となる．

> **NOTE　中枢気道狭窄を来す疾患**
> 1）腫瘍性：気管原発の腫瘍（90%が悪性）
> 　扁平上皮癌，腺癌，腺様嚢胞癌，粘表皮癌，カルチノイド
> 　転移（腎癌，乳癌，結腸癌，悪性黒色腫）
> 　悪性リンパ腫
> 　過誤腫，乳頭腫，血管腫，脂肪腫
> 2）非腫瘍性：
> 　気管支結核
> 　多発血管炎性肉芽腫症（granulomatosis with polyangitis；GPA）
> 　再発性多発軟骨炎
> 　気管・気管支アミロイドーシス
> 　気管・気管支乳頭腫症
> 　炎症性腸疾患に伴う気道病変

参考文献
1) Xue Q, Wang N, Xue X, et al: Endobronchial tuberculosis: overview. Eur J Clin Microbiol Infect Dis 30: 1039-1044, 2011.
2) Lee JH, Chung HS: Bronchoscopic, radiologic and pulmonary function evaluation of endobronchial tuberculosis. Respirology 5: 411-417, 2000.

非結核性抗酸菌症
nontuberculous mycobacteriosis (NTM)

福島 文, 芦澤和人

症例 80歳代, 男性. 上行大動脈瘤の経過観察中, 胸部単純X線写真で両肺野の異常影の増強が認められた.

図1-A 単純X線写真

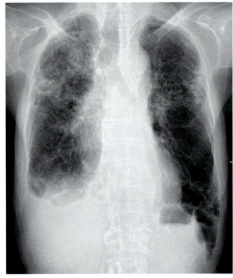

図1-B 薄層CT

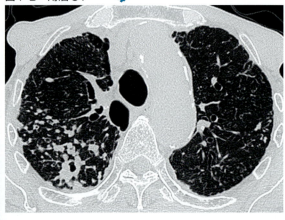

図1-C 薄層CT

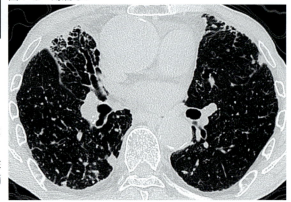

A: 両側上肺野に粒状影が認められる. 右側には少量の胸水と胸膜肥厚がみられる.
B, C: 右S^2や右中下葉に境界明瞭な小葉中心性の粒状影や小結節が認められる. 右中葉では末梢まで連続する円柱状の気管支拡張がみられる.

▶ その後の経過

喀痰よりGaffky5号, 喀痰培養にて*Mycobacterium intracellulare*が検出され, 非結核性抗酸菌症と診断された. 抗結核薬による治療が行われ, 画像上陰影の変化はみられなかったが, 喀痰・咳嗽の軽減, Gaffkyの陰性化がみられた.

▶ 非結核性抗酸菌症の一般的知識

結核菌とらい菌以外の抗酸菌による感染症を包括した疾患群である. 非結核性抗酸菌は, 池, 河川, 土壌などの自然環境や水のある居住環境に常在する弱毒菌で, 日本では*Mycobacterium avium*による感染が最も多く, 次いで*Mycobacterium intracellulare*, *Mycobacterium kansasii*が多い. *M. avium*と*M. intracellulare*は菌の形状や性質が似ており,

Mycobacterium avium-intracellulare complex (MAC) 症として一括され，これらで全体の9割を占めている[1]．NTM，特にMAC症は近年増加傾向で，結核よりも遭遇する頻度は高い．ヒトへの感染経路は，非結核性抗酸菌を含むエアロゾルの吸引と考えられており，結核と異なりヒトからヒトへの感染は否定されている．病初期では自覚症状に乏しく，検診などで発見されることが多い．進行すると，咳嗽や血痰，喀血などがみられる．病理学的には乾酪壊死を伴う肉芽腫や空洞形成が主体である．

▶ 非結核性抗酸菌症の画像所見

MAC症には複数の病型があり，*M. kansasii* 症はMAC症と画像所見がやや異なる．

1) MAC症

a．小結節・気管支拡張型（中葉舌区型）

基礎疾患のない，非喫煙者の中高年女性に多い．治療を行っても完治が難しく，緩徐に進行する．病変は右中葉と舌区に多く，単純X線写真では，中下肺野に線状影や粒状・結節影がみられ（図1-A），血管影や心陰影の辺縁が不明瞭化する．CTでは右中葉や舌区主体に気管支拡張・壁肥厚，小葉中心性の小結節や粒状影（図1-B, C），分岐状影（tree-in-bud appearance）がみられ，後者は，肉芽腫を反映して周囲との境界が明瞭である．気管支拡張は円柱状の拡張で，起始部から末梢まで連続性に認められる（図1-B, C）．

b．線維空洞型（結核類似型）

肺結核と類似して，S^1，S^2 や S^6 に好発し，結節や空洞を主病変とする（図2）．高齢男性や陳旧性肺結核などの既存肺疾患を背景として発症することが多い．周囲に気道散布性病変を伴う．空洞に開口する軽度の壁肥厚を伴う拡張気管支（opening drainage bronchus）がみられることがある．進行性であることが多く，直ちに化学療法を行う必要がある．

c．孤立結節型

検診などで発見されることが多く，径10〜30mm大の境界明瞭な結節影としてみられる．結核腫，肺癌との鑑別が問題となることも多く，特に周囲に散布巣がみられない場合は外科的切除で診断される場合も多い．

d．全身播種型

AIDS患者など，高度に細胞性免疫能が低下した患者にみられ，両肺びまん性に粒状影がみられる．縦隔リンパ節の腫大を伴うことも多い．

e．過敏性肺炎型（hot tub lung）

過敏性肺炎型のMAC症．循環型のジェット噴流を備えた浴槽を使用している人が，MACに汚染された湯やエアロゾルを吸入することにより，急性〜亜急性の発熱や呼吸困難で発症する．薄層CTでは，過敏性肺炎と同様，小葉中心性の淡い粒状影や汎小葉性のすりガラス影がみられる．hot tubからの隔離やステロイド治療で軽快する．

2) *M. kansasii* 症

中年男性に多く，粉塵吸入や喫煙歴が危険因子となる．化学療法に対する反応性は高く，完治可能である．S^1 に空洞を来すことが多く，半数以上が片側性である（図3-A）．結核と比較すると空洞壁は薄く，周囲の散布巣も少ない．MAC症と比較して，空洞は円形よりも管状や蛇行した形状（図3-B）としてみられることが多い[2]．

| バリエーション | 50歳代，男性．線維空洞型のMAC症（*M. avium*） |

図2　薄層CT

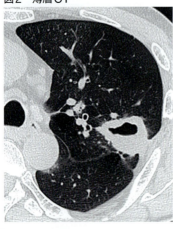

左上葉に空洞を伴った腫瘤が認められる．

| バリエーション | 70歳代，男性．*M. kansasii*症 |

図3-A　薄層CT　　　　**図3-B　薄層CT冠状断像**

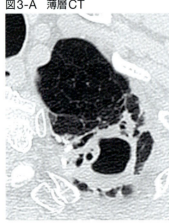
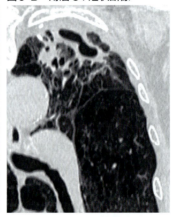

A, B：左肺尖部に空洞性病変が認められる．冠状断像（B）では蛇行した形状の空洞が明瞭である．

▶鑑別診断のポイント

　　線維空洞型は肺結核との鑑別が問題となる．結核と比較すると，空洞壁が薄く周囲の散布巣が少ないこと，右中葉や舌区の気管支拡張や小結節を伴うことが多いことが鑑別点となる[3]．孤立結節型は，経時的に増大した場合，肺癌との鑑別がしばしば困難となる．造影CTで内部の乾酪壊死を反映して，辺縁部のみ増強される所見（rim enhancement）が特徴的である．

参考文献
1) 網谷良一：非結核性抗酸菌症．日内会誌 94: 2294-2300, 2005.
2) Zvetina JR, Demos TC, Maliwan N, et al: Pulmonary cavitations in *Mycobacterium kansasii*: distinctions from *M. tuberculosis*. AJR 143: 127-130, 1984.
3) Primack SL, Logan PM, Hartman TE, et al: Pulmonary tuberculosis and *Mycobacterium avium-intracellulare*: a comparison of CT findings. Radiology 194: 413-417, 1995.

肺寄生虫症
parasitic lung disease

福島 文, 芦澤和人

症例1　50歳代, 男性. 咳嗽を主訴に受診.

図1-A　薄層CT
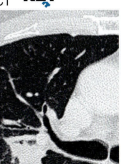

図1-B　薄層CT, MIP矢状断像
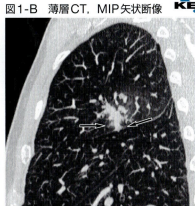

図1-C　造影CT
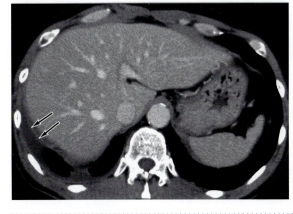

A, B：右上葉に, 葉間裂に接して不整形の結節が認められる. MIP矢状断像では葉間裂から連続する虫道と思われる索状構造（B；→）がみられる.
C：右胸水（→）が認められる.
診断名　Westermann肺吸虫症
（佐世保市立総合医療センター症例）

▶その後の経過

【症例1】　炎症所見はみられず, 腫瘍マーカーも陰性で, 気管支鏡検査でも悪性所見は得られなかったものの, 肺門部肺癌の可能性が否定できず手術が行われ, Westermann肺吸虫症の診断が得られた. その後, 再発はなく経過している. 術後の問診でサワガニの摂取やイノシシ, シカ肉の生食が確認された.

【症例2】　気管支鏡が施行され, 経気管支肺生検にてイヌ糸状虫症と診断された. その後, 無治療で経過観察され, 変化はみられない.

▶肺寄生虫症の一般的知識

寄生虫が肺に侵入して発症する疾患の総称である. 生活環境の近代化に伴い日本では減少

> **症例2** 70歳代，男性．肺癌検診で胸部異常影を指摘された．末梢血の好酸球の上昇なし．

図2-A　単純X線写真　　　　　　図2-B　薄層CT

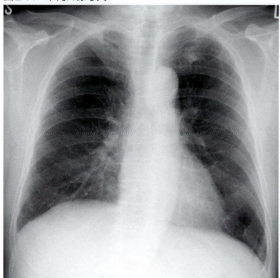
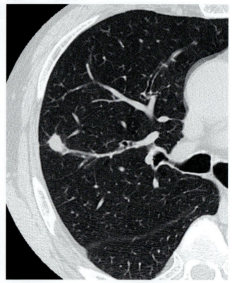

図2-C　薄層CT冠状断像　　　　　図2-D　造影CT

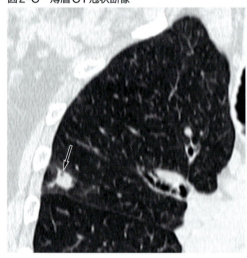
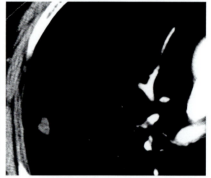

A：右上肺野外側に結節影がみられる．
B, C：右上葉胸膜下に境界明瞭，辺縁平滑な結節がみられる．結節には肺動脈が連続して認められ，冠状断像（C）では結節の辺縁に小さな空洞（C；→）がみられる．
D：結節の辺縁に造影効果が認められる．
診断名　イヌ糸状虫症

していたが，近年の食生活の多様化（無農薬・有機肥料野菜の摂取，輸入食材の増加，生食材の摂取），海外からの渡航者の増加，ペットとの濃厚な接触などにより，寄生虫症の報告例は増加している．肺に病変を来す寄生虫は，1）ヒトを固有宿主とするもの，2）動物の寄生虫が感染し肺に一定期間寄生し，その間にpulmonary infiltration with eosinophilia（PIE）症候群を来すもの，3）ヒトを固有宿主としないが幼虫がヒトに感染した後に体内で移動し，幼虫移行症として長期間ヒトに寄生し症状を来すものの3タイプに分けられ，原因となる寄生虫によりその病態や画像所見が異なる．日本で患者数が多いのは，肺吸虫症，イヌ糸状虫症，トキソカラ症，ブタ回虫症などである．

> **症例3** 20歳代，男性．健診で胸部異常影（左上葉結節）を指摘された．

図3-A 初回の薄層CT　　図3-B 初回の薄層CT

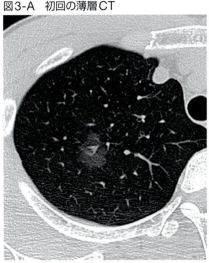
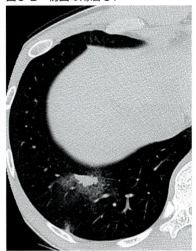

図3-C 約3か月後の薄層CT　　図3-D 約3か月後の薄層CT

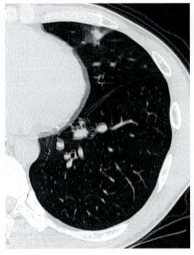
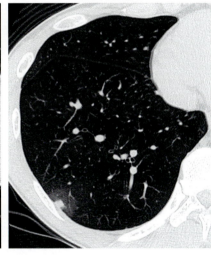

A, B：右S^1，右下葉肺底部に，周囲にすりガラス影を伴う粒状影および結節が認められる．
C, D：初回のCTでみられた病変は消失し（非提示），3か月後には新たに舌区，右下葉に同様の病変が出現している．

診断名 イヌ回虫，ブタ回虫による幼虫移行症

▶その後の経過

【症例3】血液検査にて末梢血の好酸球の上昇を認めた．初回のCT後に気管支鏡が施行され，経気管支肺生検の組織診で気管支粘膜間質内に好酸球の浸潤を認めた．約3か月後のCTで陰影の移動がみられたため寄生虫疾患を疑い血清学的検査で，イヌ回虫・ブタ回虫抗体陽性であった．ウシやトリのレバー摂取歴と併せて幼虫移行症と診断された．アルベンダゾール内服治療が行われ，結節は消失した．

▶肺寄生虫症の画像所見

1) 肺吸虫症（pleuropulmonary paragonimiasis）

日本ではWestermann肺吸虫症，宮崎肺吸虫症がほとんどである．感染は第二中間宿主である淡水産のカニ（モクズガニ，上海ガニ，サワガニ）の生食，およびそれを食する待機宿主であるイノシシの生食による．経口摂取された感染幼虫は小腸壁から腹腔内，腹壁筋内に侵入し，

再び腹腔内に移動し横隔膜を経て胸腔に入り肺実質に到達する．肺内では中心部に虫卵を有する虫嚢（worm cyst）が形成される．肺へ移行する際に気胸，胸水，胸膜炎を伴い，肺に達すると咳嗽，喀血，血痰などが認められる．診断には肺吸虫抗原による皮内反応が有効である．確定診断は，喀痰，糞便，胸水，肺生検からの虫卵の検出である．

　CTでは，急性期・亜急性期では気胸，胸水，胸膜肥厚に加えて（図1-C），侵入した胸膜から連続する幼弱な虫体の移動による虫道（migration tract）を示す棍棒状の陰影が特徴的である（図1-B）．周囲にすりガラス影（halo）を伴う結節（図1-A），小葉間隔壁の肥厚なども認められる．慢性期では虫嚢が形成され，不整形の結節・腫瘤や腫瘤状の浸潤影を認め，内部に低吸収域や空洞を伴うことが多い．肺内で幼虫が移動することにより，短期間で陰影が変化するのも特徴的である[1]．

2）イヌ糸状虫症（dirofilariasis）

　イヌの右心室，肺動脈に寄生するフィラリアが産出するミクロフィラリアから蚊を媒介することにより，イヌからヒトに感染する．ヒトの体内に移行した後は血行性に広がり，肺動脈に達し，微小動脈を閉塞して肺梗塞を来す．塞栓部では肉芽を形成し，中心部に凝固壊死，周囲にリンパ球や好酸球などの浸潤を認める．多くは無症状だが，時に咳嗽，胸痛，血痰などがみられる．末梢血の好酸球が増加することは少ない．血液生化学的，免疫学的診断は困難なため，肺癌を疑い手術後に診断されることも多い．CTでは胸膜近傍に単発，3cm以下の円形，類円形の結節としてみられ，下葉に多い[2]．結節の境界は明瞭で，結節に肺動脈が連続している場合が多い（図2-B）．空洞や石灰化は稀だが，偏在性で内腔が平滑な空洞（図2-C）や中心部に点状の石灰化を認める場合もある．造影CTでは中心部は均一な低吸収を示し，辺縁のみが造影される（図2-D）．

3）イヌ回虫（トキソカラ症．toxocariasis），ブタ回虫による幼虫移行症（larva migrans）

　ヒトの肺に病変を来す回虫症としてはイヌ回虫とブタ回虫がある．いずれもヒトの体内では成虫になれず，幼虫のままで病変を生じる．日本では，糞便により排泄された虫卵の付着した野菜の摂取や，待機宿主であるウシやトリのレバー，トリ肉の生食や加熱不十分な状態での摂取により感染することが多い．ヒトの体内に侵入した後は，腸管から血流にのって全身（肺，肝臓，眼，中枢神経など）に運ばれる．診断は血清学的にELISA法でなされる．CTでは，境界不明瞭な周囲にすりガラス影（halo）を伴う結節やすりガラス結節が多く（図3-A, B），多発することもある．また，胸膜側優位の境界不明瞭なすりガラス影や浸潤影，小葉間隔壁の肥厚などもみられ，多彩である．病変は短期間の経過で消退・出現したり，移動する（図3-C, D）[3]．胸水貯留や肝病変を認めることもある．

▶鑑別診断のポイント

　それぞれの寄生虫症の病態により異なるため，多彩で非特異的なことが多い．好酸球増多や画像所見で肺寄生虫症を疑う所見があれば，詳細な問診の聴取，血清学的な抗体価の測定などが必要となる．

参考文献

1) Kim TS, Han J, Shim SS, et al: Pleuropulmonary paragonimiasis: CT findings in 31 patients. AJR 185: 616-621, 2005.
2) Oshiro Y, Murayama S, Sunagawa U, et al: Pulmonary dirofilariasis: computed tomography findings and correlation with pathologic feature. J Comput Assist Tomogr 28: 796-800, 2004.
3) Sakai S, Shida Y, Takahashi N, et al: Pulmonary lesions associated with visceral larva migrans due to *Ascaris suum* or *Toxocara canis*: imaging of six cases. AJR 186: 1697-1702, 2006.

第2章

腫瘍性肺疾患

腫瘍性肺疾患
neoplastic lung disease

西田暁史，芦澤和人

▶ 1. 肺限局性病変の存在診断

　　　　肺限局性病変の検出は，低侵襲，簡便な検査から行われ，第一選択は胸部単純X線撮影である．解剖学的死角（心大血管，骨，横隔膜など）に隠された病変，陳旧性病変（塵肺，結核，肺線維症，ブラ）に隠された病変などは見落としやすいので，注意が必要である．胸部単純X線診断の限界として，病変のX線吸収値が低い場合（すりガラス影を示す結節）は病変の指摘が困難である．一方，胸部CTは，肺癌を検出する形態診断法として最も有力な検査であり，単純X線写真で見落としやすい病変や，すりガラス結節も明瞭に描出することができる．

▶ 2. 肺限局性病変の質的診断

　　　　肺限局性病変のCT診断では，良悪性の鑑別のため，辺縁および内部性状，周囲の変化に着目する[1]．

1）辺縁の性状

　　　　スピキュラ（spicula．棘状突起）は結節辺縁にみられる棘状の微細な毛羽立ちである．肺癌によくみられる所見であるが，収縮機転を有する良性結節でもしばしば認められる．

　　　　ノッチ（notch）は，腫瘍が充実性に増殖する際に既存構造である血管，気管支を巻き込み，その場所で増殖が妨げられることにより生じる辺縁の凹凸である．肺癌によく認められるが，過誤腫などの良性結節にも認められる．

　　　　胸膜嵌入像（pleural indentation）は，腫瘍と胸膜面を結ぶ鋭い線状影であり，腫瘍の線維化により既存構造の収縮を伴いやすい腺癌でしばしば認められる．

　　　　肺結節と肺静脈との位置関係が良悪性の鑑別に役立つ場合がある．肺静脈の巻き込み，もしくは貫通がみられる場合は肺癌の可能性が高く，結節の辺縁を通過する場合は良性の可能性が高い．

2）内部性状

　　　　結節内の石灰化は，一般に良性を示唆するものであるが，肺癌でもみられることがある．骨肉腫や軟骨肉腫の転移では，より高吸収の石灰化が認められる．良性病変の石灰化において，びまん性，中心性およびリング状の石灰化は結核腫などの肉芽腫にみられ，ポップコーン状の石灰化は過誤腫に特徴的である．

　　　　空洞を伴う結節は，良性では壁が薄く，悪性では厚く内壁が不整である．

　　　　気管支透亮像（air bronchogram）は，肺炎でよくみられる所見であるが，肺癌では高分化腺癌で高頻度に認められる．

3）周囲散布像

　　　　周囲に散布像を認める場合は，結核腫など炎症性病変の可能性が高い．

4）結節のサイズと増大速度

　　　　肺結節の径が大きくなるに従い，悪性の可能性が高くなる．

　　　　倍加時間（doubling time）は病変の体積が2倍になるのに要する時間である．肺癌の多くは1か月～200日である．1か月以内は炎症性病変，2年以上は過誤腫などの良性病変の可能

性が高い．ただし，急速に増大する低分化型肺癌や，増大速度が非常に遅い高分化型腺癌もあるので，注意が必要である．

5）特徴的な画像所見を示す良性結節

下記の良性結節は，特徴的な画像所見を示しCTで診断することが可能であるため，生検などの侵襲的検査は避けなければならない．

肺過誤腫は，分葉状の形態を示し，肺癌との鑑別が問題になることがあるが，内部に脂肪成分やポップコーン状石灰化が認められれば診断を確定できる．

肺結核腫は，S^1，S^2，S^6が好発部位であり，2cm以下の比較的吸収値の高い結節で，結節の周囲に散布像がみられれば診断が可能である．

肺内リンパ節（装置）は胸膜直下に位置し，下葉と右中葉に高頻度に認められる．境界明瞭，均一な円形もしくは多角形の充実性結節で，12mm以下のものが多く，直線状の辺縁が特徴的である（図1）．

肺動静脈奇形は，拡張した流入動脈と導出静脈，これをつなぐnidusよりなる．最大値投影法（maximum intensity projection；MIP）が流入動脈と導出静脈への連続性の把握に有用である．

薄層CT

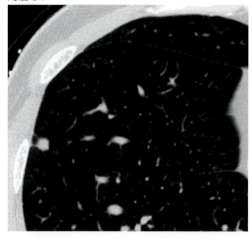

図1　40歳代，女性．肺内リンパ節
右下葉の胸膜直下に境界明瞭な多角形の充実性結節がみられる．直線状の辺縁で，結節より胸膜に達する線状影（小葉間隔壁）がみられる．

▶3. 肺癌の病期診断

肺癌の病期診断は，治療方針の決定，予後推定，治療効果の評価，施設間の情報共有のために重要である．日本肺癌学会による臨床・病理 肺癌取扱い規約 第8版（2017年）に基づいて，肺癌の画像診断における病期診断の要点を述べる（表1, 2）[2]．

1）T分類

腫瘍径は，薄層CTにおいて腫瘍最大割面における最大径を測定する．体軸方向に細長い病変の場合は，MPR（multi-planar reconstruction）像などを作成して最大径を測定することが望ましい．腫瘍の一部がすりガラス影を呈する場合は，腫瘍全体の最大径（病変全体径）と中心の浸潤性増殖を示す充実性部分の最大径（充実成分径）の両方を測定する．T分類は，充実成分径で判別される．すりガラス成分の中に充実成分が複数存在する場合は，最も大きな充実成分の最大径を用いる．全体がすりガラス影を呈する場合（pure GGN）は，その径が3cm以下の場合はTis（上皮内癌），3cmを超える場合はT1aに分類される．

表1 肺癌取扱い規約 第8版要約（文献2）より転載

TX	潜伏癌
Tis	上皮内癌（carcinoma in situ）：肺野型の場合は，充実成分径0cmかつ病変全体径≦3cm
T1	充実成分径≦3cm
T1mi	微少浸潤性腺癌：部分充実型を示し，充実成分径≦0.5cmかつ病変全体径≦3cm
T1a	充実成分径≦1cmかつTis・T1miに相当しない
T1b	充実成分径＞1cmかつ≦2cm
T1c	充実成分径＞2cmかつ≦3cm
T2	充実成分径＞3cmかつ≦5cm，あるいは主気管支浸潤，臓側胸膜浸潤，肺門まで連続する部分的または一側全体の無気肺・閉塞性肺炎
T2a	充実成分径＞3cmかつ≦4cm
T2b	充実成分径＞4cmかつ≦5cm
T3	充実成分径＞5cmかつ≦7cm，あるいは壁側胸膜，胸壁，横隔神経，心膜への浸潤，同一葉内の不連続な副腫瘍結節
T4	充実成分径＞7cm，あるいは横隔膜，縦隔，心臓，大血管，気管，反回神経，食道，椎体，気管分岐部への浸潤，同側の異なった肺葉内の副腫瘍結節
N1	同側肺門リンパ節転移
N2	同側縦隔リンパ節転移
N3	対側縦隔，対側肺門，前斜角筋または鎖骨上窩リンパ節転移
M1	対側肺内の副腫瘍結節，胸膜または心膜の結節，悪性胸水，悪性心嚢水，遠隔転移
M1a	対側肺内の副腫瘍結節，胸膜結節，悪性胸水（同側・対側），悪性心嚢水
M1b	肺以外の一臓器への単発遠隔転移
M1c	肺以外の一臓器または多臓器への多発遠隔転移

表2 病期分類（文献2）より転載

		N0	N1	N2	N3	M1a	M1b	M1c
T1	T1a（≦1cm）	ⅠA1	ⅡB	ⅢA	ⅢB	ⅣA	ⅣA	ⅣB
	T1b（1〜2cm）	ⅠA2						
	T1c（2〜3cm）	ⅠA3						
T2	T2a（3〜4cm）	ⅠB						
	T2b（4〜5cm）	ⅡA						
T3	T3（5〜7cm）	ⅡB	ⅢA	ⅢB	ⅢC			
T4	T4（＞7cm）	ⅢA						

NOTE 病変径の測定方法（文献2）より転載

すりガラス型と充実型では病変の最大径の測定をする．部分充実型では病変全体径 total size（TS）と充実成分径 solid size（SS）をそれぞれ測定する．また，すりガラス成分の中に充実成分が複数存在する場合は，充実成分径は，最も大きな充実成分の最大径とする．

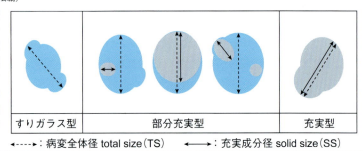

すりガラス型　　部分充実型　　充実型

◄----►：病変全体径 total size（TS）　　◄——►：充実成分径 solid size（SS）

主気管支浸潤（気管分岐部には及ばない），臓側胸膜浸潤，肺門まで連続する部分的または一側全体の無気肺か閉塞性肺炎を伴う場合は，充実成分径3cm以下でもT2に分類される．

壁側胸膜，胸壁（superior sulcus tumorを含む），横隔神経，心膜（線維性心膜および漿膜性心膜の壁側板）への浸潤，同一葉内の不連続な副腫瘍結節，原発巣と非連続で同一肺葉内のみにみられる癌性リンパ管症がある場合は，充実成分径5cm以下でもT3に分類される．

横隔膜，縦隔，心臓（漿膜性心膜の臓側板および心臓），大血管（大動脈，上大静脈，下大静脈，主肺動脈，心膜内部における左右の肺動脈，心膜内部における左右の上下肺静脈，腕頭動静脈，鎖骨下動静脈，左総頸動脈），気管，反回神経，食道，椎体，気管分岐部への浸潤，C8より高位の腕神経叢浸潤，同側の異なった肺葉内の副腫瘍結節，同側の異なった肺葉の癌性リンパ管症がある場合は，腫瘍径にかかわらずT4に分類される．

2）N分類

リンパ節腫大の診断はCTを用いて行い，短径≧1cmのときに腫大と判断する．しかし，このサイズによる診断基準には感度・特異度ともに限界があり，FDG-PET/CTを併用することが望ましい．

リンパ節の部位と命名およびCTアトラスを表3，図2に示す[2,3]．N因子はN0〜N3に4分類される（表1）．N0は所属リンパ節の転移なし，N1は同側の気管支周囲，肺門，肺内リンパ節への転移で，原発腫瘍の直接浸潤を含める．N2は同側縦隔，気管分岐部下リンパ節への転移，N3は対側縦隔，対側肺門，同側あるいは対側の前斜角筋，鎖骨上窩リンパ節への転移である．病期は，N1はIIB期またはIIIA期，N2はIIIA期またはIIIB期，N3はIIIB期またはIIIC期に分類される（表2）[2]．

3）M分類

M分類は，M1a，M1b，M1cに3分類される（表1）[2]．M1aは対側肺内の副腫瘍結節，胸膜または心膜の結節，悪性胸水（同側・対側），悪性心嚢水，M1bは肺以外の一臓器への単発遠隔転移，M1cは肺以外の一臓器または多臓器への多発遠隔転移である．病期は，M1aおよびM1bはIVA期，M1cはIVB期に分類される（表2）[2]．

4）組織分類

臨床・病理 肺癌取扱い規約 第8版の組織分類（表4）[2]は，WHO分類第4版（2015年）に準拠している．肺の悪性上皮性腫瘍は形態学的および免疫組織化学的に判別できる腺癌，扁平上皮癌，神経内分泌腫瘍の3種類の細胞系を基本として，それぞれに浸潤性病変と前浸潤性病変（表5）[2]が分類されている．それらの特徴を欠く未分化な悪性上皮性腫瘍である大細胞癌を併せた4種類の組織型が肺癌の基本である．

腺癌は腺上皮分化を示す悪性の上皮性腫瘍であり，形態の亜分類として置換型，腺房型，乳頭型，微小乳頭型，充実型の5亜型がある．

扁平上皮癌は角化または細胞間橋を伴う悪性上皮性腫瘍，あるいは形態学的には未分化であるが免疫組織化学的に扁平上皮マーカーに陽性を示す非小細胞癌である．

神経内分泌腫瘍は神経内分泌分化を示す上皮性腫瘍であり，亜型として，小細胞癌，大細胞神経内分泌癌，定型および異型カルチノイド腫瘍，びまん性特発性肺神経内分泌細胞過形成が含まれる．

大細胞癌は大きな核，顕著な核小体と中等量の細胞質をもつ細胞からなり，形態および免疫

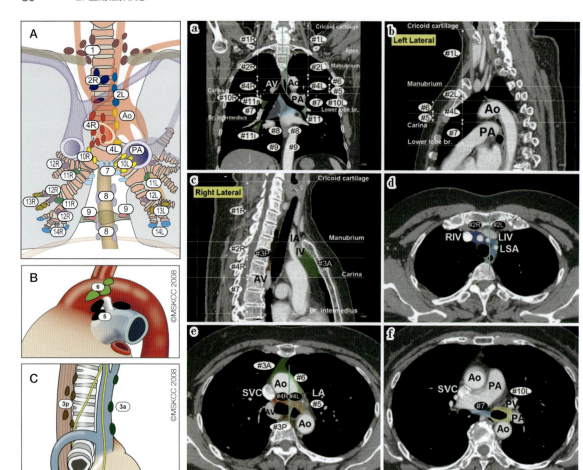

図2　リンパ節の部位および CT アトラス
Ao：大動脈，AV：奇静脈，Br：気管支，IA：腕頭動脈，IV：腕頭静脈，LA：動脈管索，LIV：左腕頭静脈，LSA：左鎖骨下動脈，PA：肺動脈，PV：肺静脈，RIV：右腕頭静脈，SVC：上大静脈，緑色線：気管左外側縁，鎖骨上部は気管正中線

（A：文献3）を元に作成．B, C：Reprinted with permission courtesy of the International Association for the Study of Lung Cancer. Copyright © 2009 Memorial Sloan-Kettering Cancer Center. 右側の画像 a〜f：文献2）より転載）

表3　リンパ節の部位と命名（文献2）より転載）

鎖骨上窩	鎖骨上窩リンパ節	#1R, #1L
上縦隔	上部気管傍リンパ節	#2R, #2L
	血管前，気管後リンパ節	#3a, #3p
	下部気管傍リンパ節	#4R, #4L
大動脈	大動脈下リンパ節	#5
	大動脈傍リンパ節	#6
下縦隔	気管分岐下リンパ節	#7
	食道傍リンパ節	#8
	肺靱帯リンパ節	#9
肺門	主気管支周囲リンパ節	#10
	葉気管支間リンパ節	#11
肺内	葉気管支周囲リンパ節	#12
	区域気管支周囲リンパ節	#13
	亜区域気管支周囲リンパ節	#14

組織化学などの形質として，腺癌，扁平上皮癌，神経内分泌癌への分化を欠く未分化な悪性上皮性腫瘍である．

腺扁平上皮癌は扁平上皮癌と腺癌成分の両者から構成され，それぞれの成分が腫瘍全体の10%以上を占めている癌腫である．

肉腫様癌は肉腫，あるいは肉腫様成分を含む低分化な非小細胞癌で，多形癌，紡錘細胞癌，巨細胞癌，癌肉腫および肺芽腫の総称である．

表4 組織分類（文献2）より転載）

組織分類	亜分類
腺癌	置換型腺癌
	腺房型腺癌
	乳頭型腺癌
	微小乳頭型腺癌
	充実型腺癌
	特殊型腺癌（浸潤性粘液性腺癌・粘液・非粘液混合腺癌・コロイド腺癌・胎児型腺癌・腸型腺癌）
扁平上皮癌	角化型扁平上皮癌
	非角化型扁平上皮癌
	類基底細胞型扁平上皮癌
神経内分泌腫瘍	小細胞癌（混合型小細胞癌）
	大細胞神経内分泌癌（混合型大細胞神経内分泌癌）
	カルチノイド腫瘍（定型カルチノイド・異型カルチノイド）
大細胞癌	
腺扁平上皮癌	
肉腫様癌	多形癌・紡錘細胞癌・巨細胞癌・癌肉腫・肺芽腫
分類不能癌	リンパ上皮腫様癌・NUT転座癌
唾液腺型腫瘍	粘表皮癌・腺様嚢胞癌・上皮筋上皮癌・多形腺腫
乳頭腫	扁平上皮乳頭腫（外向性・内反性）・腺上皮乳頭腫・扁平上皮腺上皮混合型乳頭腫
腺腫	硬化性肺胞上皮腫・肺胞腺腫・乳頭腺腫・粘液嚢胞腺腫・粘液腺腺腫

表5 前浸潤性病変（文献2）より転載）

組織分類	前浸潤性病変
腺癌	異型腺腫様過形成
	上皮内腺癌（非粘液性・粘液性）
扁平上皮癌	異形成
	上皮内扁平上皮癌
神経内分泌腫瘍	びまん性特発性肺神経内分泌細胞過形成

参考文献
1) 大城康二, 村山貞之：主たる胸部CT所見による鑑別診断―カテゴリー別に整理する― 孤立性結節影. 臨床画像 31: 1036-1050, 2015.
2) 日本肺癌学会（編）；臨床・病理 肺癌取扱い規約, 第8版. 2017.
3) American Joint Committee on Cancer (AJCC)：AJCC 8th Edition Staging Poster of Lung. 2017.

異型腺腫様過形成，上皮内腺癌
atypical adenomatous hyperplasia (AAH), adenocarcinoma in situ (AIS)

西田暁史，芦澤和人

症例 70歳代，女性．人間ドックでCTを撮影し，肺に異常を指摘された．

図1-A 薄層CT 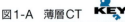　　図1-B 薄層CT矢状断像

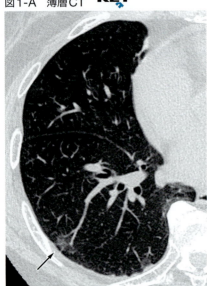
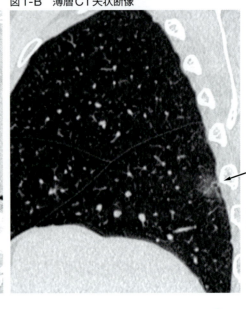

A, B：右下葉末梢に類円形のすりガラス結節（pure GGN．→）が認められる．病変の境界は明瞭で，内部に充実部分は認められない．

▶ その後の経過

右S⁹, S¹⁰区域切除術が行われ，病理診断は上皮内腺癌（AIS）であった．術後経過は良好で再発は認めない．

▶ 異型腺腫様過形成，上皮内腺癌の一般的知識

多くの癌は正常上皮細胞から発生し，多段階に遺伝子変異が集積し悪性化すると考えられる．WHO分類第4版（2015年）[1]では，肺腺癌の前浸潤性病変（preinvasive lesions）として，異型腺腫様過形成（AAH）と上皮内腺癌（AIS）が位置付けられている（前項の表5 p.81参照）．

AAHは，病理学的にⅡ型肺胞上皮型やClara細胞型の腫瘍細胞が，単層性に肺胞壁ないし呼吸細気管支を低い細胞密度で置換性（lepidic）に増殖する．

一方，AISは，既存の肺胞構造を置換して腫瘍細胞が比較的密に増殖する．AISはAAHより腫瘍細胞は丈が高く，高い細胞密度で増殖し，肺胞腔内に向かう細胞の重層化がみられる．腫瘍細胞は置換性増殖のみを示し，浸潤と定義される腺房状，乳頭状，微小乳頭状，充実性の腫瘍は認めない．AISには粘液性と非粘液性があるが，粘液性AISは稀である．

▶ 異型腺腫様過形成，上皮内腺癌の画像所見

AAHおよびAIS（非粘液性）は，すりガラス影のみで構成される結節，すなわち，すりガラス結節（pure ground-glass nodule；pure GGN）を示すことが多い（図1, 2）．薄層CTでは限局性の炎症性病変との鑑別が問題となるが，AAHおよびAIS（非粘液性）は病変の境界が明

瞭であり，短期間の経過観察では変化しないことが特徴である．AAHのサイズは概ね5mm以下，AISは通常は2cm以下であるが，稀に3cmを超えるものもある．肺癌取扱い規約 第8版[2]のT分類では，3cm以下のpure GGNはTis（上皮内癌）に，3cmより大きいpure GGNはT1aに分類される（▶NOTE参照）．粘液性AISは稀であるが，CTではsolid nodule（充実性結節）を呈する．

| バリエーション | 50歳代，女性．左下葉の浸潤性腺癌と異型腺腫様過形成の合併 |

図2-A　薄層CT　　図2-B　薄層CT

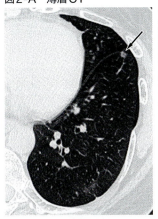
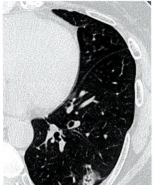

A, B：左下葉に2.3cmのpart solid GGN（部分充実性結節．B；▶）と，同一肺葉内に5mmのpure GGN（A；→）が認められる．part solid GGNのすりガラス部分は境界明瞭で，胸膜陥入像と気管支透亮像が認められる．pure GGNは葉間胸膜に接し，境界明瞭で充実部分は認められない．
左下葉切除術が行われ，病理診断は，part solid GGNは浸潤性腺癌（置換型60％，腺房型20％，乳頭型20％），pure GGNはAAHであった．

▶ 鑑別診断のポイント

前浸潤性病変	CT所見
異型腺腫様過形成（AAH）	概ね5mm以内のpure GGN
上皮内腺癌（AIS）　非粘液性（90％）	通常は2cm以下のpure GGN．稀に3cmを超えるものもある．
粘液性（10％）	solid nodule

> **NOTE**
>
> **高分解能CT所見とcT因子診断の関係（Tis-T1c）**（文献2）より転載）
>
> すりガラス型は，病変全体径が3cmを境界にcT因子が決定される．充実型は充実成分径が，1cm，2cmを境界としてcT因子が決定される．部分充実型は，病変全体径と充実成分径の組み合わせによってcT因子が決定される．cT1miは病変全体径≦3cmで，かつ充実成分径≦0.5cmである．そして，病変全体径にかかわらず充実成分径が，0.5cm，1cm，2cmより大きな場合にT1a-cとそれぞれ決定される．
>
> | | | | | | |
> |---|---|---|---|---|---|
> | すりガラス型（TS） | | ≦3 | | >3　(cm) | 3cmの目安 |
> | 部分充実型（SS/TS） | | ≦0.5/≦3 | >0.5, ≦1/− | >1, ≦2/− | >2, ≦3/− |
> | 充実型（SS＝TS） | | | ≦1 | >1, ≦2 | >2, ≦3 |
> | cT因子 | Tis | T1mi | T1a | T1b | T1c |
>
> TS：total size, SS：solid size

参考文献
1) Travis WD, Brambilla E, Nicholson AG, et al: The 2015 World Health Organization Classification of lung tumors: impact of genetic, clinical and radiologic advances since the 2004 classification. J Thorac Oncol 10: 1243-1260, 2015.
2) 日本肺癌学会(編)；臨床・病理 肺癌取扱い規約，第8版．金原出版，2017.

微少浸潤性腺癌，浸潤性腺癌
minimally invasive adenocarcinoma (MIA), invasive adenocarcinoma (IA)

西田暁史，芦澤和人

症例 70歳代，女性．検診の胸部単純X線写真で異常影を指摘された．自覚症状はない．

図1-A　単純X線写真

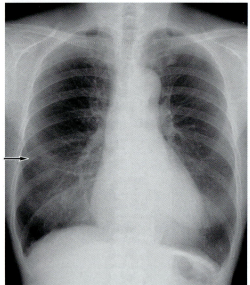

図1-B　薄層CT

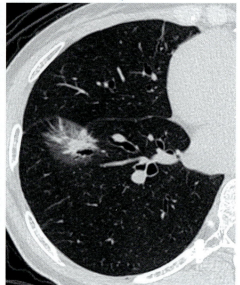

図1-C　薄層CT矢状断像

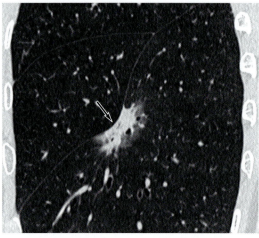

図1-D　薄層CT冠状断像

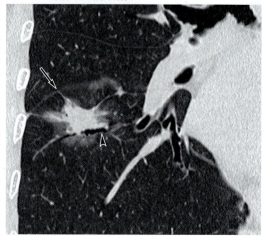

A：右中肺野に境界不明瞭な淡い不整形結節（→）が認められる．
B～D：右下葉にpart solid GGNが認められる．矢状断像では葉間胸膜を背側に引き込み（C；→），冠状断像では胸膜陥入像（D；→）が認められる．病変の辺縁に認められるすりガラス影の境界は明瞭で，内部に拡張した気管支透亮像（D；▶）が認められる．

▶ その後の経過

右下葉切除術が施行された．病理診断は浸潤性腺癌（乳頭型60％，腺房型20％，置換型20％）であり，胸膜浸潤（pl 1）が認められた．

▶腺癌（微少浸潤性腺癌，浸潤性腺癌）の一般的知識

腺癌はその浸潤度から，上皮内腺癌（adenocarcinoma in situ；AIS），微少浸潤性腺癌（MIA），浸潤性腺癌（IA）に分類される．

IAの組織亜型は，①置換型（lepidic），②腺房型（acinar），③乳頭型（papillary），④微小乳頭型（micropapillary），⑤充実型（solid），⑥特殊型（浸潤性粘液性腺癌，コロイド腺癌，胎児型腺癌，腸型腺癌）に分類される[1)3)]．この中で，肺胞上皮置換性増殖は上皮内進展とみなされるのに対して，その他の組織亜型は，その増殖パターンそのものが浸潤とみなされる．また，活動性線維芽細胞の増生を含む腫瘍間質も浸潤と評価される．

MIAは，置換型増殖が主体であるが，病巣内にわずかな浸潤巣があり，その最大径が5mm以下のものである．リンパ節転移や血行性転移の可能性が低く，予後良好な初期浸潤癌と考えられる[1)～3)]．

▶腺癌（微少浸潤性腺癌，浸潤性腺癌）の画像所見

肺腺癌は複数の組織亜型の成分が含まれることが多く，置換型腺癌を含む肺腺癌は，すりガラス影と充実部の両方からなる部分充実型結節（part solid GGN）として描出される（図1-B～D）．充実部は主に病理学的な浸潤巣を示しているが，肺胞虚脱巣や肺胞壁肥厚などを伴っている場合があり，薄層CTでみられる充実部の大きさは，病理学的な浸潤巣を過大評価する可能性がある．病変の辺縁にみられるすりガラス影の境は，周囲の正常肺に対して明瞭である（図1, 2, 5）．また，胸膜陥入像や腫瘍内部に気管支透亮像を認めることが多く，気管支拡張を伴うこともある（図1, 5）．置換型腺癌以外の浸潤性腺癌は充実性結節・腫瘤として描出される（図3）．強い胸膜嵌入像を示すIAでは，CTで病変が胸膜から離れているようにみえても，胸膜直下の病変が収縮傾向により肺内に落ち込んでおり，pit-fall signと呼ばれる[4)]．この場合，胸膜浸潤や胸膜播種を来している可能性が高いので注意を要する（図4）．

| バリエーション | 70歳代，女性．微少浸潤性腺癌と上皮内腺癌の合併 |

図2-A 薄層CT　　図2-B 薄層CT　　図2-C 薄層CT

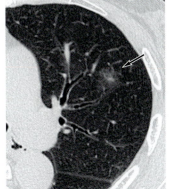
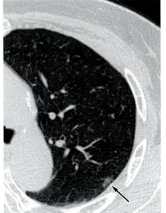

A〜C：左S³に19×13mmのpart solid GGN（A, B；→）が認められる．大部分はすりガラス影を示し，内部に長径5mmの充実部が認められる．また，左S²の胸膜下に9×5mmのpure GGN（C；→）が認められる．左上区切除が施行された．病理診断は，それぞれMIA，AISであった．

> **バリエーション**　60歳代，女性．充実性結節を示す浸潤性腺癌

図3-A　造影CT　　　図3-B　薄層CT　　　図3-C　薄層CT冠状断像

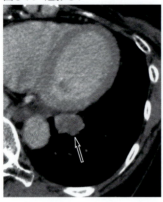 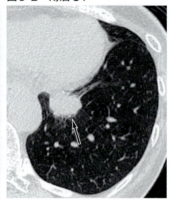 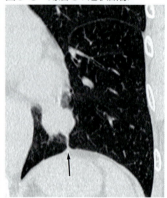

A～C：左下葉にsolid nodule（充実性結節）が認められる（A, B；→）．冠状断像では胸膜陥入像が認められる（C；→）．造影後，不均一な造影効果が認められる（A）．
左下葉切除が行われた．病理診断は浸潤性腺癌（充実型70％，腺房型30％，ALK免疫染色陽性）であった．

> **バリエーション**　50歳代，女性．胸膜播種を伴う浸潤性腺癌

図4-A　薄層CT

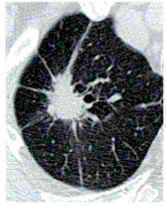

図4-B　薄層CT　　　図4-C　薄層CT

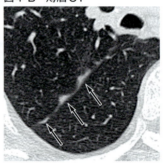 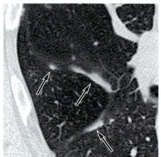

A～C：右上葉に不整形の充実性結節が認められ，強い胸膜嵌入像を伴っている（A）．葉間胸膜に接して多数の結節が認められ，胸膜播種が確認された（B, C；→）．

> **バリエーション**　60歳代，女性．線維化の強い浸潤性腺癌

図5-A　薄層CT

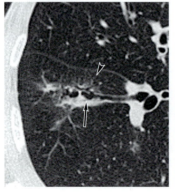

図5-B　病理組織（HE染色）

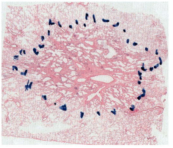

A：右下葉に気道に沿った細長い不整形のpart solid GGNが認められる．内部にair bronchogramが認められ，牽引性気管支拡張を伴っている（→）．病変の辺縁にすりガラス影が認められ，その境界は明瞭である（▶）．
B：中心部に線維化を伴う浸潤性腺癌の所見で，辺縁に置換型増殖が認められる．

▶ 鑑別診断のポイント

瘢痕収縮が強い高分化腺癌は，時に細長い不整形結節を示し，陳旧性炎症性変化や器質化肺炎との鑑別が難しい場合があるが，病変の辺縁にわずかでも，すりガラス影が認められ，その辺縁が明瞭な場合は，腺癌の可能性を考慮する必要がある（図5）．

> **NOTE　限局性器質化肺炎（focal organizing pneumonia；focal OP）**
>
> 肺炎の治癒過程で結節性陰影を示す病変で，CT所見は肺癌に類似し，辺縁不整，内部に気管支透亮像を有し，胸膜陥入像もみられる（図6）．ただし，辺縁の一部が内部に陥凹した形状になることが多い．

参考症例　70歳代，男性．限局性器質化肺炎

図6-A　薄層CT　　図6-B　1か月後の薄層CT

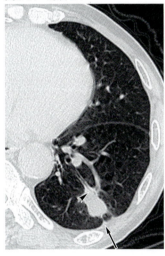
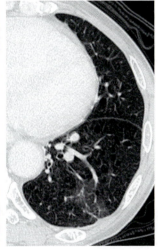

息切れ，喀痰のため近医でCTを撮像したところ，左下肺に結節が認められ，肺癌が疑われた．
A：左下葉に充実性結節が認められ，気管支透亮像（►）と胸膜陥入像（→）を伴っている．肺癌の可能性も考えられるが，結節の辺縁はやや直線的である．
B：1か月後には，結節はほぼ消失し，経過も併せてfocal OPと考えられた．

参考文献
1) Travis WD, Brambilla E, Nicholson AG, et al: The 2015 World Health Organization Classification of lung tumors: impact of genetic, clinical and radiologic advances since the 2004 classification. J Thorac Oncol 10: 1243-1260, 2015.
2) Hayashi H, Ashizawa K, Ogihara Y, et al: Comparison between solid component size on thin-section CT and pathologic lymph node metastasis and local invasion in T1 lung adenocarcinoma. Jpn J Radiol 35: 109-115, 2017.
3) 日本肺癌学会（編）；臨床・病理 肺癌取扱い規約，第8版．金原出版，2017．
4) Li M, Ito H, Wada H, et al: Pit-fall sign on computed tomography predicts pleural involvement and poor prognosis in non-small cell lung cancer. Lung Cancer 46: 349-355, 2004.

末梢型肺扁平上皮癌
peripheral squamous cell carcinoma of the lung

筒井 伸，芦澤和人

症例1 70歳代，男性．関節リウマチの治療中，胸部単純X線写真で異常影を指摘された．

図1　薄層CT KEY

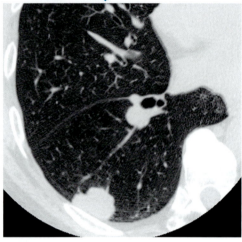

右S^{6}に境界明瞭で分葉状の結節が認められる．
右下葉切除術にて，pT1cN0M0, stage I A3と診断．

症例2 60歳代，男性．前医の胸部CTで左上葉の結節を指摘され，3か月後のCTで増大が認められた．

図2　薄層CT

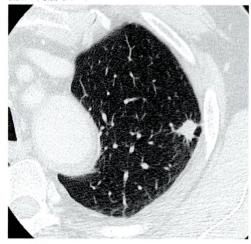

左S^{1+2}に辺縁不整で，スピキュラを有し，胸膜陥入像を伴う結節が認められる．
左上葉部分切除術にて，pT1bN0M0, stage I A2と診断．

症例3 70歳代，男性．近医で撮影された胸部単純X線写真で異常影を指摘された．

図3　造影CT

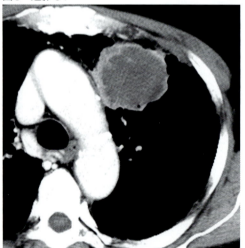

左S^{3}に腫瘍がみられ，辺縁部は不整に造影されているが，大部分は造影不良で壊死を反映している．
左上葉切除術にて，pT2bN0M0, stage II Aと診断．

症例4 70歳代，男性．検診の胸部単純X線写真で異常影を指摘された．

図4　薄層CT KEY

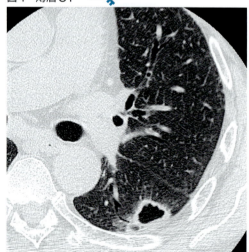

左S^{6}に辺縁不整な空洞性結節が認められる．壁はやや厚く，内腔面は不整である．
左下葉切除術にて，pT2aN0M0, stage I Bと診断．

▶末梢型肺扁平上皮癌の一般的知識

扁平上皮癌は，角化あるいは細胞間橋を伴う悪性上皮腫瘍，あるいは形態学的には未分化であるが免疫組織学的に扁平上皮癌マーカーに陽性を示す非小細胞肺癌である[1]．主気管支から末梢の気管支までに発生するが，亜区域支より末梢に発生する末梢型は全体の1/3程度とされている．高齢の男性に多く，喫煙と深く関連し，非喫煙者に発生することは稀である．

▶末梢型肺扁平上皮癌の画像所見

CTで充実性結節・腫瘤を呈し，圧排性に進展することが多く，その場合は境界明瞭で分葉状となる（図1）．中心部に瘢痕を伴う場合は収縮性変化が強く，血管や気管支などの周囲構造の集束性変化を伴う．スピキュラや胸膜陥入像を認めることもある（図2）[2]．局所浸潤傾向が強く，栄養血管である気管支動脈に浸潤し，腫瘍内に壊死を形成しやすい（図3）．また，気管支と交通すると内部の壊死物質が喀出され空洞を形成するが，その壁は不整で偏在性であることが多い（図4）．さらに，末梢型肺扁平上皮癌は肺気腫，ブラ，肺線維症，気管支拡張症などの既存肺病変がある肺実質に発生する場合が多く，腫瘍辺縁の直線化や陥凹など，進展様式が周囲肺病変に修飾される．ブラや気腔壁の肥厚や隣接した不整形陰影は，慎重に経過観察を行う必要がある（図5）．

バリエーション　80歳代，男性．ブラ壁近傍に発生した末梢型肺扁平上皮癌

図5-A　薄層CT　　　　　図5-B　Aの2か月後の薄層CT

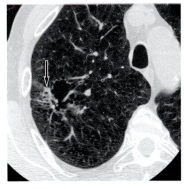
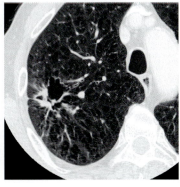

A：右上葉にブラ壁に沿った不整形陰影（→）が認められる．
B：ブラの壁に沿って病変は進展し，壁肥厚も増強している．
右上葉部分切除術が行われた（肺気腫，低肺機能による消極的縮小手術）．

▶鑑別診断のポイント

境界明瞭で分葉状の形態は，圧排性に進展する病変で，良性腫瘍では過誤腫でもみられる．内部の中心部壊死により空洞を形成しやすく，空洞性病変の鑑別が重要である．

中心部に瘢痕を伴う場合は，腺癌との鑑別が問題となる．肺気腫，ブラなどの既存肺病変がある場合は，腫瘍の形態が周囲肺病変に修飾されるため，ブラや気腔壁に接した不整形陰影を炎症性変化と安易に判断しないよう注意が必要である．

参考文献
1) 日本肺癌学会（編）；臨床・病理　肺癌取扱い規約，改訂第8版．金原出版，2017．
2) 酒井文和，丸山雄一郎，曽根脩輔・他：肺扁平上皮癌の高分解能CT像－病理との対比．日本医放会誌 56: 917-923, 1996．

小細胞肺癌
small cell carcinoma of the lung

筒井 伸，芦澤和人

症例 50歳代，女性．右鎖骨上窩に無痛性の腫瘤を触れる．

図1-A　薄層CT
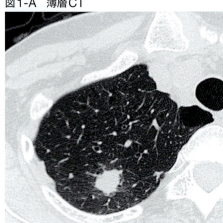

図1-B　造影CT冠状断像
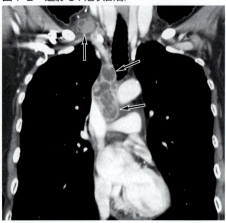

図1-C　造影CT冠状断像
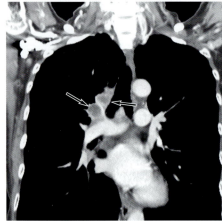

図1-D　頭部造影T1強調像
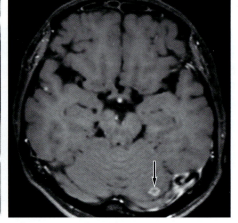

A：右上葉S^1に境界明瞭で，やや多角形の結節が認められ，周囲には肺気腫やブラがみられる．
B，C：右鎖骨上窩，縦隔，右肺門に多数のリンパ節腫大（→）が認められる．
D：左小脳半球に転移巣と考えられるリング状濃染（→）が認められる．左後頭葉にも転移がみられた（非提示）．

▶ その後の経過

　　　超音波気管支鏡を用いて縦隔リンパ節（#4R）に対して穿刺細胞診を行い，小細胞癌の診断となった．cT1bN3M1c, stage IVBで，2か所の脳転移に対して定位放射線治療を行った後，全身化学療法が施行された．

▶ 小細胞肺癌の一般的知識

　　　単調に増殖する比較的小型でnucleo-cytoplasmic ratio（N/C比）の高い細胞からなる悪性上皮性腫瘍である[1]．肺癌の10〜15％を占め，神経内分泌腫瘍の亜型として分類される．喫

煙との関連が強く，大部分が亜区域枝より中枢の太い気管支から発生する中枢型で，末梢型は稀とされる．悪性度はきわめて高く，粘膜下やリンパ路に進展し臨床経過が速いため，発見時には既にリンパ節転移や遠隔転移を伴っている場合が多い．また，上大静脈症候群を呈することも多い．癌が一側肺に限局しリンパ節転移が鎖骨上窩を越えず，同側胸水までをlimited disease（LD．図2），この範囲を越えている場合をextensive disease（ED．図1）とする分類もある[2]．また，中枢神経系に対する自己抗体を産生するLambert-Eaton症候群（▶NOTE参照）や，種々のホルモンを産生し腫瘍随伴症候群を合併することがある．

▶ 小細胞肺癌の画像所見

末梢型であれば，境界明瞭な結節・腫瘤を呈し，周囲の既存構造に対し圧排性に進展する．病変内部は均一な軟部組織吸収値を呈し，気管支透亮像や空洞などの含気構造は認めない．病変周囲への腫瘍進展や浮腫，出血のため，周囲にすりガラス影を伴うことがある[3]．大部分は中枢側の気管支に発生し，粘膜下に沿うように進展する場合は気管支壁肥厚がみられる．また，粘膜下から気管支壁外を主体に腫瘤を形成し，リンパ節転移と一塊となっていることも多い．気管支の狭窄や閉塞を起こすが，扁平上皮癌よりは頻度は低い．

バリエーション　80歳代，男性．気管支を閉塞し，気管支内粘液栓を伴う小細胞肺癌

図2-A　薄層CT　　図2-B　薄層CT　　図2-C　造影CT

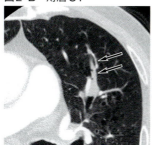
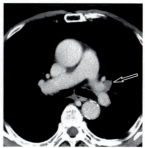

A, B：左S^{3}に境界明瞭な結節が認められる．気管支内腔を占拠し，末梢気管支内には粘液栓を伴う（B；→）．
C：左肺門にリンパ節転移がみられる（→）．cT1bN1M0, stage ⅡBで化学放射線療法が行われた．

▶ 鑑別診断のポイント

[末梢型]　境界明瞭な結節・腫瘤を呈し，圧排性に進展する扁平上皮癌などが鑑別に挙がる．原発巣が小さくても肺門・縦隔リンパ節の腫大を伴うことがあり（図1），注意が必要である．

[中枢型]　中枢側の腫瘍と一塊となった肺門・縦隔リンパ節の腫大として認められ，縦隔腫瘍や悪性リンパ腫との鑑別が問題となる．また，比較的均一に造影されることが多いが，内部の壊死が強い場合は，結核性リンパ節炎との鑑別が必要となる．

> **NOTE**
> ### Lambert-Eaton症候群
> 神経終末における電位依存性Caチャネル（voltage-gated Ca channel）に対する自己抗体（抗VGCC抗体）が産生されることにより，アセチルコリンの放出が抑制され，神経筋接合部障害を来す．筋力低下（特に下肢），易疲労感がみられ，日内変動があり重症筋無力症に類似するが，深部腱反射の低下や反復運動での一時的な筋力回復がみられる．60％で小細胞肺癌を合併し，肺癌の治療により症状は寛解する．

参考文献
1) 日本肺癌学会（編）；臨床・病理 肺癌取扱い規約，第8版．金原出版，2017．
2) Carter BW, Glisson BS, Truong MT, et al: Small cell lung carcinoma: staging, imaging, and treatment considerations. RadioGraphics 34: 1707-1721, 2014.
3) Yabuuchi H, Murayama S, Sakai S, et al: Resected peripheral small cell carcinoma of the lung: computed tomographic-histologic correlation. J Thorac imaging 14: 105-108, 1999.

肺大細胞神経内分泌癌
large cell neuroendocrine carcinoma (LCNEC) of the lung

西田暁史, 芦澤和人

> **症例** 70歳代, 男性. 血痰があり, 近医を受診したところ, 胸部単純X線写真で右肺に腫瘤影を指摘された. 20本/日, 37年の喫煙歴.

図1-A 単純X線写真

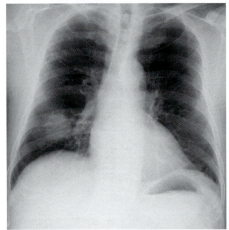

図1-B 薄層CT

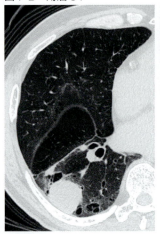

図1-C 薄層CT矢状断像

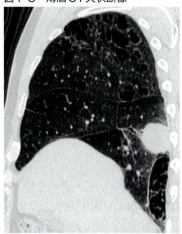

図1-D 単純CT

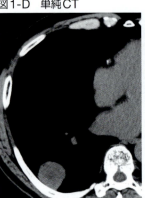

図1-E 造影CT

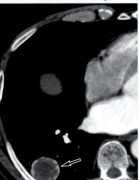

図1-F FDG-PET/CT

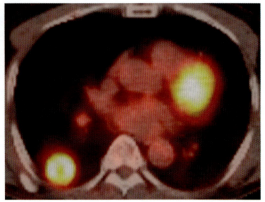

A：右下肺野に境界明瞭な円形の腫瘤影が認められる.
B〜E：薄層CT（B, C）では右下葉末梢に境界明瞭な充実性腫瘤が認められ, 背景肺に肺気腫が認められる. 造影後（E）では辺縁に造影効果が認められるが, 内部は壊死を反映して造影効果がみられず, また肺血管（E；→）が貫通している.
F：腫瘍に強い集積が認められる.

▶その後の経過

右下葉切除術が行われ, 病理学的に大細胞神経内分泌癌と診断された. 術後6か月に脳転移が出現し, 術後12か月に死亡した.

▶肺大細胞神経内分泌癌の一般的知識

肺の神経内分泌腫瘍（neuroendocrine tumor；NET）は，小細胞癌（small cell carcinoma），大細胞神経内分泌癌（large cell neuroendocrine carcinoma；LCNEC），カルチノイド腫瘍（carcinoid tumor）の亜型に分類される（▶NOTE参照）．LCNECは高悪性度神経内分泌腫瘍であり，肺癌の3～5%を占める．喫煙と関連が深く，好発年齢は60～70歳代である．1年および4年生存率はそれぞれ76%，41%と報告されている[1]．

LCNECに腺癌，扁平上皮癌，巨細胞癌あるいは紡錘細胞癌が混在するものは，混合型大細胞神経内分泌癌（combined LCNEC）に分類される（図2）．

▶肺大細胞神経内分泌癌の画像所見

肺の末梢側に多く発生する（約8割）．境界明瞭な分葉状の充実性腫瘤を呈し（図1, 2），石灰化は10%ほどにみられる．内部に壊死を伴うことが多く，造影後，不均一な造影効果を示す（図1-E，2-D）[2]．FDG-PET/CTでは高集積を示す（図1-F）[3]．LCNECは特異的な所見に乏しく，低分化腺癌や大細胞癌などとの画像上の鑑別は難しい．

バリエーション	60歳代，男性．扁平上皮癌を伴う混合型大細胞神経内分泌癌

図2-A 薄層CT冠状断像 図2-B 薄層CT 図2-C 単純CT 図2-D 造影CT

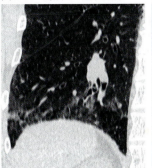
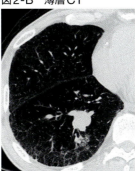
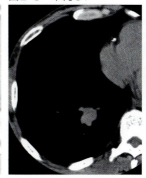
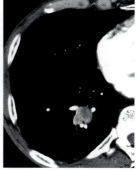

30本/日，42年間の喫煙歴．
A～D：右下葉中枢側に境界明瞭な充実性腫瘤が認められ，冠状断像（A）ではB[9]およびB[10]が閉塞している．造影後，不均一な造影効果が認められる（D）．右中下葉切除術が行われた．

NOTE　肺の神経内分泌腫瘍（NET）の分類（文献1）より改変して転載）

	悪性度	診断	核分裂像（/10HPF）	壊死
カルチノイド	低	定型カルチノイド	<2	なし
	中	異型（非定型）カルチノイド	2～10	部分的
神経内分泌癌（NEC）	高	大細胞神経内分泌癌	≧11	広範
	高	小細胞癌	≧11	広範

参考文献
1) Mandegaran R, David S, Screaton N: Cardiothoracic manifestations of neuroendocrine tumours. Br J Radiol 89: 20150787, 2016.
2) Oshiro Y, Kusumoto M, Matsuno Y, et al: CT findings of surgically resected large cell neuroendocrine carcinoma of the lung in 38 patients. AJR 182: 87-91, 2004.
3) Lee KW, Lee Y, Oh SW, et al: Large cell neuroendocrine carcinoma of the lung: CT and FDG PET findings. Eur J Radiol 84: 2232-2238, 2015.

肺多形癌
pleomorphic carcinoma of the lung

西田暁史, 芦澤和人

症例 60歳代, 男性. 血痰が認められたため, 近医でCTを撮影したところ, 左上葉に腫瘤を指摘された. 20〜60歳まで50本/日の喫煙歴.

図1-A 単純X線写真
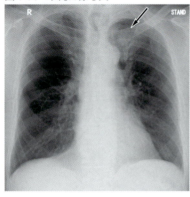

図1-B 薄層CT冠状断像
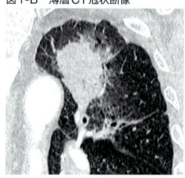

図1-C 薄層CT
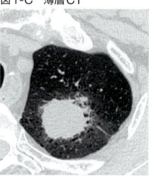

図1-D 単純CT
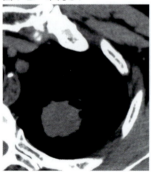

図1-E 造影CT
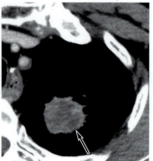

図1-F FDG-PET/CT
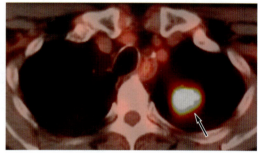

図1-G B〜Eの54日前のCT（前医での撮影）
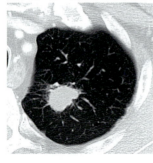

A：左上肺野に腫瘤影（→）が認められる.
B〜E：薄層CTでは左上葉に充実性腫瘤が認められ, 周囲に境界不明瞭なすりガラス影を伴っている（B, C）. 造影CTでは腫瘤内部は不均一に造影され, 変性・壊死と考えられる低吸収域が認められる（E；→）.
F：左上葉の腫瘤に強い集積（→）が認められる.
G：54日前に撮影された前医でのCTと比較して, 明らかに増大しており, 急速な増大傾向が示唆される.

▶ **その後の経過**

左上葉切除術が行われ, 病理学的に多形癌（sarcomatoid component 70%, adenocarcinoma 30%）と診断された. 腫瘍周囲のすりガラス影は外因性リポイド肺炎であった. 術後3か月に左副腎転移が出現し, 腹腔鏡下左副腎摘出術が行われた. その後, 化学療法が行われている.

▶肺多形癌の一般的知識

低分化な非小細胞肺癌(non small cell lung carcinoma；NSCLC)で，扁平上皮癌，腺癌，大細胞癌に加えて肉腫成分(紡錘形細胞あるいは巨細胞)を含む腫瘍，もしくは紡錘形細胞あるいは巨細胞だけからなる腫瘍と定義される．肺癌の0.3%にみられ，稀な腫瘍である[1]．60～70歳代の男性に多く，喫煙と強い関連があり，症状は胸痛，血痰，咳嗽などである．腫瘍の増大速度が速く(図1)，周囲組織への浸潤傾向が強い(図2)．遠隔転移の頻度が高く，小腸など様々な臓器への転移が報告されており，他のNSCLCと比較して予後は不良である[1]．定義上，肉腫成分が腫瘍全体の10%以上とされており，確定診断には外科的切除標本が必要である．治療は外科的切除が基本である．化学療法および放射線治療には抵抗性を示すものが多い．

▶肺多形癌の画像所見

充実性腫瘤を示し，肺の末梢側の発生が多い(図1, 2)．腫瘍の増大速度が速く，胸壁浸潤の頻度が高い(図2)．造影CTでは，腫瘍内部に壊死を示唆する低吸収域がみられることが多く(図1-D, E)，予後との関連が報告されている[2,3]．空洞を形成するものもある(図2)．腫瘍の周囲にすりガラス影がみられることがあり(図1-B, C)，病理学的にリポイド肺炎，腫瘍出血，肺胞内転移の場合がある．肺多形癌の画像所見は低分化なNSCLCと類似し，特異的な所見はなく，画像上の鑑別は困難である．

> バリエーション　60歳代，男性．空洞と胸壁浸潤がみられる肺多形癌(扁平上皮癌成分を伴う)

図2-A　単純X線写真

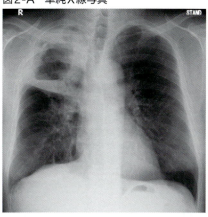

図2-B　薄層CT

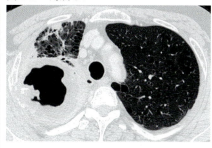

図2-C　造影CT

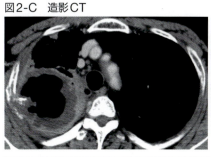

図2-D　造影CT冠状断像

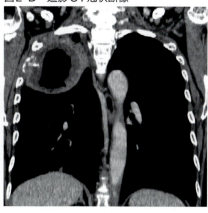

血痰のため近医を受診．20歳から受診時まで40本/日の喫煙歴．A～D：右上葉に広範な壊死と空洞を伴う腫瘤があり，胸壁浸潤と肋骨の破壊が認められる．右上葉切除術および胸壁(第2～4肋骨)合併切除が行われた．術後肺内転移が出現し，術後4か月後に死亡した．

参考文献
1) Travis WD: Sarcomatoid neoplasms of the lung and pleura. Arch Pathol Lab Med 134: 1645-1658, 2010.
2) Nishida A, Abiru H, Hayashi H, et al: Clinicoradiological outcomes of 33 cases of surgically resected pulmonary pleomorphic carcinoma: correlation with prognostic indicators. Eur Radiol 26: 25-31, 2016.
3) Mochizuki T, Ishii G, Nagai K, et al: Pleomorphic carcinoma of the lung: clinicopathologic characteristics of 70 cases. Am J Surg Pathol 32: 1727-1735, 2008.

肺浸潤性粘液性腺癌
invasive mucinous adenocarcinoma of the lung

本多功一, 芦澤和人

症例 70歳代, 男性. 無症状. 検診の胸部単純X線写真で異常影を指摘され, 紹介受診. 20本/日, 50年の喫煙歴.

図1-A 単純X線写真

図1-B 薄層CT冠状断像 KEY

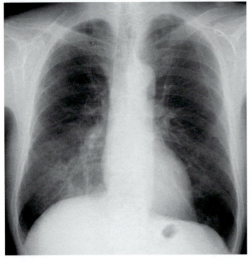
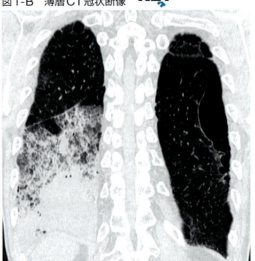

図1-C 薄層CT　　図1-D 単純CT　　図1-E 造影CT

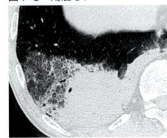
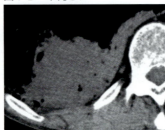
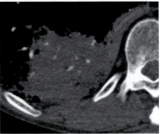

図1-F 造影CT冠状断像

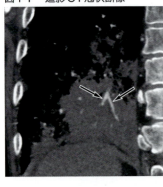

A：右下肺野内側に境界不明瞭な浸潤影が認められる.
B, C：右下葉の肺底区を主体として腫瘤状の浸潤影が認められる. その周囲に境界不明瞭, 不均一な小葉内網状影を伴うすりガラス影がみられる.
D：右肺S^9, S^{10}の浸潤影は筋肉と比較して, やや低吸収を呈している.
E, F：浸潤影はわずかな造影効果を呈している. 病変内部に造影される肺動脈A^{10}（F；→）が明瞭に認められる（CT angiogram sign）.

▶ その後の経過

経気管支肺生検（TBLB）で肺腺癌の診断となり, 胸腔鏡補助下で右下葉切除術が行われた. 病理学的に浸潤性粘液性腺癌と診断された. 術後, 再発はみられていない.

▶ 肺浸潤性粘液性腺癌の一般的知識

肺腺癌の特殊型に分類され，原発性肺癌の5％を占め，肺腺癌の中で高悪性度群に分類される[1]．*KRAS*遺伝子変異が75％以上でみられることから，独立した腺癌として扱うようになった．病理所見では，豊富な粘液産生と高円柱上皮が肺胞置換性増殖を背景に，微小な浸潤巣を形成する．平均年齢は60歳代で，男女比は同等か，やや女性に多い．症状は喀痰，咳嗽などである．治療は基本的に外科的切除術が行われる．epidermal growth factor receptor（*EGFR*）遺伝子変異例が少ないため，分子標的薬の適応とはなりにくく，また殺細胞性抗癌剤の治療効果も乏しい．最近では，免疫チェックポイント阻害剤が奏効するとの報告がみられる．

▶ 肺浸潤性粘液性腺癌の画像所見

胸部単純X線写真では，肺胞腔内を粘液が充満し，典型例では境界不明瞭な浸潤影を呈する（図1-A）．薄層CTでは，気管支透亮像を伴う浸潤影や腫瘤を呈し（図1-B, C, 2-A），下葉優位である．内部に，肺胞壁の破壊・断裂などに伴う気腔がみられることも少なくない．両側性，多中心性にみられることもある．気道内散布と思われる病変は，小葉中心性粒状影としてみられる．造影CTでは，病変内部に明瞭な肺動脈の走行が同定できるCT angiogram signが認められる（図1-F）[2]．腫瘍実質の部分は産生される粘液を反映し，筋肉よりやや低吸収（図1-D）で造影効果に乏しい（図1-E）．FDG-PET/CTでは，一般に集積の程度は軽度である（図2-B）[3]．

| バリエーション | 60歳代，男性．FDG-PET/CTを施行した肺浸潤性粘液性腺癌 |

図2-A　薄層CT　　図2-B　FDG-PET/CT

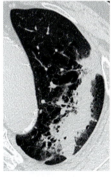
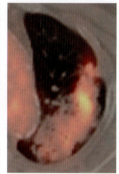

A：肺気腫を背景に，左上葉を主体として一部S^6に進展する非区域性の浸潤影が認められる．
B：不均一な淡い集積が認められる．

▶ 鑑別診断のポイント

細菌性肺炎をはじめとして，器質化肺炎，閉塞性肺炎，結核性肺炎，悪性リンパ腫，肺胞出血など浸潤影を呈する疾患が鑑別に挙げられる．CT angiogram signは浸潤性粘液性腺癌の診断に役立つが，閉塞性肺炎などでも認められ，画像のみでの鑑別は困難である．臨床的に感染徴候に乏しい場合は，本症を考える必要がある．

参考文献
1) 日本肺癌学会(編); 臨床・病理 肺癌取扱い規約, 第8版. 金原出版, 2017.
2) Lee KS, Kim Y, Han J, et al: Bronchioloalveolar carcinoma: clinical, histopathologic, and radiologic findings. RadioGraphics 17: 1345-1357, 1997.
3) Suárez-Piñera M, Belda-Sanchis J, Taus A, et al: FDG PET-CT SUVmax and IASLC/ATS/ERS histologic classification: a new profile of lung adenocarcinoma with prognostic value. Am J Nucl Med Mol Imaging 8: 100-109, 2018.

中枢型肺癌
central type lung cancer

本多功一，芦澤和人

症例 70歳代，男性．4か月前から労作時呼吸困難，咳嗽，喀痰があり受診．20本/日，55年の喫煙歴．

図1-A　単純X線写真

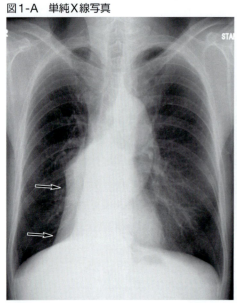

図1-B　造影CT（平衡相）

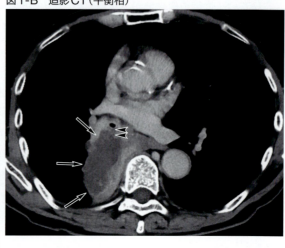

図1-C　造影CT（平衡相）

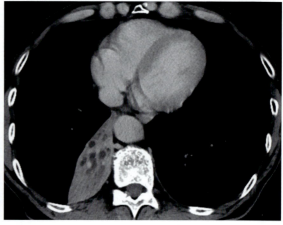

図1-D　造影CT矢状断像（平衡相）

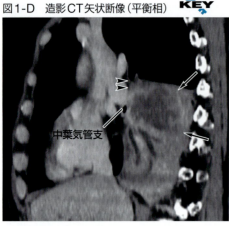

A：右下肺野の縦隔側に，斜走する辺縁（→）をもつ三角形の陰影が認められる．心右縁のシルエットは保たれており，右下葉無気肺が疑われる．
B～D：右肺S⁶中枢側に造影効果の乏しい腫瘤が認められる（B，D；→）．中葉気管支は中枢側での描出を認めるが，右下葉気管支は根部で閉塞している（B，D；▶）．右下葉無気肺内部に拡張した気管支内の粘液貯留が認められる．

▶ その後の経過

気管支鏡検査が施行され，病理学的に扁平上皮癌と診断された．対側縦隔のリンパ節転移が疑われたため手術適応外と判断され，免疫チェックポイント阻害剤にて加療中であり，右下葉無気肺に変化はないものの，腫瘍は縮小した．

▶ 中枢型肺癌の一般的知識

亜区域枝までに発生した肺癌を指す．組織型としては扁平上皮癌がその大部分を占める．症状は，呼吸困難や咳嗽，喘鳴，血痰，閉塞性肺炎による発熱などである．肺癌の診断がなされていない場合は，呼吸困難や喘鳴を来す気管支喘息や慢性閉塞性肺疾患（COPD）といった疾患に対する治療が先行して行われ，発見が遅れることがある．扁平上皮癌では，閉塞性肺炎や無気肺などの二次性変化を生じやすいが，粘膜下を進展する小細胞癌では，末梢肺の二次性変化は少ない．

▶ 中枢型肺癌の画像所見

中枢型扁平上皮癌は，初期には気管支壁の限局的肥厚やわずかな隆起のみであり，画像では特定しがたい．病変が気管支上皮から内腔に突出し，狭小化と線毛細胞が消失すると，その末梢には閉塞性肺炎や粘液栓などの二次性変化が生じる．気管支の閉塞により末梢気管支腺からの分泌物が気管支内腔に貯留すると，CTで気管支内の粘液が低吸収として認められる（mucus bronchogram．図1-B～D）．閉塞が遷延すると，肺の空気は消失し無気肺（多くは肺葉性無気肺）を呈する（図1-A）．各肺葉性無気肺の胸部単純X線所見（図2-A，B）を熟知しておく必要がある[1)2)]．無気肺と腫瘍との境界は，単純CTでは同定困難だが，造影CT平衡相で，無気肺は腫瘍と比較して比較的良好に造影され（図2-C），区別可能となる[3)]．

> **バリエーション**　70歳代，男性．中枢型肺癌，左上葉無気肺

図2-A　単純X線写真正面像　　図2-B　単純X線写真側面像　　図2-C　造影CT

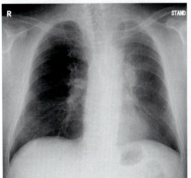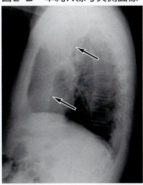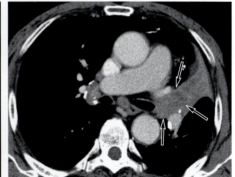

A：左上肺野内側の透過性が低下している．右上葉無気肺と異なり，無気肺葉の外側縁が不鮮明で三角形の陰影としてはみられない．
B：側面像にて大葉間裂の前方偏位（→）を確認することで診断可能である．
C：左上葉気管支中枢側に腫瘤（→）が認められ，左上葉が無気肺となっている．

▶ 鑑別診断のポイント

閉塞性無気肺を来す気管支内腫瘤性病変の鑑別診断として，カルチノイド，悪性リンパ腫，過誤腫などが挙げられる．造影効果の多寡，石灰化の有無，周囲との境界などで類推することができるが，早期の気管支鏡での生検による診断が望まれる．

参考文献
1) Felson B: Chest roentgenology. WB Saunders, Philadelphia, 1973.
2) Heitzman ER: The lung. Radiologic-pathologic correlations, 2nd. CV Mosby, St.Louis, 1984.
3) 芦澤和人，森　美央：無気肺の成り立ちと肺葉，葉間裂，肺靱帯の解剖．画像診断 38: 377-388, 2018.

Pancoast腫瘍, superior sulcus tumor
Pancoast tumor, superior sulcus tumor (SST)

西田暁史, 芦澤和人

症例 60歳代, 男性. 6か月前から右肩甲部の痛みと右上肢のしびれがあり頸椎症が疑われたが, 右前腕から第4・5指のしびれと疼痛が増悪傾向. 職場健診の胸部単純X線写真で右肺尖部に異常を指摘され, 近医を受診. 来院時, 右握力低下, 瞳孔の左右差, 右眼瞼下垂が認められた. 40本/日, 31年の喫煙歴.

図1-A　単純X線写真

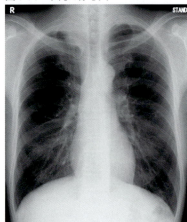

図1-B　造影CT

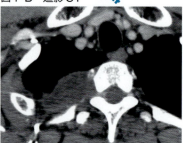

図1-C　薄層CT

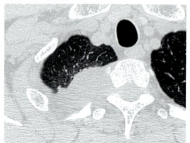

図1-D　薄層CT矢状断像

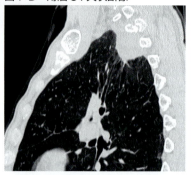

図1-E　薄層CT冠状断像

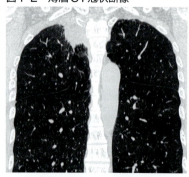

図1-F　T2強調像

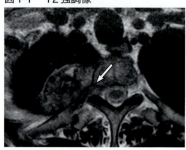

図1-G　T2強調冠状断像

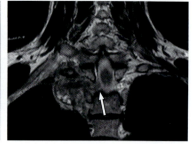

図1-H　FDG-PET

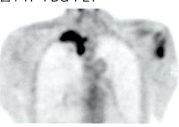

A：右肺尖部内側に腫瘤影が認められる. 肋骨の骨破壊は明らかでない.
B〜E：右肺尖部背側に充実性腫瘍が認められ, 不均一な造影効果が認められる. 胸壁への浸潤が認められ, 第1〜4肋骨に広く接している.
F, G：腫瘍が胸壁に浸潤し, 右Th1/2, 右Th2/3椎間孔への進展（→）が認められる.
H：肺尖部から胸壁に進展する腫瘍に高集積が認められる.

▶その後の経過

縦隔リンパ節に対する超音波気管支鏡ガイド下針生検（EBUS-TBNA）で腺癌と診断され，放射線化学療法が施行された．診断から9か月後に髄膜播種が認められ，13か月後に死亡した．

▶Pancoast腫瘍の一般的知識

肺癌の胸壁浸潤の中で，肺尖部への浸潤はその解剖学的特徴からPancoast症候群と呼ばれる特徴的な症状を引き起こす．肩・上肢から指の尺側の疼痛，Horner症候群（▶NOTE参照），手の筋力低下と筋萎縮である[1)2)]．これらの症状は，腕神経叢や傍脊椎交感神経幹，星状神経節への腫瘍浸潤に由来する．Henry K Pancoastは1924年，superior sulcus tumor（SST）として，その臨床的，放射線学的所見を報告している[3)]．Pancoast症候群は肺腫瘍，胸膜腫瘍，転移，血液腫瘍，炎症性疾患，感染性疾患など多くの疾患が原因となるが，Pancoast腫瘍という用語は肺尖部から発生する原発性肺癌のみに用いられる．組織型は扁平上皮癌の頻度が高く，その他，腺癌，大細胞癌などがある[1)]．初期症状は肩の疼痛が多く，咳嗽，血痰，呼吸困難などの呼吸器症状は末梢側の肺癌のため稀である．そのため，患者は呼吸器科を受診せず，頸椎症や肩周囲炎として治療を受けていることが稀ではない[2)]．

▶Pancoast腫瘍の画像所見

胸部単純X線写真では肺尖部の腫瘤影を示し（図1-A），肺尖部の肋骨や脊椎の骨破壊を伴うことがある．腫瘍の肺内成分が少ない場合は，非対称性の胸膜肥厚を示すが，単純X線写真で見逃しやすいので注意が必要である．片側のapical capが5mmを超える場合，あるいは両側のapical capの左右差が5mmを超える場合は，Pancoast腫瘍の可能性を考慮する必要がある[1)]．CTは肺尖部肺癌，胸壁浸潤，骨浸潤の評価のために必須であり，特に冠状断や矢状断の再構成画像が有効である（図1-B〜E）．腕神経叢や椎体，椎間孔への腫瘍浸潤の評価はMRIが有効である（図1-F, G）．

> **NOTE　Horner症候群**
>
> 縮瞳，眼瞼下垂，眼球陥凹，一側顔面の発汗低下を示す症候群であり，交感神経遠心路の障害によって生じる．瞳孔支配の交感神経は視床下部から下行し，第1胸椎レベルの脊髄中間外側核に存在する交感神経の節前神経に至る．節前神経は上頸神経節で節後神経に連絡し，節後神経は内頸動脈に沿って頭蓋内に入り，瞳孔に至る．Pancoast腫瘍は節前神経の障害によりHorner症候群を生じる．

参考文献
1) Arcasoy SM, Jett JR: Superior pulmonary sulcus tumors and Pancoast's syndrome. N Engl J Med 337: 1370-1376, 1997.
2) Marulli G, Battistella L, Mammana M, et al: Superior sulcus tumors (Pancoast tumors). Ann Transl Med 4: 239, 2016.
3) Pancoast HK: Importance of careful roentgen ray investigations of apical chest tumors. JAMA 83: 1407-1411, 1924.

肺MALTリンパ腫
mucosa-associated lymphoid tissue (MALT) lymphoma of the lung

筒井 伸，芦澤和人

症例1 60歳代，男性．数年前よりCTにて右下葉の病変を経過観察中．増大傾向にあったため紹介受診．

図1-A 薄層CT

図1-B 造影CT

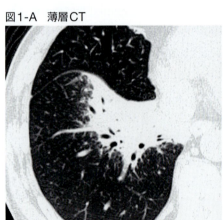
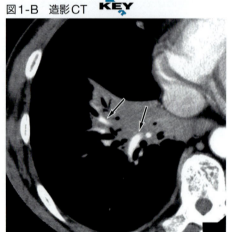

A：右下葉大葉間裂に接して，内部に気管支透亮像を伴う辺縁不整な腫瘤状の浸潤影が認められる．周囲には粒状影を伴う．
B：病変内部に開存した肺血管が造影されて認められる（CT angiogram sign．→）．
右下葉切除術にて，MALTリンパ腫であった．

症例2 50歳代，女性．検診の胸部単純X線写真にて異常影を指摘された．

図2-A 薄層CT

図2-B 薄層CT（Aよりやや頭側レベル）

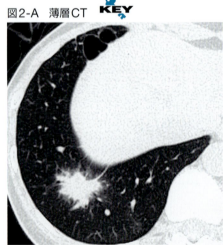
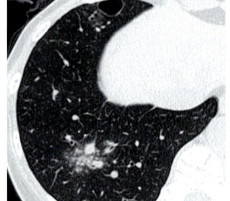

A：右S^9に辺縁不整な結節が認められる．辺縁にはすりガラス影，粒状影を伴い，周囲正常肺との境界は不明瞭である．
B：そのやや頭側レベルでは，辺縁部に多数の粒状影が明瞭に認められる．
経気管支肺生検にてMALTリンパ腫であった．

▶肺MALTリンパ腫の一般的知識

　　MALTリンパ腫は粘膜関連リンパ組織（mucosa-associated lymphoid tissue；MALT）に由来する低悪性度のextranodal marginal zone B-cell lymphomaである．消化管由来が多く，約50%を占める．その中でも胃原発が最も多く，*Helicobacter pylori*の感染頻度が高い．肺原発悪性リンパ腫の中ではMALTリンパ腫が最も多い．気道のリンパ組織であるbronchus-associated lymphoid tissue（BALT）から発生し，従来はBALTリンパ腫やpseudolymphomaなどと呼ばれていた．通常は症状に乏しく，偶然発見されることが多いが，咳嗽や発熱，体重減少を伴うこともある．Sjögren症候群など自己免疫性疾患に関連することがある．予後は良好であるが，再発は比較的多い．

▶肺MALTリンパ腫の画像所見

　　CT上，単発もしくは多発する結節・腫瘤，浸潤影を呈する（図1, 2）[1)2)]．気管支透亮像を伴うことが多く（図1-A），内部を走行する気管支に拡張を認めることもある．造影CTでは病変内部に開存した肺血管が造影されて認められることがあり，CT angiogram signと呼ばれる．既存の血管構造を破壊しないで進展する病変であることを示す（図1-B）．辺縁部にはすりガラス影を伴うことがあり，すりガラス影と周囲正常肺との境界は不明瞭で，間質へのリンパ球浸潤が主体で肺胞腔が保たれた領域と考えられる（図2）．また，辺縁部にはリンパ球の集簇，濾胞形成による微小な粒状影がみられることが多く（図1, 2），小葉間隔壁，小葉内間質の不整な肥厚が認められることもある．

▶鑑別診断のポイント

　　気管支透亮像やCT angiogram signを伴う浸潤影を呈する腫瘤性病変として，浸潤性粘液性腺癌が鑑別に挙がり，気管支透亮像を伴う浸潤影を呈する特発性器質化肺炎（図3）など炎症

参考症例 50歳代，男性．特発性器質化肺炎	参考症例 70歳代，女性．肺腺癌	参考症例 30歳代，女性．サルコイドーシス
図3　薄層CT	図4　薄層CT	図5　薄層CT

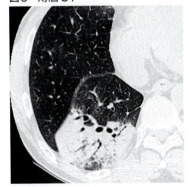
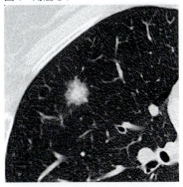
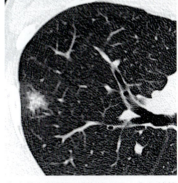

右下葉に気管支透亮像を伴う非区域性の浸潤影が認められる．収縮を伴い，内部を走行する末梢の気管支には軽度の拡張がみられる．

右S³に結節が認められる．辺縁にはすりガラス影を伴い，その周囲正常肺との境界は明瞭である．

右上葉に粒状影が集簇するような結節が認められる．辺縁部は粒状影が疎になり，すりガラス影を伴う．いわゆるsarcoid galaxy signを呈している．

性病変も鑑別が必要であるが，本症では，周囲に粒状影や小葉間隔壁肥厚を伴うことが多い．また部分充実型結節を呈する場合（図2），肺腺癌（図4）との鑑別が問題となるが，本症ではすりガラス影と周囲正常肺との境界が不明瞭な点，すりガラス影内に粒状影を伴う点などが鑑別点となりうる．またサルコイドーシスでsarcoid galaxy signを呈する場合（図5），中心部の充実性陰影は粒状影が集簇するような形態となるのが特徴である．

> **NOTE**
> **1. びまん性大細胞型B細胞性リンパ腫（diffuse large B-cell lymphoma；DLBCL）**
>
> MALTリンパ腫に次いで多くみられる肺原発の悪性リンパ腫で，肺原発の高悪性度リンパ腫としては最多であるが，実際は稀な病態である．結節や腫瘤，限局性浸潤影として認められることが多く，原発性肺癌との画像上の鑑別が困難なことが多い．
> 肺にみられる悪性リンパ腫の多くは続発性であり，既に他臓器に悪性リンパ腫が存在しているか，肺病変を初めに指摘されても，全身検索により他の臓器・部位に悪性リンパ腫が判明する場合が多い．画像所見では多発する結節，腫瘤や浸潤影で，内部に気管支透亮像を伴うこともある（図6）．気管支血管束の肥厚や肺門リンパ節の腫大，胸水貯留も認められる[3]．

参考症例 70歳代，男性．DLBCLの肺病変（他に回腸病変あり）

図6-A　薄層CT　　　　　　図6-B　薄層CT

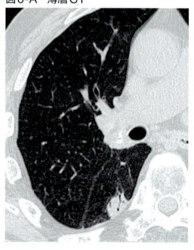 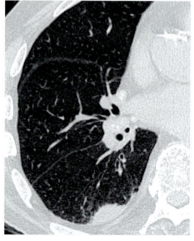

右下葉胸膜下に2個の結節を認める．
A：頭側の結節の形態は多角形で，内部に気管支透亮像を伴う．
B：尾側の結節は，やや扁平で辺縁不整である．右下葉切除が施行された．

2. メトトレキサート関連リンパ増殖性疾患（methotrexate-associated lymphoproliferative disorders；MTX-LPD）

MTXは葉酸代謝拮抗薬に分離される抗癌剤である．多くの悪性疾患や炎症性疾患の治療で使用され，特に関節リウマチの中心的薬剤として治療成績を飛躍させた．MTXによる免疫抑制，特に細胞性免疫の抑制でウイルス感染や不顕性ウイルスの再活性化が起き，LPDが発症する可能性が推測されている．B細胞の増殖能や形質転換能をもつEpstein-Barr virus（EBウイルス）が注目され，MTX-LPDの多くの症例でEBウイルスの活性が認められる．一方でMTX自体がLPDを惹起させるという説もある．様々な病理像が認められるが，びまん性大細胞型B細胞性リンパ腫が最も多い．治療は中止のみで消退する症例が存在するので，即座にMTXを中止する．中止のみで寛解に至らなければ組織型に応じた化学療法を行う．また寛解に至るも再発の報告もあり，MTXの再投与はできない．画像所見では単発もしくは多発する結節，腫瘤，浸潤影やすりガラス影を認め，気管支周囲，胸膜直下に分布する．リンパ節腫大を伴うことも多い（図7）．

参考症例　60歳代，男性．関節リウマチ患者のMTX-LPD

図7-A　薄層CT

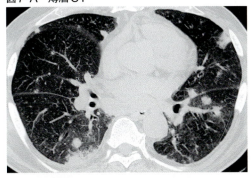

図7-B　薄層CT冠状断像

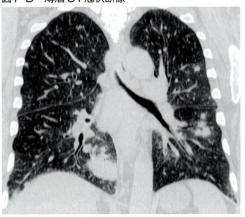

図7-C　単純CT

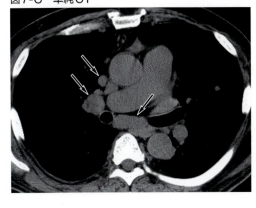

A，B：両肺の気管支周囲や胸膜下に結節・腫瘤が多発している．
C：縦隔・肺門リンパ節も多数腫大している（→）．縦隔リンパ節生検が行われ，MTX-LPDと診断された．MTXの投与が中止され，病変は全体に縮小傾向にある．

参考文献
1) King LJ, Padley SP, Wothersppon AC, et al: Pulmonary MALT lymphoma: imaging findings in 24 cases. Eur Radiol 10: 1932-1938, 2000.
2) Bae YA, Lee KS, Han J, et al: Marginal zone B-cell lymphoma of bronchus-associated lymphoid tissue: imaging findings in 21 patients. Chest 133: 433-440, 2008.
3) Lewis ER, Caskey CI, Fishmann EK: Lymphoma of the lung: CT findings in 31 pateients. AJR 156: 711-714, 1991.

肺カルチノイド
carcinoid tumor of the lung

西田暁史, 芦澤和人

症例 30歳代, 男性. 健診の胸部単純X線写真で肺結節を指摘された.

図1-A 薄層CT

図1-B 単純CT

図1-C 造影CT

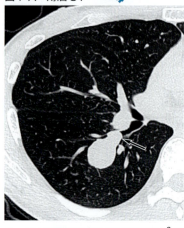
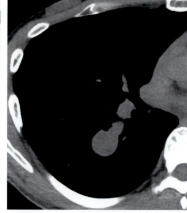
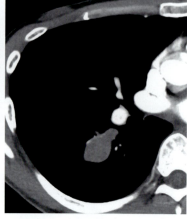

A〜C：薄層CT(A)では右下葉S^6に境界明瞭な結節が認められ, B^6内腔に突出する形態(→)を呈している. 腫瘍の末梢肺に小葉中心性小粒状影が認められ, 気管支閉塞による所見と考えられる. 造影CT(C)では, 腫瘍内部に弱い造影効果が認められる.

▶ その後の経過

右下葉切除術が行われ, 病理診断は定型カルチノイドであった. 術後1年6か月現在, 再発の徴候は認めていない.

▶ 肺カルチノイドの一般的知識

肺の神経内分泌腫瘍(neuroendocrine tumor；NET)の中で, 低〜中悪性度の腫瘍である. 病理学的に核分裂像の数や壊死の有無から, 低悪性度の腫瘍は定型カルチノイド(typical carcinoid), 中悪性度の腫瘍は異型(非定型)カルチノイド(atypical carcinoid)に分類される(「肺大細胞神経内分泌癌」▶NOTE p.93参照). 定型はカルチノイドの80〜90％を占め, 異型(非定型)は稀である. 定型の好発年齢は40〜50歳代で, 性差はない. 異型(非定型)は50〜60歳代にみられ, 男性にやや多く喫煙と関連している. 5年生存率は, 定型は87％以上, 異型(非定型)は60％と報告されている[1].

▶ 肺カルチノイドの画像所見

定型カルチノイドは, 境界明瞭で円形/分葉状の形態を示し, 通常3cm以下の充実性結節・腫瘤として認められる(図1). 緩徐な増大傾向を示し, しばしば気管支や肺動脈に沿った進展を示す(図1-A). 75％は主・葉・区域気管支内に発生し, 25％は末梢に円形・楕円形腫瘤として認められる[1]. 異型(非定型)カルチノイドは, 定型カルチノイドより分葉状, 末梢側, 大きい傾向があるが(図2), 両者を画像で鑑別するのは難しい. 肺カルチノイドは, 造影CTで

比較的よく染まる腫瘍のひとつと考えられているが，造影効果の弱い症例も経験される（図1-C）．肺カルチノイドの約30％に石灰化がみられる（図2-D）．定型カルチノイドでは約15％の症例に転移が認められ，そのほとんどが所属リンパ節である．再発までの期間の中央値は4年である．一方，異型（非定型）カルチノイドは半数の症例が所属リンパ節もしくは遠隔転移を起こし，再発までの期間は1.8年と報告されている[2]．

バリエーション　70歳代，男性．肺異型（非定型）カルチノイド

図2-A　単純X線写真

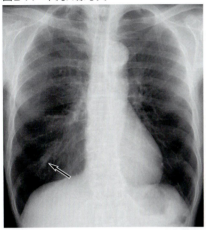

図2-B　薄層CT斜冠状断像

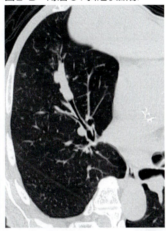

A：右下肺野に気管支に沿った細長い腫瘤影（→）が認められる．背景肺に肺気腫が認められる．
B：B^8に沿って細長い充実性腫瘤が認められ，B^8は閉塞している．
C～E：分葉状の腫瘤内部に点状石灰化がみられ，造影後不均一な造影効果が認められる．
右S^{10}に転移による小結節がみられ（非提示），右下葉切除術が行われた．

図2-C　薄層CT

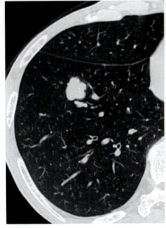

図2-D　単純CT

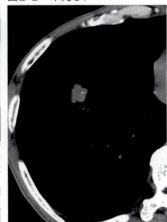

図2-E　造影CT

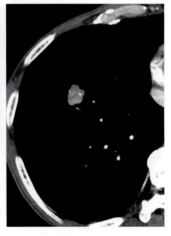

▶鑑別診断のポイント

気管支内腫瘤を来す腫瘍性病変として，扁平上皮癌，神経内分泌癌，カルチノイド，粘表皮癌，腺様嚢胞癌，気管支内転移（腎癌，乳癌，大腸癌，悪性黒色腫など），過誤腫などが挙げられる．

参考文献
1) Mandegaran R, David S, Screaton N: Cardiothoracic manifestations of neuroendocrine tumours. Br J Radiol 89: 20150787, 2016.
2) Caplin ME, Baudin E, Ferolla P, et al: Pulmonary neuroendocrine (carcinoid) tumors: European Neuroendocrine Tumor Society expert consensus and recommendations for best practice for typical and atypical pulmonary carcinoids. Ann Oncol 26: 1604-1620, 2015.

108　2. 腫瘍性肺疾患

肺過誤腫
pulmonary hamartoma　　　　　　　　　　　　　　　　　　　　　　　　　筒井 伸，芦澤和人

症例　20歳代，女性．健診の胸部単純X線写真で異常影を指摘された．

図1-A　単純X線写真

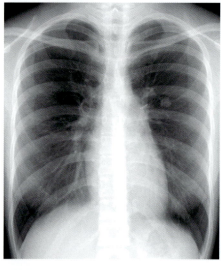

図1-B　薄層CT

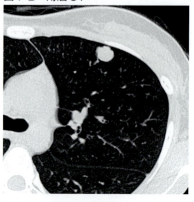

A：左上肺野に境界明瞭，辺縁分葉状の結節影がみられる．
B～D：左S^3に境界明瞭，辺縁分葉状の結節が認められ，全体に軽度の造影効果が認められる．
E：全体にやや不均一な高信号を呈する．

図1-C　単純CT

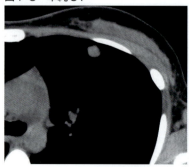

図1-D　造影CT

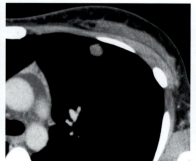

図1-E　T2強調像

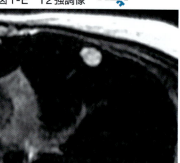

▶その後の経過
　　肺過誤腫を疑うも，本人，家族の強い希望もあり，胸腔鏡下左上葉部分切除が行われ，病理学的に肺過誤腫と診断された．その後，経過観察され再発はみられない．

▶肺過誤腫の一般的知識
　　気管支周囲の間葉系の良性腫瘍と考えられており，軟骨，結合組織，脂肪，平滑筋，気管支上皮などにより構成される．肺の良性腫瘍で最も多く，7割以上とされる．末梢肺に発生することが多く，画像により偶発的に発見される．稀に中枢気管支内に発生することもある（図4）．通常，単発であるが時に多発する．

▶肺過誤腫の画像所見
　　境界明瞭，辺縁平滑～分葉状の結節を呈することが多い（図1）．石灰化は15～20％に存在

し，ポップコーン様石灰化は特異的な所見とされる（図2）が，遭遇する頻度は高くない．内部に脂肪成分を有することは特徴的な所見である（図3）[1]．通常，造影効果は乏しい．軟骨成分を反映し，MRIのT2強調像で高信号を示すものが多い[2]．長い経過を有し，サイズの変化はないか，ごく緩徐な増大傾向を示すものが多いが，稀に急速増大を示すものもある．切除されれば，再発はみられない．

バリエーション　60歳代，女性．肺過誤腫疑い	バリエーション　50歳代，男性．肺過誤腫疑い
図2　単純CT	図3　単純CT

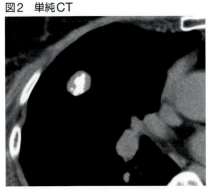
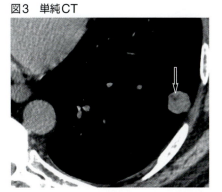

右中葉に境界明瞭，辺縁平滑な結節が認められ，内部にはポップコーン様石灰化がみられる．肺過誤腫に特徴的な所見である．

左S⁹に境界明瞭，辺縁わずかに分葉状の結節が認められ，内部に脂肪吸収値を呈する領域（→）がみられる．

▶ 鑑別診断のポイント

肺扁平上皮癌や硬化性肺胞上皮腫，肺カルチノイド，炎症性筋線維芽細胞腫瘍などが鑑別に挙げられる．ポップコーン様石灰化は肺過誤腫に特異的である．軟骨成分を反映してT2強調像では高信号を呈する点や，内部に脂肪を有する点が鑑別に有用である．また，FDG-PETでの集積が低く，カルチノイド腫瘍などとの鑑別が可能とされる[3]．

参考症例　70歳代，男性．気管支過誤腫
図4-A　単純X線写真　　図4-B　造影CT

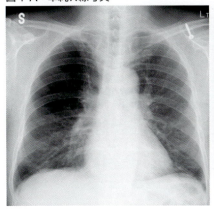
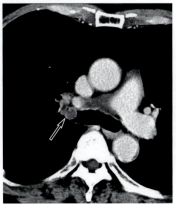

A：閉塞性過膨張による右上中肺野（CTで右上葉に一致）の透過性亢進所見がみられる．
B：右上葉気管支入口部に，内部に脂肪成分を示唆する低吸収域を含む病変（→）が認められる．

参考文献
1) Siegelman SS, Khouri NF, Scott WW Jr, et al: Pulmonary hamartoma: CT findings. Radiology 160: 313-317, 1986.
2) Sakai F, Sone S, Kiyono K, et al: MR of pulmonary hamartoma: pathologic correlation. J Thorac Imaging 9: 51-55, 1994.
3) Uhlén N, Grundberg O, Jacobsson H, et al: 18F-FDG PET/CT diagnosis of bronchopulmonary carcinoids versus pulmonary hamartomas. Clin Nucl Med 41: 263-267, 2016.

硬化性肺胞上皮腫
sclerosing pneumocytoma

筒井 伸, 芦澤和人

症例 60歳代, 女性. 胸部単純X線写真で異常影を指摘された.

図1-A 単純X線写真
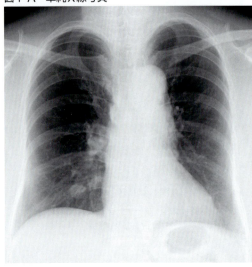

図1-B 薄層CT
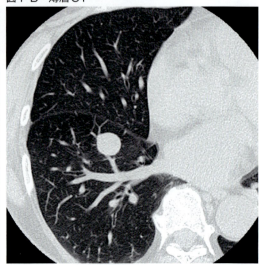

図1-C 単純CT
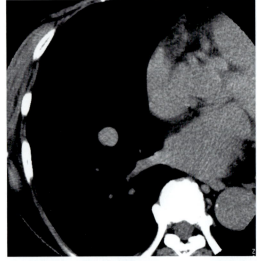

図1-D 造影CT
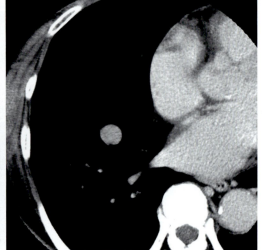

A：右下肺野に境界明瞭, 辺縁平滑な結節がみられる.
B〜D：右S^8に境界明瞭, 円形で辺縁平滑な結節が認められ, 造影CT (D) では全体に造影されている.

▶ その後の経過

胸腔鏡下右下葉部分切除術が施行され, 病理学的に硬化性肺胞上皮腫と診断された. その後の経過で再発はみられない.

▶硬化性肺胞上皮腫の一般的知識

　　肺胞上皮への分化を示す細胞が，充実性，乳頭状に増殖し，硬化（線維化），出血（血管腫様）を伴う良性腫瘍である．II型肺胞上皮に類似する表層細胞と円形細胞の2種類の細胞から構成される[1]．中年女性に多く，ほとんどが無症状であるが，症状を有する場合は血痰が多い．

▶硬化性肺胞上皮腫の画像所見

　　境界明瞭な円形～卵円形の結節/腫瘤（図1）で，分葉傾向は少ないが，不整な輪郭がみられることもある．単発例が大部分だが，稀に多発する．CT上，石灰化が30％で検出される．造影効果を有することが多く，乳頭状成分，血管腫様成分は強く造影される[2]．稀に，病変内にmeniscus sign様の気腔がみられることがあるが，腫瘍内での出血を繰り返すことによるものと考えられており[3]，周囲には肺胞構造の破壊を伴う．

▶鑑別診断のポイント

　　境界明瞭，辺縁平滑で円形～卵円形の結節/腫瘤を呈し，内部に石灰化を伴う頻度が高く，肺癌との鑑別点となる．結節周囲に出血によるすりガラス影を認めることがあり，肺腺癌との鑑別が問題となる．肺過誤腫（図2）など良性腫瘍との鑑別には，造影早期から強い造影効果を有することが挙げられる[2]．

参考症例　30歳代，男性．肺過誤腫

図2-A　薄層CT　　　図2-B　単純CT　　　図2-C　造影CT

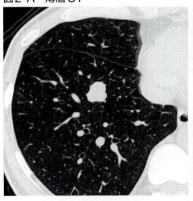 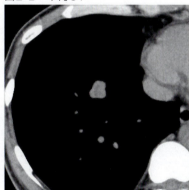 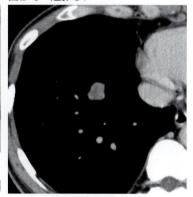

A～C：右S^8に境界明瞭，辺縁分葉状の結節が認められるが，造影効果は弱い．

参考文献
1) 日本肺癌学会(編)；臨床・病理　肺癌取扱い規約，第8版．金原出版，2017．
2) Chung MJ, Lee KS, Han J, et al: Pulmonary sclerosing hemangioma presenting as solitary pulmonary nodule: dynamic CT findings and histopathologic comparisons. AJR 187: 430-437, 2006.
3) Takatani H, Ashizawa K, Kawai K, et al: Pulmonary sclerosing hemangioma manifesting as a nodule with irregular air clefts on high-resolution CT. AJR 189: W26-W28, 2007.

2. 腫瘍性肺疾患

肺類上皮血管内皮腫
pulmonary epithelioid hemangioendothelioma　　　　　　　　　　　　　　　　　　　　　筒井 伸，芦澤和人

症例 60歳代，女性．検診の胸部単純X線写真で異常影を指摘された．

図1-A　薄層CT　　　　　　　　　　　　　　図1-B　薄層CT

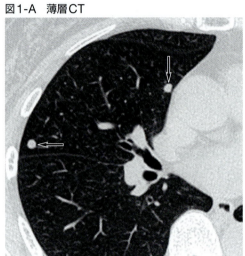
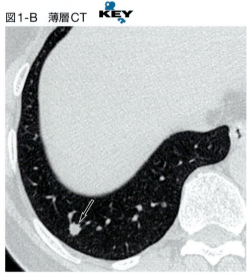

図1-C　薄層CT　　　　　　　　　　　　　　図1-D　薄層CT

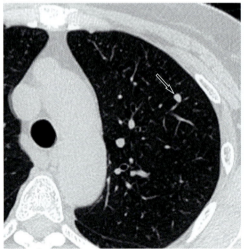
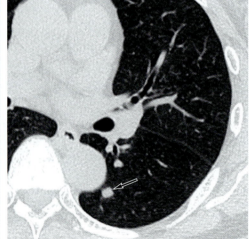

A～D：両肺に1cm以下の境界明瞭な結節が多数認められる（→）．病変は，いずれも胸膜側に分布している．

▶その後の経過

胸腔鏡下肺生検が施行され，病理学的に肺類上皮血管内皮腫と診断された．症状はなく，無治療にて経過観察されている．

▶肺類上皮血管内皮腫の一般的知識

類上皮血管内皮腫は稀な血管内皮細胞由来の境界～低悪性度の腫瘍で，肺，肝臓，骨，軟部組織に多く発生するが，皮膚，消化管，脳，縦隔，胸膜，脾臓，乳腺，精巣，甲状腺，心臓など，様々な組織由来の報告がある．肺病変は，Dailらによって報告されたintravascular bronchio-loalveolar tumor (IVBAT) と同一とされる[1]．肺や肝臓では多発することが多く，肺と肝臓の両者に病変が存在することもあり，多中心性発生や転移性病変が考えられている．

▶肺類上皮血管内皮腫の画像所見

両肺に多発する境界明瞭な結節で，大きさは2cm以下，1cm未満のものが大部分である（図1）[2]．また，石灰化や骨化がみられることがある．肺門リンパ節腫大や胸水，小葉間隔壁肥厚を伴うことがあり，病変が多臓器に及ぶ場合は予後不良である．縦隔に発生し，上大静脈や腕頭静脈に病変が及び，上大静脈症候群を呈した症例も報告されている（図2）[3]．

バリエーション　70歳代，女性．縦隔から胸壁に進展する類上皮血管内皮腫

図2-A　造影CT冠状断像

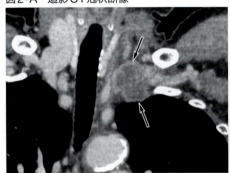

図2-B　造影CT冠状断像

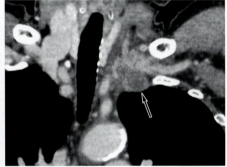

A, B：左肺尖部内側に腫瘤性病変を認め，胸壁や縦隔側に高度に進展している（→）．腫瘤の辺縁部優位に濃染している．左内頸静脈・鎖骨下静脈～腕頭静脈は巻き込まれ，閉塞している．

▶鑑別診断のポイント

肺に多発結節を呈する疾患が鑑別診断となる．特に，多発肺転移との鑑別は困難であるが，増大がないか緩徐であることが，鑑別の一助となりうる．

参考文献

1) Dail DH, Liebow AA, Gmelich JT, et al: Intravascular, bronchiolar, and alveolar tumor of the lung (IVBAT). An analysis of twenty cases of a peculiar sclerosing endothelial tumor. Cancer 51: 452-464, 1983.
2) Cronin P, Arenberg D: Pulmonary epithelioid hemangioendothelioma: an unusual case and a review of the literature. Chest 125: 789-793, 2004.
3) Ferretti GR, Chiles C, Woodruff RD, et al: Epithelioid hemangioendothelioma of the superior vena cava: computed tomography demonstration and review of the literature. J Thorac Imaging 13: 45-48, 1998.

炎症性筋線維芽細胞腫瘍（炎症性偽腫瘍）
inflammatory myofibroblastic tumor (IMT) (inflammatory pseudotumor; IPT)

西田暁史，芦澤和人

症例 40歳代，男性．健診で血液検査異常を指摘され，近医でCTを撮影し，右下葉に腫瘤が指摘された．20歳から現在まで，20本/日の喫煙歴．

図1-A　単純X線写真

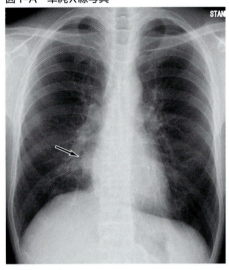

A：右下肺野内側に境界明瞭な腫瘤（→）が認められる．
B～E：右下葉内側に境界明瞭な充実性腫瘤が認められる．腫瘤内部に石灰化はなく，遷延性の造影効果（E；→）が認められる．
F：腫瘤は軽度高信号～低信号の不均一な信号（→）を示し，線維成分の豊富な腫瘤が示唆される．
G：右下葉内側の腫瘤に集積が認められる．

図1-B　薄層CT

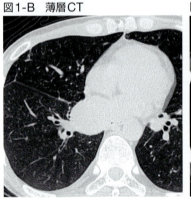

図1-C　単純CT

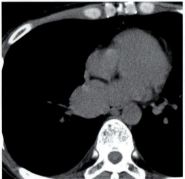

図1-D　造影CT（動脈相）

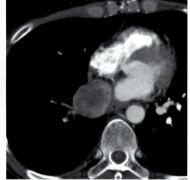

図1-E　造影CT（静脈相）

図1-F　T2強調像

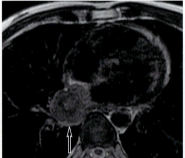

図1-G　FDG-PET/CT

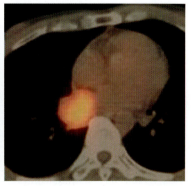

▶ その後の経過

右下葉切除および左心房壁合併切除が行われ，病理学的に炎症性筋線維芽細胞腫瘍と診断された．術後経過は良好で，再発は認めない．

▶ 炎症性筋線維芽細胞腫瘍（炎症性偽腫瘍）の一般的知識

炎症性偽腫瘍（IPT）は，病理学的に線維芽細胞，筋線維芽細胞，炎症細胞が混在して増生した限局性病変で，炎症に伴う反応性の増殖病変と考えられてきた．しかし，再発，遠隔転移，周囲浸潤を伴う一群が報告され，その後，anaplastic lymphoma kinase（*ALK*）遺伝子を含む転座を有する症例が発見され，IPTの少なくとも一部は新生物であることが確実となった．IPTの中で，新生物の一群は炎症性筋線維芽細胞腫瘍（IMT）と呼ばれ，軟部腫瘍WHO分類（2013年）[1]では，筋線維芽細胞の増殖とリンパ球，形質細胞，好酸球などの炎症性細胞浸潤を特徴とする中間悪性腫瘍に分類されている．

IMTは小児期〜青年期の発症が多く，肺，後腹膜，腹部骨盤が好発部位である．約半数の症例に*ALK*遺伝子の再構成が認められる．一方，IPTは中年期以降の発症が多く，肺，眼窩，中枢神経，消化管などの全身の様々な臓器からの発生が報告されている．IgG4関連疾患との関係が示唆される症例もあり，IPTは新生物であるIMTを含め，複数の病態を含む幅広い疾患概念と考えられる[2]．IMTの治療は外科的切除が基本である．内科的治療としては，ステロイド，化学療法の報告があり，*ALK*遺伝子の再構成のある症例ではALK阻害剤の有効性も報告されている．

▶ 炎症性筋線維芽細胞腫瘍（炎症性偽腫瘍）の画像所見

肺のIPTは外科的切除症例の検討では0.04％と報告され，稀な疾患である．単発性の結節・腫瘤が多く，多発性は少ない．結節・腫瘤は辺縁平滑または分葉状であり（図1）[3]，石灰化は約15％の症例にみられる．遷延性濃染がみられることがあり（図1-E），豊富な線維性組織を反映した所見と考えられる[4]．IPTとIMTは病理学的に類似しており，画像上の鑑別は困難と考えられる．

▶ 鑑別診断のポイント

画像所見は原発性肺癌や転移性肺癌に類似し，特異的な所見に乏しい．若年者発症の境界明瞭な結節・腫瘤では，稀だが本症を考慮することが必要である．

参考文献

1) Fletcher CD, Hogendoorn P, Mertens F, et al: WHO classification of tumors of soft tissue and bone. 4th ed. IARC Press, Lyon, 2013.
2) Gleason BC, Hornick JL: Inflammatory myofibroblastic tumours: where are we now? J Clin Pathol 61: 428-437, 2008.
3) Agrons GA, Rosado-de-Christenson ML, Kirejczyk WM, et al: Pulmonary inflammatory pseudotumor: radiologic features. Radiology 206: 511-518, 1998.
4) Takayama Y, Yabuuchi H, Matsuo Y, et al: Computed tomographic and magnetic resonance features of inflammatory myofibroblastic tumor of the lung in children. Radiat Med 26: 613-617, 2008.

2. 腫瘍性肺疾患

血行性肺転移
hematogenous lung metastasis

筒井 伸，芦澤和人

症例 80歳代，女性．頸部腫瘤を自覚し受診．10本/日，63年の喫煙歴．

図1-A 単純X線写真

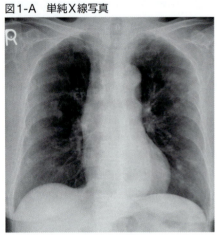

図1-B 薄層CT

図1-C 薄層CT

図1-D 薄層CT

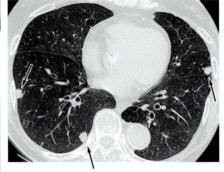

図1-E CT冠状断像

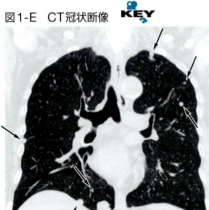

図1-F CT冠状断像

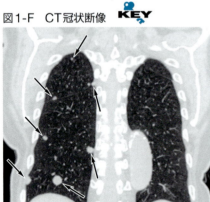

図1-G 造影CT

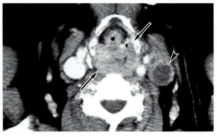

A：両肺に多数の結節影を認める．
B～F：両肺に多数の粒状影や結節（→）が認められ，境界明瞭，辺縁平滑で，一部分葉状である．胸膜側優位に分布し，下葉優位に比較的大きな結節がみられる．
G：頸部食道の全周性壁肥厚（→）を認め，左鎖骨上窩リンパ節の腫大（▶）を伴う．

▶ その後の経過

上部消化管内視鏡にて生検され，頸部食道癌（扁平上皮癌）の診断となる．本人の希望で，best supportive care の方針となり，経過観察中である．

▶ 血行性肺転移の一般的知識

肺は体循環系のフィルターとしての特性があり，全身のあらゆる悪性腫瘍からの転移が高頻度に認められる．その経路としては血行性，特に肺動脈を介した転移が最も多く，肺外の腫瘍が静脈に浸潤し，静脈内を通って肺に到達し，肺動脈や肺細動脈，毛細血管内に留まり，生着・増殖し，近傍の肺組織に浸潤すると考えられている．

原発巣は様々であるが，肺や乳腺，大腸，腎臓，子宮，前立腺，頭頸部の頻度が高く，また腫瘍の発生頻度は高くないが，絨毛癌や骨肉腫，精巣腫瘍，悪性黒色腫，Ewing肉腫，甲状腺癌などでも肺転移の頻度が高いとされている[1]．良性腫瘍が肺転移を来すこともあり，子宮筋腫や胞状奇胎，骨巨細胞腫，軟骨芽腫，唾液腺の多形腺腫，髄膜腫などが報告されている[2]．悪性腫瘍の転移は急速に増大するものが多いが，良性腫瘍の肺転移の増大は緩徐である．

▶ 血行性肺転移の画像所見

両肺に多発する結節を呈することが多い．結節は境界明瞭，辺縁平滑なことが多いが（図1），境界不明瞭であったり，辺縁不整な場合もある．大きさは数mm～数cmのことが多いが，大きいものでは肺葉全体を占めるものもみられる．下肺野優位に分布し，重力により下肺野の血流が多いことが原因と考えられており，肺の胸膜側に多く分布する（図1）．

空洞形成は4％程度でみられ，肺癌や頭頸部癌，甲状腺癌，乳癌，骨腫瘍，腎細胞癌，膵癌，大腸癌，膀胱癌，陰茎癌，精巣癌，子宮頸癌（図2），皮膚癌など様々な原発巣による肺転移で報告されているが，扁平上皮癌に多い．薄壁空洞の肺転移としては，血管肉腫に代表される肉腫や腺癌の頻度が高い（▶NOTE参照）．機序としては腫瘍内壊死やチェックバルブ機構が考えられている[2]．また内部に石灰化・骨化を来すことがあり，骨肉腫や甲状腺癌，大腸癌（図3），

| バリエーション | 40歳代，女性．子宮頸癌の空洞を伴う肺転移 |

図2 CT

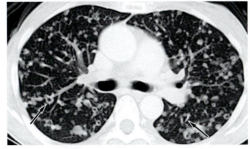

両肺に結節が多発し，ランダムに分布する．内部に空洞（→）を伴うものが多い．

| バリエーション | 50歳代，男性．直腸癌の石灰化を伴う肺転移 |

図3 単純CT

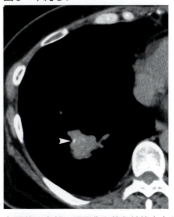

右下葉に内部に石灰化を伴う結節（▶）を認める．

乳癌などでみられる．石灰化・骨化の機序は骨形成，異栄養性石灰化，粘液石灰化が考えられる[2]．

全体がすりガラス吸収値を呈する結節(pure ground-glass nodule；pure GGN)であったり，充実性結節の周囲にすりガラス影を伴う(part solid nodule)ことがある．すりガラス影の成因として，①肺胞上皮置換性の腫瘍増殖，②出血，③粘液産生が考えられ，それぞれ原発巣として，①肺癌や乳癌(図4)，②血管肉腫や絨毛癌，骨肉腫，悪性黒色腫，③消化管癌，膵癌(図5)，肺癌などが挙げられる．

血行性肺転移の中には粟粒結核に類似した数mm大の粒状影がびまん性にランダム分布を呈することがあり，肺癌(図6)や甲状腺癌などの転移でみられる頻度が高い．cannonballと

| バリエーション | 70歳代，女性．乳癌のすりガラス影を伴う肺転移 |

図4　薄層CT

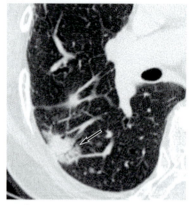

右S[6]にpart solid nodule(→)を認める．内部に気管支透亮像を含み，辺縁部のすりガラス影と周囲正常肺との境界は明瞭である．

| バリエーション | 70歳代，女性．膵癌のすりガラス影を伴う肺転移 |

図5　薄層CT

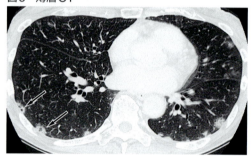

両肺の胸膜下優位にpart solid noduleが多発し，内部に気腔を伴うものもみられる(→)．

| バリエーション | 80歳代，女性．肺腺癌の粟粒肺転移 |

図6　薄層CT

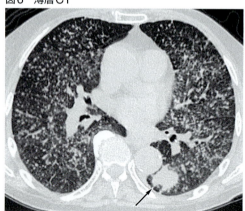

左S[6]に辺縁不整な結節(→)を認め，同部の経気管支肺生検で原発性肺腺癌(EGFR陽性)と診断された．両肺にランダム分布を呈する粒状影がきわめて多数みられる．

| バリエーション | 60歳代，男性．腎細胞癌の腫瘤を形成する肺転移 |

図7　薄層CT冠状断像

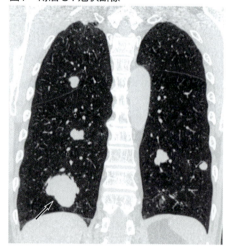

右S[10]に境界明瞭，辺縁平滑でやや分葉状の腫瘤(cannonball．→)を認める．その他にも結節が多発している．

呼ばれる単発から数個の類円形の巨大な腫瘤を形成する肺転移は，腎細胞癌（図7），精巣腫瘍，肉腫，大腸癌に多い．

▶鑑別診断のポイント

担癌患者で，両肺に多発する結節がみられ，増大速度も比較的速い症例では鑑別に苦慮することは少ないが，孤立性の肺転移の場合は，画像上，原発性肺癌との鑑別が困難なことが多く，原発巣の把握や病理学的検索が必要となる．

> **NOTE　血行性肺転移と気胸**
>
> 血管肉腫や骨肉腫などの肺転移では，腫瘍壊死により気管支と胸膜との間に瘻孔を形成し，気胸を生じることがある（図8）[2]．

参考症例　80歳代，男性．頭部の血管肉腫の多発肺転移に気胸を合併

図8-A　CT　　　　　　　　　　図8-B　CT

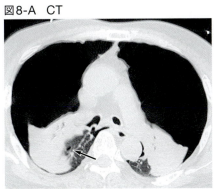
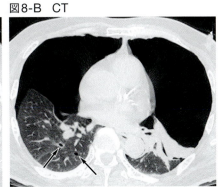

図8-C　CT　　　　　　　　　　図8-D　CT

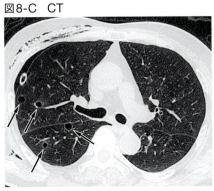
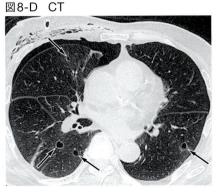

A, B：両側気胸があり，両側上葉や中葉を主体とした無気肺がみられる．含気の残る右下葉には薄壁空洞の肺転移（→）が多発している．
C, D：両側胸腔ドレーンが挿入され，両肺の含気が改善している．両肺に多発する薄壁空洞の肺転移（→）が明瞭となっている．

参考文献
1) Coppage L, Shaw C, Curtis AM: Metastatic disease to the chest in patients with extrathoracic malignancy. J Thorac Imaging 2: 24-37, 1987.
2) Soe BJ, IM JG, Goo JM, et al: Atypical pulmonary metastasis: spectrum of radiologic findings. RadioGraphics 21: 403-417, 2001.

気管支壁内転移
endobronchial metastasis

本多功一，芦澤和人

症例 70歳代，男性．S状結腸癌術後．経過観察のCTで主気管支内の病変を指摘された．加療目的で紹介受診となる．

図1-A 単純X線写真

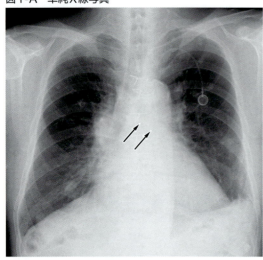

図1-B 薄層CT冠状断像

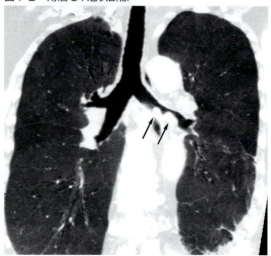

図1-C 造影CT **KEY**

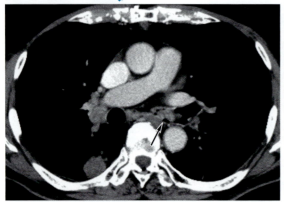

図1-D 気管支鏡

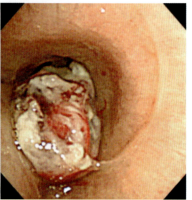

A：左主気管支の透亮像が不明瞭（→）である．肺転移による結節影が認められる．
B：左主気管支内腔に突出する多発病変（→）が認められる．
C：左主気管支内腔の病変（→）は造影効果を有している．また，右肺転移，右肺門リンパ節腫大の所見も認められる．
D：左主気管支内腔に突出する不整形な腫瘤を認め，内腔が狭小化している．

▶ その後の経過

　　　　気管支鏡検査が施行され，病理学的にS状結腸癌からの転移と診断された．多発肺転移や縦隔・肺門リンパ節転移も認められ，根治的な意味合いには乏しいが，左主気管支閉塞に伴う閉塞性肺炎や呼吸不全の予防，気道確保のため，硬性気管支鏡下での気管支腫瘍切除術が行われた．

▶ 気管支壁内転移の一般的知識

気管支壁内転移（転移性気管・気管支内腫瘍）の頻度は剖検例において、肺外悪性腫瘍の2%程度である[1]．原発巣としては、乳癌、大腸癌、腎癌が多い．悪性腫瘍の気管支への転移経路は、①末梢肺動脈の腫瘍塞栓から灌流リンパ路を介して気管支周囲リンパ管内を上行する、②肺門リンパ節から逆行性に気管支周囲のリンパ管内を下行、③気管支動脈を介し気管支壁内に着床増殖するもの、④経気道的転移、の4経路が考えられている．原発巣の発見から気管・気管支壁内転移までの期間は10年を超えるという報告もあり、注意が必要である[2]．症状としては、咳嗽、血痰、呼吸困難などであるが、無症状のことも多い．気管支鏡所見は様々であり、大腸癌や腎癌はポリープ状の形態をとりやすく、乳癌は気管支粘膜下のリンパ管への浸潤、増殖が多いとされる．

▶ 気管支壁内転移の画像所見

胸部単純X線写真では、病変が大きくないと同定しがたい．CTでは、分枝状、ポリープ状の病変や気管支壁の肥厚（図1-B, C, 2-A）としてみられる．病変末梢の肺葉や区域に無気肺や閉塞性肺炎、粘液栓などの二次性変化も認められる．画像上、気管支の原発性腫瘍とは区別しがたい．随伴所見として、腫大リンパ節や肺結節、胸水などが認められる（図1-C）．FDG-PET/CTも気管支転移の同定に有用という報告もある[3]．悪性腫瘍の患者では、気管・気管支壁内転移の可能性を念頭に置いておくことが重要である．

バリエーション　60歳代，男性．前立腺癌の区域気管支壁内転移

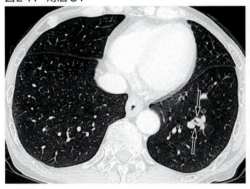

図2-A　薄層CT

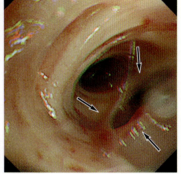

図2-B　気管支鏡

A：左B⁹の肥厚による狭小化が認められる（→）．
B：気管支鏡では左B⁹の浮腫状肥厚が認められ（→），生検で前立腺癌の転移が確認された．

▶ 鑑別診断のポイント

原発性気管・気管支腫瘍が鑑別となり、腺様嚢胞癌、扁平上皮癌、カルチノイド、粘表皮癌などが挙がる．ただ原発となる腫瘍が他の部位に認められる場合は転移を考慮し、診断と治療を兼ねた早期の気管支鏡検査が求められる．

参考文献

1) Seo JB, Im JG, Goo JM, et al: Atypical pulmonary metastases: spectrum of radiologic findings. RadioGraphics 21: 403-417, 2001.
2) Marchioni A, Lasagni A, Busca A, et al: Endobronchial metastasis: an epidemiologic and clinicopathologic study of 174 consecutive cases. Lung Cancer 84: 222-228, 2014.
3) Shim HK, Kwon HW, Kim TS, et al: Endotracheal metastasis seen on FDG PET/CT in a patient with previous colorectal cancer. Nucl Med Mol Imaging 44: 294-296, 2010.

癌性リンパ管症
lymphangitic carcinomatosis

西田暁史, 芦澤和人

症例 80歳代, 男性. 心筋梗塞の既往. 定期検査の胸部単純X線写真で異常を指摘された. 労作時息切れと咳嗽がある. 60本/日, 60年の喫煙歴.

図1-A　単純X線写真

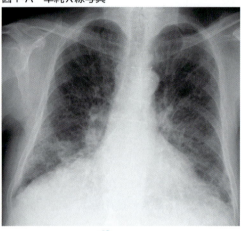

図1-B　薄層CT冠状断像

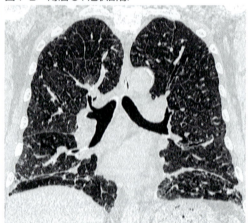

図1-C　薄層CT

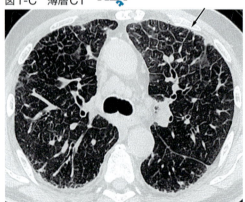

図1-D　薄層CT

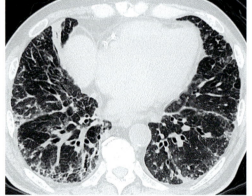

図1-E　単純CT

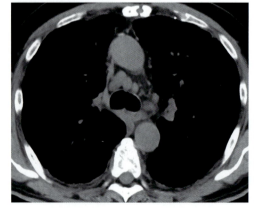

A：両肺びまん性, 下肺野優位に線状網状影や粒状影が認められる.
B〜D：両肺びまん性に小葉間隔壁肥厚（C；→）や葉間胸膜を含めた胸膜面の平滑ないし結節状肥厚が認められる. 気管支血管束の肥厚は目立たない.
E：縦隔リンパ節の軽度腫大がみられる.

▶その後の経過

経気管支肺生検（TBLB）で腺癌が認められた．腹部CTでは前立腺腫大，傍大動脈リンパ節転移，骨転移が認められ，前立腺特異抗原（PSA）が高値であり，前立腺癌による癌性リンパ管症と診断された．化学療法が行われたが10か月後に死亡した．

▶癌性リンパ管症の一般的知識

癌性リンパ管症は肺内のリンパ管系に癌細胞が浸潤，リンパ管塞栓を来す病態であり，肺転移症例の6～8％に発生する[1]．症状は息切れや乾性咳嗽が多い．進行性の呼吸不全を来すことが多く，予後は不良である．

様々な癌が癌性リンパ管症を起こしうるが，頻度の高い原発巣は，乳癌（33％），胃癌（29％），肺癌（17％），膵癌（4％），前立腺癌（3％）である[1]．

▶癌性リンパ管症の画像所見

肺内のリンパ管は，肺門周囲の気管支血管周囲間質，小葉間隔壁，小葉中心性間質，胸膜下間質に存在し，癌性リンパ管症では肺内リンパ路への腫瘍細胞浸潤，間質線維化反応（desmo-

| バリエーション | 70歳代，男性．癌性リンパ管症（肺癌） |

図2-A　単純X線写真

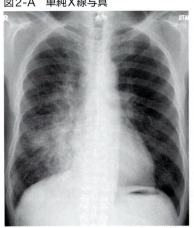

図2-C　薄層CT冠状断像

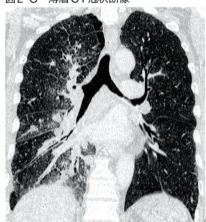

図2-D　薄層CT矢状断像

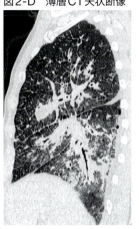

図2-B　薄層CT

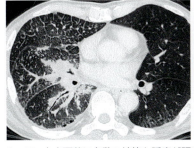

図2-E　造影CT

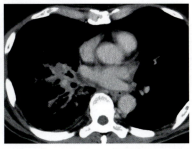

A～E：右中下葉に多数の結節と腫瘤が認められ（A），肺門・縦隔に多数のリンパ節転移が認められる（E）．右肺の気管支血管周囲間質は広範に肥厚し，小葉間隔壁の肥厚，小葉中心部構造の明瞭化，葉間胸膜の結節状肥厚が認められる（B～D）．経気管支肺生検（TBLB）で肺腺癌および癌性リンパ管症と診断された．

plastic reaction），リンパ管閉塞による浮腫を反映して，これらの構造が均一もしくは結節状に肥厚する．胸部単純X線写真では，気管支血管影の不鮮明化，網状・粒状影，Kerley B line，肺門・縦隔リンパ節腫大（20〜40％），胸水（30〜50％）などの所見が認められるが（図1-A，2-A），異常を指摘できない症例もある．薄層CTで，正常では小葉間隔壁は認識しづらいが，肥厚すると小葉の特異的なサイズ（1〜2.5cm）に一致した，特徴的な多角形の形状（polygonal arch）として描出される（図1-B〜D，2-B〜D）．その中央部に分岐状影（central dot）がみられ（図1-C），小葉中心動脈の分枝と，それを取り囲む気管支血管周囲間質の腫大を反映している．

癌のリンパ行性散布は，多くの場合，初めに血行性転移が生じ，その後周囲のリンパ間質に進展すると考えられ，血行性散布とリンパ行性散布が混在することがある．また，気管支血管束周囲間質の肥厚は，縦隔・肺門リンパ節転移の症例にしばしば認められ，肺門リンパ節を介した逆行性のリンパ行性進展と考えられる．

リンパ路の肥厚パターンは以下の3つに分類できる[2]．

1）軸方向・中枢側（気管支血管周囲間質）の肥厚が優位で，末梢のリンパ路肥厚は目立たないもの．
2）末梢のリンパ路の肥厚（小葉間隔壁，葉間胸膜，小葉中心部構造の明瞭化）が優位で，中枢側の肥厚は目立たないもの（図1）．
3）軸方向・中枢側，末梢側のリンパ路の両方が肥厚するもの（図2）．

異常像の分布は，両側性，片側性，限局性など様々であり，50％の症例は片側性もしくは限局性である．肺門リンパ節腫大はおよそ50％に認められる．

▶鑑別診断のポイント

サルコイドーシス，塵肺，アミロイドーシス，リンパ増殖性疾患，MALTリンパ腫（図3），間質性肺水腫などリンパ路に沿った病変を来す疾患が鑑別診断として挙げられる．小葉間隔壁の平滑な肥厚が目立つ症例では，間質性肺水腫ないし癌性リンパ管症が考えられるが，臨床情報などを加味することで鑑別可能である．

> **参考症例**　30歳代，男性．MALTリンパ腫

図3-A　単純X線写真

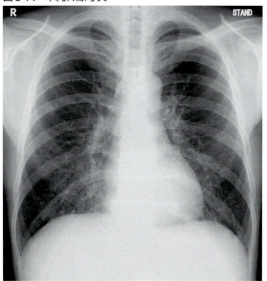

図3-B　薄層CT冠状断像

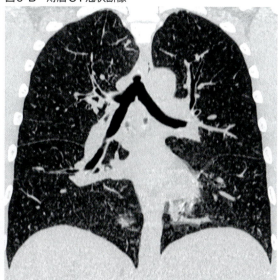

図3-C　薄層CT

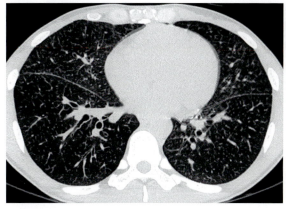

図3-D　腹部単純CT

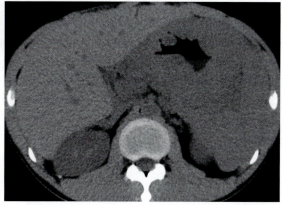

企業健診で白血球増加と貧血を指摘された.
A：両肺びまん性に微細な粒状影，すりガラス影が認められる.
B, C：両肺びまん性に小葉間隔壁肥厚，小葉中心性粒状影と分岐状影，胸膜の不整な肥厚が認められる.
D：胃壁のびまん性肥厚と脾腫が認められる.
胃および骨髄の生検でMALTリンパ腫が疑われ，遺伝子検査では*API2-MALT1*遺伝子が陽性であった．MALTリンパ腫ステージⅣと診断され，化学療法が行われた.

参考文献
1) Thomas A, Lenox R: Pulmonary lymphangitic carcinomatosis as a primary manifestation of colon cancer in a young adult. Can Med Assoc J 179: 338-340, 2008.
2) Johkoh T, Ikezoe J, Tomiyama N, et al: CT findings in lymphangitic carcinomatosis of the lung: correlation with histologic findings and pulmonary function tests. AJR 158: 1217-1222, 1992.

2. 腫瘍性肺疾患

気管支粘表皮癌
mucoepidermoid carcinoma of the bronchus

筒井 伸, 芦澤和人

症例 30歳代, 女性. 半年前から咳嗽が出現. 1か月前より増強した.

図1-A 単純CT
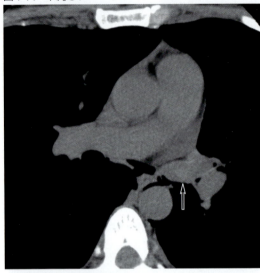

図1-B 造影CT
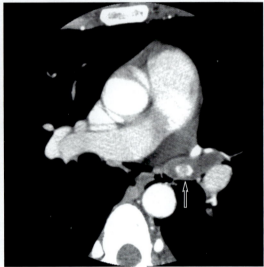

図1-C 造影CT冠状断像
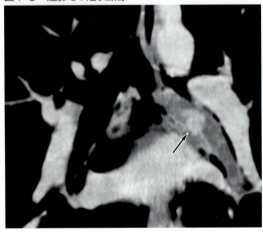

A, B：左主気管支内腔を占拠する結節（→）が認められ, 強く不均一な造影効果を有する.
C：濃染する結節（→）の中枢側, 末梢側の気管支内腔に分泌物の貯留が認められる.

▶ **その後の経過**

硬性鏡下気管支腫瘍切除術が行われ, 病理学的に粘表皮癌と診断された. その後の経過で再発はみられていない.

▶ **気管支粘表皮癌の一般的知識**

気管支腺より発生する稀な悪性腫瘍で, 粘液産生細胞, 扁平上皮細胞（あるいは扁平上皮様

細胞),中間細胞から構成される唾液腺型の癌である[1].約半数は30歳未満に生じ,喫煙との関連はなく,性差もない.主気管支,葉気管支,区域気管支といった中枢気管支に発生することが多い.低悪性度と高悪性度の2段階に分類されるが,大部分が低悪性度病変である.喘鳴,咳嗽,血痰などで発症する.

▶ 気管支粘表皮癌の画像所見

気管支内結節・腫瘤としてみられ,造影効果は強く,不均一なことが特徴とされる(図1)[2].低悪性度のものは気管支内腔にポリープ状に発育し,高悪性度では気管支壁を越えて周囲へ浸潤性に発育する.低悪性度では造影効果は強く,中枢気管支病変のことが多く,高悪性度のものはより末梢病変で,境界不明瞭,分葉状,造影効果は乏しい傾向があるとされる[3].気管支閉塞の二次性所見として,閉塞性無気肺,閉塞性肺炎,閉塞性過膨張,気管支内粘液栓などがみられることも多い.

▶ 鑑別診断のポイント

中枢気道(主気管支,葉気管支,区域気管支)に好発し,気管支内結節・腫瘤を形成する.カルチノイドなどの中枢気道の腫瘍性病変との鑑別は困難であるが,カルチノイドが比較的均一に造影されるのに対し(図2),本症では不均一な造影効果が特徴とされる[2].

> **参考症例** 10歳代後半,男性.気管支定型カルチノイド

図2-A 造影CT　　　　　図2-B 造影CT冠状断像

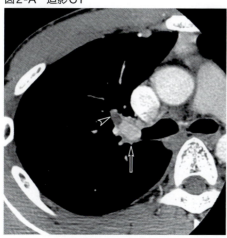
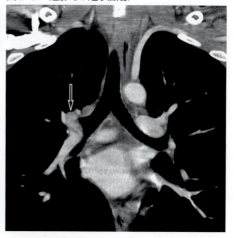

A, B:右上葉気管支内を占拠する結節(→)が認められ,比較的強く均一な造影効果を有する.横断像では,濃染する結節の末梢側のB³気管支内腔に粘液栓が認められる(A;▶).

参考文献
1) 日本肺癌学会(編);臨床・病理 肺癌取扱い規約,第8版.金原出版,2017.
2) Ishizumi T, Tateishi U, Watanabe S, et al: Mucoepidermoid carcinoma of the lung: high-resolution CT and histopathologic findings in five cases. Lung Cancer 60: 125-131, 2008.
3) Wang YQ, Mo YX, Li S, et al: Low-grade and high-grade mucoepidermoid carcinoma of the lung: CT findings and clinical features of 17 cases. AJR 205: 1160-1166, 2015.

気管支カルチノイド
carcinoid tumor of the bronchus

筒井 伸，芦澤和人

> **症例** 40歳代，男性．1か月前から喀痰，咳嗽．胸部単純X線写真で異常影を指摘された．

図1-A　薄層CT

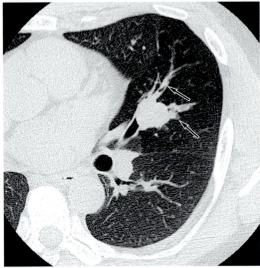

図1-B　単純CT

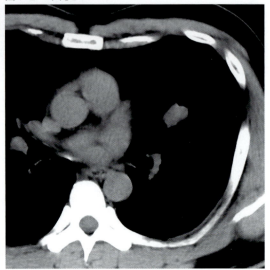

図1-C　造影CT **KEY**

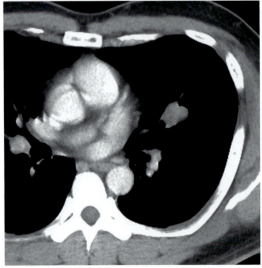

A：左B^{4}気管支を閉塞する結節を認め，末梢気管支内には粘液栓（→）を伴う．
B，C：結節は均一に造影される．

▶ その後の経過

気管支鏡では左B^{4}気管支の入口部に易出血性の腫瘍を認め，生検では診断はつかなかった．胸腔鏡下左舌区切除術が行われ，病理学的に気管支定型カルチノイドと診断された．

▶ 気管支カルチノイドの一般的知識

　　カルチノイドは神経内分泌細胞の性質をもつ、低ないし中間悪性度の上皮性腫瘍で、$2mm^2$当たり核分裂像が2個未満で壊死を伴わない定型カルチノイド、$2mm^2$当たり核分裂像が2〜10個の核分裂像がみられるか、あるいは壊死巣を有する異型カルチノイドに分けられる[1]. 定型カルチノイドは喫煙との関係はないとされており、一方で異型カルチノイドは喫煙者により多いとされる. 多くは中枢気道に発生し、末梢に発生するのは1/3程度である. 画像を契機に発見されることが多いが、中枢気道に発生した場合、気管支閉塞による喘鳴、咳嗽、閉塞性肺炎などの症状がみられる. また、豊富な血管網を有し易出血性のため、時に喀血もみられる.

▶ 気管支カルチノイドの画像所見

　　気管支内腔にポリープ状に発育し、また気管支壁を越えて肺実質に進展し、境界明瞭な圧排増殖性腫瘍を形成する(図1). 腫瘍の石灰化は30％でみられ[2]、通常の肺癌と比較し頻度が高い. 均一で強い造影効果を有することが多いが、造影効果については幅がある[2]. 気管支閉塞の二次性所見として腫瘍末梢に閉塞性無気肺、閉塞性肺炎、閉塞性過膨張、気管支内粘液栓などがみられることがある.

▶ 鑑別診断のポイント

　　気管支内腔のポリープ状病変や、気管支壁を越えて境界明瞭な圧排増殖性腫瘍を形成する疾患が鑑別に挙げられる(図2). 気管支腫瘍の中では均一で強い造影効果を有する場合は、本症を考慮する.

参考症例　70歳代, 男性. 扁平上皮癌

図2-A　薄層CT　　図2-B　造影CT

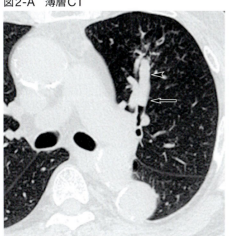
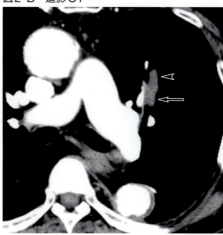

A, B：左B^3気管支内腔を占拠する病変(→)がみられ、末梢気管支内には粘液栓(►)を伴う.

参考文献
1) 日本肺癌学会(編)；臨床・病理 肺癌取扱い規約, 第8版. 金原出版, 2017.
2) Jeung MY, Gasser B, Gangi A, et al: Bronchial carcinoid tumors of the thorax: spectrum of radiologic findings. RadioGraphics 22: 351-365, 2002.

気管・気管支腺様嚢胞癌
adenoid cystic carcinoma of the trachea-bronchus

筒井 伸，芦澤和人

症例 40歳代，男性．喘鳴にて近医を受診し，当院を紹介受診．

図1-A　造影CT　　　　　　図1-B　造影CT

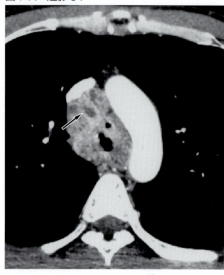
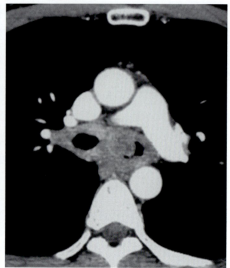

図1-C　単純CT冠状断像

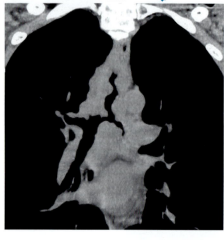

A, B：気管から両側主気管支にかけて，びまん性に浸潤する病変を認め，気道は狭窄している．腫瘍は気管・気管支壁を越えて縦隔脂肪内に浸潤し，右下部気管傍リンパ節の腫大（A；→）もみられる．
C：冠状断像では，気管・気管支に沿って長軸方向に広がる病変の全体像の把握が容易となる．

▶その後の経過

気管支鏡下生検にて気管・気管支腺様嚢胞癌と診断され，気道狭窄に対してステントが留置された．

▶気管・気管支腺様嚢胞癌の一般的知識

腺様嚢胞癌は気管・気管支腺に由来する悪性腫瘍（▶NOTE参照）で，気管・気管支原発の悪性腫瘍の中では，扁平上皮癌に次いで多い．50〜60歳代に多く，喫煙との関連はなく，性

差もない．気管，主気管支〜葉気管支に発生し，区域枝以下の発生は稀である．粘膜下に浸潤し，気管支壁に沿って長軸方向に進展する傾向がある．喘鳴，咳嗽，血痰などを症状とするが，神経周囲へも浸潤し，嗄声など神経症状を伴うこともある．また，神経周囲浸潤が局所再発の原因となる．

▶気管・気管支腺様囊胞癌の画像所見

気管・気管支に，壁外成分を有し内腔に突出する結節・腫瘤を形成する．浸潤傾向が強い場合は輪状もしくはびまん性の気管・気管支壁肥厚がみられる（図1）[1)2)]．手術が行われる場合，断端陽性とならないように腫瘍の進展範囲の正確な把握が重要であり，薄層CTのMPR像やMRIが有用である．気管支閉塞の二次性所見として閉塞性無気肺，閉塞性肺炎，閉塞性過膨張，気管支内粘液栓などがみられることがある．

▶鑑別診断のポイント

中枢気道（気管〜主気管支）に好発する病変で，気道内腔への突出や気道壁に沿う長軸方向への進展を示し，比較的均一な造影効果を有する．扁平上皮癌との鑑別が重要だが（図2），気道壁に沿う長軸方向への進展が高度な場合は，本症が疑われる．

参考症例 70歳代，男性．扁平上皮癌

図2-A 造影CT

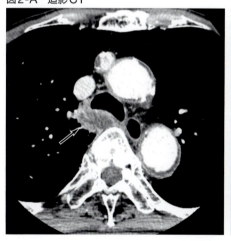

図2-B 造影CT冠状断像

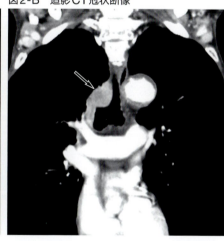

A, B：気管下部の右側〜後壁に，壁外成分を有し，内腔に突出する腫瘍（→）が認められる．中心部は造影効果が乏しく，壊死を反映した所見と考えられる．

> **NOTE 唾液腺型腫瘍**
>
> 気管，気管支，肺からは唾液腺に発生する腫瘍と組織像が類似した腫瘍が発生することがあり，唾液腺型腫瘍に分類される．気道表層上皮下に分布する気管・気管支腺に由来すると考えられ，粘表皮癌，腺様囊胞癌，上皮－筋上皮癌，多形腺腫が挙げられる[3)]．

参考文献
1) Kim TS, Lee KS, Han J, et al: Sialadenoid tumors of the respiratory tract: radiologic-pathologic correlation. AJR 177: 1145-1150, 2001.
2) Kwak SH, Lee KS, Chung MJ, et al: Adenoid cystic carcinoma of the airways: helical CT and histopathologic correlation. AJR 183: 277-281, 2004.
3) 日本肺癌学会(編)；臨床・病理 肺癌取扱い規約，第8版．金原出版，2017．

第3章

気道性病変

気道性病変
disease of the airways

筒井 伸，芦澤和人

▶1. 気道の正常構造と定義

　気道とは呼気および吸気の通路であり，一般に鼻孔から鼻腔を経て咽頭および喉頭に至るまでを上気道，気管より末梢を下気道という．気管，左右主気管支，肺葉気管支，区域気管支，亜区域気管支，小葉気管支，細気管支と分岐を繰り返し，終末細気管支に至り，気管より終末細気管支まではガス交換に関与しない導管として機能する．終末細気管支より末梢に呼吸細気管支が分岐し，肺胞道を経て肺胞囊，肺胞に至り，気管から数えて全体で23分岐といわれている[1]．呼吸細気管支から末梢では直接肺胞囊，肺胞が派生する場合もあり，呼吸細気管支，肺胞道は空気の通路のほかに一部ガス交換の場としての機能をもっている．

　肺細葉(acinus)は終末細気管支より遠位に存在する肺領域と定義され，細葉に至るまでの気道は0.5～1.0cm間隔で分岐を繰り返すのに対し，細葉内に入るとその分岐間隔は約2mmと急激に変化する(図1)．いわゆるセンチメートルパターンからミリメートルパターンへの分岐間隔の移行である[2]．Reidの二次小葉(secondary lobule)は，この末梢気道の分岐形態に着眼したもので，1本の終末細気管支に支配される領域(細葉)の3～5個の集合と定義される[3]．

　中枢側から規則正しい2分岐を繰り返し，徐々に径を減じ，胸膜下に達する気道を主軸系と呼ぶ．それに対し，主軸系から側方あるいは中枢側に反回して，主軸系では補いきれない中枢側の空間を支配する気道を側枝系と呼ぶ．側枝系は3～5次の太い主軸系気管支から直角あるいは中枢側に反回して分岐し，径は分岐する親気管支の半分程度のことが多く，大部分は3mm以内の細い気管支である(図2)．これらの2種類の気道分岐が互いに補いながら，肺空間は隙間なく埋め尽くされている．

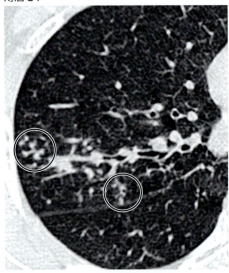

薄層CT

図1　50歳代，女性．肺結核
いわゆるtree-in-bud appearance (p.59, 60参照)を呈しており，末梢気道でのミリメートルパターンの分岐構造が観察される(○印)．

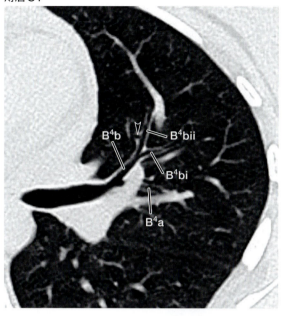

薄層CT

図2 主軸系と側枝系気管支
主軸系の気管支は左B^4bからB^4bi, B^4biiと分岐するが, B^4biiから側枝系の細い気管支が直角に分岐している(►).

▶2. 気管・気管支軟骨と関連疾患

　気管および気管支壁には扁平な軟骨輪が一定の隔たりをおいて並び, これを気管軟骨および気管支軟骨と呼ぶ. 気管は馬蹄型の軟骨輪を有する部分と, 後面の平滑筋や結合織を主体とする膜様部から形成される. 膜様部は柔らかく, 形状は呼吸により容易に変化し, 呼気時には膜様部が内腔側に偏位し, 内腔側に凸となる場合もある(図3). また, びまん性中枢気道病変においても, 軟骨に関連する再発性多発軟骨炎(p.150-151参照)や気管気管支骨軟骨形成症(p.151参照)は膜様部が保たれることが多いのに対し, アミロイドーシス(p.186-187参照)などでは膜様部にも病変が及ぶ. 慢性閉塞性肺疾患などの患者では, 胸腔内上昇に伴い気管軟

図3-A 薄層CT(吸気)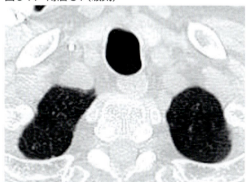

図3-B 薄層CT(呼気)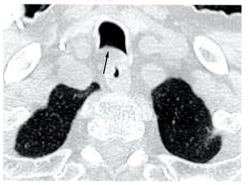

図3　80歳代, 男性. 吸気・呼気CTでの気管の変化
A：吸気では気管は円形を呈する.
B：呼気では膜様部は内腔側へ凸となる(→).

骨が変形し，前後方向に細長い形態となることがあり，鞘状気管(saber-sheath trachea)と呼ばれる（図4）．診断の目安として，気管の前後径と横径の比が2：1を超えることが挙げられ，胸腔内の気管のみに認められ，頸部気管は保たれる．

　気管・気管支軟骨は加齢により石灰化を来すことがあり，肺内の気管支レベルまで石灰化が描出されることもある．気管支軟骨は，主軸系では亜亜区域気管支までは密に存在するが，これより末梢の直径2mm以下になるとほぼ消失し，気管支腺も有さない膜様気管支となる．側枝系では軟骨は基部のみに存在する．

　気管支は様々な原因により拡張するが，CTにおいて気管支内径と並走する肺動脈径の比較，すなわち気管支内径/肺動脈径の増大，気管支内腔が徐々に縮小する所見(tapering)の欠如，末梢肺での気道の可視化で診断される．

薄層CT

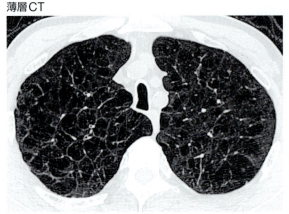

図4　70歳代，男性．鞘状気管
高度の肺気腫がみられ，ブラも多発している．気管は変形し，前後方向に細長い形態となっている．

▶3. 気管・気管支病変の画像評価

　今日のCTでは短時間でvolume dataが収集でき，空間分解能の高い様々な再構成画像を作成することが可能である．冠状断などのmulti-planar reconstruction(MPR)像や，3D-volume rendering像を作成することにより，気管・気管支の全体像の把握や病変の評価が容易となり，副心臓支(accesory cardiac bronchus)のような破格の同定（図5）や，気管・気管支の狭窄範囲・程度の評価（図6）にも有用である．また視点を気管・気管支内腔に置き，気管支鏡を模した画像を表示する仮想気管支鏡(virtual bronchoscopy)を作成することにより（図7），実際の気管支鏡検査のナビゲーションとして用いられ，安全性の向上や検査時間短縮に寄与する．また，これは合併症などにより気管支鏡が施行できない患者における代用検査として用いられることもある．

気道性病変　137

薄層CT冠状断像

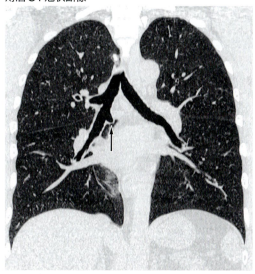

図5　40歳代，男性．accesory cardiac bronchus
右中間気管支幹から内側に分岐する盲端となった気管支が認められる（→）．

CT volume rendering (VR) 像

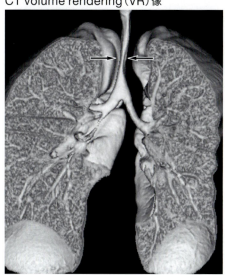

図6　70歳代，再発性多発軟骨炎（p.150 図1-Cと同一）
気管の狭小化の程度と範囲が明瞭に評価できる（→）．

仮想気管支鏡

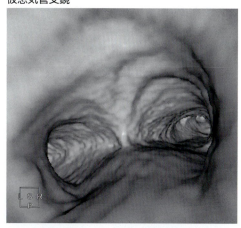

図7　60歳代，女性．左右主気管支への分岐
気管分岐部を正面に認め，左右主気管支へ分岐している像が，気管支鏡のように描出される．

参考文献
1) Weibel ER: Morphometry of the human lung. Springer Verlag and Academic Press, Heidelberg-New York, 1963.
2) Reid L, Simon G: The peripheral pattern in the normal bronchogram and its relation to peripheral pulmonary anatomy. Thorax 13: 103-109, 1958.
3) Reid L: The secondary lobule in the adult human lung with special reference to its appearance in bronchograms. Thorax 13: 110-115, 1958.

肺気腫
pulmonary emphysema

筒井 伸, 芦澤和人

症例 60歳代，男性．近医で施行された胸部単純X線写真で異常影を指摘され，精査のため来院．40本/日，42年の喫煙歴．

図1-A　単純X線写真

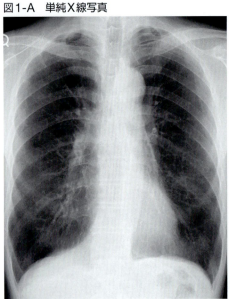

図1-C　薄層CT冠状断像　KEY

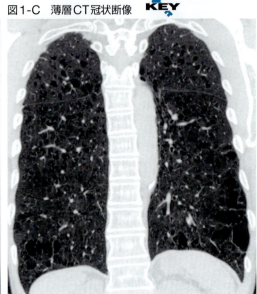

図1-B　薄層CT

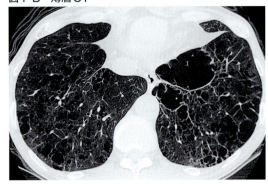

A：両肺は過膨張で，横隔膜は低位でやや平坦化し，末梢の肺血管影が疎となっている．
B, C：二次小葉全体の低吸収域がみられ，下葉優位に分布する．また上葉には小葉中心性に低吸収域が多発している．汎小葉性および小葉中心性肺気腫の所見である．
禁煙指導をされたが，その後の受診はなく詳細は不明である．

▶ 肺気腫の一般的知識

　　肺胞壁の破壊・消失によって終末細気管支より末梢の気腔が非可逆的に拡張した状態であり[1]，気道周囲の肺胞壁の破壊により末梢気道が虚脱し，気流制限を生じる．肺胞壁破壊の原因として，喫煙やα1-アンチトリプシン欠損症が挙げられる．閉塞性換気障害を呈する慢性閉塞性肺疾患（chronic obstructive pulmonary disease；COPD）のひとつである．慢性の咳嗽，喀痰，労作時の息切れが主な症状であり，進行すると喘鳴，チアノーゼ，ばち指，樽状胸郭がみられる．

▶ 肺気腫の画像所見

　軽症例では単純X線写真で異常は認めないが，重症化するにつれ単純X線写真では，肺容積の増大，透過性亢進，横隔膜の低位・平坦化，肺血管影の狭小化，蛇行，分枝の不明瞭化がみられる（図1-A）．薄層CTでは，①小葉中心性肺気腫，②傍隔壁型肺気腫，③汎小葉性肺気腫に分類される[2]．小葉中心性肺気腫では，病変は呼吸細気管支周囲を主体に位置し，CT上は小葉中心性の分布を示す多数の小さな低吸収域が上葉優位に認められる（図1, 2）．傍隔壁型肺気腫は細葉の末梢である肺胞囊および肺胞管を侵し，CT上は胸膜下に小気腔が帯状にみられ，上葉優位に分布する（図2）．気腔は増大することもあり，胸膜下のブラとなる．小葉中心性，汎小葉性肺気腫と比較し，気流制限は軽度である．小葉中心性肺気腫，傍隔壁型肺気腫は合併することが多く（図2），喫煙と強く関連する．汎小葉性肺気腫は二次小葉全体の肺胞中隔の破壊で，CTでは二次小葉全体の低吸収域が，下葉優位に分布する（図1）．α1-アンチトリプシン欠損症にみられることが多いが，わが国では稀である．

参考症例　70歳代，男性．小葉中心性および傍隔壁型肺気腫

図2-A　薄層CT　　　　　図2-B　CT冠状断像

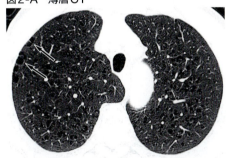
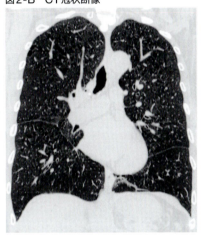

A, B：壁を有しない小葉中心性に低吸収域が多発し，一部胸膜下にも小気腔がみられる（A；→）．病変は上葉優位に分布する．

▶ 鑑別診断のポイント

　肺気腫による低吸収域は通常，明瞭な壁はもたず，他の嚢胞性肺病変（図3）との鑑別点となる．ただし，周囲肺実質の微細な線維化や圧排により薄い壁がみられることがあり，その低吸収域の分布や大きさなどに注目する必要がある．肺癌の合併も多く，気腔壁の限局的な肥厚や気腔に接した結節は慎重に経過をみなければならない．

参考症例　40歳代，女性．肺リンパ脈管筋腫症

図3　薄層CT

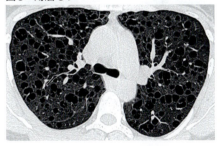

両肺びまん性に薄い壁を有する嚢胞がみられる．

参考文献
1) Thurlbeck WM, Müller NL: Emphysema: definition, imaging, and quantification. AJR 163: 1017-1025, 1994.
2) Pipavath SN, Schmidt RA, Takasugi JE, et al: Chronic obstructive pulmonary disease: radiology-pathology correlation. J Thorac Imaging 24: 171-180, 2009.

ブラ
bulla

筒井 伸，芦澤和人

症例 50歳代，男性．労作時呼吸困難感にて受診．Hugh-Jones分類はⅡ度で，呼吸機能検査上，混合性呼吸障害がみられる．20本/日，31年の喫煙歴．

図1-A　単純X線写真

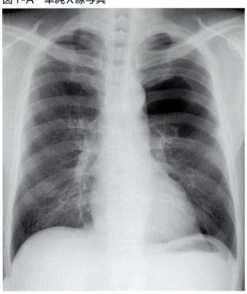

図1-B　薄層CT

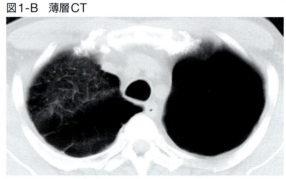

図1-C　薄層CT

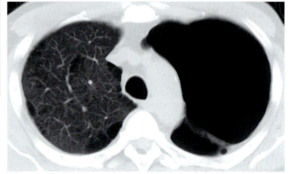

図1-D　薄層CT冠状断像　KEY

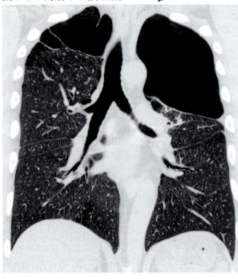

A：左上中肺野，右上肺野の透過性が亢進しており，線状影で境されている内部に血管影は認められない．
B，C：両側上葉には，薄い壁を有する囊胞性病変がみられる．
D：冠状断像では囊胞性病変の広がりが明瞭で，左肺には胸郭の1/3を超える巨大ブラがみられる．

▶その後の経過

胸腔鏡下に左S^{1+2}ブラ切除術が施行された．外来にて呼吸機能，自覚症状の改善状況を経過観察中である．

▶ ブラの一般的知識

肺胞構造の破壊によって気腫状に拡張した気腔で,ほとんどが喫煙者に生じるが,ごく稀に非喫煙者にもみられることがある.広範な小葉中心性あるいは傍隔壁型肺気腫に合併することが多い.自然気胸の原因となり,Marfan症候群やEhlers-Danlos症候群にも合併する.

▶ ブラの画像所見

1mm未満の薄いが明瞭な壁を有する気腔で,直径は1cm以上と定義される[1].直径が20cmを超えることがあるが,通常は直径2～8cm程度である.大きさが胸郭の1/3を超えると巨大ブラ(giant bulla)と呼ばれる(図1)[2].胸膜下,肺実質内いずれにも認められるが,胸膜下の方がより多い.周囲肺組織は正常なこともあるが,通常は小葉中心性あるいは傍隔壁型肺気腫に合併し,胸膜下の大きなブラは傍隔壁型肺気腫に合併することが多い.周囲肺実質の感染病巣に伴い,ブラ内に液体貯留やブラ壁肥厚がみられることがあり,感染性ブラ(infected bulla)と呼ばれる(図2).

| バリエーション | 70歳代,男性.感染性ブラ |

図2-A　薄層CT　　　　図2-B　造影CT

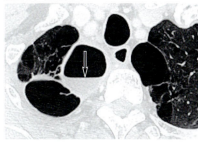
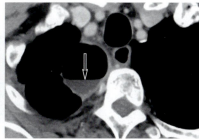

A, B:右肺尖部のブラ内に液面形成(→)が認められ,周囲の壁が肥厚している

▶ 鑑別診断のポイント

ブラは薄いが明瞭な壁を有する気腔として認められる.通常壁は平滑であるが,感染の合併や周囲の線維化などで壁が厚くなることがある.また肺癌の発生母地となることがあり,不整,結節状の壁肥厚を認めた時は,肺癌の合併を念頭に慎重に経過をみなければならない.

> **NOTE　ブレブ(bleb)**
>
> 臓側胸膜または胸膜下肺内の小さな気腔で,胸膜と接する薄い壁を有する低吸収域として認められる.実際にはブラとブレブを区別することは難しく,ブラという用語を用いることが好ましいとされる[1].

参考文献

1) Hansell DM, Bankier AA, MacMahon H, et al: Fleischner Society: glossary of terms for thoracic imaging. Radiology 246: 697–722, 2008.
2) Stern EJ, Webb WR, Weinacker A, et al: Idiopathic giant bullous emphysema (vanishing lung syndrome): imaging findings in nine patients. AJR 162: 279-282, 1994.

気管支拡張症
bronchiectasis

筒井 伸，芦澤和人

症例 40歳代，女性．10歳代前半から肺炎を反復し，10歳代後半に気管支拡張症と診断された．クラリスロマイシン持続投与や気管支拡張薬を処方されていたが，30歳代で自己判断にて中断．最近になり労作時呼吸困難が増強し受診．

図1-A 単純X線写真

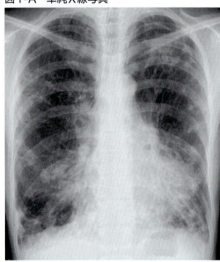

図1-B 薄層CT

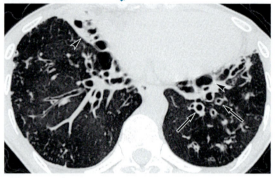

図1-C 薄層CT

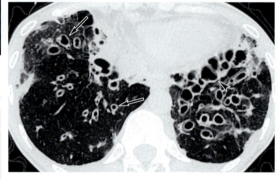

図1-D 薄層CT冠状断像

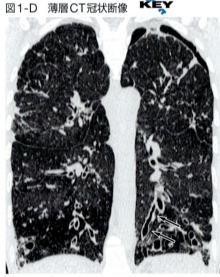

A：両側中下肺野優位に気管支拡張と壁肥厚があり（tram line），びまん性の粒状影や索状影が認められる．なお，左気胸がみられる．
B, C：両下葉に円柱状の気管支拡張がみられ，気管支壁肥厚を伴う．気管支内腔の径が並走する肺動脈径より大きくなり，signet ring sign（→）を呈している．右中葉や左S^8では囊胞状の気管支拡張も認められる（▶）．末梢には粒状影も多発している．
D：左気胸があり，両下葉優位に円柱状の気管支拡張がみられ，気管支壁肥厚を伴っている．拡張した気管支の末梢側への先細り（tapering）が消失し，並行する2本の線として描出される（tram line．→）．末梢には粒状影も多発している．

▶その後の経過
左気胸は保存的に改善した．精査にて副鼻腔炎が認められ，副鼻腔気管支症候群と診断された．クラリスロマイシン投与が再開され，外来にて経過観察中である．

▶気管支拡張症の一般的知識
気管支拡張症は気腔内腔が非可逆的に拡張した状態と定義され，その機序として先天性の気

管支形成異常と，後天性の気管支壁損傷，気管支閉塞，気管支周囲組織の線維化（牽引性気管支拡張）などがある[1]．先天性疾患としてWilliams-Campbell症候群や線毛機能不全症候群（Kartagener症候群）などが代表的で，後天性では感染（びまん性汎細気管支炎，副鼻腔気管支症候群，結核，非結核性抗酸菌症など），免疫不全（後天性免疫不全症候群など），気管支結石症，アレルギー性気管支肺アスペルギルス症などが挙げられ，慢性間質性肺炎では高頻度に牽引性の気管支拡張を伴う．咳嗽，喀痰，喀血などの症状を呈し，喀血は時に致命的となる．

▶ 気管支拡張症の画像所見

軽症例では単純X線写真で異常は認めないが，進行すると気管支拡張や壁肥厚が明瞭となり，拡張した気管支の末梢側への先細り（tapering）が消失し，並行する2本の線として描出されtram lineと呼ばれる（図1-A）．拡張した気管支内に粘液が貯留すると，棍棒状，樹枝状，グローブをはめた指様（gloved finger sign）の陰影を呈する．肺の容積減少や過膨張を認めることもある．気管支拡張はその形態により，円柱状，静脈瘤様，嚢胞状に分類される．円柱状気管支拡張は，もっとも軽微な拡張であり，拡張した気管支の辺縁は平滑で，薄層CTではスライス面と気管支の走行との関係により，気管支内腔の径が並走する肺動脈径より大きくなる．signet ring signを呈したり（図1-B, C）[2]，tram lineがみられる（図1-D）．静脈瘤様気管支拡張では気管支径が不均一で拡張した部分と狭窄部分が混在し，真珠の数珠（string of pearls）様という用語が用いられる（図2）．嚢胞状気管支拡張では，集簇するとブドウの房状にみえる（図3）．静脈瘤様や嚢胞状気管支拡張に感染を伴い，内部に液体貯留がみられ液面形成を認めることがある（図3）．また細気管支病変を反映し，小葉中心性粒状影や分岐状影，モザイクパターンを伴うことが多い[3]．

▶ 鑑別診断のポイント

気管支拡張症は特定の疾患名ではなく，原因には様々な疾患がある．病態により臨床像や画像所見は異なり，その特徴を理解することが重要である．

 70歳代，男性．静脈瘤様気管支拡張

図2 薄層CT

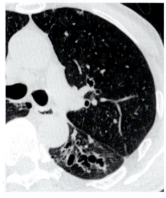

左S⁶に気管支拡張がみられるが，気管支径が不均一で拡張した部分と狭窄部分が混在し，数珠状である．

 70歳代，男性．嚢胞状気管支拡張

図3 薄層CT

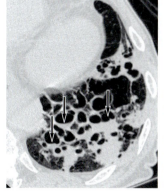

左下葉では嚢胞状気管支拡張がみられ，集簇しブドウの房状にみえる．内部には液体貯留がみられ，一部液面形成を伴い（→），感染合併が疑われる．

参考文献
1) Fraser RS, Müller NL, Colman N, et al: Diagnosis of disease of the chest, 4th ed. WB Saunders, Philadelphia, p.2265-2297, 1999.
2) Naidich DP, McCauley DI, Khoui NF, et al: Computed tomography of bronchiectasis. J Comput Assist Tomogr 6: 437-444, 1982.
3) Kang EY, Miller RR, Müller NL: Bronchiectasis: comparison of preoperative thin-section CT and pathologic findings in resected specimens. Radiology 195: 649-654, 1995.

びまん性汎細気管支炎
diffuse panbronchiolitis (DPB)

筒井 伸, 芦澤和人

症例 60歳代, 女性. 慢性的な喀痰, 咳嗽. 胸部単純X線写真で異常影を指摘された.

図1-A 単純X線写真

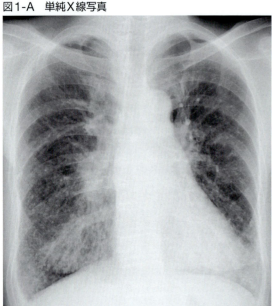

図1-C 薄層CT

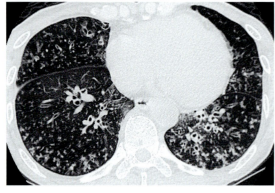

図1-B 薄層CT

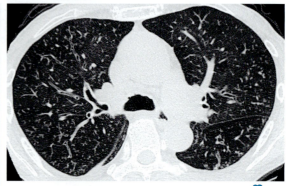

図1-D 5か月後の薄層CT (Cとほぼ同レベル)

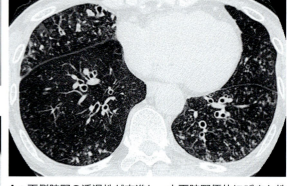

A: 両側肺野の透過性が亢進し, 中下肺野優位にびまん性の粒状影が認められる. さらに, 下肺野では気管支拡張や壁肥厚 (tram line) もみられる.
B, C: 両側中下葉優位に, びまん性に小葉中心性粒状影や分岐状影がみられ, 中枢側の気管支・細気管支の壁肥厚や拡張が認められる.
D: 小葉中心性粒状影や分岐状影, 中枢側の気管支・細気管支の壁肥厚は残存するが, 全体に軽減している.

▶ その後の経過

その後の検査で慢性副鼻腔炎も指摘され, 臨床および画像所見から, びまん性汎細気管支炎と診断された. エリスロマイシンの少量投与が開始され, 両側肺の陰影は改善し (図1-D), 経過観察中である.

▶ びまん性汎細気管支炎の一般的知識

細気管支を病変の主座とする気管支全層に及ぶ慢性炎症が, 両肺びまん性にみられる疾患であり, 閉塞性換気障害と慢性下気道感染を来す. 日本を中心として東アジアに多くみられ, 原

因は不明であるが，human leukocyte antigen (HLA)-B54やHLA-A11の関与も示唆されている．また，高率に慢性副鼻腔炎を合併する．病理学的には，呼吸細気管支壁がリンパ球や形質細胞，組織球の浸潤により肥厚し，その周囲間質や肺胞に炎症が広がり，二次性に中枢側の細気管支拡張が起こる[1]．持続性の咳嗽や喀痰，労作時の息切れを主症状とすることが多く，エリスロマイシンの少量長期投与療法が有効である．

▶ びまん性汎細気管支炎の画像所見

胸部単純X線写真では肺の過膨張がみられ，中下肺野優位にびまん性の粒状影が認められ，気管支拡張や壁肥厚もみられる（図1-A）．薄層CTでは，小葉中心性に分布する数mm大の粒状影と，これらに連続する分岐状影がみられ（図1-B, C）[2]，細気管支周囲の炎症細胞浸潤や壁肥厚，粘液貯留を反映した所見と考えられる．病変の進行に伴い，中枢側気道の拡張や壁肥厚を伴う（図1-B, C）．また，air trappingにより病変周囲の肺は低吸収を呈し，進行例では肺吸収値の低下が肺外層優位にみられる（図2）[2,3]．

| バリエーション | 50歳代，男性．air trappingが目立つびまん性汎細気管支炎 |

図2-A 薄層CT　　図2-B 薄層CT

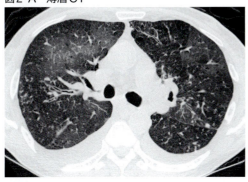
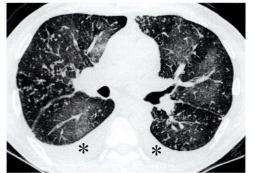

慢性腎不全で血液透析中．
A, B：両側肺に小葉中心性粒状影や分岐状影がみられ，気管支の壁肥厚や拡張が認められる．肺の外層優位に吸収値が低下した領域が地図状に認められ，air trappingによるモザイクパターンを呈している．両側胸水貯留（＊）もみられる．

▶ 鑑別診断のポイント

びまん性の小葉中心性粒状影や分岐状影を呈する疾患が鑑別となる．DPBに比べて，肺結核では小葉中心性の粒状影が密集し，より高次の呼吸細気管支レベルまで陰影がみられる．

参考文献
1) Homma H, Yamanaka A, Tanimoto S, et al: Diffuse panbronchiolitis. A disease of the transitional zone of the lung. Chest 83: 63-69, 1983.
2) Nishimura K, Kitaichi M, Izumi T, et al: Diffuse panbronchiolitis: correlation of high-resolution CT and pathologic findings. Radiology 183: 779-785, 1992.
3) Akira M, Higashihara T, Sakatani M, et al: Diffuse panbronchiolitis: follow-up CT examination. Radiology 189: 559-562, 1993.

閉塞性細気管支炎
bronchiolitis obliterans (BO)

筒井 伸, 芦澤和人

症例 50歳代, 女性. 急速に進行する呼吸困難にて, 精査のため受診.

図1-A 薄層CT（吸気）　　図1-B 薄層CT（吸気）　　図1-C 薄層CT（吸気）

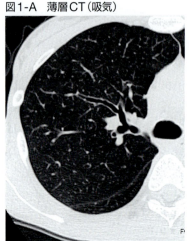
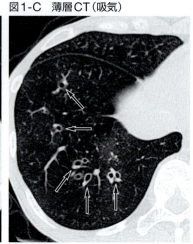

図1-D 薄層CT（吸気）　　図1-E 薄層CT（呼気）　　図1-F 薄層CT（呼気）

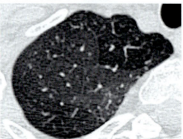
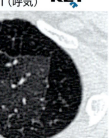

A〜D：両側肺のびまん性の吸収値低下（過膨張）と気管支拡張がみられる. signet ring sign（拡張した気管支と隣接した正常径の肺動脈が指輪状にみえる）も認められる（C, D；→）.
E, F：肺の吸収値は不均一で, 小葉単位で濃淡（モザイクパターン）がみられる. 肺の吸収値が低い領域はair trappingによる.

▶その後の経過

　　　胸腔鏡（VATS）下肺生検が施行され, 病理学的に閉塞性細気管支炎と診断された. 明らかな原因は認められず, 特発性閉塞性細気管支炎の診断のもと, ステロイドとマクロライド系抗菌薬の内服により, 病状の進行はなく経過観察中である.

▶閉塞性細気管支炎の一般的知識

　　　細気管支の線維性狭窄を来す病態で, 骨髄・肺移植後の慢性移植片対宿主病（graft-versus-host disease；GVHD）や, 膠原病, 感染性, 薬剤性, 有毒性ガス吸入, 有機塵の吸入など, 様々な原因により生じる. 乾性咳嗽や喘鳴, 進行する呼吸困難がみられ, 生理学的には閉塞性換気障

害を呈する．治療としては，内科的にはステロイドや免疫抑制剤，マクロライド系抗菌薬，気管支拡張薬などが使用されるが，予後は一般的に不良であり，肺移植が唯一の有効な治療法である．

▶閉塞性細気管支炎の画像所見

胸部単純X線写真では，両側肺野のびまん性過膨張が典型的な所見である．薄層CTでは，過膨張部がair trappingにより低吸収域となり，二次小葉単位で濃淡がみられ，モザイクパターン（▶NOTE参照）[1]を呈する（図1-A～D）．この所見は呼気CTでより明瞭化する（図1-E, F）[2)3)]．進行例では，気管支拡張や壁肥厚がみられるようになる．稀に，小葉中心性粒状影や分岐状影を呈することもある．

▶鑑別診断のポイント

軽症例では単純X線写真で正常なことも多く，薄層CTでモザイクパターンを指摘することが重要である．air trappingによるモザイクパターンをより明瞭に描出するために，臨床的に本疾患が疑われる場合は，呼気CTを撮像することが勧められる．

NOTE モザイクパターン（mosaic pattern）と気道病変

モザイクパターンは，CTで肺の吸収値がモザイク状に濃淡不均一を呈する場合に用いられる用語で[1)]，原因として血管性病変，気道性病変，肺病変（図2）がある．閉塞性細気管支炎に代表される気道性病変では，閉塞性障害を来した領域が過膨張により正常肺より低吸収となることで，モザイク状を呈する．特に細気管支病変では，二次小葉単位で吸収値の濃淡不均一がみられる．呼気時には，正常肺は含気量の減少のため吸気時より高吸収を示すが，閉塞性障害を来した領域は含気量がほぼ変わらず，吸気時と同程度の低吸収を呈したままである．したがって，呼気時に肺の吸収値の濃淡不均一が強調される場合は，air trappingの存在が示唆される．なお，閉塞性の気道病変により，反応性に血管攣縮を来して血流が減少し，肺の毛細血管が減少することでも，肺の吸収値がモザイク状に濃淡不均一を呈する．

参考症例　70歳代，女性．肺病変によるモザイクパターンを呈するニューモシスティス肺炎

図2-A　薄層CT　　　　　　　　図2-B　薄層CT

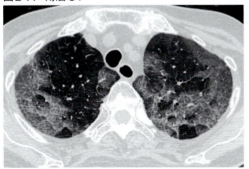

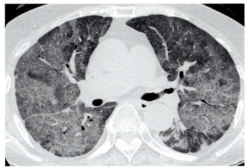

A, B：両側肺に，モザイクパターンを呈するすりガラス影がびまん性にみられる．

参考文献

1) Hansell DM, Bankier AA, MacMahon H, et al: Fleischner Society: glossary of terms for thoracic imaging. Radiology 246: 697-722, 2008.
2) Lenug AN, Fisher K, Valentine V, et al: Bronchiolitis obliterans after lung transplantation: detection using expiratory HRCT. Chest 113: 365-370, 1998.
3) Worthy SA, Park CS, Kim JS, et al: Bronchiolitis obliterans after lung transplantation: high-resolution CT findings in 15 patients. AJR 196: 673-677, 1997.

びまん性嚥下性細気管支炎
diffuse aspiration bronchiolitis (DAB)

筒井 伸, 芦澤和人

症例 40歳代, 男性. 1年ほど前より嚥下時に喉が詰まり, 嘔吐することがあった. 徐々に症状が増悪し, ほとんど食事もできず, 受診.

図1-A 薄層CT

図1-B 薄層CT

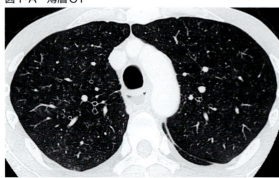
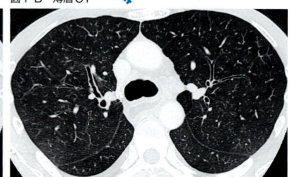

図1-C 造影CT

図1-D 造影CT冠状断像

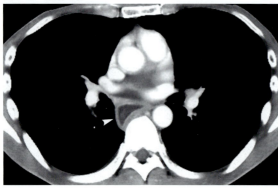
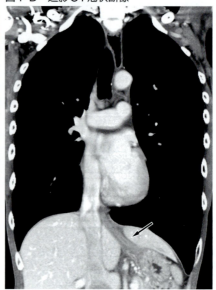

A, B：両肺びまん性に小葉中心性粒状影や分岐状影がみられ, 軽度の気管支拡張や壁肥厚が認められる.
C, D：食道の拡張と壁肥厚がみられ (C ; ▷), 胃噴門部直上で食道が狭小化 (D ; →) している.

▶その後の経過

精密検査で, 食道アカラシアによるびまん性嚥下性細気管支炎と診断された. 経口内視鏡的筋層切除術 (per-oral endoscopic myotomy；POEM) が施行された.

▶びまん性嚥下性細気管支炎の一般的知識

反復する不顕性誤嚥により,びまん性に細気管支に炎症を来す疾患である.病理学的には細気管支およびその周囲炎であり,炎症細胞浸潤に加え,異物または異型多核巨細胞からなる肉芽形成を認めることが多い[1].神経疾患や認知症に伴う嚥下障害や長期臥床など,高齢者に多いとされていたが,若年者でも食道アカラシアやKlinefelter症候群に合併することがある.胃癌術後の合併症,胃食道逆流症による慢性不顕性誤嚥も,原因として挙げられる[2].

▶びまん性嚥下性細気管支炎の画像所見

胸部単純X線写真では両肺野にびまん性の粒状影が認められ,下肺野優位のことが多い.進行すると,気管支拡張や壁肥厚もみられる.薄層CTでは,びまん性に小葉中心性粒状影と分岐状影を認め[2,3],慢性炎症の持続により気管支拡張や壁肥厚がみられる(図1).誤嚥性肺炎による浸潤影を伴うこともある.

▶鑑別診断のポイント

びまん性汎細気管支炎(diffuse panbronchiolitis;DPB. 図2)に類似し,びまん性の小葉中心性粒状影や分岐状影を呈するが,DPBに対して粒状影が小さく,過膨張の所見に乏しいことが鑑別点に挙げられる[3].

参考症例 50歳代,男性,びまん性汎細気管支炎

図2-A 薄層CT
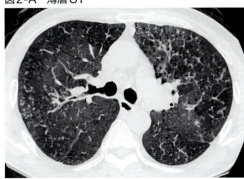

図2-B 薄層CT
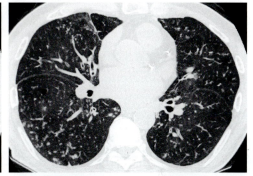

A,B:小葉中心性粒状影や分岐状影がみられ,気管支の壁肥厚や拡張が認められる.air trappingにより,病変周囲の肺は低吸収を呈している.

参考文献

1) Matsuse T, Oka T, Kida T, et al: Importance of diffuse aspiration bronchiolitis caused by chronic aspiration in the elderly. Chest 110: 1289-1293, 1996.
2) Hu X, Yi ES, Ryu JH: Diffuse aspiration bronchiolitis: analysis of 20 consecutive patients. J Bras Pneumol 41: 161-166, 2015.
3) 野間恵之,何澤信礼,小林勝弘・他:びまん性誤嚥性細気管支炎(DAB: diffuse aspiration bronchiolitis)のHRCT像.臨床放射線 41: 129-133, 1996.

再発性多発軟骨炎
relapsing polychondritis

筒井 伸，芦澤和人

症例 70歳代，女性．20年前より時々呼吸苦が出現し，酸素投与で改善していたが，呼吸困難が出現し受診．両側声帯麻痺と声門下浮腫にて気管切開術が施行された．ステロイドパルス療法が行われ，症状が軽減し，一時退院となるも，再度呼吸苦が出現し，緊急外来を受診．

図1-A　単純X線写真

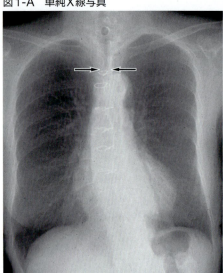

図1-C　CT，VR像

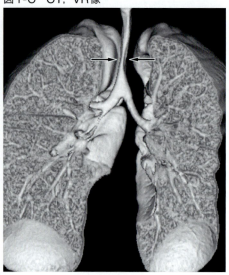

図1-B　単純CT

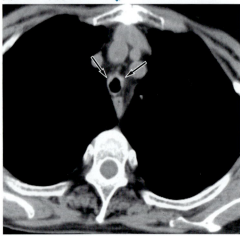

A：気管の径が減少し（→），気管狭窄が疑われる．
B：気管支壁の平滑な肥厚がみられるが（→），膜様部は温存されている．
C：気管の狭小化（→）が明瞭である．

▶その後の経過

臨床的に再発性多発軟骨炎と診断され，ステロイドパルス療法が行われた．その後，症状は軽減したためステロイド内服とし，退院となった．今後，外来にてステロイド減量予定である．

▶再発性多発軟骨炎の一般的知識

再発性かつ進行性の原因不明の稀な慢性炎症性疾患で，全身の軟骨の炎症や破壊を生じ，これは，自己免疫機序によるとされる．気管軟骨の炎症に伴う気道病変は約半数の症例で出現し[1]，嗄声や咳嗽，咽頭痛，呼吸困難，喘鳴などの症状がみられ，粘膜浮腫，気管支壁肥厚・狭窄を来す．

▶再発性多発軟骨炎の画像所見

気管・気管支の壁肥厚や内腔の狭小化がみられ（図1-A, C），気管壁肥厚は気管軟骨の存在する気管前〜側壁で平滑な肥厚としてみられ（図1-B）[1]，石灰化を伴う場合もある．軟骨成分の存在しない膜様部には肥厚がみられない点が特徴とされる．ただし，後壁まで肥厚が及ぶ症例もある[2]．呼気CTを撮像した場合，著明な気管・気管支の狭小化や両肺のair trappingが認められる．またFDG-PETでは軟骨病変への集積が診断の契機となり，また治療効果判定に有用との報告もある[3]．

▶鑑別診断のポイント

気管・中枢側気管支の長い範囲にわたる壁肥厚と狭窄がみられ，気管では膜様部が温存される．気道以外にも耳介軟骨の炎症による耳介の腫脹，発赤を伴うことも特徴的である．

参考症例 80歳代，男性．気管・気管支アミロイドーシス（p.187 図2と同一症例）

図2-A 造影CT冠状断像
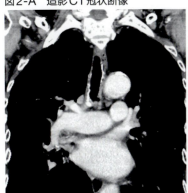

図2-B 造影CT冠状断像
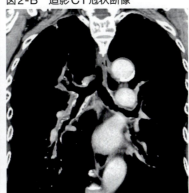

図2-C 造影CT
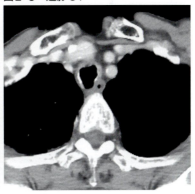

A, B：気管・気管支壁のびまん性壁肥厚を認め，石灰化を伴う．
C：膜様部を含めた全周性の壁肥厚がみられる．

> **NOTE 気管気管支骨軟骨形成症（tracheobronchopathia osteochondroplastica）**
> 気管・気管支の粘膜下に骨または軟骨組織が異所性に増生する稀な良性疾患で，通常，無症状であるが，喀血や呼吸苦，喘鳴などが生じることもある．CTでは1〜3mmの石灰化結節が気管・気管支内腔に突出するようにみられ，膜様部は温存されることが特徴的である[1]．

参考文献
1) Chung JH, Kanne JP, Gilman MD: CT of diffuse tracheal diseases. AJR 196: W240-W246, 2011.
2) Lin ZQ, Xu JR, Chen JJ, et al: Pulmonary CT findings in relapsing polychondritis. Acta Radiol 51: 522-529, 2010.
3) Sato M, Hiyama T, Abe T et al: F-18 FDG PET/CT in relapsing polychondritis. Ann Nucl Med 24: 687-690, 2010.

第4章

吸入性肺疾患

第5章

アレルギー性肺疾患

154　4. 吸入性肺疾患

珪肺症
silicosis

芦澤和人

症例 70歳代，男性．石材運搬の作業に約40年従事していた．毎年定期健診を受けている．

図1-A　単純X線写真 KEY

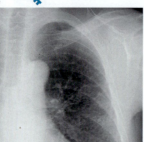

図1-B　薄層CT冠状断像

図1-C　薄層CT KEY

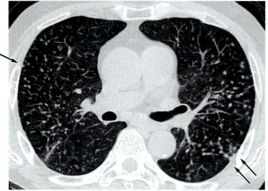

図1-D　単純CT

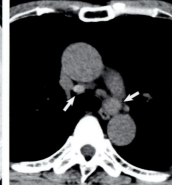

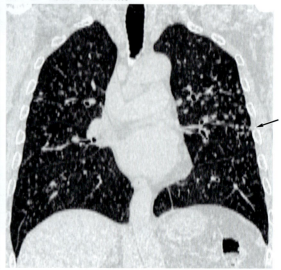

A：両側上中肺野主体に比較的境界明瞭な多発粒状影が認められる．2型の珪肺の所見と判定されている．
B，C：両側上葉や下葉上部に，境界明瞭な小葉中心性の粒状影が多発性にみられる．一部胸膜に接する粒状影（→）も認められる．
D：縦隔リンパ節は血管よりもやや高吸収（⇨）を呈している．

> **NOTE**　じん肺のX線所見の分類[1]
>
> 　0～4型に分類され，0型はじん肺所見がみられないもの，1～3型は，じん肺による「小陰影」（粒状影ないし不整形陰影）がそれぞれ，少数，多数，きわめて多数みられるものと定義され，標準X線写真と比較することで判定される．4型は，長径が1cmを超える「大陰影」がみられるもので，「大陰影」は進行性塊状線維化巣（progressive massive fibrosis；PMF）とも呼ばれる．じん肺と診断されるためには，一定の粉じん作業歴があり，標準X線写真1型以上のX線所見が必要である．

参考文献
1) 労災病院じん肺研究グループ編集委員会（編）；よくわかるじん肺健康診断．産業医学振興財団，2017.

▶ 珪肺症の一般的知識

結晶性珪酸の吸入による肺の不可逆性の組織反応であり，結節状の線維化がみられる．珪酸塩を主体とした粉塵曝露の場合は，mixed dust fibrosis（MDF）を発症する．病理学的に，珪肺は粉塵を貪食したマクロファージが融解死し，中心部の硝子化をタマネギ状の膠原線維が取り囲み，堅い珪肺結節を形成する．MDFは，硝子化を伴わない放射状の膠原線維による線維化結節である．結節は呼吸細気管支周囲や胸膜下に高頻度にみられる．珪肺でみられる遊離珪酸などの粒子状粉塵は，末梢肺に到達後のクリアランスが高く，相対的に肺の動きが弱い両側上葉や下葉上部などに貯留し線維化を生じさせる．防塵対策による職場環境の改善に伴い，新規発症数は減少傾向にある．しかし，肺癌や結核などの抗酸菌症，膠原病を高頻度に合併することが知られており，肺癌は労災補償の対象でもある．

▶ 珪肺症の画像所見

胸部単純X線写真では，両側上中肺野に境界明瞭な数mm大の粒状影が多数認められる（図1-A）．進行すると粒状影の数は増加する．粒状影が融合すると，長径1cm以上の大陰影（▶NOTE参照）[1]が通常両側性に認められ（図2），周囲の粒状影は減少する．CTでは，粒状影は境界明瞭で，呼吸細気管支周囲や胸膜下の広義間質に分布する（図1-B，C）．粒状影や大陰影は高吸収を呈し，しばしば石灰化を伴う．線維化の進行とともに大陰影は内側に移動し，周囲には気腫性変化がみられる．縦隔・肺門リンパ節の腫大も高頻度にみられ，高吸収を呈し，典型例では卵殻状石灰化（eggshell calcification）が認められる（図1-D）．CTは，肺癌や結核などの合併症の評価にも有用である．

| バリエーション | 60歳代，男性．大陰影のみられる珪肺症 |

図2-A 単純X線写真　　図2-B 薄層CT　　図2-C 単純CT

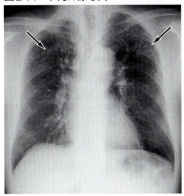
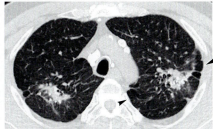
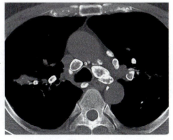

石材掘削に35年従事．
A：両側上肺野主体に比較的境界明瞭な多発粒状影が認められる．両側性に大陰影（→）もみられる．縦隔リンパ節には卵殻状石灰化が認められる．
B：両側上葉に石灰化を伴う大陰影が認められる．周囲の粒状影は少ないことに注目．胸膜下には気腫性変化（▶）がみられる．
C：両側肺門・縦隔リンパ節の卵殻状石灰化が明瞭にみられる．

▶ 鑑別診断のポイント

広義間質に粒状影が認められる疾患として，サルコイドーシスや癌性リンパ管症，悪性リンパ腫などがある．サルコイドーシスの進行例では，線維化の病巣が大陰影様の所見としてみられることがある．粒状影の性状や分布が鑑別のキーとなるが，鑑別困難な症例もあり，職業歴の詳細な聴取が重要である．

石綿肺
asbestosis

芦澤和人

> **症例** 70歳代，男性．咳嗽，呼吸困難にて来院．約40年間の断熱工事作業の職業歴．

図1-A 単純X線写真 KEY

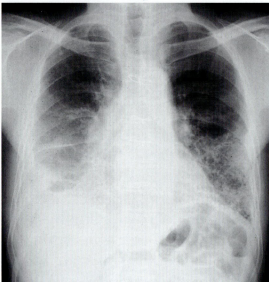

図1-B 薄層CT KEY

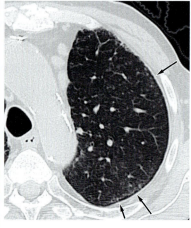

図1-C 薄層CT

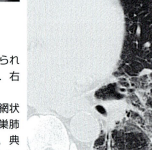

A：左中下肺野にすりガラス影，線状・網状影が認められる．じん肺法における2型の不整形陰影と判断される．右側に胸水貯留がみられる．
B, C：左下葉や舌区の胸膜下優位にすりガラス影，網状影が認められる．一部，牽引性気管支拡張所見や蜂巣肺もみられる．左上葉や舌区で病変の軽いところでは，典型的な胸膜下粒状影 (subpleural dotlike lesion) や，粒状影が連続し胸膜に平行して走行する曲線状陰影 (subpleural curvilinear shadow) がみられる (→)．

▶ その後の経過

高濃度の石綿粉塵曝露を示唆する職業歴と画像所見に加えて，肺組織から大量の石綿小体が計測され，病理学的にも典型的な石綿肺と診断された．

▶ 石綿肺の一般的知識

石綿粉塵を吸収することにより生じる肺の非可逆的なびまん性間質性肺線維症であり，職業性粉塵曝露開始後，おおむね10年以上経過して緩徐に発症する．本症による死亡者数は年々増加傾向にある．初期は無症状であるが，次第に咳嗽，労作時呼吸困難が出現する．呼吸機能上，拘束性障害と拡散能低下が早期より認められる．病理学的には細気管支周囲の線維化で始まり，隣接する病変が連続することで広がっていく．石綿は繊維状粉塵であることより，末梢肺に到達後，クリアランスは低く貯留率が高いため，両側下葉肺底部や上葉下部の胸膜下領域か

ら線維化が生じる．病理組織学的診断は，石綿肺としての線維化とともに，線維化を引き起こす大量の石綿曝露の裏付けが必須である．

▶石綿肺の画像所見

胸部単純X線写真では下肺野優位に不整形陰影と呼ばれる線状・網状影が認められる（図1-A）．じん肺法では，不整形陰影が標準X線写真で0〜3型まで示されており，1型以上が石綿肺と判断される．進行すると陰影は中肺野から上肺野に広がり，肺の容積も減少する．しばしば胸膜プラークやびまん性胸膜肥厚を伴い，他の要因による肺線維化との鑑別に有用である．

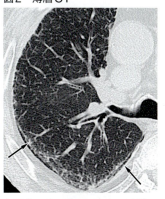

バリエーション　70歳代，男性．
胸膜下線状影が目立つ石綿肺
図2　薄層CT

右下葉に広い範囲にわたり胸膜下線状影（→）が認められる．

石綿肺の初期病変の検出や他疾患との鑑別には薄層CTが有用である[1]．初期病変の所見としては，小葉内間質肥厚像のひとつである胸膜下粒状影（subpleural dotlike lesion）と胸膜下線状影（図1, 2）が挙げられる．胸膜下粒状影は，細気管支周囲の線維化を反映しており（図1-B, C），より肺内層にもみられることもあるが，胸膜から1〜2mm離れた領域に数mm大の粒状影として密に認められる．病変が進行すると，細気管支病変を介在する肺胞壁にも線維化が及び，細気管支病変間の結合が起きるが，その病理所見を反映したCT所見が胸膜下線状影（図2）である．胸膜に平行して走行する曲線状陰影であり，subpleural curvilinear shadowとも呼ばれる．病変が進行すると，牽引性気管支拡張や蜂巣肺がみられることもある．すりガラス影や胸膜下楔状影もしばしばみられる所見で，後者は無気肺硬化領域を反映していると考えられる．細気管支レベルでの狭窄によるair trappingはモザイクパターンとしてみられる．

▶鑑別診断のポイント

特発性肺線維症（idiopathic pulmonary fibrosis；IPF）や慢性過敏性肺炎などの慢性線維性疾患との鑑別が重要である．石綿肺は，特発性肺線維症に比べて緩徐に進行し，高濃度職業性曝露によって発症するので，粉塵曝露歴の詳細な聴取がきわめて重要である．薄層CTでは，胸膜下粒状影と胸膜下線状影が石綿肺の初期像として重要であり，鑑別に有用である[2]．胸膜プラークやびまん性胸膜肥厚も石綿曝露を示唆する指標である．

> **NOTE　アスベストーシス（石綿肺）**
>
> かつて胸膜の線維化である胸膜プラークやびまん性胸膜肥厚を併せて胸膜アスベストーシス（pleural asbestosis）と呼称された時期もあったが，アスベストーシス（石綿肺）は肺実質の線維化のみに使用される用語である．胸膜の線維化の所見をアスベストーシス（石綿肺）と診断しないように注意が必要である．

参考文献
1) Akira M, Yamamoto S, Inoue Y, et al: High-resolution CT of asbestosis and idiopathic pulmonary fibrosis. AJR 181: 163-169, 2003.
2) Arakawa H, Kishimoto T, Ashizawa K, et al: Asbestosis and other pulmonary fibrosis in asbestos-exposed workers: high-resolution CT features with pathological correlations. Eur Radiol 26: 1485-1492, 2016.

溶接工肺
arc-welders' pneumoconiosis

芦澤和人

症例 40歳代，男性．職場の健診で胸部異常影を指摘されているが，症状はない．

図1-A 単純X線写真

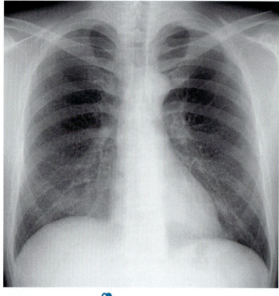

図1-B 薄層CT冠状断像

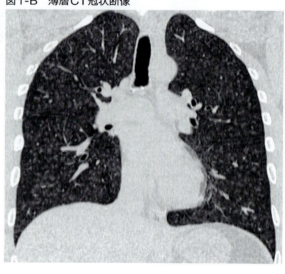

図1-C 薄層CT

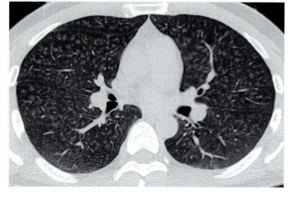

A：両側中下肺野主体に，微細な粒状影がびまん性にみられる．
B, C：境界不明瞭な小葉中心性の淡い粒状影が，両肺にびまん性に認められる．

▶ その後の経過

電気溶接作業に17年間従事しており，職歴および画像所見から溶接工肺と診断された．経過観察のCTでは，陰影に変化は認められない．

▶ 溶接工肺の一般的知識

アーク溶接の作業時に発生する酸化鉄の微粒子を吸入することにより生じるじん肺である．他のじん肺と異なり，近年でも発生数が減少しておらず問題となっている．吸入した酸化鉄は肺に蓄積し鉄沈着症（siderosis）を来すが，シリカ（石英）などの他の成分が含まれている場

合は，mixed dust pneumoconiosis（MDP）を生じることもある．病理学的には，鉄を貪食したマクロファージが肺胞腔内にみられ，周囲間質に線維化も認められる．自覚症状に乏しく，乾性咳嗽や喀痰などの有症状の場合も，粉じん曝露を回避することで改善する[1]．

▶ 溶接工肺の画像所見

　胸部単純X線写真では，びまん性のすりガラス影や微細な粒状影がみられるが（図1-A），軽症例では異常は指摘できない（図2-A）．薄層CTでは，淡い小葉中心性の粒状影〜分岐状影がびまん性に認められる（図1-B, C, 2-B）[2]．MDPの症例では，大陰影がみられることがある．線維化を来していない場合は，病変は可逆的で，曝露を中止することにより改善することが多い．

| バリエーション　70歳代，男性．軽微な溶接工肺（電気溶接作業歴55年）

図2-A　単純X線写真　　　図2-B　薄層CT冠状断像

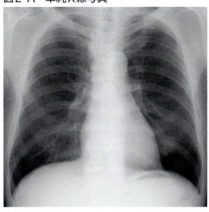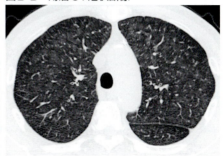

A：単純X線写真では異常は指摘できない．
B：両肺にきわめて淡い小葉中心性の粒状影〜分岐状影が，びまん性に認められる．

▶ 鑑別診断のポイント

　びまん性小葉中心性の淡い粒状影を来す疾患が鑑別診断に挙がる．特に過敏性肺炎（図3）と類似した画像所見を示すが，職歴や症状に乏しく，薄層CTでair trappingによる低吸収域やモザイクパターンがみられないことが鑑別点となる．

| 参考症例　60歳代，男性．過敏性肺炎

図3　薄層CT

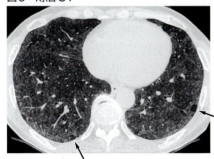

両肺びまん性に小葉中心性の粒状影がみられる．また，二次小葉単位でair trappingによる低吸収域（→）が認められる．

参考文献
1) Han D, Goo JM, Im JG, et al: Thin-section CT findings of arc-welders' pneumoconiosis. Korean J Radiol 1: 79-83, 2000.
2) Takahashi M, Nitta N, Kishimoto T, et al: Computed tomography findings of arc-welders' pneumoconiosis: comparison with silicosis. Eur J Radiol 107: 98-104, 2018.

4. 吸入性肺疾患

気管・気管支異物
tracheobronchial foreign body

芦澤和人

症例 60歳代，男性．発熱，咳嗽を主訴に近医を受診．CTで異常を指摘され，精査のため紹介入院．

図1-A　造影CT

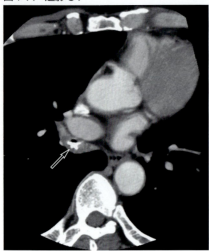

図1-B　薄層CT冠状断像　KEY

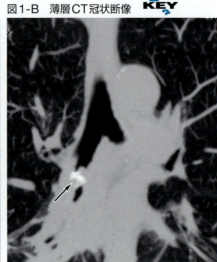

A，B：右中間気管支幹内腔に，骨と同じ高吸収値でいびつな形態の異物（→）がみられる．浮腫によると考えられる同部の気管支壁の肥厚もみられる．
右S²には閉塞性肺炎による浸潤影がみられた（非提示）．

▶ **その後の経過**

患者は数か月前に食事中，魚骨を誤嚥したことを自覚していた．気管支鏡が施行され，右中間気管支幹に異物が認められた．気管支鏡下に異物摘出術が施行され，画像・臨床所見ともに改善が認められた．

▶ **気管・気管支異物の一般的知識**

気道異物は小児によくみられる疾患であるが（図3．▶NOTE参照），嚥下機能の低下した高齢者にも発症することがあり，高齢化に伴い増加することが予想される．特に，脳血管疾患や神経・筋疾患など誤嚥のリスクをもつ患者に高頻度にみられる．必ずしも異物誤嚥の自覚がないことがあり，注意が必要である[1]．主な症状は，咳嗽，喘鳴，呼吸困難，喀血などであり，気管支喘息と誤診されていることもある．右側の気管支に好発する．異物としては，動物や魚の骨（図1），柔らかい食物（肉，パンなど）の頻度が高く，錠剤（図2）や歯冠なども稀にみられる[1]．大部分の症例では，気管支鏡下での摘出が可能である．

> **NOTE　小児の気管支異物**
> 生後半年～3歳までに好発し，ピーナッツ異物が有名である．異物によるチェックバルブ機序のため，患側肺のair trappingが生じることが多い．胸部単純X線写真で異物自体は指摘できないが，肺野の透過性亢進所見から本疾患を疑うことが可能である（図3）．

▶ 気管・気管支異物の画像所見

胸部単純X線写真では，成人では異常が指摘できないことが多い．大きな異物や閉塞部位によっては，患側肺の無気肺や過膨張（図3-A），閉塞性肺炎がみられることがある．CTでは，比較的容易に異物を指摘可能である（図1，2）．治療の反応が悪い喘息様症状の患者や繰り返す肺炎例の中で，特に高齢者では気道異物の可能性を念頭に置いて，気道のチェックを行う必要がある．

バリエーション　80歳代，女性．錠剤による気管支異物

図2-A　単純CT
図2-B　薄層CT冠状断像
図2-C　摘出された錠剤

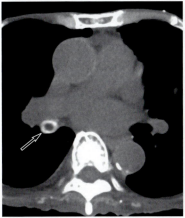
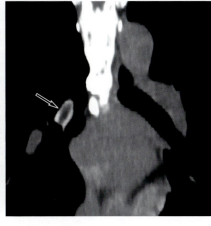
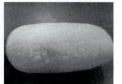

A，B：右中間気管支幹に，辺縁が高吸収の異物（→）が認められる．

バリエーション　2歳，女児．ピーナッツによる気道異物

図3-A　単純X線写真（臥位）
図3-B　薄層CT冠状断像

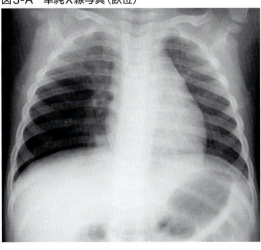
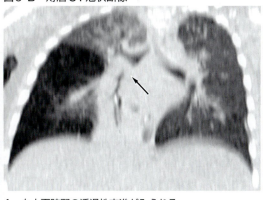

A：右中下肺野の透過性亢進がみられる．
B：右中間気管支幹に異物（→）が疑われる．右中下葉の閉塞性過膨張が明らかである．

▶ 鑑別診断のポイント

気道の腫瘍性病変が鑑別に挙げられるが，病変の吸収値や形態から，多くの症例では異物の診断は容易である．異物誤嚥の病歴聴取も必要である．

参考文献
1) Mise K, Jurcev Savicevic A, Pavlov N, et al: Removal of tracheobronchial foreign bodies in adults using flexible bronchoscopy: experience 1995-2006. Surg Endosc 23: 1360-1364, 2009.

過敏性肺炎
hypersensitivity pneumonia (HP)

芦澤和人

症例1 60歳代，男性．咳嗽，喀痰，倦怠感を主訴に近医を受診．抗菌薬が投薬されるも改善せず，精査加療のため紹介入院．

図1-A 単純X線写真

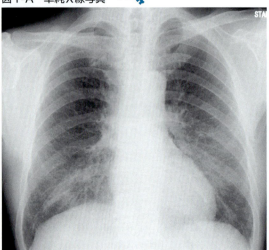

図1-B 薄層CT冠状断像

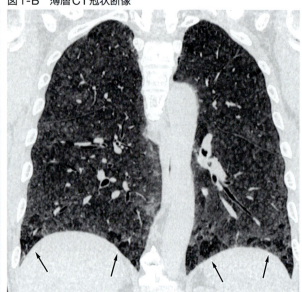

図1-C 薄層CT

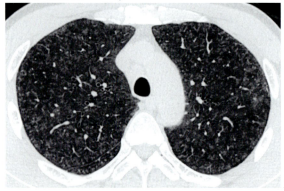

A：両肺びまん性に微細顆粒状影が認められる．
B, C：両肺びまん性に小葉中心性の淡い粒状影がみられる．両側肺底部には，二次小葉単位でair trappingによる低吸収域（B；→）が認められる．

診断名 亜急性過敏性肺炎

▶ **その後の経過**

前医の検査で*Trichosporon asahii*抗体陽性であり，気管支肺胞洗浄液のCD4/CD8の低下や画像所見から，夏型過敏性肺炎と診断された．入院後の抗原隔離状態により，画像・臨床所見ともに改善が認められた．

▶ **過敏性肺炎の一般的知識**

過敏性肺炎は，吸入抗原に対するアレルギー反応（III型，IV型）により引き起こされる疾患の総称である．種々の抗原によって様々なタイプがみられる（▶NOTE参照）．1) 急性，2) 亜

急性，3) 慢性の3型に分けられる[1]．

1) 急性過敏性肺炎（acute HP）

比較的多量の抗原を断続的に曝露した際に急激に発症するとされるが，稀な病態である．

2) 亜急性過敏性肺炎（subacute HP）

最も頻度の高い病型で，少量の抗原に断続して曝露した際に生じる．発熱，乾性咳嗽，呼吸困難などの症状は緩徐に進行する．病理学的には，細気管支炎と胞隔炎，サルコイド様肉芽腫，Masson体（器質化）を三徴とする[2]．

3) 慢性過敏性肺炎（chronic HP）

抗原曝露からの隔離を試みても進行性に進行し，肺の線維化や気腫化のために呼吸不全となる予後不良な疾患である．慢性型は，さらに再燃症状軽減型（recurrent type）と潜在性発症型（insidious type）に亜分類される．後者は，経過中に急性症状を示さずに進行し，乾性咳嗽，呼吸困難などがみられ，特発性肺線維症（idiopathic pulmonary fibrosis；IPF）と類似した臨床所見をとる．病理学的には，小葉中心性線維化と小葉辺縁性線維化，両者をつなぐ架橋線維化が特徴的である．巨細胞や粗な肉芽腫の存在もみられる．

▶ 亜急性過敏性肺炎の画像所見

軽症例では単純X線写真は正常であるが，典型例では両肺びまん性の微細顆粒状影やすりガラス影がみられる（図1-A）．薄層CTでは，小葉中心性の淡い粒状影や，すりガラス影がみられる（図1-B, C）．粒状影は1〜3mm大でその辺縁は不明瞭である．air trappingによる小葉単位の低吸収域が混在すると，モザイクパターンとして認められる（図2）．呼気CTでair trappingは，より顕在化する．

バリエーション　70歳代，男性．air trappingが目立つ亜急性過敏性肺炎

図2-A　薄層CT冠状断像

図2-B　薄層CT

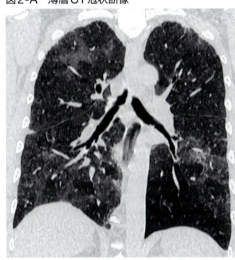
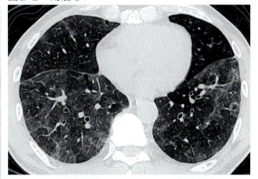

A, B：両肺散在性に，すりガラス影と一部小葉中心性の淡い粒状影がみられる．すりガラス影とair trappingによる低吸収域が，モザイクパターンとして認められる．

164   5. アレルギー性肺疾患

症例2 70歳代，女性．1年前より乾性咳嗽，労作時呼吸困難が出現し，近医を受診．3年前より指摘されていた胸部異常影の悪化もみられ，精査加療目的で紹介入院．

図3-A 単純X線写真

図3-B 薄層CT冠状断像

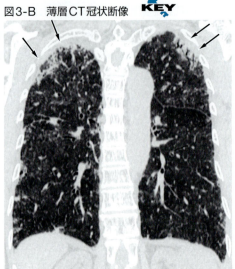

図3-C 薄層CT

図3-D 薄層CT

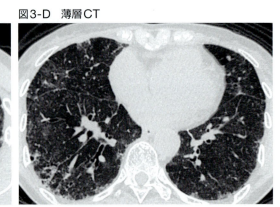

図3-E 単純X線写真（4年後）

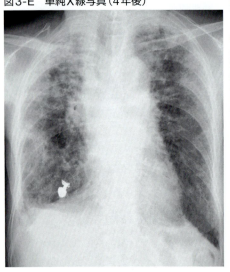

図3-F 薄層CT冠状断像（4年後）

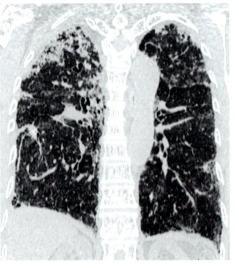

◀ A：上中肺野に右側優位で両肺の胸膜側主体に線状網状影，すりガラス影が広く認められる．
B～D：上中肺野優位に，胸膜下には小葉内網状影やすりガラス影，小葉間隔壁の肥厚がみられ，無気肺硬化型の不整形陰影や牽引性気管支拡張（B；→）もみられる．また，小葉中心性の淡い粒状影も散見される．
E，F：4年後には，上葉の容積減少は進行し，両肺の陰影も明らかに増強している．

診断名 慢性過敏性肺炎

▶ その後の経過

濃厚なトリとの接触歴や気管支鏡所見から，慢性過敏性肺炎が強く疑われ胸腔鏡（VATS）下肺生検が施行された．病理では，小葉中心性および小葉辺縁性の線維化，異物型巨細胞がみられ，慢性過敏性肺炎を示唆する所見が得られた．抗原曝露の回避とステロイドによる加療が開始されたが，症状および画像所見とも徐々に進行した．

▶ 慢性過敏性肺炎の画像所見

上中肺野優位に，すりガラス影，牽引性気管支拡張，網状影，蜂巣肺や小葉間隔壁の肥厚がみられ，IPFと類似の画像を呈する（図3）[3]．上葉の胸膜下には囊胞や無気肺硬化型の不整形陰影がみられることもある．再燃症状軽減型では，症状出現時に小葉中心性の粒状影がみられる．

▶ 鑑別診断のポイント

境界不明瞭な小葉中心性の淡い粒状影を呈する疾患として，呼吸細気管支炎関連間質性肺炎（respiratory bronchiolitis-interstitial lung disease；RB-ILD）や非特異性間質性肺炎（nonspecific interstitial pneumonia；NSIP），剥離性間質性肺炎（desquamative interstitial pneumonia；DIP）が挙げられるが，RB-ILDは喫煙歴や肺気腫の所見，NSIPやDIPは，すりガラス影が主体で粒状影に乏しい点やair trappingの有無が鑑別に有用である．

NOTE わが国の過敏性肺炎の種類と原因抗原

種類	原因抗原
夏型過敏性肺炎	トリコスポロン
住居関連過敏性肺炎	トリコスポロン以外の家屋の真菌
鳥関連過敏性肺炎	羽毛，冬に多い
鳥飼病	鳥糞
農夫肺	放線菌
塗装工肺	塗料のイソシアネート
加湿器肺	細菌や真菌，冬に多い
きのこ栽培者肺	きのこ胞子

参考文献

1) Hirschmann JH, Sudhakar NJ, Pipavath MBBS, et al: Hypersensitivity pneumonitis: a historical, clinical, and radiological review. RadioGraphics 29: 1921-1938, 2009.
2) Silva CIS, Churg A, Müller NL: Hypersensitivity pneumonitis: spectrum of high-resolution CT and pathologic findings. AJR 188: 334-344, 2007.
3) Silva CIS, Müller NL, Lynch DA, et al: Chronic hypersensitivity pneumonitis: differentiation from idiopathic pulmonary fibrosis and nonspecific interstitial pneumonia by using thin-section CT. Radiology 246: 288-297, 2008.

5. アレルギー性肺疾患

急性好酸球性肺炎
acute eosinophilic pneumonia (AEP)

芦澤和人

症例 20歳代，男性．発熱，呼吸困難を自覚し来院．

図1-A　単純X線写真

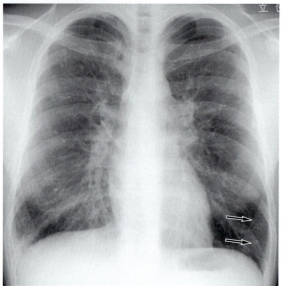

図1-B　薄層CT

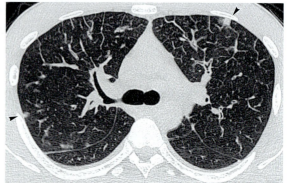

図1-C　薄層CT冠状断像

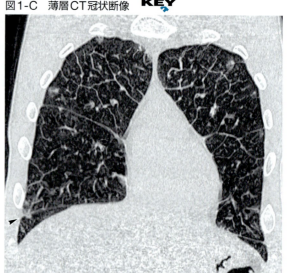

A：両肺びまん性に線状影がみられ，下肺野外側にはKerley B line（→）もみられる．右肋骨横隔膜角には斑状影も認められる．心拡大はみられない．
B, C：両肺の腹側主体に平滑な小葉間隔壁や気管支血管束の肥厚がみられる．一部，小葉中心性の粒状影や，それらの融合影（▶）がみられる．

▶その後の経過

気管支鏡が施行され，気管支肺胞洗浄液中の好酸球の増加が認められ，急性好酸球性肺炎（AEP）と診断された．喫煙を開始したばかりであり，喫煙関連のAEPが疑われた．禁煙にて，画像・臨床所見ともに改善が認められた．

▶急性好酸球性肺炎の一般的知識

好酸球性肺炎の病型のひとつで（▶NOTE参照），わが国では喫煙開始に伴う若年発症の症例が多く報告されている．発熱，咳嗽，呼吸困難などで発症し，これらの症状が急速に進行する．時に重篤となり，人工呼吸器管理を要することもある．気管支肺胞洗浄液中の好酸球の増多

(25％以上)や，病理学的な肺組織への好酸球の浸潤が，診断に重要である．末梢血の好酸球は急性期には増加しないことが多い．感染や喘息などとの関連はない．ステロイド治療への反応は良好であり，予後は良好で，再発は稀である．

▶急性好酸球性肺炎の画像所見

胸部単純X線写真では，両肺にびまん性のすりガラス影や網状影，進行例では浸潤影が認められる．肺水腫に類似するが心拡大はみられない．下肺野外側にKerley B lineが認められる (図1-A)．胸水を伴うことが多い．薄層CTでは，典型例では，すりガラス影と小葉間隔壁や気管支血管束の肥厚が認められる (図1-B, C)[1]．すりガラス影の内部に網状影を伴うことがある (crazy-paving appearance．図2)．小葉中心性の粒状影や，それらの融合影がみられることもある．CTでは軽度のリンパ節腫大がみられることが多い．

バリエーション　40歳代，女性．すりガラス影が目立つ急性好酸球性肺炎

図2-A　薄層CT　　　　　　　　　　　図2-B　薄層CT

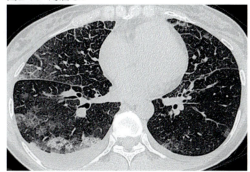 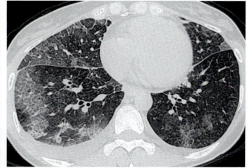

A, B：右肺優位にすりガラス影があり，一部内部に網状影がみられcrazy-paving appearanceを呈している．腹側には小葉間隔壁の肥厚も認められる．両側胸水もみられる．

▶鑑別診断のポイント

小葉間隔壁や気管支血管束の肥厚が目立つ症例では，間質性肺水腫，癌性リンパ管症，サルコイドーシスなどが鑑別に挙げられる．浸潤影やすりガラス影が主体の場合は，心原性肺水腫，ウイルス性肺炎，急性間質性肺炎などが挙げられる．画像のみでの鑑別は難しいこともあるが，若年者で心拡大がなく，喫煙開始の病歴がある症例では，急性好酸球性肺炎を強く疑うことが可能である．

> **NOTE　好酸球性肺炎**
>
> 好酸球性肺炎は，肺に異常影が存在し，末梢血あるいは肺内に好酸球増多を認める疾患の総称である．単純性好酸球性肺炎 (いわゆるLöeffler症候群)，急性好酸球性肺炎，慢性好酸球性肺炎，好酸球増加症候群 (hypereosinophilic syndrome；HES) などが挙げられる[2]．

参考文献
1) Daimon T, Johkoh T, Sumikawa H, et al: Acute eosinophilic pneumonia: thin-section CT findings in 29 patients. Eur J Radiol 65: 462-467, 2008.
2) Feong YF, Kim KL, Seo IJ, et al: Eosinophilic lung disease: a clinical, radiologic, and pathologic overview. Radio-Graphics 27: 617-639, 2007.

慢性好酸球性肺炎
chronic eosinophilic pneumonia (CEP)

芦澤和人

症例 60歳代，女性．約2か月前より咳嗽，喀痰，鼻汁が出現し，近医を受診．抗菌薬，抗アレルギー薬が投薬されたが咳嗽が改善せず，胸部単純X線写真で異常を指摘され，精査にて紹介入院．

図1-A 単純X線写真

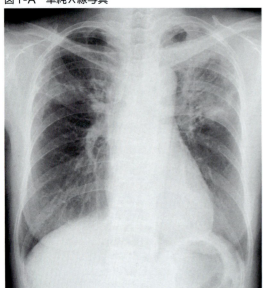

図1-B 薄層CT冠状断像

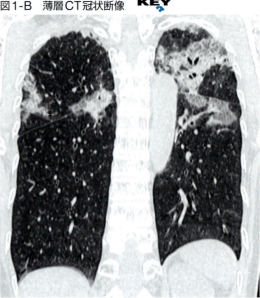

図1-C 薄層CT

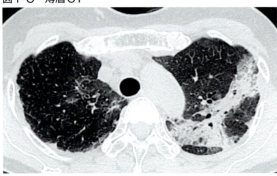

図1-D 薄層CT

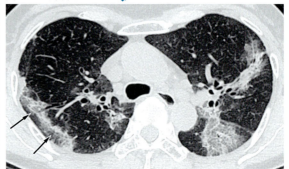

A：両側上肺野に，浸潤影とすりガラス影が混在して認められる．
B〜D：両側上葉主体に，胸膜側優位に非区域性の浸潤影と周囲にすりガラス影がみられる．すりガラス影内には網状影が重なり，いわゆるcrazy-paving appearanceを呈している．右上葉では，胸壁に平行な索状構造（D；→）も認められる．

> **NOTE 好酸球性肺疾患**
>
> 特定の原因があるものとして，寄生虫感染症，薬剤性，真菌症（allergic bronchopulmonary aspergillosis；ABPA）が挙げられる．また，膠原病関連の間質性肺炎や血管炎［好酸球性多発血管炎性肉芽腫症，ANCA（antineutrophil cytoplasmic antibody）関連血管炎］なども臨床的に重要で，CEPの診断において除外する必要がある．

▶ その後の経過

末梢血および気管支肺胞洗浄液中の好酸球増多（41％と61％），経気管支肺生検（transbronchial lung biopsy；TBLB）での肺胞および間質への著明な好酸球浸潤所見がみられ，種々の疾患（▶NOTE参照）を除外して，慢性好酸球性肺炎の診断が得られた．ステロイド治療が開始され，症状，画像所見ともに改善した．

▶ 慢性好酸球性肺炎の一般的知識

肺に好酸球増多を来す原因不明の疾患の中で，経過が数週間～数か月（亜急性～慢性）に及び，画像上特徴的な所見を呈する疾患である[1]．あらゆる年齢に発症し，女性に約2倍多い．他疾患の除外と，病理学的な肺組織への好酸球の浸潤，末梢血および気管支肺胞洗浄液中の好酸球増多の所見で診断されるが，末梢血の好酸球は増加しない症例もみられる．主な症状は，咳嗽，喀痰，発熱，呼吸困難，体重減少などである．アレルギー性鼻炎や喘息を合併することも多い．一般に予後は良好で，ステロイド治療が有効であるが，再燃も少なからずみられる．

▶ 慢性好酸球性肺炎の画像所見

単純X線写真では，上中肺野優位に胸膜側に分布する浸潤影，すりガラス影が認められる（図1-A）．典型例のX線所見は，"photographic negative of pulmonary edema（肺水腫のネガ像）"と呼ばれるが，頻度は高くない．経過で移動性の陰影がみられることがある．薄層CTでも，上中肺野の胸膜側優位に非区域性の浸潤影，すりガラス影がみられる（図1-B, C）[2]．すりガラス影内に網状影が重なり，いわゆるcrazy-paving appearanceがみられる．小葉間隔壁や気管支壁の肥厚がみられることもある．陰影の吸収過程では，胸壁に平行な線状・索状影がみられ（図1-D），本症に比較的特徴的と考えられる．

▶ 鑑別診断のポイント

画像上，特発性器質化肺炎（図2）が鑑別診断の第一に挙げられる．小葉間隔壁の肥厚はCEPで認められやすいとの報告があるが[3]，鑑別は容易ではない．臨床的に感染性肺炎が疑われて抗菌薬が無効な症例，アレルギー性鼻炎や喘息合併例では，CEPを疑う必要がある．

参考症例　60歳代，女性．特発性器質化肺炎

図2-A　薄層CT　　図2-B　薄層CT

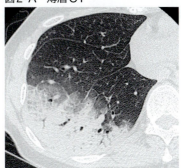
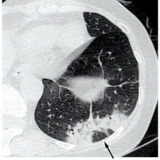

咳嗽，倦怠感で近医を受診し，単純X線写真（非提示）で，肺炎を疑われて当院に紹介された．

A, B：両下葉胸膜下に非区域性の浸潤影が認められる．内部に気管支透亮像を伴い，辺縁部にはすりガラス影がみられる．病変の辺縁は直線的な部分があり，左下葉の病変内の胸膜直下には二次小葉単位で温存された領域（B；→）が認められる．

参考文献

1) Carrington CB, Addington WW, Golf AM, et al: Chronic eosinophilic pneumonia. N Engl J Med 280: 787-798, 1969.
2) Johkoh T, Müller NL, Akira M, et al: Eoshinophilic lung diseases: diagnostic accuracy of thin-section CT in 111 patients. Radiology 216: 773-780, 2000.
3) Arakawa H, Kurihara Y, Niimi H, et al: Bronchiolitis obliterans with organizing pneumonia versus chronic eosinophilic pneumonia: high-resolution CT findings in 81 patients. AJR 176: 1053-1058, 2001.

5. アレルギー性肺疾患

アレルギー性気管支肺アスペルギルス症
allergic bronchopulmonary aspergillosis (ABPA)

芦澤和人

症例 40歳代，男性．2か月ほど前から喀痰増加，微熱がみられた．抗菌薬を投与されるも改善なく，精査のため紹介入院となる．

図1-A 単純X線写真
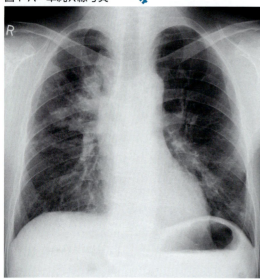

図1-B 薄層CT冠状断像
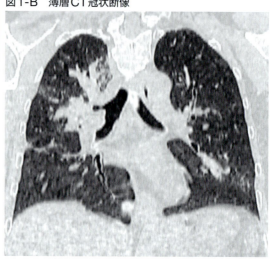

図1-C 薄層CT
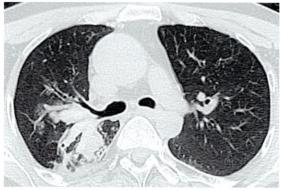

図1-D 単純CT
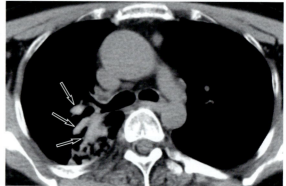

A：右上肺野の肺門側主体に棍棒状の陰影があり，gloved finger signを呈している．
B, C：拡張した気管支内の粘液栓の所見に加えて，末梢には小葉中心性粒状影や分岐状影(tree-in-bud appearance)がみられる．
D：気管支内の粘液栓は淡い高吸収(→)を呈する．

▶ その後の経過

血清IgE高値であり，臨床所見などからアレルギー性気管支肺アスペルギルス症(ABPA)の診断となった．ステロイドなどの治療が開始され，症状および画像所見ともに改善した．

▶ アレルギー性気管支肺アスペルギルス症の一般的知識

アスペルギルス（主にAspergillus fumigatus）に対するI型およびIII型アレルギー反応により生じる病態で，喘息症状が必発である．吸入された芽胞が中枢の気道で発芽，増殖し，喘息による粘膜障害に関与するとされる．末梢血の好酸球増多，血清IgE高値，アスペルギルス沈降抗体陽性などの所見がみられる．病理学的には，好酸球の浸潤を伴う気管支中心性の肉芽腫の所見が認められる．同様の病態は他の真菌でも生じることがあり，総称してアレルギー性気管支肺真菌症（allergic bronchopulmonary mycosis；ABPM）と呼ばれる．ステロイド治療が行われるが，難治性の場合は抗真菌薬が使用される．

▶ アレルギー性気管支肺アスペルギルス症の画像所見

単純X線写真では，典型例では中枢性気管支拡張が特徴的であり[1]，気管支内の粘液栓が棍棒状陰影として認められ，gloved finger signと呼ばれる（図1-A）．CTでは中枢性気管支拡張は嚢状か静脈瘤状であることが多い（図1-B, C）[2]．気管支内腔に粘液栓が高頻度に認められ，しばしば高吸収を呈する（図1-D）．末梢の細気管支の粘液栓による病変は，小葉中心性粒状影や分岐状影（tree-in-bud appearance）としてみられる（図1, 2）．好酸球性肺炎による浸潤影やすりガラス影，また無気肺を合併することもある．

| バリエーション | 50歳代，男性．より末梢気管支の粘液栓が目立つABPA |

図2-A　薄層CT　　　　　　　　　　図2-B　薄層CT（治療約2か月後）

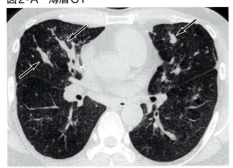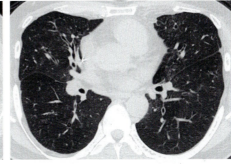

A：右中葉および舌区に粘液栓（→）と，周囲に小葉中心性粒状影が認められる．
B：ステロイド治療約2か月後には，粘液栓は消失し，粒状影も改善している．

▶ 鑑別診断のポイント

粘液栓を来す疾患が鑑別診断の対象となる．気管支閉塞性病変に伴う場合は，造影CTで，腫瘍などの閉塞機転と粘液栓を分離することが重要である．ABPA以外に気管支拡張症，原発性線毛機能不全症候群などの非閉塞性病変でも粘液栓がみられるが，喘息の有無や末梢血の好酸球増多などの検査所見がABPAの診断に必要である．

参考文献
1) Kaur M, Sudan DS: Allergic bronchopulmonary aspergillosis (ABPA)-the high resolution computed tomography (HRCT) chest imaging scenario. J Clin Diagn Res 8: RC05-RC07, 2014.
2) Angus RM, Davies ML, Cowan MD, et al: Computed tomographic scanning of the lung in patients with allergic bronchopulmonary aspergillosis and in asthmatic patients with a positive skin test to Aspergillus fumigatus. Thorax 49: 586-589, 1994.

顕微鏡的多発血管炎
micorscopic polyangiitis (MPA)

荻原幸宏, 芦澤和人

症例 80歳代, 女性. 労作時呼吸困難, 血痰にて受診. 血液検査で腎機能の低下がみられる.

図1-A 単純X線写真（坐位）

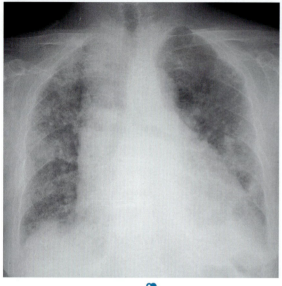

図1-B 薄層CT

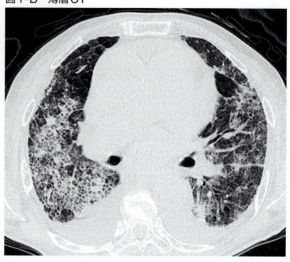

図1-C 薄層CT冠状断像

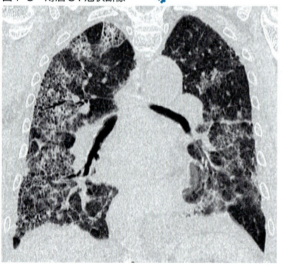

A：両肺びまん性に不均一なすりガラス影が認められる. 両側胸水および心拡大もみられる.
B, C：両肺びまん性にすりガラス影がみられ, 内部に網状影を伴っており, いわゆるcrazy-paving appearanceを呈している.

▶ その後の経過

単純X線正面像および薄層CTで認められるびまん性のすりガラス影は, 血痰を認めることから肺胞出血が疑われた. MPO-ANCAは高値で, 臨床所見および画像所見から顕微鏡的多発血管炎と診断された. ステロイドパルス療法が行われ, 酸素化や腎機能, 画像所見は改善した.

▶ 顕微鏡的多発血管炎の一般的知識

　小血管(毛細血管, 細動静脈)の壊死性血管炎であり, 多発血管炎症性肉芽腫症(granulomatosis with polyangiitis;GPA)のように肉芽腫性炎症の所見は認められない. 壊死性糸球体腎炎とともに, 肺胞出血や間質性肺炎を高頻度に来す. 肺胞出血による症状として血痰, 喀血, 呼吸困難がみられ, 急性～亜急性に発症する. 間質性肺炎では慢性の経過をたどることが多く, 咳嗽や労作時呼吸困難がみられる. 腎臓, 肺以外にも, 皮膚や神経, 消化管などの臓器に障害がみられる. MPO-ANCAの陽性率が高い(▶NOTE参照). なお, 間質性肺炎の中でANCA陽性となる症例があり, 後に血管炎を発症することがある.

▶ 顕微鏡的多発血管炎の画像所見

　肺胞出血は, 両肺びまん性あるいは斑状の浸潤影やすりガラス影としてみられ, 後者で小葉内網状影を伴う場合は, crazy-paving appearanceを呈する(図1-B, C). 病変の軽い領域では, 小葉中心性粒状影がみられる. 間質性肺炎に関しては, 通常型間質性肺炎(usual interstitial pneumonia;UIP)パターンを呈することが多く, 下肺野優位の網状影や蜂巣肺が認められる. その他に非特異性間質性肺炎(nonspecific interstitial pneumonia;NSIP)パターンを呈することもある[1].

▶ 鑑別診断のポイント

　肺胞出血の画像所見は非特異的であるが, 腎臓やその他の臓器障害がみられる場合は, ANCA関連血管炎(AAV)を疑うことが必要である.

NOTE　ANCA関連血管炎(ANCA-associated vasculitis;AAV)

　原発性血管炎は罹患血管のサイズから大型血管炎, 中型血管炎, 小型血管炎に分類され, 小型血管炎は免疫複合体の関与するものと関与しないものに大別される.
　免疫複合体の関与しない小型血管炎の中には, 顕微鏡的多発血管炎(micorscopic polyangiitis;MPA), 多発血管炎性肉芽腫症(granulomatosis with polyangiitis;GPA), 好酸球性多発血管炎性肉芽腫症(eosinophilic granulomatosis with polyangiitis;EGPA)の3疾患がある.
　共通の疾患標識抗体である抗好中球細胞質抗体(anti-neutrophil cytoplasmic antibody;ANCA)に基づき, ANCA関連血管炎(ANCA-associated vasculitis;AAV)と総称される[2]. ANCAは, myeloperoxidase(MPO)に対応するMPO-ANCAとproteinase-3(PR-3)に対応するPR3-ANCAがあり, MPO-ANCAはMPAとEGPAで, PR3-ANCAはGPAで, 検出されることが多い. AAVは血管炎による全身症状とともに特徴的な肺病変を呈する.

参考文献
1) Tzelepis GE, Kokosi M, Tzioufas A, et al: Prevalence and outcome of pulmonary fibrosis in microscopic polyangiitis. Eur Respir J 36: 116-121, 2010.
2) Jennette JC, Falk RJ, Bacon PA, et al: 2012 revised International Chapel Hill Consensus Conference Nomenclature of Vasculitides. Arthritis Rheum 65: 1-11, 2013.

好酸球性多発血管炎性肉芽腫症
eosinophilic granulomatosis with polyangiitis (EGPA)

芦澤和人

症例 20歳代，女性．2年前より気管支喘息を発症し加療中．その後，発熱，体重減少がみられ，皮疹やしびれなどもみられるようになり，精査のため紹介入院となる．

図1-A 単純X線写真

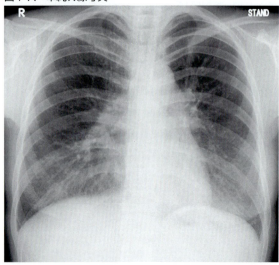

図1-B 薄層CT冠状断像

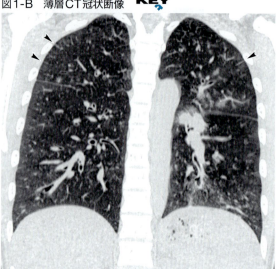

図1-C 薄層CT

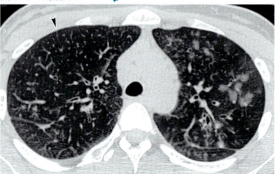

図1-D 薄層CT

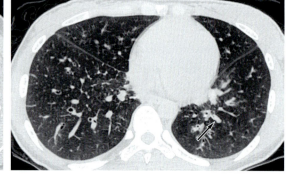

A：全肺野で線状影が目立ち，上肺野には粒状・索状影が認められる．左下肺野にすりガラス影，粒状影が認められる．
B～D：全肺で気管支壁の肥厚が認められ，左下葉では気管支内粘液栓（D；→）もみられる．また，小葉中心性粒状影～気道周囲のすりガラス影が左上葉主体にみられ，小葉間隔壁の肥厚（B, C；▶）も広く認められる．

▶ その後の経過

喘息に加えて，末梢血の好酸球増多や，多発性単神経炎，多関節痛などの血管炎症状がみられ，好酸球性多発血管炎性肉芽腫症（EGPA）と診断された．ステロイド治療が開始され，臨床症状や画像所見は速やかに改善がみられた．

▶ 好酸球性多発血管炎性肉芽腫症の一般的知識

かつてアレルギー性肉芽腫性血管炎（allergic granulomatous angiitis；AGA）あるいはChurg-Strauss症候群（CSS）と呼ばれていた疾患で，好酸球浸潤を認める壊死性肉芽腫性血管炎である．他のANCA関連血管炎に比べ稀だが，近年増加傾向にある．①気管支喘息あるいはアレルギー性鼻炎，②末梢血の好酸球増加，③血管炎による症状（発熱，体重減少，多発性単神経炎，消化管出血，紫斑，多関節痛，筋肉痛）を特徴とし，①②が先行する．ANCA陽性率は4割程度で，通常MPO-ANCA陽性である．

▶ 好酸球性多発血管炎性肉芽腫症の画像所見

慢性好酸球性肺炎に類似した多発する浸潤影，すりガラス影が認められ（図1-A），経過で陰影の移動や程度に変化が認められる．また，喘息や好酸球の気管支壁浸潤による気管支壁肥厚や粘液栓，小葉中心性粒状影もみられる（図1-B〜D, 2）．好酸球性心筋障害による肺水腫や胸水，好酸球浸潤による小葉間隔壁肥厚もしばしば認められる[1]．肺胞出血は他の血管炎と比較して頻度は低い．

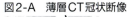 50歳代，男性．画像所見が軽微な好酸球性多発血管炎性肉芽腫症

図2-A　薄層CT冠状断像　　図2-B　薄層CT

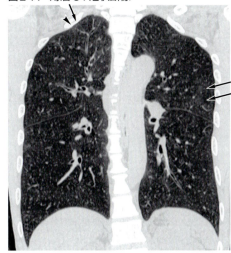
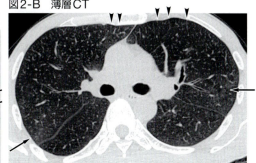

A, B: 全肺で軽度の気管支壁肥厚がみられ，両側上葉主体に斑状の淡いすりガラス影（→）が認められる．小葉間隔壁の肥厚も腹側主体にみられる（▶）．
単純X線写真では異常は指摘できなかった（非掲示）．

▶ 鑑別診断のポイント

画像上は，好酸球の浸潤による気道と肺実質の異常（好酸球性気管支・細気管支炎と好酸球性肺炎）が典型的であるが，画像のみでの他疾患との鑑別は困難である．末梢血の好酸球増多や喘息，血管炎による多発性単神経炎や多関節痛などの症状の有無が鑑別に有用である．

参考文献
1) Silva CI, Müller NL, Fujimoto K, et al: Churg-Strauss syndrome: high resolution CT and pathologic findings. J Thorac Imaging 20: 74-80, 2005.

第6章

代謝性肺疾患

第7章

肉芽腫性肺病変

肺胞蛋白症
pulmonary alveolar proteinosis (PAP)

芦澤和人

症例 50歳代，男性．階段を上がる時に息切れを自覚し近医を受診．1年前の健診時に撮影された胸部単純X線写真では異常を指摘されていない．

図1-A　単純X線写真

図1-C　薄層CT冠状断像

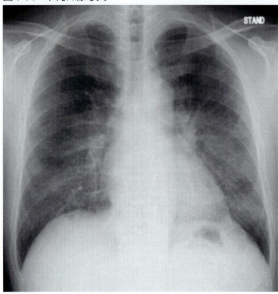

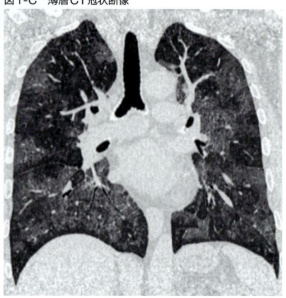

図1-B　薄層CT　KEY

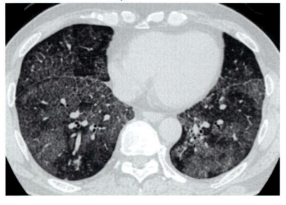

A：両側肺野の肺門側主体に，境界不鮮明な浸潤影が認められる．心拡大はみられない．
B, C：すりガラス影が小葉単位で地図状に分布している．すりガラス影の内部には網状影がみられ，いわゆるcrazy-paving appearanceを呈している．

▶その後の経過

気管支鏡が施行され，白濁した気管支肺胞洗浄液と，経気管支肺生検(transbronchial lung biopsy；TBLB)で肺胞腔内にPAS陽性の顆粒状物質が認められた．血清抗GM-CSF抗体陽性であり，自己免疫性肺胞蛋白症と診断された．反復区域肺洗浄を行い，画像所見，血液ガスとも一時的に改善が認められた．

▶肺胞蛋白症の一般的知識

肺胞マクロファージ，好中球の機能不全により，肺胞腔内にサーファクタント由来の好酸性の顆粒状蛋白様物質が異常蓄積する稀な疾患の総称である．①自己免疫性（90％），②続発性（9％）（▶NOTE参照），③先天性（1％以下）に分類される．自己免疫性肺胞蛋白症は，抗GM-CSF（顆粒球マクロファージコロニー刺激因子）自己抗体が原因であり，血清中の自己抗体の測定が診断に有用である．男女比は2：1で，平均年齢は40〜50歳である．症状は，労作時呼吸困難，咳嗽，喀痰，体重減少などで，約3割の患者は無症状である．画像所見に比べて症状が軽微であることが特徴である．先天性は重症例が多い．気管支肺胞洗浄液所見や病理所見，CT所見で診断を行い，血清抗GM-CSF抗体の有無で分類する．治療は，自己免疫性では，肺洗浄療法やGM-CSF吸入療法，続発性では，原疾患の治療や肺洗浄療法などが行われる．自己免疫性肺胞蛋白症の約3割で自然寛解が認められる．予後は比較的良好だが，死亡例の原因としては呼吸不全や感染症が挙げられる[1]．

▶肺胞蛋白症の画像所見

胸部単純X線写真では，典型例では肺門中心の浸潤影，すりガラス影が認められ，肺水腫に類似する（図1-A）．薄層CTでは，小葉単位で地図状に分布するすりガラス影内に網状影が認められ，crazy-paving appearance（不揃いな敷石状の石畳の歩道）と呼ばれる（図1-B, C）[2]．病理学的には，小葉間隔壁の浮腫性肥厚や隔壁内の静脈やリンパ管の拡張，蓄積物の隔壁近傍への偏在化などを反映していると考えられる．crazy-paving appearanceは本症に特徴的であるが，後述するように種々の病態で認められ非特異的である（表）[1) 2)]．

非典型例としては，胸膜下主体の病変（図2）や限局性病変（図3）が挙げられる．自己免疫性と続発性のCT所見の比較では，斑状・地図状のパターン，胸膜下の温存，crazy-paving appearance，下肺野優位の分布が，自己免疫性で有意に高頻度であったと報告されている[3]．

| バリエーション | 40歳代，女性．胸膜下主体の肺胞蛋白症 |

図2　薄層CT

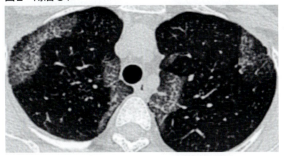

胸膜下主体に病変が認められる．

| バリエーション | 80歳代，男性．限局性の肺胞蛋白症 |

図3　薄層CT

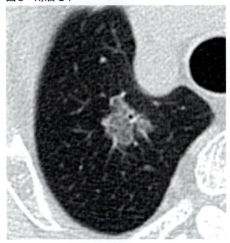

限局性のすりガラス病変であり，肺腺癌との鑑別が問題となる．

▶ 鑑別診断のポイント

crazy-paving appearanceを呈する疾患（表）が主な鑑別診断となるが，その代表的な症例を図4〜9に示す．

表　crazy-paving appearance を呈する疾患（文献2）を元に作成）

感染症	細菌性肺炎（図4）／マイコプラズマ肺炎／ウイルス性肺炎（図5）／ニューモシスティス肺炎（図6）／真菌性肺炎
間質性肺炎	通常型間質性肺炎（UIP）／非特異性間質性肺炎（NSIP）／急性間質性肺炎（AIP）／特発性器質化肺炎（COP）／薬剤性肺障害／放射線肺臓炎
血管性	肺水腫／肺胞出血（図7）
腫瘍性	浸潤性粘液性腺癌（図8）／悪性リンパ腫
その他	肺胞蛋白症（PAP）／リポイド肺炎／急性好酸球性肺炎（AEP，図9）／慢性好酸球肺炎（CEP）／過敏性肺炎（HP）／サルコイドーシス／急性呼吸窮迫症候群（ARDS）

参考症例　60歳代，男性．細菌（肺炎球菌）性肺炎

図4　薄層CT

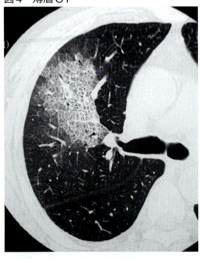

右上葉に楕円形の均一なすりガラス影があり，内部に木目が細かい網状影を伴っている．

参考症例　60歳代，男性．インフルエンザウイルス性肺炎

図5　薄層CT

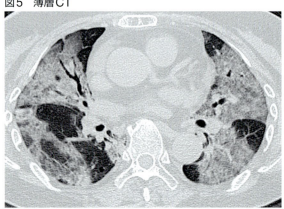

両肺に濃いすりガラス影が多発性にみられ，内部にわずかに網状影がみられる．

NOTE　続発性肺胞蛋白症の基礎疾患

血清抗GM-CSF抗体は陰性で，基礎疾患として以下のようなものが挙げられる．
1. 血液疾患：骨髄異形成症候群，白血病，悪性リンパ腫，多発性骨髄腫など
2. 肺感染症：ニューモシスティス肺炎，非結核性抗酸菌症など
3. 粉塵曝露：珪素，金属（アルミニウム，インジウムなど）
4. 薬剤：ブスルファン
5. 自己免疫性：Behçet病

> 参考症例　80歳代，女性．ニューモシスティス肺炎

図6　薄層CT

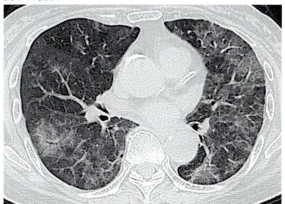

両肺に不均一なすりガラス影が広がり，一部内部に網状影がみられる．

> 参考症例　40歳代，男性．肺胞出血

図7　薄層CT

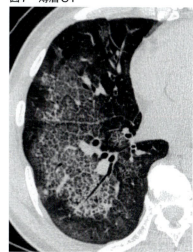

右肺の中間層を主体に内部に網状影を伴うすりガラス影がみられる．

> 参考症例　60歳代，女性．浸潤性粘液性腺癌

図8　薄層CT

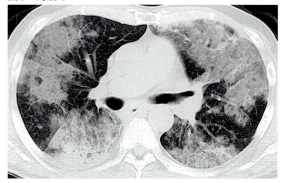

両肺に濃いすりガラス影が広がっており，内部に軽度だが網状影を伴っている．

> 参考症例　40歳代，女性．急性好酸球性肺炎

図9　薄層CT

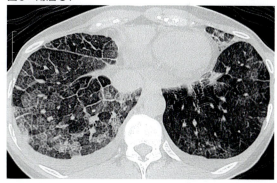

小葉間隔壁の肥厚が目立ち，右下葉優位にモザイクパターンを呈するすりガラス影がみられ，内部に網状影もみられる．

参考文献
1) Murch CR, Carr DH: Computed tomography appearances of pulmonary alveolar proteinosis. Clin Radiol 40: 240-243, 1989.
2) Murayama S, Murakami J, Yabuuchi H, et al: "Crazy-paving appearance" on high resolution CT in various diseases. J Comput Assist Tomogr 23: 749-752, 1999.
3) Ishii H, Trapnell BC, Tazawa R, et al: Comparative study of high-resolution CT findings between autoimmune and secondary pulmonary alveolar proteinosis. Chest 136: 1348-1355, 2009.

6. 代謝性肺疾患

肺胞微石症
pulmonary alveolar microlithiasis (PAM)

芦澤和人

症例 60歳代，女性．両下肢の浮腫を認めていたが，呼吸困難が出現し徐々に増強するため近医を受診．CTで異常を指摘され，精査加療のため救急搬送となる．

図1-A 単純X線写真

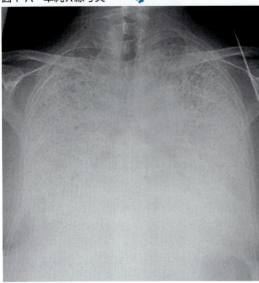

A：両側中下肺野に，びまん性かつ高度の透過性低下がみられる．心辺縁や横隔膜のシルエットが消失している．上肺野には含気が認められ，内部に線状・粒状影がみられる．

B，C：両肺びまん性に肺の吸収値は上昇し，小葉間隔壁の肥厚や小葉内網状影が認められる．一部，牽引性気管支拡張（→）もみられる．

D，E：両側下葉背側には均一かつ高度の石灰化が認められる．腹側では，胸膜下や小葉間隔壁などの間質にも石灰化がみられる．また，右心不全に伴う右心系の拡張があり，右房内には血栓（E：▶）が認められる．

（文献1．日本呼吸器学会監修，厚生労働科学研究費補助金難治性疾患政策研究事業「びまん性肺疾患に関する調査研究」班 難治性・びまん性肺疾患 診療の手引き作成委員会編集：難治性びまん性肺疾患診療の手引き，p.9-10, 2017, 南江堂より許諾を得て転載）

図1-B 薄層CT

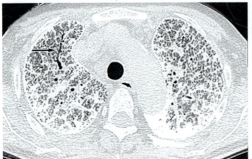

図1-C 薄層CT

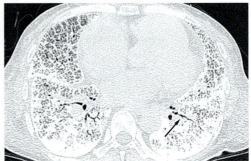

図1-D 単純CT

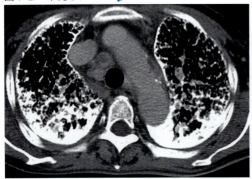

図1-E 単純CT

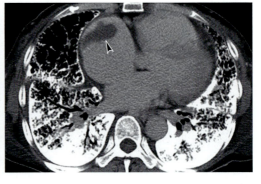

▶ その後の経過

患者は20歳代に肺胞微石症の診断を受けており，約40年間無受診であったが，肺性心から右心不全を来し緊急入院となった．入院後，呼吸管理などの治療で右心不全，呼吸状態の改善がみられ，退院となった．

▶ 肺胞微石症の一般的知識

肺胞微石症は，リン酸カルシウムを主成分とする微石の肺胞内への蓄積を特徴とする常染色体劣性遺伝の稀な疾患である．日本では100例以上の報告がある[1]．両親の血族結婚などで高頻度に家族内発生がみられる．SLC34A2遺伝子の異常により，多量のリン脂質を含んだ表面活性物質においてリンの代謝循環異常が起こり，肺胞腔内のリンがカルシウムと結合して微石が生じると考えられている．初期は無症状であり，健診の胸部単純X線写真で異常を指摘されることが多い．緩徐に進行する経過をとるが，徐々に呼吸機能障害が進行し，肺性心および呼吸不全で死亡する．病理学的には，肺胞内に年輪状，層状の微細な微石形成がみられる．進行すると，気管支血管束や小葉間隔壁，胸膜下に著明な微石形成があり，胸膜下の線維化も認められる．石灰化や骨化がみられることもある．肺移植以外には有効な治療法はなく，予後は不良である．

▶ 肺胞微石症の画像所見

胸部単純X線所見は特徴的であり，両肺びまん性に微細粒状影が認められる（sandstorm appearance）．病変が進行すると，中下肺野は透過性低下が進み，心辺縁や横隔膜のシルエットが消失する（vanishing heart sign．図1-A）．胸膜下の嚢胞形成を反映して，胸膜下に線状の透過性亢進域（black pleura line）がみられることがあるが，頻度は高くない[2]．薄層CTでは，びまん性の微細粒状影，すりガラス影がみられ，病変が高度な肺底部背側では均一な浸潤影がみられる（図1-B，C）．また，気管支血管束や小葉間隔壁，胸膜下の肥厚，小葉内網状影が石灰化を伴って認められる（図1-D，E）．進行例では，胸膜下の嚢胞形成がみられることがある．骨シンチグラフィでは，病変部に一致した集積がみられる．

▶ 鑑別診断のポイント

肺内に石灰化がみられる疾患として，肺転移性石灰化，肺骨化症，アミロイドーシスなどが鑑別に挙げられるが，特徴的な画像所見から，肺胞微石症の診断は容易である．なお，本症が疑われる場合は，家族歴の聴取が必要である．

> **NOTE**
>
> **肺胞微石症の診断基準**（文献1）より許諾を得て転載）
>
> 1を満たし，かつ下記2，3，4項目中の1つ以上を満たす
> 1. 典型的な胸部X線写真，または胸部CT像を呈する
> 2. 肺生検により肺胞内に層状，年輪状の微石形成を確認する
>   または，気管支肺胞洗浄液中に微石そのものを確認する
> 3. 同胞発生を確認する．両親や直系の先祖の血族結婚を確認する
> 4. SLC34A2遺伝子異常を確認する

参考文献

1) 日本呼吸器学会（監），厚生労働科学研究費補助金難治性疾患政策研究事業「びまん性肺疾患に関する調査研究」班，難治性びまん性肺疾患診療の手引き作成委員会（編）；難治性びまん性肺疾患診療の手引き．南江堂，2017．
2) Ferreira Francisco FA, Pereira e Silva JL, Hochhegger B, et al: Pulmonary alveolar microlithiasis. State-of-the-art review. Respir Med 107: 1-9, 2013.

6. 代謝性肺疾患

転移性肺石灰化症
metastatic lung calcification

芦澤和人

症例 60歳代，男性．慢性腎不全で血液透析中，胸部単純X線写真で左上肺野に異常影を指摘された．

図1-A 単純X線写真 **KEY**

図1-B 薄層CT **KEY**

図1-C 薄層CT冠状断像

図1-D 単純CT

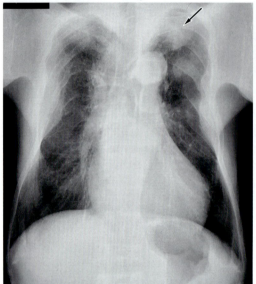
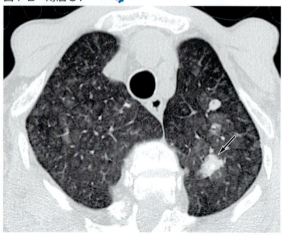
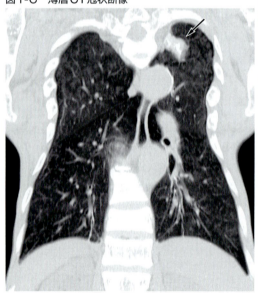
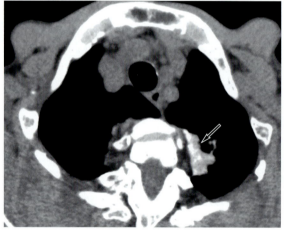

A：左肺尖部に腫瘤影（→）がみられ，その下方にも透過性の低下域が認められる．慢性腎不全および血液透析に伴う骨性胸郭の変形も認められる．
B〜D：両肺の上葉優位に小葉中心性のすりガラス影がみられる．また，左肺尖部内側に不整形の腫瘤（→）があり，粗大な石灰化を伴っている．

▶ その後の経過

血清カルシウム値に異常はなく，病歴，画像所見より転移性肺石灰化症と診断された．自覚症状はなく，経過観察が行われている．

転移性肺石灰化症の一般的知識

カルシウム代謝異常に伴い正常肺実質に石灰が沈着する病態で，異所性肺石灰化症（ectopic lung calcification）とも呼ばれる．慢性腎不全における二次性副甲状腺機能亢進症で最もよく認められ，その他，原発性副甲状腺機能亢進症，ビタミンD過剰症，多発性骨髄腫などで生じる．石灰化に関係する因子として，血清カルシウム，血清リン，副甲状腺ホルモン，代謝性アルカローシスが重要である．多くは無症状だが，咳嗽や呼吸困難，稀に呼吸不全を呈することがある．石灰化の発生部位としては，肺胞壁や細気管支の間質以外に，心筋，血管壁，関節や周囲軟部組織などがある．

転移性肺石灰化症の画像所見

胸部単純X線写真では，初期には異常は指摘できない．進行例では，境界不明瞭な粒状影や不整形の浸潤影としてみられる[1]．時に，本例のように腫瘤影がみられることがある（図1-A）．薄層CTでは，小葉中心性のすりガラス影が典型例でみられるが（図1-B, C）[1]，すりガラス影がより広く斑状にみられる症例もある（図2）．病変は上葉優位に分布する．進行例では明確な石灰化がみられる（▶NOTE参照）．心筋や胸壁軟部組織の血管壁の石灰化は診断の一助となる．^{99m}Tc-MDPによる骨シンチグラフィでは病変部への集積がみられ，初期例では診断に有用と考えられる．

| バリエーション | 70歳代，女性．すりガラス影がより広く斑状にみられる転移性肺石灰化症 |

図2　薄層CT

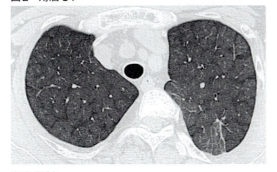

血液透析中．
両肺にすりガラス影が斑状に分布して認められる．

> **NOTE**
>
> **肺の石灰化[2]**
> 1) 転移性（異所性）
>   良性：透析中の慢性腎不全，副甲状腺機能亢進症，ビタミンD過剰症，肝・腎移植など
>   悪性：副甲状腺癌，多発性骨髄腫，リンパ腫・白血病，乳癌など
> 2) 異栄養性：肉芽腫性（結核，サルコイドーシスなど），ウイルス性（水痘肺炎），寄生虫，肺血管性（肺高血圧や肺うっ血，ヘモジデローシス），塵肺，アミロイドーシス
> 3) 特発性：肺胞微石症

鑑別診断のポイント

小葉中心性のすりガラス影を呈する疾患が鑑別に挙げられる．過敏性肺炎，呼吸細気管支炎，サルコイドーシス，溶接工肺などがあるが，臨床所見などから鑑別は可能である．前述の骨シンチグラフィが初期例では鑑別に有用である．

参考文献
1) Hartman TE, Müller NL, Primack SL, et al: Metastatic pulmonary calcification in patients with hypercalcemia: findings on chest radiographs and CT scans. AJR 162: 799-802, 1994.
2) Chan DE, Morales DV, Welsh CH, et al: Calcium deposition with or without bone formation in the lung. Am J Respir Crit Care Med 165: 1654-1669, 2002.

6. 代謝性肺疾患

アミロイドーシス
amyloidosis

芦澤和人

症例 70歳代，女性．C型慢性肝炎で経過観察中，腹部CTで異常を指摘された．呼吸器症状はみられない．

図1-A 単純X線写真

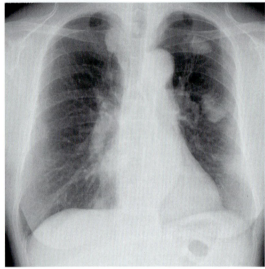

図1-B 薄層CT

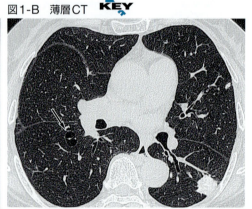

図1-C 単純CT

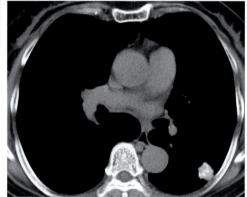

A：左肺優位に多発結節・腫瘤がみられる．
B：左S⁶の結節は境界明瞭で胸膜下に存在し，舌区胸膜側にも扁平な結節がみられる．右S⁶には囊胞が認められる（→）．
C：結節の吸収値は高く，粗大な石灰化を伴っている．
診断名 肺アミロイドーシス

▶ **その後の経過**
　　　画像所見よりSjögren症候群に伴う結節型肺アミロイドーシスが疑われた（▶NOTE参照）．目と口腔の乾燥症状があり，口唇の生検および血清の抗SS-A抗体陽性でSjögren症候群と診断された．肺結節に対してCTガイド下生検が施行され，病理学的に肺アミロイドーシスの確定診断が得られた．

▶ **アミロイドーシスの一般的知識**
　　　アミロイドはCongo red染色陽性の好酸性の線維構造をした異常蛋白質であり，その臓器沈着により機能障害を起こす病態はアミロイドーシスと呼ばれる．肝臓，腎臓，心筋，消化管への沈着が多いが，気管・気管支や肺にも沈着する．アミロイド蛋白は，AA型，AL型など20種類以上のサブタイプがある．気管・気管支・肺アミロイドーシスは沈着形式により大きく3つに分けられ，①結節型，②気管・気管支型，③びまん性肺胞壁型の順に多い[1]．結節型は無症状のことが多く，気管・気管支型では気道狭窄による咳嗽，喘鳴や血痰，反復性肺炎などが

みられる．びまん性肺胞壁型では咳嗽や進行性の呼吸困難を呈する．結節型，気管・気管支型は限局性アミロイドーシスが多く予後は概ね良好であるが，びまん性肺胞壁型は全身性アミロイドーシスの部分症としてみられ，予後不良である．

▶気管・気管支・肺アミロイドーシスの画像所見[1]

結節型では，単発ないし多発性の境界明瞭な類円形の結節・腫瘤が，胸膜下に認められる（図1-A, B）．20～50％の症例で石灰化を伴う（図1-C）．空洞は稀で，スピキュラを伴う単発の症例では肺腺癌との鑑別が困難である．

気管・気管支型（図2）では，膜様部を含めた気道壁の全周性肥厚や結節状肥厚がみられ，内腔の狭窄や石灰化を伴う．閉塞性肺炎や無気肺がみられることがある．

びまん性肺胞壁型では，肺胞壁や血管周囲間質にアミロイドが沈着することを反映し，薄層CTでは，小葉間隔壁や気管支血管束の肥厚，胸膜下の粒状影，網状影がみられる．すりガラス影や微細な石灰化がみられることもある．なお，結節型，気管・気管支型では，PET/CTでの集積がみられる．

| バリエーション | 80歳代，男性．気管・気管支アミロイドーシス |

図2-A　単純CT　　　図2-B　単純CT冠状断像

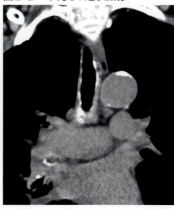

主訴は血痰．
A, B：気管～主気管支にかけて，びまん性に軽度の壁肥厚と石灰化がみられる．右主気管支には狭窄も認められる（A；→）．

▶鑑別診断のポイント

①結節型：過誤腫や陳旧性肉芽腫，転移性腫瘍など．
②気管・気管支型：気管支腫瘍や再発性多発軟骨炎，多発血管炎性肉芽腫症など．
③びまん性肺胞壁型：癌性リンパ管症やサルコイドーシス，間質性肺炎など．

いずれの病型でも，石灰化を伴う病変ではアミロイドーシスを鑑別診断に挙げる必要がある．

> **NOTE　Sjögren症候群とアミロイドーシス[2]**
>
> 肺嚢胞とアミロイドーシスの合併は，膠原病，中でもSjögren症候群でよく認められる（図1）．Sjögren症候群では，自己免疫機序によるリンパ増殖性疾患が基盤となり，細気管支領域でのチェックバルブおよび肺胞の破壊による嚢胞形成と，免疫グロブリンの過剰産生によるアミロイドーシスが生じる．

参考文献
1) Czeyda-Pommersheim F, Hwang M, Chen SS, et al: Amyloidosis: modern cross-sectional imaging. RadioGraphics 35: 1381-1392, 2015.
2) Zamora AC, White DB, Sykes AM, et al: Amyloid-associated cystic lung disease. Chest 149: 1223-1233, 2016.

肉芽腫性肺病変
granulomatous lung disease

井手口怜子, 芦澤和人

▶ 1. 肉芽と肉芽腫

　肉芽(granulation tissue)と肉芽腫(granuloma)は，いずれも生体の反応性変化として形成されるものだが，同義語ではなく概念的に区別する必要がある．しかし一部の組織像はオーバーラップし，肉芽の中に肉芽腫が形成されることもあり区別が難しい場合もある．

　肉芽は組織修復過程で生じる血管新生や線維芽細胞の増生などを主体に構成される組織であり，感染などを伴って炎症細胞浸潤が混在していることが多い．

　肉芽腫という言葉は，Virchowが肉芽からなる限局性の腫瘤あるいは腫瘍という意味で元来用いたが，実際には腫瘍ではなく，異物や微生物などの刺激物質に対する炎症性の生体組織反応である．マクロファージを中心とし，リンパ球や好酸球，形質細胞など多くの炎症細胞から構成される．線維芽細胞や膠原線維の増生も認められ，マクロファージが大型化した類上皮細胞や多核巨細胞もしばしば出現する．類上皮細胞の集簇からなる肉芽腫を類上皮細胞肉芽腫と呼び，サルコイドーシスや結核，真菌症などが類上皮細胞肉芽腫を形成する．

▶ 2. 肉芽腫性肺病変

　肉芽腫性肺病変は多岐にわたり，原因によって感染性と非感染性に大別される．非感染性はさらに吸入抗原／誤嚥によるもの，アレルギー，自己免疫性疾患によるもの，その他に分類される(表)．

　日本を含む7か国にて肉芽腫性肺病変500例の原因を検討した報告では，原因が特定できた290例(58%)のうち，サルコイドーシス(136例，27%)と感染症(125例，25%)が最多であった．感染症の中ではアメリカでは真菌感染が多く，アメリカ以外の6か国では抗酸菌症が多い傾向にあった[1]．

　病理組織学的には肉芽腫の大きさや壊死の有無・分布から分類されるが，多くの疾患で類似の組織像が観察される場合もあり，鑑別には臨床情報と画像所見とを組み合わせて考えることが重要である．

　臨床情報としてはトリや農業・温泉浴槽などの物質に対する曝露歴，解剖学的分布，免疫状態・感染症の危険因子，誤嚥の危険因子，自己免疫性疾患，投薬歴の有無などが重要である．

表　肉芽腫性肺病変の分類

感染性	細菌	結核，非結核性抗酸菌症
	真菌	ニューモシスティス肺炎，ヒストプラズマ症，クリプトコックス症，アスペルギルス症
	寄生虫	住血吸虫症，イヌ糸状虫症
	原虫	トキソプラズマ症
非感染性	吸入抗原／誤嚥	珪肺症，石綿肺，慢性ベリリウム肺，異物肉芽腫，誤嚥性肺炎
	アレルギー，自己免疫性疾患	過敏性肺炎，多発血管炎性肉芽腫症，好酸球性多発血管炎性肉芽腫症，リウマチ結節
	その他	サルコイドーシス，Langerhans細胞組織球症

抗好中球細胞質抗体や抗核抗体，末梢血液好酸球増多など検査異常の確認も必要である[2]．

　画像所見では病変の分布が重要である．限局性/多巣性か，びまん性かで分類を行うアルゴリズムが報告されている（図）[2]．小葉構造や気管支・血管などとの関係を総合的に検討することも重要であり，リンパ管に沿った病変はサルコイドーシスや珪肺でよくみられ，小葉中心性主体の病変は過敏性肺炎で認められる．肺門・縦隔のリンパ節腫大も鑑別点となりうる[3]．

　代表的な肉芽腫性肺病変としてサルコイドーシス，結核性リンパ節炎，肺Langerhans細胞組織球症，多発血管炎性肉芽腫症を本章で取り上げる．

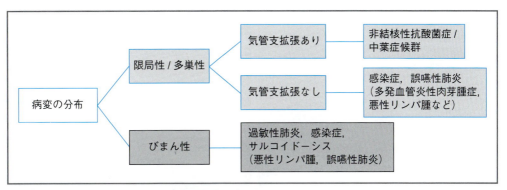

図　画像でのアルゴリズムによる肉芽腫性肺病変の鑑別
（文献2）より改変して転載）

参考文献
1) Mukhopadhyay S, Farver CF, Vaszar LT, et al: Causes of pulmonary granulomas: a retrospective study of 500 cases from seven countries.　J Clin Pathol 65: 51-57, 2012.
2) Hutton Klein JR, Tazelaar HD, Leslie KO, et al: One hundred consecutive granulomas in a pulmonary pathology consultation practice.　Am J Surg Pathol 34: 1456-64, 2010.
3) Qiao Zhu, Xixi Xu, Meijiao Li, et al: Analysis of chest computed tomography manifestations of non-Mycobacterium tuberculosis induced granulomatous lung diseases.　Radiol Infect Dis 4: 157-163, 2017.

サルコイドーシス
sarcoidosis

井手口怜子, 芦澤和人

症例 20歳代, 男性. 両側ぶどう膜炎の精査中に, 胸部単純X線写真で異常を指摘された.

図1-A 単純X線写真

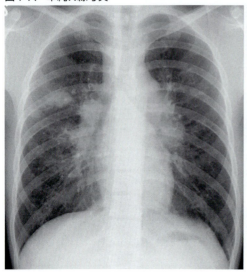

図1-B 造影CT

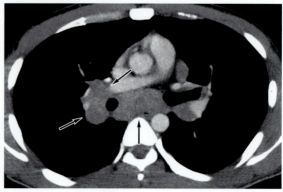

図1-C 薄層CT

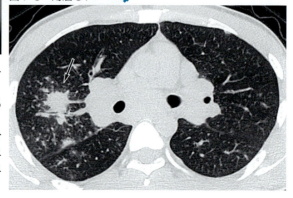

A：両側肺門腫大と縦隔影の拡大があり, 両側上〜中肺野には多発性に結節影が認められる.
B：両側肺門・縦隔リンパ節の腫大（→）が認められる. 内部の造影効果は均一である.
C：右上葉主体に小葉中心性に分布する粒状影〜分岐状影が認められ, 大葉間裂上にも粒状影がみられる. 右上葉には, sarcoid galaxy signと呼ばれる結節（→）も認められる.

▶その後の経過

気管支鏡検査を施行し, サルコイドーシスの確定診断となった. 無治療で肺病変は自然軽快している.

▶サルコイドーシスの一般的知識

全身の諸臓器に非乾酪性類上皮肉芽腫を認める原因不明の肉芽腫性疾患である. 臨床像は非常に多彩で, 多様な臨床経過を呈する. どの年代にも発症しうるが, 若年成人と中年に好発する. 約1/3は無症状で, 健診にて偶然に発見されることが多いが, 近年は有症状のものが増えている. 症状は咳嗽, 呼吸困難が主なものである. 臓器病変として肺の頻度が最も高く, 全症例の90％以上に認められる. 血液検査や気管支肺胞洗浄液所見, 肺・リンパ節生検, CT, 核医学検査で診断を行う. 治療は, 症状がある場合はステロイドや他の免疫抑制剤を併用する. 自然寛解例が多いが, 再発例や慢性ないし進行性の難治症例もある. 肺サルコイドーシスの合併症を▶NOTEに示す.

▶ サルコイドーシスの画像所見

両側肺門・縦隔リンパ節腫大が認められる（図1-A）．CTで内部は均一で（図1-B），大きさに比し融合傾向に乏しい．石灰化を伴うこともある[1]．保険適用ではないが，FDG-PETで強い集積が認められる．肺病変は，上中肺野優位にリンパ路に沿った微細な粒状ないし結節影が認められる．辺縁不整な大結節の周囲に微細な粒状影が散布，あるいは無数の微細粒状影が集合し大結節として認められることがある（sarcoid galaxy sign. galaxyは銀河．図1-C）．肺胞内に肉芽腫が充満するとpseudoalveolar sarcoidosisと呼ばれる浸潤影がみられる．気管支壁やその周囲にも肉芽腫が形成され，気道内腔の狭窄や閉塞が起こる．末梢の気道が狭窄するとair trappingがみられ，呼気CTで明瞭となる（図2）[2]．慢性化すると線維化が起こり，上中肺野・肺門側優位に線状・索状影や牽引性気管支拡張，囊胞性変化，収縮性変化が認められる（図3）．

バリエーション　20歳代，男性．air trappingが認められるサルコイドーシス

図2-A　薄層CT（呼気）　　図2-B　薄層CT（吸気）

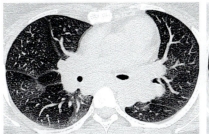 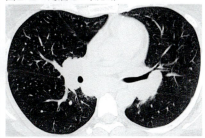

A：air trappingが認められる（いわゆるmosaic attenuation）．
B：肺野は均一である．

バリエーション　30歳代，女性．慢性期サルコイドーシス

図3　薄層CT

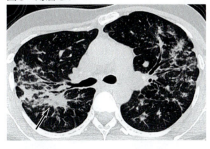

両側上葉の気道周囲主体に粒状影や線状・索状影，収縮性変化がみられる．右上葉には牽引性気管支拡張を伴う浸潤影（→）も認められる．

> **NOTE　肺サルコイドーシスの合併症**
> 1) 感染症：線維化に伴い形成された囊胞への真菌や抗酸菌症感染．
> 2) 気胸：高度の線維化や囊胞形成による．
> 3) 肺高血圧：腫大した縦隔・肺門リンパ節による肺静脈の圧排や，高度の線維化による低酸素血症などが原因．肺高血圧を合併したサルコイドーシスの予後は不良である．

▶ 鑑別診断のポイント

[肺門・縦隔リンパ節腫大を呈する疾患]

悪性リンパ腫や肺小細胞癌，IgG4関連疾患など．悪性リンパ腫は融合傾向がある．結核や真菌感染で石灰化を認めるが，サルコイドーシスでは淡い高吸収値で結節状である．

[リンパ路に沿った粒状・結節影を認める疾患]

悪性リンパ腫，リンパ増殖性疾患，癌性リンパ管症など．サルコイドーシスでは粒状影がより目立つ傾向がある．

参考文献
1) Criado E, Sánchez M, Ramírez J, et al: Pulmonary sarcoidosis: typical and atypical manifestations at high-resolution CT with pathologic correlation. RadioGraphics 30: 1567-1586, 2010.
2) Davies CW, Tasker AD, Padley SP, et al: Air trapping in sarcoidosis on computed tomography: correlation with lung function. Clin Radiol 55: 217-221, 2000.

結核性リンパ節炎
tuberculous lymphadenitis

井手口怜子，芦澤和人

症例 70歳代，女性．硬結性紅斑にて受診中，CRP高値が持続しCTにて異常を指摘された．全身状態が安定しており経過観察していたが，CRP 10mg/*l*台まで上昇したため，精査目的で受診．

図1-A　単純X線写真

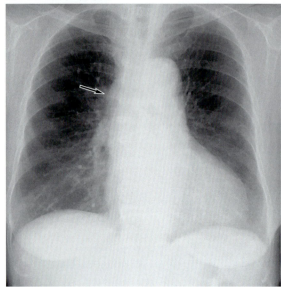

図1-B　造影CT

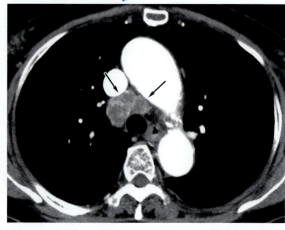

図1-C　造影CT

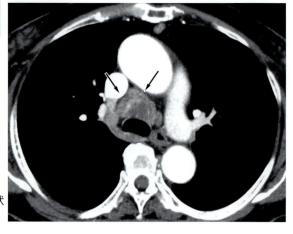

A：縦隔影右側の拡大（→）が認められる．
B，C：気管右側・腹側の縦隔リンパ節は腫大し，リング状の造影効果が認められる（→）．

▶その後の経過

T-スポット検査陽性およびツベルクリン反応強陽性であり，臨床的に結核性リンパ節炎と診断された．抗結核薬開始後，腫大リンパ節の縮小が認められた．

▶結核性リンパ節炎の一般的知識

初期変化群である肺および肺門リンパ節の病変が縦隔リンパ節に進展したもので，小児にみられるが最近では成人発症例も多い．性差はない．発熱，咳嗽，胸痛，頸部リンパ節腫大が主な症状であるが，無症状のこともある．結核菌培養やPCR (polymerase chain reaction)

検査，QFT-2G（QuantiFERON® TB-2G）検査で診断を行うが，生検診断が必要となる場合がある．抗結核薬の多剤併用療法が行われ比較的予後良好であるが，リンパ節の縮小効果がみられない場合は手術が検討される．

▶結核性リンパ節炎の画像所見

造影CTで，腫大リンパ節はリング状の造影効果を認め，中心部の乾酪壊死と結核性肉芽腫，線維組織による炎症性被膜を反映している（図1）．MRIでは，乾酪壊死を反映しT2強調像で著明な高信号を呈する[1]．造影効果は活動性の指標となり，慢性に経過する症例は造影効果を認めず石灰化を含むことが多い（図2）[2]．特に右気管気管支リンパ節，右傍気管リンパ節に好発するが（▶NOTE参照）[3]，鎖骨上窩から腋窩・頸部リンパ節，さらに腹部リンパ節にも病変が及ぶ場合がある．周辺の滲出性変化が少ないことより，リンパ節は融合傾向に乏しい．治療後は石灰化沈着により高吸収となる．

| バリエーション | 10歳代後半，女性．慢性経過の結核性リンパ節炎 |

図2-A　造影CT　　　図2-B　1年8か月後の単純CT

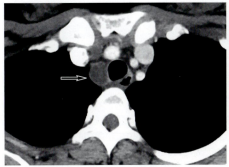
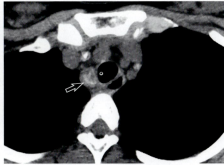

A：気管右側の腫大リンパ節にリング状の造影効果（→）がみられる．
B：1年8か月後には，リンパ節に石灰化（→）が認められる．

▶鑑別診断のポイント

リング状の造影効果を呈するリンパ節腫大として，壊死傾向の強い腫瘍のリンパ節転移や，非結核性抗酸菌症などによる感染性リンパ節炎が鑑別に挙げられる．

> **NOTE　結核性リンパ節炎の好発部位**
> 結核性リンパ節炎は右側に好発する．これは，解剖学的に右肺・左下葉のリンパ流は，右縦隔のリンパ節に注ぐためと考えられている．

参考文献
1) Moon WK, Im JG, Yu IK, et al: Mediastinal tuberculous lymphadenitis: MR imaging appearance with clinicopathologic correlation. AJR 166: 21-25, 1996.
2) Moon WK, Im JG, Yeon KM, et al: Mediastinal tuberculous lymphadenitis: CT findings of active and inactive disease. AJR 170: 715-718, 1998.
3) Burrill J, Williams CJ, Bain G, et al: Tuberculosis: a radiologic review 1. RadioGraphics 27: 1255-1273, 2007.

肺Langerhans細胞組織球症
pulmonary Langerhans cell histiocytosis (PLCH)

井手口怜子，芦澤和人

症例　20歳代，男性．定期健診で異常を指摘された．20本/日，4年間の喫煙歴．

図1-A　単純X線写真

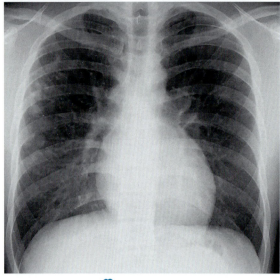

図1-B　薄層CT冠状断像

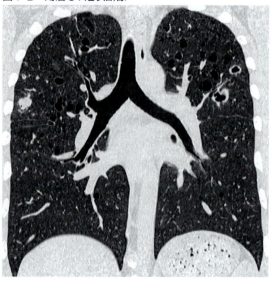

図1-C　薄層CT

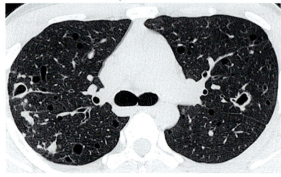

A：上肺野外側優位に多発結節影が認められる．
B，C：薄層CTでも，上肺野優位に小葉中心性の粒状影や結節，囊胞が認められる．囊胞は不整な形で，壁は薄いものから厚いものまで様々である．

▶ その後の経過

　気管支鏡検査では診断に至らなかったため，胸腔鏡下右下葉部分切除術が施行され，病理学的に肺Langerhans細胞組織球症（PLCH）と診断された．禁煙にて肺結節は縮小傾向である．

▶ 肺Langerhans細胞組織球症の一般的知識

　Langerhans細胞組織球症（Langerhans cell histiocytosis；LCH）は，組織球の一種であるLangerhans細胞の単クローン性増殖と多臓器浸潤を特徴とする全身性疾患である．肺に病変の主座を置くものがPLCHで，かつては肺好酸球性肉芽腫症と呼ばれていた．尿崩症や骨病変などの合併がみられる．20〜40歳代の男性に多く，90%は喫煙者であり喫煙関連肺疾患のひとつである．咳嗽，呼吸困難，気胸による胸痛が主な症状であるが，10〜20%の患者は無症状である．気管支肺胞洗浄液所見や病理所見，画像所見で診断される．喫煙者であれば禁煙が第一選択の治療法であり（図2），禁煙が無効の場合はステロイド療法が適応となる．予後は比較的良好で自然寛解例もあるが，呼吸不全による死亡例の報告もあり，進行例は肺移植の対象となる．

▶肺Langerhans細胞組織球症の画像所見

初期は粒状影や結節，晩期は囊胞性陰影が主体となるが，病期により様々な画像所見を呈し，両者は併存することが多い（図1）[1]．上中肺野優位で肺底部は保たれる．粒状影・結節は細気管支周囲の肉芽腫に相当し，小葉中心性に分布する．辺縁はやや不整で1cm以下のことが多い．囊胞はLangerhans細胞による結節中心部の空洞化やチェックバルブ機序，細気管支壁の破壊と隣接する細気管支との融合により生じる．大きさは1cm以下のことが多いが，時に2cmを超える．壁の厚さも様々だが，不整形でいびつな形態（bizarre shape）が特徴的である（図3）．晩期では囊胞が集まってブラを形成し，しばしば気胸を合併する（▶NOTE参照）．胸水や肺門リンパ節腫大は稀である．

| バリエーション | 50歳代，男性．禁煙により回復したPLCH |

図2-A　薄層CT　　　　図2-B　禁煙2か月後の薄層CT

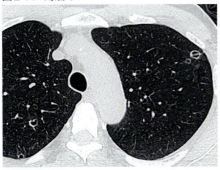 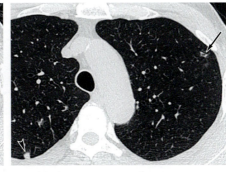

A, B：左上葉の囊胞は禁煙2か月で縮小（B；→）した．右上葉背側の囊胞は結節（B；▶）となっている．

| バリエーション | 20歳代，女性．bizarre shapeを示すPLCH |

図3　薄層CT

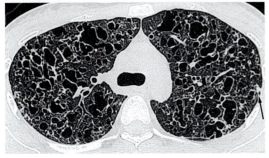

NOTE　若年成人で気胸を来す疾患
- 肺Langerhans細胞組織球症
- リンパ脈管筋腫症
- 異所性子宮内膜症
- ブラ

囊胞壁は肥厚したものが混在し，いびつな形態の囊胞が多数みられる．粒状影や小結節（→）もみられる．

▶鑑別診断のポイント

[多発性囊胞性陰影を呈する疾患]

リンパ脈管筋腫症，Birt-Hogg-Dubé症候群，肺気腫など．

鑑別には囊胞壁の厚さ，囊胞の形態や分布が重要である．リンパ脈管筋腫症は女性に多く，円形・類円形の囊胞がびまん性に分布する[2]．Birt-Hogg-Dubé症候群は不整形な囊胞が下肺野・内側に多い傾向がある．家族歴も重要である．

参考文献
1) Abbott GF, Rosado-de-Christenson ML, Franks TJ, et al: From the archives of the AFIP: pulmonary Langerhans cell histiocytosis. RadioGraphics 24: 821-841, 2004.
2) Koyama M, Johkoh T, Honda O, et al: Chronic cystic lung disease: diagnostic accuracy of high-resolution CT in 92 patients. AJR 180: 827-835, 2003.

多発血管炎性肉芽腫症
granulomatosis with polyangiitis (GPA)

井手口怜子, 芦澤和人

症例 80歳代, 女性. 発熱, 咳嗽, 呼吸困難感にて精査目的で入院.

図1-A　単純X線写真

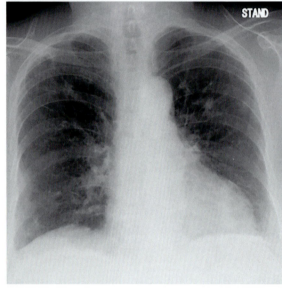

図1-B　薄層CT

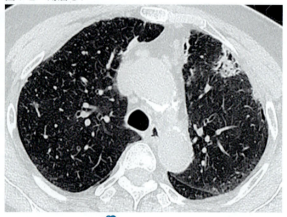

図1-C　薄層CT

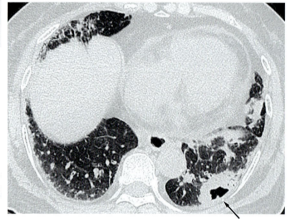

A：両肺野に多発結節影が認められる.
B, C：両肺の気管支壁は肥厚し, 両肺胸膜下主体に結節や浸潤影が多発している. 左下葉の浸潤影内部には空洞も認められる (C；→).

▶その後の経過

画像所見に加えて, 腎障害 (Cr上昇, 蛋白尿, 血尿) およびMPO-ANCA (myeloperoxidase-anti-neutrophil cytoplasmic antibody) 陽性により, 臨床的に多発血管炎性肉芽腫症 (GPA) と診断された. ステロイドパルス療法を行い, 浸潤影は一部縮小した.

▶多発血管炎性肉芽腫症の一般的知識

ANCA関連の壊死性肉芽腫性血管炎である. これまでWegener肉芽腫症と呼称されていたが, 2012年にCHCC分類の改訂に伴い名称が変更された[1]. 顕微鏡的多発血管炎や好酸球性多発血管炎性肉芽腫症とともにANCA関連血管炎に含まれる. 上気道, 肺, 腎臓に病変を認

める全身型と，いずれか2つに病変がある限局型に分類される．発熱，体重減少の他に肺症状として，血痰や呼吸困難，喘鳴などが認められる．中高年に多く男女差は認められない．上気道や肺などの症状，壊死性肉芽腫性炎といった病理所見および血清PR3-ANCA (proteinase 3-ANCA)陽性にて診断される．副腎皮質ステロイドや免疫抑制剤の併用により，予後は比較的良好である．

▶ 多発血管炎性肉芽腫症の画像所見

多発性，両側性の結節・腫瘤が最も多くみられ，気管支血管周囲主体に分布する（図1）．時に単発のこともある．経過中のサイズ増大・縮小が特徴的である．内部に壊死や空洞を伴い，壁は厚く不整なことが多い[2]．結節内部に肺血管が入り込む所見（feeding vessel sign）や気管支透亮像が認められる．結節周囲には血管炎による出血を反映し，すりガラス影（CT halo sign）が時にみられる．限局性出血の辺縁部に存在する反応性の器質化肺炎を反映しているreversed halo sign（限局性すりガラス影の周囲を，リング状に充実部分が取り囲む所見．図2）がみられることもある[2)3)]．浸潤影が気管支血管周囲や胸膜下主体にみられ，出血や

| バリエーション | 40歳代，男性．GPAにみられるreversed halo sign |

図2　薄層CT

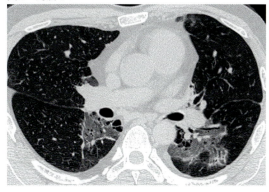

両下葉に，周囲を線状影が取り囲むすりガラス影が認められる．

| バリエーション | 60歳代，女性．GPAにみられるびまん性肺胞出血 |

図3　薄層CT

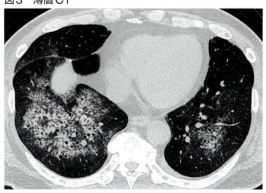

両下葉縦隔側優位に，すりガラス影・浸潤影が認められる．

壊死性肺炎，出血性梗塞を反映している．びまん性肺胞出血（図3）は10%程度で認められる．リンパのうっ滞により小葉間隔壁肥厚もみられる．気管や気管支の壁肥厚（図4）もみられ，声門下部に好発する[3]．気管の肥厚は，膜様部を含め全周性にみられるのが特徴的である．気管支拡張は稀である．

| バリエーション | 50歳代，女性．GPAにみられる気道病変 |

図4　薄層CT

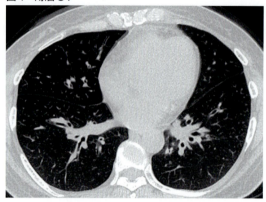

両下葉気管支の壁肥厚が明瞭に認められる．

▶鑑別診断のポイント

多発空洞性陰影を呈する疾患として，肺転移，肺癌，真菌症や肺膿瘍など感染性疾患，肺Langerhans細胞組織球症などが挙げられる．GPAでは，肺病変と気道病変の組み合わせが重要である．

参考文献
1) Jennette JC, Falk RJ, Bacon PA, et al: 2012 Revised International Chapel Hill Consensus Conference Nomenclature of Vasculitides. Arthritis Rheum 65: 1-11, 2013.
2) Martinez F, Chung JH, Digumarthy SR, et al: Common and uncommon manifestations of Wegener granulomatosis at chest CT: radiologic-pathologic correlation. RadioGraphics 32: 51-69, 2012.
3) Ananthakrishnan L, Sharma N, Kanne JP: Wegener's granulomatosis in the chest: high-resolution CT findings. AJR 192: 676-682, 2009.

第8章

間質性肺炎

間質性肺炎
interstitial pneumonia

荻原幸宏, 芦澤和人

▶1. 間質性肺炎における画像検査法

　両肺に広範囲に病変が広がっている疾患を総称してびまん性肺疾患と呼ぶ. 病因や機序は多岐にわたるが, 代表的な疾患として間質性肺炎があり, 中でも特発性間質性肺炎 (idiopathic interstitial pneumonias；IIPs) は臨床的に重要である.

　IIPsとは原因不明の間質性肺炎の総称であり, 臨床, 画像, 病理により総合的な診断が行われる. 鑑別すべき疾患は多岐にわたり, 現病歴, 既往歴, 生活歴や血液検査を含めた各種検査所見, 薬剤使用歴, 職歴, 粉塵吸入歴, 免疫状態などを考慮し, 画像診断を行う必要がある. 外科的肺生検はIIPsの診断を行う上で重要だが, 致命的な合併症を引き起こすことがあり施行困難な場合も多く, 画像診断の果たす役割は大きい.

　画像検査としては, まず胸部単純X線撮影を施行し, 次にCT検査を行う. 胸部疾患の診断における胸部単純X線写真の果たす役割は大きく, びまん性肺疾患においても病変の分布や広がり, 経過観察などで有用であるが, 所見は非特異的であることも多い. これに対し, 胸部CT, 特に薄層CTは, 異常影のパターンや二次小葉に基づいた分布を詳細に評価することができ, びまん性肺疾患の質的診断や他疾患との鑑別診断において非常に有用である. 造影剤は通常不要だが, 孤立性結節や肺血管疾患, 肺門・縦隔リンパ節の腫大の精査には施行される. その他, 後述する腹臥位CTや呼気CTが診断に有用な場合があり, 必要に応じて検査を追加する.

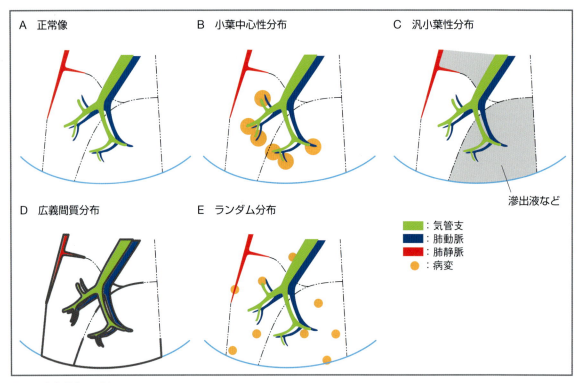

図1　病変分布のパターン

▶ 2. 二次小葉と病変分布のパターン

びまん性肺疾患のCT所見を理解するためには，二次小葉の構造を把握することが重要である．二次小葉は内部に複数の細葉を含む小葉間隔壁に囲まれた領域で，大きさは0.5～3cmと様々である．小葉中心部には気管支肺動脈束が走行し，小葉辺縁部には肺静脈が走行する．リンパ管は小葉中心部，小葉辺縁部いずれにも存在している．気管支血管周囲，小葉間隔壁および胸膜下などの間質を広義間質と呼ぶ．病変の局在については，①小葉中心性分布，②汎小葉性分布，③広義間質分布，④ランダム分布に分けられる（図1）．小葉中心性分布では通常，気道内あるいは気道に沿って進展した病変を示し，びまん性汎細気管支炎や肺結核を含む種々の感染症でみられる（図2）．汎小葉性分布は小葉内を滲出液や細胞浸潤が充満している所見で，感染症や肺胞性肺水腫で認められる（図3）．広義間質分布を示す場合には感染症は考えにくく，間質性肺水腫，癌性リンパ管症やリンパ増殖性疾患，サルコイドーシスなどが鑑別に挙がる（図4）．ランダム分布は血行性散布を示唆し，悪性腫瘍の転移や粟粒結核，粟粒真菌症などが考えられる（図5）．

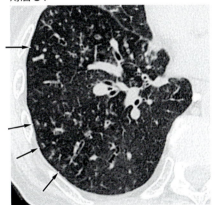

図2　70歳代，女性．びまん性汎細気管支炎（小葉中心性分布）
右下葉の小葉中心部に多数の粒状影（→）が認められる．胸膜面に粒状影は認められない．

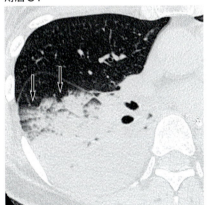

図3　40歳代，女性．大葉性肺炎（汎小葉性分布）
右下葉に浸潤影（→）がみられ，辺縁は小葉間隔壁で境界されている．小葉内を滲出液などが充満している所見を反映している．

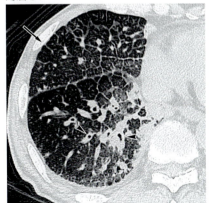

図4　70歳代，男性．肺腺癌による癌性リンパ管症（広義間質分布）
小葉間隔壁肥厚（→）や気管支血管束肥厚（▶）がみられる．

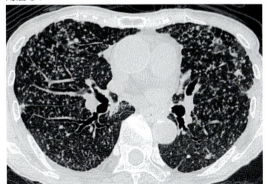

図5　70歳代，女性．粟粒結核（ランダム分布）
両肺びまん性に無数の粒状影が認められる．病変は肺の既存構造と無関係に分布している．

▶ 3. 特発性間質性肺炎の診断

American Thoracic Society/European Respiratory Society(ATS/ERS)の共同声明により，IIPsは2000年にIPF/UIPの国際ガイドラインが，2002年にIIPsの国際分類が発表された．前者は2018年に改訂版が公表され[1]，後者は2013年に改訂された[2]．

2013年に改訂されたIIPsの国際分類では，IIPsは主要IIPs，稀なIIPs，分類不能IIPsに分類され，主要IIPsは，さらに慢性線維化性間質性肺炎(IPF, NSIP)，喫煙関連間質性肺炎(RB-ILD, DIP)，急性/亜急性間質性肺炎(COP, AIP)に分けられる．稀なIIPsにはidiopathic LIP, idiopathic PPFEが記載されている(表1)．NSIPは，従来，炎症細胞浸潤が主体のcellular NSIPと，線維化が優位なfibrotic NSIPに分けられていたが，2013年の改訂から慢性線維化性間質性肺炎に分類されることとなり，fibrotic NSIPに限定されることとなった．

IPF/UIPについては，以前はUIPパターン，possible UIPパターン，inconsistent with UIPパターンの3つに分類していたが，UIPパターン，probable UIPパターン，indeterminate for UIPパターン，alternative diagnosisの4つに分類されることとなった(次項 表p.206参照)．UIPパターンでは診断目的の生検は推奨されず，臨床所見と画像所見から診断される．probable UIPパターン，indeterminate for UIPパターン，alternative diagnosisであれば，外科的肺

表1 特発性間質性肺炎の国際分類（文献1）を元に作成）

	画像・病理学的分類	臨床学的分類
主要な特発性間質性肺炎		
慢性線維化性間質性肺炎	UIP NSIP	IPF idiopathic NSIP
喫煙関連間質性肺炎	RB DIP	RB-ILD DIP
急性/亜急性間質性肺炎	OP DAD	COP AIP
稀な特発性間質性肺炎 　idiopathic LIP 　idiopathic PPFE		
分類不能特発性間質性肺炎		

AIP：acute interstitial pneumonia, COP：cryptogenic organizing pneumonia, DAD：diffuse alveolar damage, DIP：desquamative interstitial pneumonia, IPF：idiopathic pulmonary fibrosis, LIP：lymphoid interstitial pneumonia, NSIP：nonspecific interstitial pneumonia, OP：organizing pneumonia, RB：respiratory bronchiolitis, RB-ILD：respiratory bronchiolitis associated interstitial lung disease, PPFE：pleuroparenchymal fibroelastosis, UIP：usual interstitial pneumonia

表2 2018年ガイドラインと2011年ガイドラインでのIPF診断における各検査の推奨度の違い（文献1）を元に作成）

	2018年ガイドライン		2011年ガイドライン
	probable UIP, indeterminate for UIP, alternative diagnosis	UIP	CTパターンでの区別なし
気管支肺胞洗浄(BAL)	条件付き推奨	条件付き非推奨	一部の症例で有用性あり
外科的肺生検	条件付き推奨	強い非推奨	UIPパターンでは必要性なし
経気管支肺生検(TBLB)	推奨も非推奨もなし	強い非推奨	一部の症例で有用性あり
クライオバイオプシー	推奨も非推奨もなし	強い非推奨	記載なし
薬剤使用歴，環境曝露	病歴聴取を推奨		他の原因の排除が必要
膠原病除外目的の血液検査	推奨		他の原因の排除が必要
MDD(multidisciplinary discussion)	条件付き推奨		推奨
バイオマーカー	他のILDと鑑別する目的でのMMP-7, SPD, CCL-18, KL-6計測は非推奨		記載なし

生検などが考慮される．いずれの画像パターンでも膠原病肺などの他疾患との鑑別のため，病歴聴取やバイオマーカーを含む血液検査が推奨される（表2）[1]．

▶4．特殊な撮像方法

1）腹臥位CT

仰臥位でのCTでは，荷重部の背側胸膜下に吸収値の上昇がみられることがあり，間質性肺炎と鑑別を要する場合がある．腹臥位でのCT撮影では重力効果は消失し，下葉背側胸膜下優位に生じる間質性肺炎との鑑別に有用である（図6）．

2）呼気CT

air trappingを呈する疾患として，過敏性肺炎，サルコイドーシス，閉塞性細気管支炎，慢性閉塞性肺疾患（COPD），喘息などが挙げられる．呼気でのCT撮影はair trappingを検出するのに有用であり，吸気CTと併せて行われる．呼気CTは，正常であれば肺の吸収値はびまん性に上昇するが，air trappingがある領域は吸収値の上昇がみられず，相対的に低吸収域として認められる．これらの高吸収，低吸収の領域は二次小葉単位で境界されており，モザイクパターンを呈する（図7）．

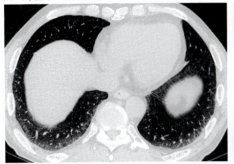
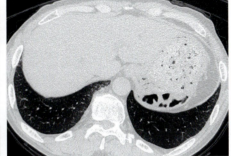

図6 60歳代，男性．重力効果
A, B：仰臥位（A）では，両肺下葉背側に吸収値の上昇がみられるが，腹臥位（B）では消失しており，重力効果と判断できる．

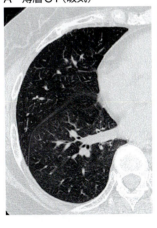
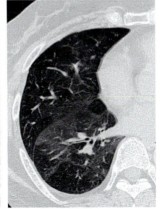

図7 60歳代，女性．関節リウマチに伴う閉塞性細気管支炎
A, B：吸気下のCT（A）では，わずかにモザイク状の低吸収域と高吸収域が混在しているが，呼気でのCT（B）ではair trappingを伴わない部分の吸収値は上昇し，モザイクパターンが明瞭となっている．

参考文献
1) Raghu G, Remy-Jardin M, Myers JL, et al: Diagnosis of idiopathic pulmonary fibrosis. An Official ATS/ERS/JRS/ALAT Clinical Practice Guideline. Am J Respir Crit Care Med 198: e44-e68, 2018.
2) Travis WD, Costabel U, Hansell DM, et al: An official American Thoracic Society/European Respiratory Society statement: Update of the international multidisciplinary classification of the idiopathic interstitial pneumonias. Am J Respir Crit Care Med 188: 733-748, 2013.

特発性肺線維症／通常型間質性肺炎
idiopathic pulmonary fibrosis (IPF) / usual interstitial pneumonia (UIP)

荻原幸宏，芦澤和人

症例 70歳代，男性．労作時呼吸困難があり両肺の陰影を指摘され，近医で経過観察されていた．症状の増悪があり，当院に紹介された．

図1-A　単純X線写真

図1-B　薄層CT

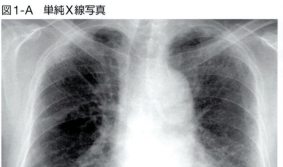
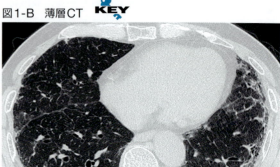

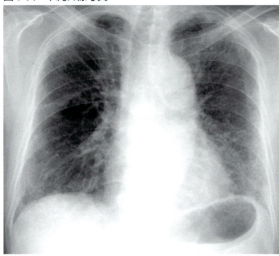

図1-C　薄層CT冠状断像

図1-D　薄層CT（2年後）

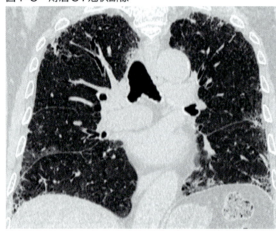

図1-E　薄層CT冠状断像（2年後）

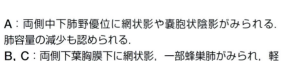
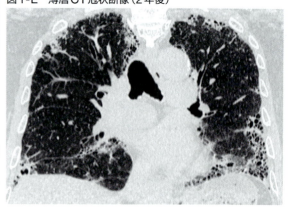

A：両側中下肺野優位に網状影や囊胞状陰影がみられる．肺容量の減少も認められる．
B, C：両側下葉胸膜下に網状影，一部蜂巣肺がみられ，軽度の牽引性気管支拡張も認められる．
D, E：両肺の蜂巣肺，網状影，牽引性気管支拡張は進行している．

▶ その後の経過

臨床所見および画像所見から特発性肺線維症/通常型間質性肺炎（IPF/UIP）と診断された．抗線維化薬の投与が開始されたが，2年後にも臨床症状の改善はみられず，画像上も進行が認められた（図1-D, E）．

▶ 特発性肺線維症/通常型間質性肺炎の一般的知識

原因不明の慢性的に進行する線維化を伴う予後不良な間質性肺炎で，病理学的所見や画像所見は通常型間質性肺炎（UIP）パターンを示す．50歳以上の喫煙男性に多く，臨床所見としては，呼吸困難，咳嗽，聴診所見の捻髪音（fine crackles），ばち指を認める．病理組織像では胸膜下や小葉辺縁優位に，線維芽細胞巣（fibroblastic foci）を伴う線維化病変を認め，肺容積が減少する．線維化終末期像としての蜂巣肺は特徴的である．正常構造から進行度の異なる病変が混在して分布し，時相の不均一性を示す．

IPFは肺癌合併の頻度が高く，通常の肺癌と比較して増大速度が速いため，IPFの経過観察中に結節が出現した場合は，短期間での経過観察が必要である[1]．

▶ 特発性肺線維症/通常型間質性肺炎の画像所見

両側下葉，胸膜下優位に蜂巣肺，網状影，すりガラス影，牽引性気管支拡張などが分布し，肺容積は減少する（図1）．陰影は不均一で，多彩な時相が混在している．蜂巣肺は，本症のCT診断において重要な所見であるが，読影者間でのばらつきが大きいことが指摘されている．

2018年の国際ガイドラインでは，IPFのCT画像を①UIPパターン，②probable UIPパターン，③indeterminate for UIPパターン，④alternative diagnosisの4つに分類している（表）[2]．UIPパターンは，胸膜直下，下葉優位で蜂巣肺を伴う．probable UIPパターンでは蜂巣肺は伴わず，網状影がみられる．indeterminate for UIPパターンは微細な網状影や特定の病因を示唆しない線維化の所見や分布が認められ，alternative diagnosisでは他疾患を示唆する陰影の分布やCT所見などが認められる．また，UIPパターンでは病理所見がなくてもIPFの診断が可能である．probable UIPパターン，indeterminate for UIPパター

| バリエーション | 50歳代，男性．IPFの急性増悪 |

図2-A 薄層CT（急性増悪前） 　　図2-B 薄層CT（急性増悪後）

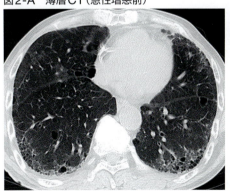
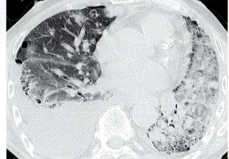

A：両側下葉背側優位にすりガラス影，網状影がみられる．肺癌（非呈示）およびIPF/UIPとして経過観察されていた．
B：急激な呼吸状態の悪化がみられ，同時期のCT上，左肺優位に両肺びまん性に広範囲なすりガラス影，浸潤影がみられる．ステロイド投与が行われたが，2週間後に死亡した．

ン，alternative diagnosis であれば，外科的肺生検が考慮される．すりガラス影，浸潤影は治療により改善，消失することがあるが，網状影や蜂巣肺は残存する．病変は数か月〜数年の間に緩徐に進行し（図 1-D, E），肺機能も次第に低下する．IPF の経過中に，急性増悪と呼ばれる急激な呼吸状態の悪化を呈することがある（図 2）．画像所見では，すりガラス影を主体とした陰影が広範囲に出現し，びまん性，斑状，あるいは末梢性に分布する[3]．

▶ 鑑別診断のポイント

非特異性間質性肺炎（nonspecific interstitial pneumonia；NSIP）は，下葉優位にすりガラス影，網状影を認めるが，肺気腫が基礎に存在する場合や，蜂巣肺の乏しい IPF/UIP とは鑑別が困難な場合がある．傍隔壁型肺気腫は胸膜下の低吸収域として認められ，時に蜂巣肺と類似した所見を呈する．上葉優位の分布で，通常は胸膜面に単層で認められ，蜂巣肺の囊胞よりは大きいことが多い．また，肺気腫に間質性肺炎が合併した気腫合併肺線維症（combined pulmonary fibrosis and emphysema；CPFE）という病態が近年提唱されており，上肺野優位に肺気腫，下肺野優位に線維化病変がみられる．

表　高分解能 CT による UIP パターンの診断基準（文献 2 より転載）

UIP	Probable UIP	Indeterminate for UIP	Alternative Diagnosis
Subpleural and basal predominant; distribution is often heterogeneous*	Subpleural and basal predominant; distribution is often heterogeneous	Subpleural and basal predominant	Findings suggestive of another diagnosis, including: • CT features: 　Cysts 　Marked mosaic attenuation 　Predominant GGO 　Profuse micronodules 　Centrilobular nodules 　Nodules 　Consolidation • Predominant distribution: 　Peribronchovascular 　Perilymphatic 　Upper or mid-lung • Other: 　Pleural plaques (consider asbestosis) 　Dilated esophagus (consider CTD) 　Distal clavicular erosions (consider RA) 　Extensive lymph node enlargement (consider other etiologies) 　Pleural effusions, pleural thickening (consider CTD/drugs)
Honeycombing with or without peripheral traction bronchiectasis or bronchiolectasis†	Reticular pattern with peripheral traction bronchiectasis or bronchiolectasis	Subtle reticulation; may have mild GGO or distortion ("early UIP pattern")	
	May have mild GGO	CT features and/or distribution of lung fibrosis that do not suggest any specific etiology ("truly indeterminate for UIP")	

Definition of abbreviations: CT=computed tomography; CTD = connective tissue disease; GGO = ground-glass opacities; RA = rheumatoid arthritis; UIP = usual interstitial pneumonia.
＊Variants of distribution: occasionally diffuse, may be asymmetrical.
†Superimposed CT features: mild GGO, reticular pattern, pulmonary ossification.

参考文献
1) Watanabe A, Miyajima M, Mishina T, et al: Surgical treatment for primary lung cancer combined with idiopathic pulmonary fibrosis. Gen Thorac Cardiovasc Surg 61: 254-261, 2013.
2) Raghu G, Remy-Jardin M, Myers JL, et al: Diagnosis of idiopathic pulmonary fibrosis. An Official ATS/ERS/JRS/ALAT Clinical Practice Guideline. Am J Respir Crit Care Med 198: e44-e68, 2018.
3) Akira M, Kozuka T, Yamamoto S, et al: Computed tomography findings in acute exacerbation of idiopathic pulmonary fibrosis. Am J Respir Crit Care Med 15: 372-328, 2008.

非特異性間質性肺炎
nonspecific interstitial pneumonia (NSIP)

荻原幸宏，芦澤和人

症例 60歳代，男性．喫煙歴なし．検診の胸部単純X線写真で異常影を指摘され受診．

図1-A 単純X線写真（初回時）

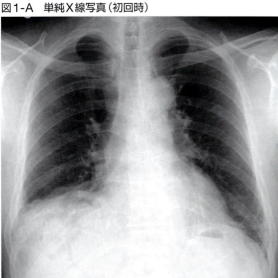

図1-C 薄層CT冠状断像（初回時）

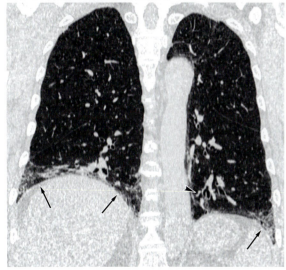

図1-B 薄層CT（初回時）

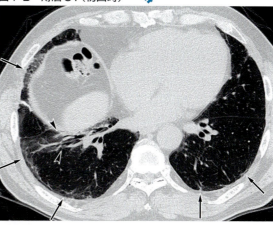

図1-D 薄層CT（4年後）

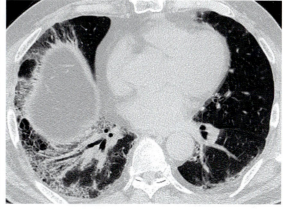

図1-E 薄層CT冠状断像（4年後）

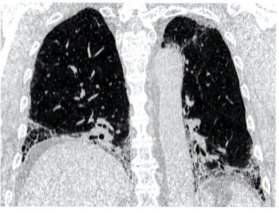

A：右側優位で両側下肺野にすりガラス影，網状影が認められる．
B，C：右肺優位に両肺胸膜下（→）や気管支血管束（▶）にすりガラス影，線状影がみられ，軽度の牽引性気管支拡張もみられる．
D，E：両側肺胸膜下や気管支血管束の陰影は明らかに増強し，牽引性気管支拡張もより進行している．

▶その後の経過

外科的肺生検が施行され，非特異性間質性肺炎（NSIP）の診断となった．ステロイドやシクロスポリン投与，TAC療法などが行われたが，画像所見および呼吸困難感は経時的に進行した（図1-D, E）．

▶非特異性間質性肺炎の一般的知識

肺間質の炎症細胞浸潤と線維化が混在し，病変は比較的均一な時相を示す．間質の線維化は程度の差はあるものの，病変はびまん性に広がり，正常肺胞が介在することはほとんどない．膠原線維の量は少なく疎で，背景の肺構造の改変傾向は少ない．以前はリンパ球や形質細胞などの炎症細胞浸潤が主体のcellular NSIPと，線維化が優位なfibrotic NSIPに分けられていたが，2013年の国際ガイドラインから慢性線維化性間質性肺炎に分類され，NSIPはfibrotic NSIPに限定されることとなった[1]．発症の平均年齢は40～50歳代で，喫煙との関連性はみられない．労作時呼吸困難，乾性咳嗽を呈し，呼吸機能障害としては拘束性障害，拡散能障害が主体である．ステロイド治療に対する反応は比較的良好であり，特発性肺線維症（IPF）と比較し予後は良好である．

バリエーション　70歳代，男性．浸潤影，すりガラス影の目立つNSIP

図2-A　単純X線写真

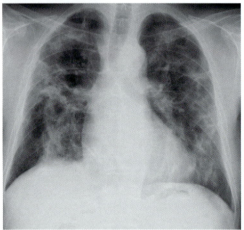

図2-B　薄層CT

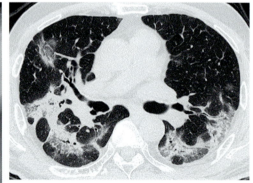

図2-C　薄層CT

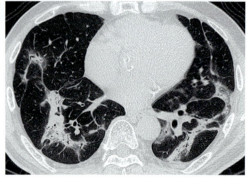

5か月前の検診では異常を指摘されなかった．労作時呼吸困難が出現し，近医を受診した際の胸部単純X線写真で異常影が認められた．間質性肺炎が疑われ，確定診断のために外科的肺生検が行われ，NSIPと診断された．
A：両側肺野に索状影や不均一な浸潤影が認められる．
B, C：両肺の気管支血管束優位に浸潤影，すりガラス影が認められ，牽引性気管支拡張を伴っている．
6年間経過観察されているが，膠原病の発症はみられていない．

▶ 非特異性間質性肺炎の画像所見

　　両下肺野優位に分布する広範なすりガラス影が主な所見であり，網状影，浸潤影，牽引性気管支拡張，肺の容積減少などを認める（図1, 2）．陰影は末梢側優位，気管支血管束優位，あるいはびまん性にみられ，通常型間質性肺炎（UIP）と異なり陰影は比較的均一である．蜂巣肺が認められることもあるが，その程度は軽度である．胸膜直下の領域が，内層と比較し相対的に陰影が軽微であり，NSIPに比較的特異的な所見とされる．UIPの典型像は胸膜下領域の陰影が最も明瞭であり，NSIPとUIPの鑑別に有用である[2]．炎症を示唆するすりガラス影，浸潤影は治療により改善するが，線維化を示唆する網状影は変化しない．牽引性気管支拡張を伴わないすりガラス影，浸潤影は予後良好で，網状影は予後が不良とされる．

▶ 鑑別診断のポイント

　　IPF/UIPとNSIPとの鑑別が問題となるが（前項p.204-206参照），胸膜直下の領域が相対的に保たれている場合は，NSIPを考える．蜂巣肺を伴うNSIPでは鑑別に苦慮することがあるが，蜂巣肺の程度はIPF/UIPと比較し，範囲が小さいことが多い．

参考文献

1) Travis WD, Costabel U, Hansell DM, et al: An official American Thoracic Society/European Respiratory Society statement: Update of the international multidisciplinary classification of the idiopathic interstitial pneumonias. Am J Respir Crit Care Med 188: 733-748, 2013.
2) Hozumi H, Nakamura Y, Johkoh T, et al: Nonspecific interstitial pneumonia: prognostic significance of high-resolution computed tomography in 59 patients. J Comput Assist Tomogr 35: 583-589, 2011.

呼吸細気管支炎を伴う間質性肺疾患
respiratory bronchiolitis-associated interstitial lung disease (RB-ILD)

荻原幸宏，芦澤和人

症例　30歳代，男性．咳嗽，喀痰，倦怠感にて受診．20本/日，15年の喫煙歴．

図1-A　単純X線写真　　　　　　　　　図1-B　薄層CT

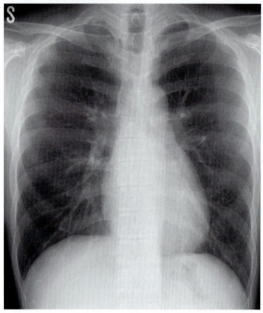
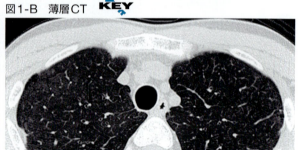

A：単純X線写真では異常は指摘できない．
B：薄層CTでは，両肺上葉優位に分布する淡い小葉中心性粒状影が認められる．

▶ その後の経過

臨床症状と画像所見から，臨床的に呼吸細気管支炎を伴う間質性肺疾患（RB-ILD）と診断された．無治療で経過観察されているが，臨床所見や画像所見の増悪は認められない．

▶ 呼吸細気管支炎を伴う間質性肺疾患の一般的知識

喫煙に関連した肺病変は様々なものがあるが（▶NOTE参照），2013年に発表されたAmerican Thoracic Society/European Respiratory Society（ATS/ERS）の間質性肺炎の分類では，喫煙関連間質性肺炎として，呼吸細気管支炎を伴う間質性肺疾患（RB-ILD）と剥離性間質性肺炎（desquamative interstitial pneumonia；DIP）が，1つのカテゴリーとしてまとめられている[1]．呼吸細気管支炎（respiratory bronchiolitis；RB）は喫煙者に生じる無症状の細気管支炎であり，組織学的には病変は小葉中心性に分布し，褐色色素を貪食した肺胞マクロファージが呼吸細気管支内やその周囲へ集簇し，軽度の間質の線維化がみられる[2]．より重度の炎症を生じ，症状を呈するようになったものが，RB-ILDと呼ばれる．30～50歳代の男性に発症することが多い．臨床症状としては咳嗽と労作時呼吸困難を認めるが，症状は通常，軽度である．予後は良好で，禁煙により改善することがほとんどであり，ステロイドや免疫抑制剤に対する反応も良好である．

▶ 呼吸細気管支炎を伴う間質性肺疾患の画像所見

　胸部単純X線写真では多くの症例では正常だが（図1-A），すりガラス影や過膨張が認められることがある．薄層CTでは，上葉優位に小葉中心性粒状影や，すりガラス影，気管支壁肥厚が認められる（図1-B）．しばしば上葉優位の肺気腫を伴う．禁煙前後のCTの比較では，粒状影や，すりガラス影，気管支壁肥厚が改善したと報告されている[3]．

▶ 鑑別診断のポイント

　画像上は過敏性肺炎や薬剤性肺炎，溶接工肺（図2）などが鑑別に挙げられる．画像所見のみでの鑑別は難しい場合があるが，病歴や臨床症状と併せて判断する．

参考症例　60歳代，男性．溶接工肺

図2-A　薄層CT　　　　　　　　　図2-B　薄層CT

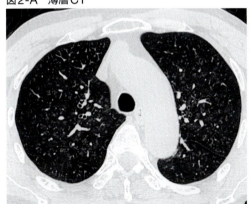 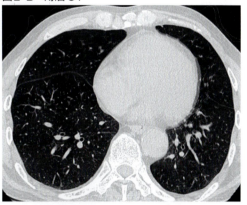

食道癌の治療目的で紹介受診．発熱や呼吸器症状はみられない．溶接業務に従事．
A, B：両肺びまん性に小葉中心性の粒状影が認められる．職歴と併せ，溶接工肺と診断された．

> **NOTE　喫煙関連肺疾患**
> 1) 炎症性：呼吸細気管支炎を伴う間質性肺疾患（RB-ILD），剥離性間質性肺炎（DIP），呼吸細気管支炎（RB），慢性気管支炎，Langerhans細胞組織球症（Langerhans cell histiocytosis；LCH）
> 2) 肺胞破壊：肺気腫
> 3) その他，喫煙と相関がある疾患：肺癌，肺線維症，気腫合併肺線維症（combined pulmonary fibrosis and emphysema；CPFE），急性好酸球性肺炎（acute eosinophilic pneumonia；AEP）

参考文献
1) Travis WD, Costabel U, Hansell DM, et al: An official American Thoracic Society/European Respiratory Society statement: Update of the international multidisciplinary classification of the idiopathic interstitial pneumonias. Am J Respir Crit Care Med 188: 733-748, 2013.
2) Beasley MB: Smoking-related small airway disease--a review and update. Adv Anat Pathol 17: 270-276, 2010.
3) Park JS, Brown KK, Tuder RM, et al: Respiratory bronchiolitis-associated interstitial lung disease: radiologic features with clinical and pathologic correlation. J Comput Assist Tomogr 26: 13-20, 2002.

剥離性間質性肺炎
desquamative interstitial pneumonia (DIP)

荻原幸宏，芦澤和人

症例 60歳代，男性．数年前より労作時呼吸困難，咳嗽，喀痰が出現．胸部単純X線写真で異常影が認められ，気管支鏡検査が行われたが確定診断に至らず，経過観察中．症状と異常影の増悪がみられ受診．30本／日，42年の喫煙歴．

図1-A　薄層CT

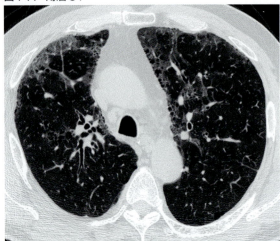

図1-B　薄層CT

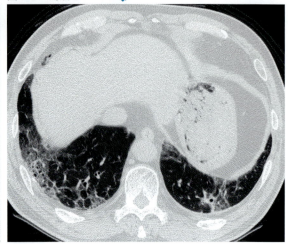

図1-C　薄層CT（プレドニゾロン投与後）

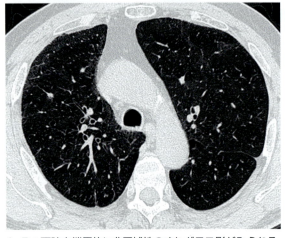

図1-D　薄層CT（プレドニゾロン投与後）

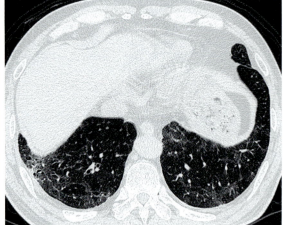

A, B：両肺末梢優位に非区域性のすりガラス影がみられる．また，上肺野優位に肺気腫が認められる．
C, D：1か月後の薄層CTで両肺のすりガラス影は軽減した．

▶ その後の経過

外科的肺生検にて剥離性間質性肺炎（DIP）の診断となり，プレドニゾロンの投与が行われた．臨床症状は改善し，1か月後の薄層CT（図1-C, D）で両肺のすりガラス影は軽減した．

▶ 剥離性間質性肺炎の一般的知識

　　　喫煙と強い相関があり，30〜50歳代の発症が多い．臨床症状として，緩徐に進行する咳嗽と労作時呼吸困難などが認められる．病理所見では，病変はびまん性で比較的均等に分布し，褐色色素を貪食したマクロファージの肺胞腔内への広範な集簇を認める．牽引性気管支拡張や蜂巣肺といった線維化所見は比較的軽度である．他の間質性肺炎でも，DIP様の病理所見（DIP like reaction）がみられることがあり，全体像を把握できない小さな生検像では注意を要する．多くは禁煙とステロイド療法で改善するが，10年生存率は約70%と予後不良群が存在する点は，同じ喫煙関連間質性肺炎で予後が良好な呼吸細気管支炎を伴う間質性肺疾患（RB-ILD）とは異なる[1]．

▶ 剥離性間質性肺炎の画像所見

　　　胸部単純X線写真では両側下肺野末梢優位のすりガラス影がみられるが，異常を指摘できないこともある．薄層CTでは広範囲なすりガラス影が特徴的所見であり，両側下葉末梢優位に分布する（図1-A, B）．すりガラス影の中に小囊胞を伴うことがあるが，牽引性気管支拡張や蜂巣肺などの線維化を示唆する所見に乏しい．喫煙に関連し，肺気腫や呼吸細気管支炎の所見を伴うことが多い．治療により，すりガラス影は改善するが（図1-C, D），一部では線維化の緩徐な進行が認められる[2]．すりガラス影内の囊胞も，しばしば治療により減少や縮小がみられる[3]．

▶ 鑑別診断のポイント

　　　広範囲なすりガラス影を呈する疾患が鑑別となる．
　①非特異性間質性肺炎（NSIP）や②膠原病肺などの間質性肺炎，③肺胞蛋白症，④肺胞出血，⑤ウイルス性肺炎を含めた感染症などが，鑑別に挙げられる．すりガラス影が主体で，両側下葉優位に分布し，その内部に囊胞を伴う場合はDIPを疑うが，画像のみでは鑑別が困難な場合も多く，臨床症状や気管支鏡検査を含めて総合的に判断する必要がある．

参考文献
1) Travis WD, Costabel U, Hansell DM, et al: An official American Thoracic Society/European Respiratory Society statement: update of the international multidisciplinary classification of the idiopathic interstitial pneumonias. Am J Respir Crit Care Med 188: 733-748, 2013.
2) Hartman TE, Primack SL, Kang EY, et al: Disease progression in usual interstitial pneumonia compared with desquamative interstitial pneumonia. Assessment with serial CT. Chest 110: 378-382, 1996.
3) Akira M, Yamamoto S, Hara H, et al: Serial computed tomographic evaluation in desquamative interstitial pneumonia. Thorax 52: 333-337, 1997.

急性間質性肺炎
acute interstitial pneumonia (AIP)

荻原幸宏, 芦澤和人

症例 60歳代, 男性. 発熱にて近医を受診したが, 胸部単純X線写真の陰影が急速に増悪し, 4日後に紹介入院.

図1-A　単純X線写真（坐位）

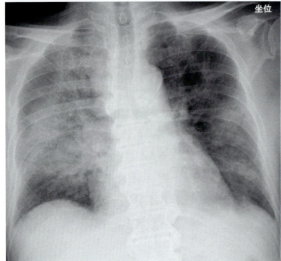

図1-B　薄層CT

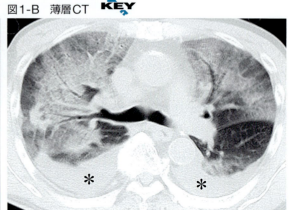

図1-C　薄層CT

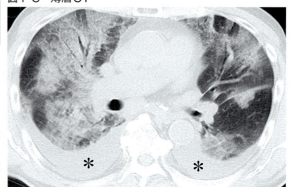

A：右側優位に両肺野にびまん性にすりガラス影, 浸潤影がみられる.
B, C：両側胸水（＊）が認められ, 両肺に非区域性のすりガラス影および一部に浸潤影が広がっている.

▶その後の経過

基礎疾患や喫煙歴はなく, 臨床的に急性間質性肺炎（AIP）と診断され, ステロイドパルス療法が開始された. その後, 臨床症状と画像所見は改善した.

▶急性間質性肺炎の一般的知識

基礎疾患のない健常人に発症し, 原因不明の急性呼吸窮迫症候群（acute respiratory distress syndrome；ARDS）の病態を呈する疾患である. 発症年齢は30～70歳代と幅広く, 平均年齢は50歳代と比較的若い. 性差はなく, 喫煙の影響も報告されていない. 労作時呼吸困難・乾性咳嗽を約80%に認め, 早期から低酸素血症が出現し, 急速に呼吸不全に進行する. 確立された治療法はなく, 予後不良な疾患である. ARDSと同様の臨床症状を呈するが, ARDSと異なり誘因は認められず, idiopathic ARDSとも呼称される. 病理学的にはびまん性肺胞傷害（diffuse alveolar damage；DAD）がみられ, びまん性に分布し時相は均一である. DADは発症からの経過で, 病理学的に滲出期, 器質化期, 線維化期に分類される[1].

▶急性間質性肺炎の画像所見

胸部単純X線写真では両側の肺胞性陰影を呈し，気管支透亮像を伴う（図1-A）．斑状の陰影が急速に融合して拡大し，びまん性の陰影となる．肺の容積減少を伴うことが多い．

薄層CTでは，病理学的な所見を反映し数日単位で陰影に変化を認めるが，全経過に共通し両肺に出現する非区域性のすりガラス影が認められ（図1-B, C），背側優位に濃厚な浸潤影を呈する．すりガラス影は不均一に分布し，二次小葉単位で正常にみえる領域が取り残され，モザイクパターンを呈する場合が多く認められる[2]．通常，蜂巣肺は認めない[3]．すりガラス影の内部に微細な網状影の出現とともに気管支拡張所見が顕在化する場合には，DADの器質化期を反映していると考えられ，後期になるに従って，より中枢側の気管支拡張が目立つようになる．線維化期に進展すると，浸潤影の内部に囊胞性病変や粗大な網状影を伴うことが多い．

▶鑑別診断のポイント

鑑別診断として，①特発性肺線維症/通常型間質性肺炎（IPF/UIP）の急性増悪，②非特異性間質性肺炎（NSIP），③特発性器質化肺炎などの間質性肺炎（COP），④膠原病肺，⑤薬剤性肺障害，⑥ARDS（図2），⑦びまん性肺胞出血，⑧非定型肺炎を含む感染症，⑨肺水腫など，が挙げられる．IPF/UIPの急性増悪では蜂巣肺などの線維化の所見が既存肺にみられる点で鑑別できるが，その他の間質性肺炎は鑑別が困難な場合もある．また，器質化期以降にみられる気管支拡張は，感染症や肺水腫などとの鑑別の一助となる．

参考症例 80歳代，男性．敗血症によるARDS

図2-A 薄層CT（入院6日目）　　図2-B 薄層CT（入院6日目）

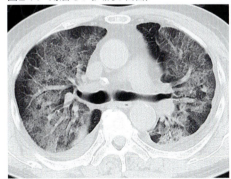
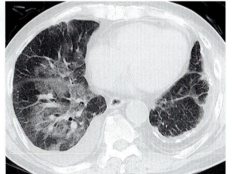

血液培養で大腸菌が検出され，抗菌薬にて治療開始．入院6日目に両肺野に異常影が出現し，治療が継続されたが，入院12日目に死亡した．
A, B：両肺に非区域性のすりガラス影が認められ，右肺優位である．

参考文献

1) Travis WD, Costabel U, Hansell DM, et al: An official American Thoracic Society/European Respiratory Society statement: Update of the international multidisciplinary classification of the idiopathic interstitial pneumonias. Am J Respir Crit Care Med 188: 733-748, 2013.
2) Lynch DA, Travis WD, Müller NL, et al: Idiopathic interstitial pneumonias: CT features. Radiology 236: 10-21, 2005.
3) Primack SL, Hartman TE, Ikezoe J, et al: Acute interstitial pneumonia: radiographic and CT findings in nine patients. Radiology 188: 817-820, 1993.

特発性器質化肺炎
cryptogenic organizing pneumonia (COP)

荻原幸宏, 芦澤和人

> **症例** 70歳代, 男性. 発熱, 咳嗽で近医を受診. 肺炎が疑われ抗菌薬を投与されたが, 胸部単純X線写真で陰影の増悪があり, 紹介受診.

図1-A　単純X線写真

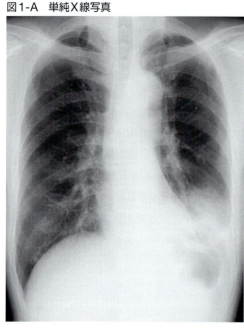

図1-B　薄層CT **KEY**

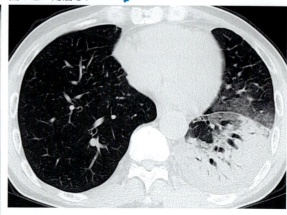

図1-C　薄層CT

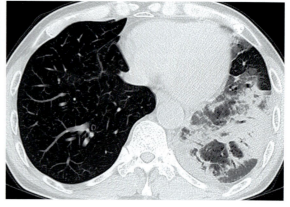

A：左下肺野に浸潤影が認められ, 左横隔膜のシルエットは消失している.
B, C：左下葉に気管支透亮像を伴う非区域性の浸潤影がみられ, 左上葉背側には, すりガラス影が認められる.

▶ その後の経過

気管支肺胞洗浄および経気管支肺生検(TBLB)が行われ, 臨床所見と併せて, 特発性器質化肺炎(COP)と診断された. ステロイド治療が開始され, 陰影は改善した.

▶ 特発性器質化肺炎の一般的知識

以前はBOOP(bronchiolitis obliterans organizing pneumonia)と呼称されていたが, 閉塞性細気管支炎との関連に乏しく, 特発性器質化肺炎(COP)の名称が一般的となった. 50〜60歳代の発症が多く, 性差はなく, 非喫煙者の頻度が高い. 咳嗽, 呼吸困難を認め, 肺炎と診断されることが多いが, 抗菌薬の反応はみられない. ステロイド治療への反応は良好だが, 減量や中止でしばしば再発する. 気管支肺胞洗浄ではリンパ球比率の増加を認め, CD4/CD8の減少がみられる. 病理像では病変は斑状に分布し, 小葉中心性にポリープ型器質化病変を認

める．周囲の間質にリンパ球，形質細胞の浸潤がみられ，肺胞腔内に泡沫細胞の滲出を伴う．軽度の線維化を認める場合があるが，時相は一様で蜂巣肺や広範囲な線維化は認められない[1]．

▶ 特発性器質化肺炎の画像所見

　　胸部単純X線写真では両側性または片側性の浸潤影を呈し（図1-A），通常は斑状や気管支血管束に沿った分布を呈するが，結節状陰影もしばしば認められる．陰影の出現や消失を繰り返したり，移動性陰影を示すこともある．薄層CTでは，通常両側性で中下肺野優位に多発する浸潤影，すりガラス影がみられ（図1-B，C），胸膜下や気管支血管束に沿った分布を示す．結節や腫瘤，小葉中心性粒状影を呈する場合もある．二次小葉辺縁を縁取るような境界不鮮明な厚い線状影を示す，小葉辺縁性の分布を呈することもある．約20％の症例で，すりガラス影を取り囲むように三日月状あるいはリング状の高吸収域がみられ，reversed halo signと呼ばれる（図2）[2][3]．

| バリエーション | 50歳代，男性．reversed halo signを示す特発性器質化肺炎 |

図2-A　薄層CT　　　　　図2-B　薄層CT

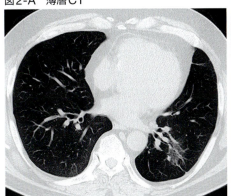 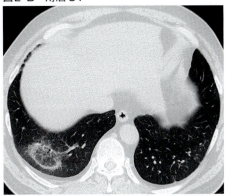

A，B：両下葉にすりガラス影がみられ，右下葉にはすりガラス影を取り囲むリング状の高吸収域（reversed halo sign）が認められる．
CTでの経過観察が行われ両下葉のすりガラス影は改善したが，別部位にすりガラス影の出現と消失を繰り返した（非提示）．

▶ 鑑別診断のポイント

　　画像上，①器質化肺炎（organizing pneumonia；OP）パターンを呈する疾患（▶NOTE参照）や，②浸潤性粘液性腺癌，③MALTリンパ腫を含めた悪性リンパ腫などが鑑別に挙げられる．また，胸膜側優位に非区域性陰影を呈する慢性好酸球性肺炎との鑑別も困難なことがある．

> **NOTE　器質化肺炎（OP）の分類**
> 1）特発性
> 2）二次性：薬剤性，膠原病，感染症後，放射線治療後

参考文献
1) Davison AG, Heard BE, McAllister WA, et al: Cryptogenic organizing pneumonitis. Q J Med 52: 382-394, 1983.
2) Drakopanagiotakis F, Paschalaki K, Abu-Hijleh M, et al: Cryptogenic and secondary organizing pneumonia: clinical presentation, radiographic findings, treatment response, and prognosis. Chest 139: 893-900, 2011.
3) Kim SJ, Lee KS, Ryu YH, et al: Reversed halo sign on high-resolution CT of cryptogenic organizing pneumonia: diagnostic implications. AJR 180: 1251-1254, 2003.

リンパ球性間質性肺炎
lymphoid interstitial pneumonia (LIP)

荻原幸宏, 芦澤和人

症例 50歳代, 女性. 腎盂腎炎にて近医を受診. 抗菌薬で軽快したが胸部単純X線写真で異常影を認め, 精査のため紹介された.

図1-A 単純X線写真

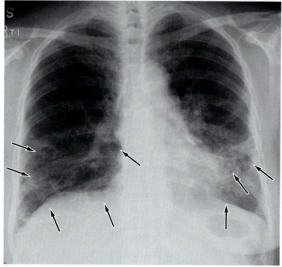

図1-B 薄層CT

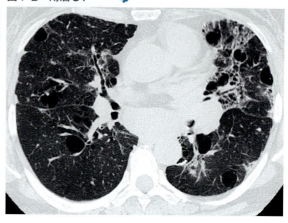

図1-C 薄層CT冠状断像

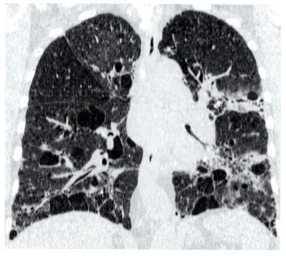

A：両中下肺野にすりガラス影がみられ, 気管支拡張や囊胞性陰影(→)も認められる.
B, C：両肺にすりガラス影やランダムに分布する多発囊胞がみられ, 気管支拡張も認められる.

▶その後の経過

抗SS-A抗体, 抗SS-B抗体が陽性であり, 唾液腺造影ではびまん性に点状陰影を認め, Sjögren症候群と診断された. 肺病変は外科的生検が行われ, リンパ球性間質性肺炎(LIP)と診断された. 自覚症状に乏しく, 無治療での経過観察となった.

▶ リンパ球性間質性肺炎の一般的知識

　　　　　主に狭義の間質である肺胞隔壁へのリンパ球や形質細胞,マクロファージなどのリンパ球系細胞のびまん性浸潤を特徴とする稀な良性リンパ増殖性病変である.以前は広義間質への浸潤がみられる症例もLIPに含まれていたが,2002年のAmerican Thoracic Society/European Respiratory Society(ATS/ERS)の共同声明により狭義間質への浸潤を主体とするものに限定され,広義間質へ広く浸潤があるものは,びまん性リンパ過形成(diffuse lymphoid hyperplasia；DLH)と診断されるようになった[1].

　　　　　発症の平均年齢は50歳代で,女性に多い.咳嗽や呼吸困難が主症状で,発熱,体重減少,胸痛,関節痛などもみられる.多クローン性の免疫グロブリン異常および自己抗体陽性所見が認められる.LIPは通常,関節リウマチ,Sjögren症候群,橋本病,全身性エリテマトーデスなどの自己免疫性疾患や,AIDS,悪性貧血,慢性肝炎などの他疾患と関連して起こり,特発性LIPはきわめて稀である.確定診断は病理学的に行われるが,経気管支肺生検などの限られた標本では診断が難しい場合がある.ステロイド投与で改善することが多いが,死亡例もみられ必ずしも予後良好ではない.

▶ リンパ球性間質性肺炎の画像所見

　　　　　単純X線所見は非特異的で,両肺野に網状影や結節影がみられ,病態が進行すると浸潤影がみられる(図1-A).薄層CTでは,びまん性のすりガラス影や境界不鮮明な小葉中心性粒状影,胸膜下結節が認められ,やや下肺野優位に分布する.その他,気管支血管束の肥厚,軽度の小葉間隔壁肥厚,縦隔リンパ節腫大がみられ,時に浸潤影や気管支拡張,蜂巣肺がみられる.多発嚢胞は特徴的な所見でランダムに分布し,3cm以下のものが多いが,大きなものは10cm大のものもみられる(図1-B, C).気管支に沿ったリンパ球浸潤に伴い部分的に気管支が狭窄し,チェックバルブ機構により嚢胞が形成されると考えられている[2) 3)].

▶ 鑑別診断のポイント

　　　　　特発性肺線維症/通常型間質性肺炎(IPF/UIP),リンパ脈管筋腫症(LAM),肺Langerhans細胞組織球症(PLCH),多発血管炎性肉芽腫症(GPA),転移性肺腫瘍などの薄壁空洞・嚢胞性病変を伴う疾患が鑑別に挙がる.嚢胞の分布や性状,基礎疾患などから総合的に診断する.

参考文献

1) American Thoracic Society; European Respiratory Society: American Thoracic Society/European Respiratory Society International Multidisciplinary Consensus Classification of the Idiopathic Interstitial Pneumonias. This joint statement of the American Thoracic Society (ATS), and the European Respiratory Society (ERS) was adopted by the ATS board of directors, June 2001 and by the ERS Executive Committee, June 2001. Am J Respir Crit Care Med 165: 277-304, 2002.
2) Johkoh T, Müller NL, Pickford HA, et al: Lymphocytic interstitial pneumonia: thin-section CT findings in 22 patients. Radiology 212: 567-572, 1999.
3) Panchabhai TS, Farver C, Highland KB: Lymphocytic interstitial pneumonia. Clin Chest Med 37: 463-474, 2016.

pleuroparenchymal fibroelastosis（PPFE）

林 秀行，芦澤和人

症例 50歳代，女性．労作時息切れのため受診．

図1-A　単純X線写真

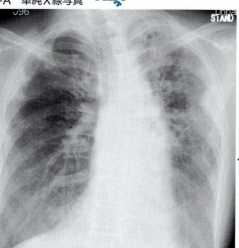

図1-C　薄層CT

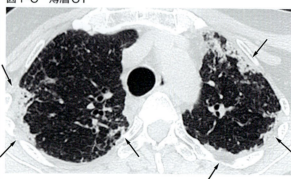

図1-D　薄層CT

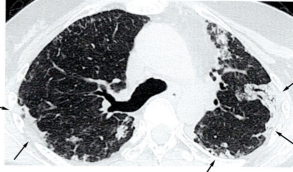

図1-B　単純X線写真（3年前）

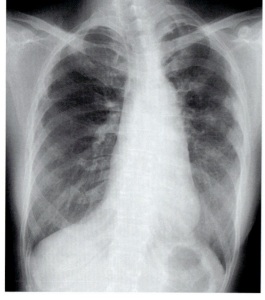

図1-E　薄層CT

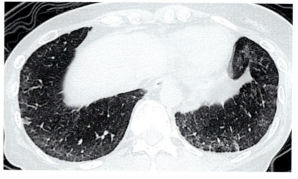

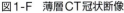
図1-F 薄層CT冠状断像

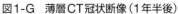
図1-G 薄層CT冠状断像（1年半後）

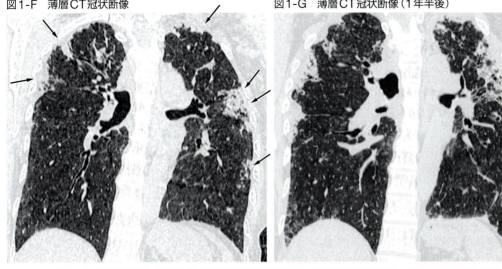

A, B：両肺尖から上肺野外側に不整な胸膜肥厚様の所見があり，両上葉の容積減少，肺門挙上が認められる．これらの所見は3年前の単純X線写真（**B**）と比較し，明らかに増強している．
C～F：両肺上葉に胸膜肥厚および胸膜肺実質の不整形陰影（**C, D, F**；→）があり，内部には拡張した気管支，細気管支が認められる．両側肺底部胸膜直下にも軽度のすりガラス影，網状影がみられる．
G：1年半後，胸膜肥厚および胸膜肺実質の不整形陰影は増強している．

▶ その後の経過

ビデオ補助胸腔鏡手術（video-assisted thoracic surgery；VATS）下生検の後，MDD（multi-disciplinary discussion．▶NOTE参照）を経てPPFEの診断が得られた．1年半後の薄層CT冠状断像（図1-G）では，病変はさらに進行している．

▶ PPFEの一般的知識

わが国では，上葉の線維化，収縮と胸郭の扁平化が進む病態は，網谷病（特発性上葉限局型肺線維症）として以前より報告されていた[1]．2004年にFrankelらが，両側上葉優位に臓側胸膜と胸膜下肺実質の線維化を来す疾患をPPFEとして報告し[2]，2013年のIIPs国際分類では，リンパ性間質性肺炎（LIP）とともに稀な特発性間質性肺炎（IIPs）として取り上げられている．特発性と，結核などの慢性・陳旧性炎症性変化，慢性過敏性肺炎，サルコイドーシス（図2），膠原病関連肺病変などの基礎疾患の元で発症する二次性とに分けられる．症状は労作時息切れ，咳嗽，胸痛，体重減少など非特異的である．喫煙との関連は乏しく，性差はなく，経過で気胸や縦隔気腫の合併が知られている．apical cap（肺尖部の非特異的な線維化．図3）と類似し関連が注目されているが，apical capは肺尖部に限局し，ほとんど進行しないのに対して，本症は進行性で予後不良とされる．

▶ PPFEの画像所見

上葉優位に胸膜肥厚と胸膜下の浸潤影，網状影が認められ，内部には拡張した気管支，細気管支がみられる（図1-C～F）．両上葉の容積減少に伴い，肺門挙上が認められる（図1-A, B）．

時間経過に伴い，病変は肺尖部から肺内側，下方に広がる（図1-G）．網谷病にみられる上葉の病変に加えて，中下肺野に非特異性間質性肺炎（NSIP）や通常型間質性肺炎（UIP）の所見を伴う症例もみられる[3]．囊胞性変化がみられるが，蜂巣肺は原則認められない．

▶ 鑑別診断のポイント

特発性のPPFEは，陳旧性炎症性変化や慢性過敏性肺炎，サルコイドーシス（図2）などの基礎疾患がなく，上葉胸膜下優位に進行性の線維化を来した場合に考えるべき疾患である．日常遭遇する頻度の高いapical cap（図3）との異同，apical capの症例の一部が進行して本症に移行するのか，それらを初期の段階で鑑別が可能か否かなど，症例の蓄積が待たれる．

参考症例　40歳代，女性．サルコイドーシス

図2-A　単純X線写真

図2-B　薄層CT

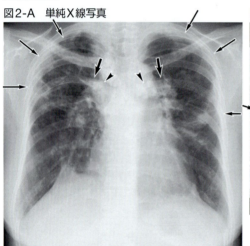

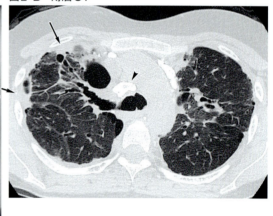

図2-C　薄層CT冠状断像

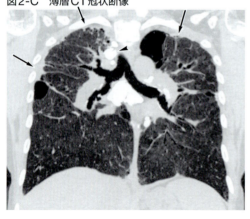

A〜C：両側上葉胸膜下主体の線維化（→），肺の容積減少がみられ，両側肺門の挙上（➡）を来している点などがPPFEと類似する．本症例では肺尖部に複数のブラもみられ，縦隔・肺門リンパ節の石灰化（▶）も高度に認められる．

参考症例　70歳代，男性．apical cap

図3-A　単純X線写真　　　　　　　　　図3-B　薄層CT

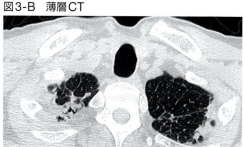

A：肺尖部の胸壁に沿った平滑ないし波状の辺縁を有する帯状陰影（→）がみられる．
B：CTでは胸膜下の不整形陰影としてみられ，非特異的な肺の線維性瘢痕と考えられる．

> **NOTE　multi-disciplinary discussion（MDD）**
> 　multi-disciplinaryは"多くの学問領域にわたる集学的な"の意味があり，間質性肺炎において，MDDは臨床・画像・病理診断などと訳される．腫瘍性病変をはじめ多くの場面で病理診断が最終診断となるが，間質性肺炎において病理診断はある一時点，かつ病変の一部をみているに過ぎず，これまでの経過，臨床所見，画像所見，病理所見を複合的に評価するMDDが重要である．

参考文献
1) 網谷良一, 新実彰男, 久世文幸：特発性上葉限局型肺線維症. 呼吸 11: 693-699, 1992.
2) Frankel SK, Cool CD, Lynch DA, et al: Idiopathic pleuroparenchymal fibroelastosis: description of a novel clinicopathologic entity. Chest 126: 2007-2013, 2004.
3) Reddy TL, Tominaga M, Hansell DM, et al: Pleuroparenchymal fibroelastosis: a spectrum of histopathological and imaging phenotypes. Eur Respir J 40: 377-385, 2012.

acute fibrinous and organizing pneumonia (AFOP)

林 秀行, 芦澤和人

症例 70歳代, 女性. 発熱, 呼吸苦にて近医を受診. 肺炎を疑われ加療されるも, 改善が乏しく紹介受診.

図1-A　単純X線写真

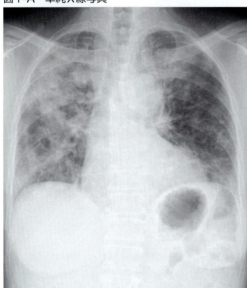

図1-B　薄層CT

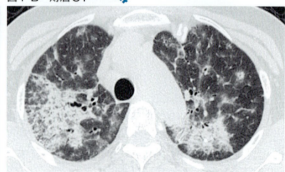

図1-C　薄層CT

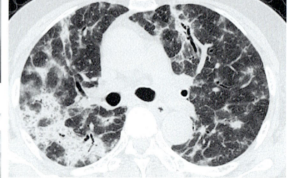

図1-E　薄層CT冠状断像

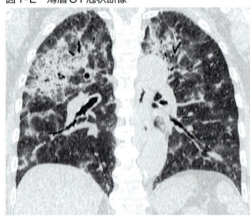

図1-D　薄層CT

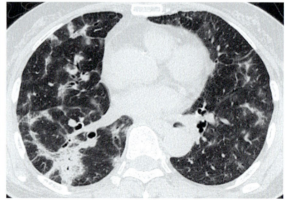

A：右側優位に両肺に広範な浸潤影と境界不明瞭なすりガラス影が認められる. 浸潤影の内部には気管支透亮像を伴っている.
B〜E：気管支血管周囲束を主体とした浸潤影・すりガラス影が認められ, 浸潤影の内部には気管支透亮像を伴う. 病変の内部には線状網状影がみられ, 一部に気管支拡張も伴っている.

▶ その後の経過

ビデオ補助胸腔鏡手術（video-assisted thoracic surgery；VATS）下生検の後，MDDを経てAFOPの診断となった．ステロイドパルスなどの治療がなされ，症状，画像ともに改善した．

▶ AFOPの一般的知識

Beasleyらが提唱した概念で，急性の肺病変でみられる肺障害の新しいパターンである[1]．進行性の呼吸困難が主たる症状であり，咳嗽・発熱・胸痛を伴う．組織学的に肺胞腔内の著明なフィブリン析出とOP（organizing pneumonia）パターンを特徴とする．DAD（diffuse alveolar damage）とOPの両方の特徴を有し，予後も含めDADとOPの中間に位置すると考えられる．診断には感染症の除外も重要となる一方で，ウイルス性肺炎など感染症や自己免疫性疾患などに続発して同様の所見を呈する症例も報告されている[2]．独立した疾患か，DAD，OPなどと一連のスペクトラムとして扱うべきものか，今後の検討が待たれる．

▶ AFOPの画像所見

画像所見もDAD，OPの両方の性質を有する（図1）．急速進行性のものはDAD類似のびまん性ないし肺底部優位の浸潤影・すりガラス影を呈し，OP類似のものは斑状・多発する浸潤影を呈し，症例によっては結節，腫瘤もみられる．

▶ 鑑別診断のポイント

OP類似のパターンだが病変が広範で浸潤影，すりガラス影の範囲が広い場合，あるいはDADを疑うも一部に器質化を疑う変化が目立つ場合に，鑑別に挙がると考えられる．

参考文献
1) Beasley MB, Franks TJ, Galvin JR, et al: Acute fibrinous and organizing pneumonia: a histological pattern of lung injury and possible variant of diffuse alveolar damage. Arch Pathol Lab Med 126: 1064-1070, 2002.
2) Feinstein MB, DeSouza SA, Moreira AL, et al: A comparison of the pathological, clinical and radiographical, features of cryptogenic organising pneumonia, acute fibrinous and organising pneumonia and granulomatous organising pneumonia. J Clin Pathol 68: 441-447, 2015.

膠原病関連間質性肺疾患
collagen vascular disease-associated interstitial lung disease (CVD-ILD)

荻原幸宏, 芦澤和人

症例 70歳代, 女性. 関節痛があり近医を受診. 血沈亢進, リウマトイド因子の上昇があり, 関節リウマチと診断された.

図1-A　単純X線写真

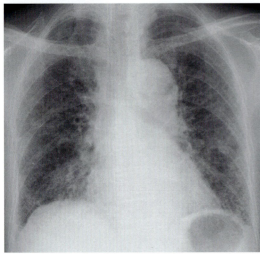

図1-B　薄層CT

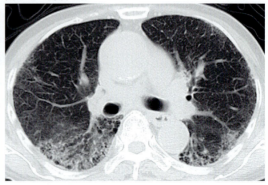

図1-C　薄層CT

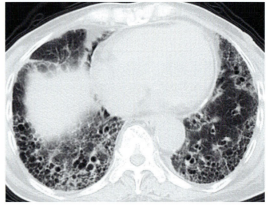

A：両肺びまん性に, すりガラス影, 網状影がみられ, 両側下肺野の容積減少を伴っている.
B, C：両側下葉の気管支血管束周囲や胸膜下優位にすりガラス影, 網状影がみられ, 内部には牽引性気管支拡張, 蜂巣肺が認められる.

▶その後の経過

関節リウマチに伴う膠原病肺の診断にて, ステロイド内服が開始された. その後, ブシラミンやタクロリムスなどで治療を継続したが臨床症状や画像所見は増悪し, 2年後に死亡した.

▶膠原病関連間質性肺疾患の一般的知識

膠原病は全身の結合組織と血管にフィブリノイド変性がみられる疾患群で, 関節リウマチ (rheumatoid arthritis；RA), 全身性エリテマトーデス (systemic lupus erythematosus；SLE), 全身性強皮症 (systemic sclerosis；SSc), 多発性筋炎・皮膚筋炎 (polymyositis/dermatomyositis；PM/DM), 混合性結合組織病 (mixed connective tissue disease；MCTD), Sjögren症候群 (Sjögren's syndrome；SjS) などがある.

膠原病肺は間質性肺炎, 気道病変, 胸膜疾患, 血管病変など多岐にわたるが, 間質性肺炎は

予後に大きく影響する重要な病変である[1]．膠原病における間質性肺炎の病理学的病型には，通常型間質性肺炎 (UIP)，非特異性間質性肺炎 (NSIP)，器質化肺炎 (OP)，びまん性肺胞傷害 (DAD)，リンパ球性間質性肺炎 (LIP) などがあり，中でも UIP，NSIP の頻度が高い[2]．多くは膠原病の経過中に現れるが，膠原病の診断に先行して間質性肺炎を認めることがある（▶NOTE 参照）．

膠原病関連間質性肺疾患の画像所見

薄層 CT では病理所見に対応した画像所見を呈し（表1），各疾患でその頻度や特徴が報告されている（表2）[2]．

表1 各膠原病の呼吸器病変の特徴

RA	UIP パターンを呈することが最も多く，次いで NSIP パターンがみられる．気管支拡張（図1）や濾胞性細気管支炎（図2），閉塞性細気管支炎などの気道病変も頻度が高い．胸膜炎などの胸膜病変，肺高血圧症も認められる．
SLE	慢性間質性肺炎としては，NSIP，UIP パターンがみられ，OP パターンが続く．急性病変として，DAD パターンを呈する急性ループス肺炎もみられる．その他の胸部病変として，胸膜病変や肺胞出血（図3）がみられる．
SSc	間質性肺炎の合併の頻度は約 80% と高い．NSIP パターン（図4）が多く，特に fibrotic NSIP が多い．UIP パターンの頻度は少ない．食道病変が好発し，CT で食道の拡張がみられる．
PM/DM	間質性肺炎では NSIP パターンを呈する慢性型と DAD パターンを呈する急性型（図5）がある．その他に筋力低下に伴う誤嚥性肺炎，換気障害などがみられる．
MCTD	SLE，SSc，PM/DM の所見を併せた病態である．間質性肺炎は NSIP，UIP パターンが多く，LIP パターンがみられることもある．その他の肺病変としては肺高血圧症，胸膜炎，食道拡張などがある．
SjS	他の膠原病を合併しない原発性と，他の膠原病を合併する続発性に分類される．続発性に合併する膠原病は RA の頻度が高い．間質性肺炎では LIP が最多で，NSIP パターンが続く．気道病変の合併も多く，気管支壁肥厚や気管支拡張，濾胞性細気管支炎などが認められる．

バリエーション 20歳代，女性．RA，濾胞性細気管支炎

図2 薄層CT

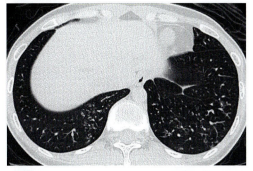

両側肺底部に小葉中心性粒状影，分岐状影が認められる．

バリエーション 10歳代，女性．SLE，肺胞出血

図3 薄層CT

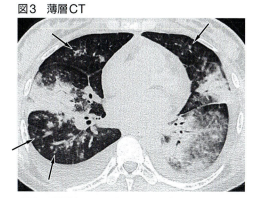

両肺に浸潤影とすりガラス影の混在する領域が多発性にみられる．病変の軽い領域では，小葉中心性粒状影（→）がみられる．両側胸水も認められる．

表2 各膠原病の呼吸器病変の頻度（文献2）より一部改変して転載）

	SLE	RA	SSc	PM/DM	SjS	MCTD
UIP	+	++	++	+	+	+
NSIP	+	++	++++	++++	++	++
DAD	+	+	+	++	…	…
OP	+	+	+	++	+	+
LIP	+	+	…	…	+++	+
びまん性肺胞出血	+++	…	…	…	…	…
気道病変	…	++	…	…	++	+
肺高血圧	+	+	++	…	+	+

+（低頻度）～++++（高頻度），
…は，なしを示す．

▍バリエーション　50歳代，女性．SSc，間質性肺炎（NSIPパターン）

図4-A　単純X線写真

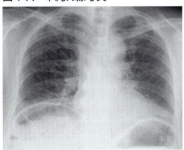

図4-B　薄層CT

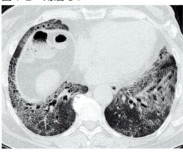

図4-C　薄層CT冠状断像

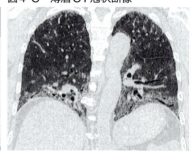

A～C：両側下葉の胸膜下および気管支血管束周囲優位にすりガラス影がみられ，牽引性気管支拡張を伴っている．肺の容積は低下している．

▍バリエーション　70歳代，女性．PM/DM，急性進行性間質性肺炎

図5-A　単純X線写真（立位，初回）　　図5-C　単純X線写真（半坐位，1日後）　　図5-E　単純X線写真（仰臥位，6日後）

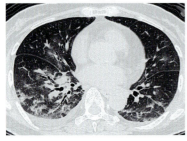
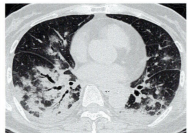
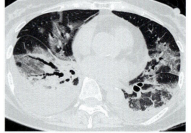

図5-B　薄層CT（初回）　　図5-D　薄層CT（1日後）　　図5-F　薄層CT（6日後）

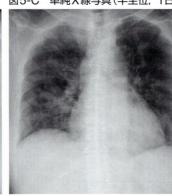
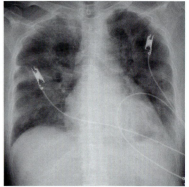

A～F：両側下葉の気管支血管束周囲優位に浸潤影，すりガラス影がみられ，牽引性気管支拡張を伴っている．その後，急速に浸潤影，すりガラス影は増悪し，牽引性気管支拡張も増強している．両側胸水は経時的に増加している．治療が行われたが，約1か月後に死亡した．

▶ 鑑別診断のポイント

膠原病の診断があれば，鑑別に苦慮することは少ない．RAやSjSでは気道病変が高頻度にみられ，SScやMCTDでは食道拡張を伴うことがあり，鑑別の一助となる．また，膠原病の診断に先行して間質性肺炎を認めることがあり（▶NOTE参照），特発性間質性肺炎との鑑別を要する．膠原病で認められる皮膚所見や関節症状，自己抗体などを考慮し，総合的に診断を行うことが重要である．

> **NOTE**
> **interstitial pneumonia with autoimmune features（IPAF）**
>
> 間質性肺炎には，膠原病の診断基準は満たさないが自己免疫性疾患の関与を示唆する場合があり，undifferentiated connective tissue disease-associated interstitial lung disease（UCTD-ILD），lung dominant connective tissue disease（LD-CTD），autoimmune-featured interstitial lung disease（AIF-ILD）などの疾患概念が提唱された．これらの類似した疾患概念を包括して，近年interstitial pneumonia with autoimmune features（IPAF）と呼ばれるようになった．臨床所見としては膠原病で認められることが多いRaynaud徴候，Gottron徴候，関節炎や朝のこわばりなどといった皮膚所見，関節症状がみられ，血清学的には各種自己抗体が陽性となることがある．画像パターンとしてはNSIP（図6），OP，LIP，UIPパターンがみられる[3]．

参考症例 50歳代，男性．IPAFと考えられた症例

図6-A 単純X線写真　　図6-B 薄層CT　　図6-C 薄層CT冠状断像

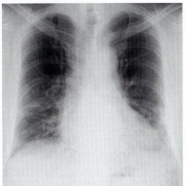
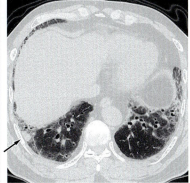
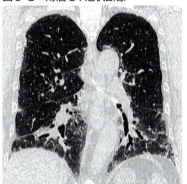

咳嗽，労作時呼吸困難のため受診．20本/日，34年の喫煙歴がある．抗CCP抗体76.7U/mlと高値だが，関節所見はなく，関節リウマチの診断には至らなかった．
A：両側中下肺野優位に網状影，すりガラス影がみられる．
B，C：両側下葉の気管支血管束周囲や末梢側優位に網状影，すりガラスがみられ，内部に牽引性気管支拡張を伴っている．NSIPパターンの間質性肺炎と考えられる．右下葉胸膜下に結節（B；→）がみられる．
右下葉の結節に対して外科的肺生検が行われ，病理学的に，結節は肺内リンパ節，背景肺はcellular and fibrosing NSIPと診断された．その後に多関節痛が出現し，関節リウマチの診断となった．

参考文献
1) Silva CI, Müller NL: Interstitial lung disease in the setting of collagen vascular disease. Semin Roentgenol 45: 22-28, 2010.
2) Kim EA, Lee KS, Johkoh T, et al: Interstitial lung diseases associated with collagen vascular diseases: radiologic and histopathologic findings. RadioGraphics 22: 151-165, 2002.
3) Fischer A, Antoniou KM, Brown KK, et al: An official European Respiratory Society/American Thoracic Society research statement: interstitial pneumonia with autoimmune features. Eur Respir J 46: 976-987, 2015.

薬剤性肺障害
drug-induced lung injury

荻原幸宏，芦澤和人

症例 60歳代，男性．膵癌に対する術前補助化学療法として，ゲムシタビン＋ナブパクリタキセルが開始された．化学療法2コース終了後に，37℃台の発熱が出現したが自然に改善した．3コース終了1週間後に39℃台の発熱および呼吸困難が出現した．

図1-A 単純X線写真（坐位）

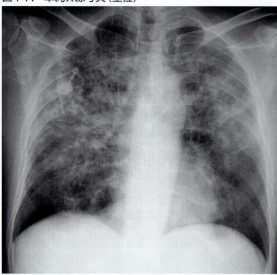

図1-C 薄層CT冠状断像 **KEY**

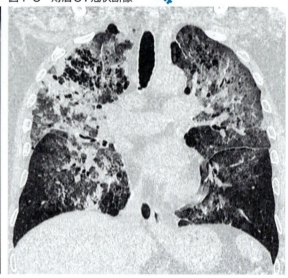

図1-B 薄層CT

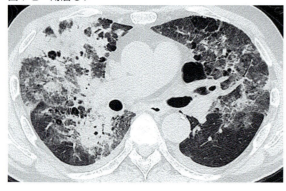

A：両側肺野にびまん性の浸潤影，すりガラス影が認められる．心拡大はみられない．
B，C：両肺に広範囲な浸潤影，すりガラス影が混在してみられる．背景肺には肺気腫が認められる．

▶ その後の経過

臨床的に感染症や肺水腫など他疾患の否定が行われ，病歴と画像所見から薬剤性肺障害（DAD型）と診断された．ステロイドパルス療法が行われ，症状と異常影は改善した．

▶ 薬剤性肺障害の一般的知識

種々の薬剤の副反応によって，肺，気管支，血管，胸膜などに呼吸器障害が起こるが，病型としては間質性肺炎が最も頻度が高い．薬剤投与から数週〜数か月で発症するものが多い．薬剤の直接障害や過敏反応が発現機序として考えられている．リスク因子は高齢，既存の肺病変

(特に間質性肺炎)，肺手術後，呼吸機能低下，酸素投与，肺への放射線照射，腎障害などがある．病理所見は，びまん性肺胞傷害(diffuse alveolar damage；DAD)，非特異性間質性肺炎(NSIP)，器質化肺炎(OP)，好酸球性肺炎(EP)，過敏性肺炎(HP)など多彩である．同一薬剤でも様々な病理所見を示し，同一患者に複数の病理所見が混在することもある．診断は臨床的に行われ，服薬歴と肺障害との時間関係の妥当性および他疾患(特に原疾患の進行や感染症)の除外が基本である．治療は原因薬剤の中止と必要に応じてステロイドの投与が行われる．DADや線維化が高度な場合ではステロイドの反応性は乏しく，予後不良である．

▶薬剤性肺障害の画像所見

多彩な病理所見を反映し，様々なパターンの画像所見を呈する(図1〜4)．病理所見と画像所見のパターンはある程度一致するものの，乖離がある症例も少なくなく，画像のみでの診断には限界がある[1]．臨床的にはDAD型と非DAD型の鑑別が重要である．DAD型の薬剤性肺障害は，広範な浸潤影，すりガラス影を呈し(図1)，病勢の進行により，陰影内部に構造改変を示唆する牽引性気管支拡張が認められる[2]．非DAD型において，画像パターンで病理所見を予測する精度は高くないが，臨床的診断を行う上で，画像診断は非侵襲的で有用な検査であり，治療の効果判定や予後予測においても重要である．

▶鑑別診断のポイント

薬剤性肺障害以外の間質性肺炎や日和見感染症を含めた感染性肺炎，心原性肺水腫，癌性リンパ管症などが鑑別に挙がる．薬剤性肺障害は除外診断であり，服薬歴などの臨床所見，検査所見，画像所見による総合的な検討を要する．

バリエーション　50歳代，女性．OP型薬剤性肺障害．感冒薬(ヒューゲン®)を服用．

図2-A　単純X線写真　　図2-B　薄層CT

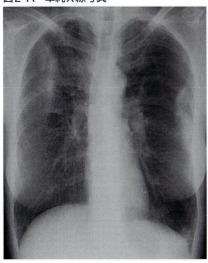
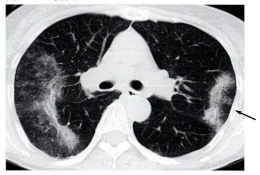

A：両肺外側や肺門側に索状影を伴うすりガラス影がみられる．
B：両肺外層優位にすりガラス影が認められ，すりガラス影を取り囲むようなリング状の高吸収域(reversed halo sign．→)もみられる．

232　8. 間質性肺炎

| バリエーション | 40歳代，女性．乳癌．HP型薬剤性肺障害．ドセタキセルあるいはトラスツズマブを投与． |

図3-A　薄層CT　　　　　　　　図3-B　薄層CT冠状断像

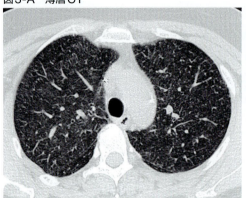 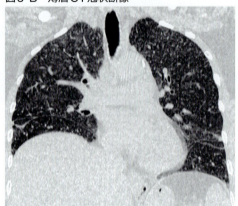

A, B：両肺びまん性にすりガラス影，小葉中心性粒状影が認められ，上肺野優位に分布している．

| バリエーション | 60歳代，女性．卵巣癌．NSIP型薬剤性肺障害．ゲムシタビンを投与． |

図4-A　薄層CT　　　　　　　　図4-B　薄層CT冠状断像

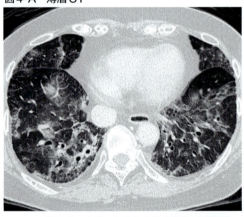 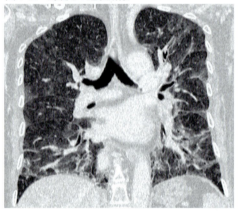

A, B：両側下葉の末梢や気管支血管束優位に浸潤影，すりガラス影がみられ，牽引性気管支拡張を伴っている．

> **NOTE　免疫チェックポイント阻害剤による肺障害**
>
> 　免疫チェックポイント阻害剤は，癌細胞への免疫系の活性化をもたらす新しいタイプの癌治療薬として注目を集めているが，免疫関連有害事象（immune-related adverse events；irAE）が全身の臓器に発現し，臨床的にきわめて問題である．肺障害の画像パターンとしてはOP型が多く，NSIP型，HP型，DAD型などもみられる．薬剤の中止とステロイド投与により改善することが多い[3]．

参考文献
1) Cleverley JR, Screaton NJ, Hiorns MP, et al: Drug-induced lung disease: high-resolution CT and histological findings. Clin Radiol 57: 292-299, 2002.
2) Myers JL, Limper AH, Swensen SJ: Drug-induced lung disease: a pragmatic classification incorporating HRCT appearances. Semin Respir Crit Care Med 24: 445-454, 2003.
3) Nishino M, Ramaiya NH, Awad MM, et al: PD-1 inhibitor-related pneumonitis in advanced cancer patients: radiographic patterns and clinical course. Clin Cancer Res 22: 6051-6060, 2016.

放射線肺障害
radiation-induced lung injury

荻原幸宏，芦澤和人

症例 60歳代，男性．検診の胸部単純X線写真で異常影を指摘され受診．経気管支肺生検にて小細胞癌と診断され，化学療法と標準的放射線治療（1.5Gy×30fr.）が行われた．

図1-A 単純X線写真

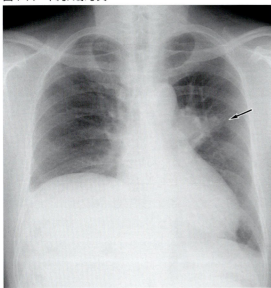

図1-B 薄層CT（治療前）

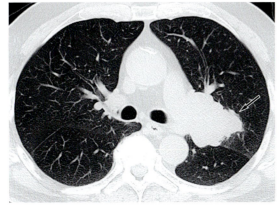

図1-C 薄層CT（治療終了3か月後）

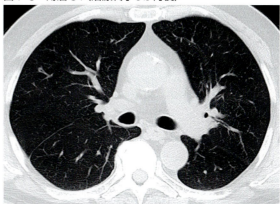

図1-D 薄層CT（治療終了5か月後）

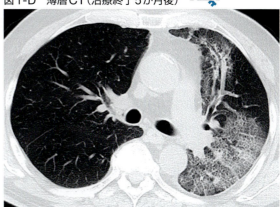

図1-E 薄層CT（治療終了7か月後）

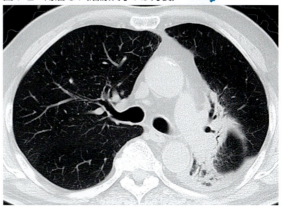

A：左肺門に腫瘤影（→）が認められる．右横隔膜は挙上している．
B：放射線治療前のCTでは，左肺門に5cm大の分葉状の腫瘤（→）が認められる．
C：治療終了3か月後のCTでは病変は指摘できない．
D, E：治療終了5か月後に，放射線肺臓炎による広範囲なすりガラス影が左肺に認められ（D），治療終了7か月後では陰影は収縮し，内部に牽引性気管支拡張を伴う浸潤影が認められる（E）．

診断名 放射線肺障害

▶ その後の経過

病変は治療終了3か月後のCT（図1-C）では指摘できない．治療終了5か月後に，放射線肺臓炎（radiation pneumonitis）による広範囲なすりガラス影が左肺に認められる（図1-D）．治療終了7か月後のCTでは陰影は収縮し，内部に牽引性気管支拡張を伴う浸潤影が認められる（図1-E）．放射線肺線維症（radiation fibrosis）の所見である．

▶ 放射線肺障害の一般的知識

胸部への放射線照射後に起きる間質性肺炎を放射線肺障害と称し，急性期の放射線肺臓炎と，慢性期の放射線肺線維症が含まれる．

放射線肺臓炎は治療終了後2～3か月，少なくとも6か月以内に発症する．改善する場合もあるが，しばしば進行し線維化に至る．

放射線肺線維症は治療終了後6～12か月の間に進展し，1～2年後に安定化する．放射線肺臓炎に引き続いて起こることがほとんどだが，放射線肺臓炎を経ずに発症することもある．

症状としては発熱，咳嗽，呼吸困難などがみられるが，有症状例は少ない．病理学的には，急性期あるいは慢性期のびまん性肺胞傷害（diffuse alveolar damage；DAD）を呈する[1]．総照射線量が30Gy以下で起こることは稀であり，40Gy以上ではほぼ必発である．発生頻度と重症度は，放射線治療に関する因子（照射容積，総線量，分割法，放射線治療の既往），化学療法の併用，ステロイド治療の中止，呼吸器系の基礎疾患の有無などが関連する．呼吸器系の基礎疾患については間質性肺炎の影響が大きく，重篤な放射線肺障害を来すことがある．また，間質性肺炎の急性増悪を起こす場合もあり，放射線治療の適応そのものを慎重に検討する必要がある．

▶ 放射線肺障害の画像所見

1）放射線肺臓炎

標準的放射線治療後の放射線肺臓炎は，典型的には気管支の支配区域とは無関係に，照射野に一致したすりガラス影，浸潤影を示す（図1-D）．20%程度の症例で，照射野外に過敏性反応によると考えられる陰影が出現するが，照射野内の所見より軽微である[2]．乳房の接線照射後に，稀に照射野外に器質化肺炎様の所見がみられることがある．

2）放射線肺線維症

放射線肺線維症では，肺容積の減少，浸潤影，索状影，牽引性気管支拡張，胸膜肥厚などの所見を認め，正常肺との境界は直線状で明瞭である（図1-E）．

定位放射線治療（stereotactic radiation therapy；SRT）後の放射線肺障害（図2）は，病変周囲に比較的限局した陰影を呈する．急性期には病変辺縁のすりガラス影，浸潤影を示し，その後は放射線肺線維症へと移行し，腫瘤状の陰影を呈する．

| バリエーション | 70歳代，女性．SRT後の放射線肺障害 |

図2-A 薄層CT（術後6年目）　　　図2-B 薄層CT（術後8年目）

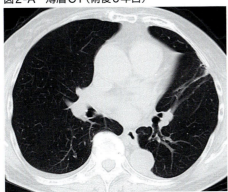
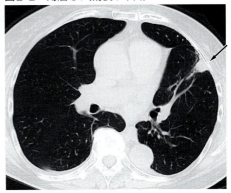

図2-C 薄層CT（術後9年目）　　　図2-D 薄層CT（術後10年目，放射線治療後1年目）

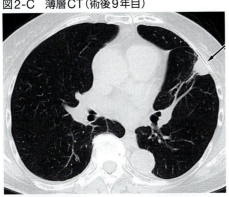
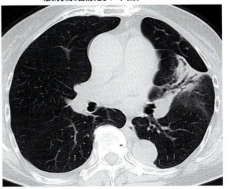

左乳癌術後に補助療法として放射線治療（接線照射）が行われた．
A：術後6年目のCTでは左肺腹側に索状影がみられ，放射線治療による放射線肺線維症の所見である．
B，C：術後8年目に放射線肺線維症の陰影内に結節が出現し（B；→），その翌年のCTで結節は増大した（C；→）．経気管支肺生検が行われ，中分化肺腺癌と診断された．手術は拒否されたため，SRT 62Gy×10fr. を行った．
D：放射線治療1年後のCTでは病変は縮小し，放射線肺線維症と考えられる浸潤影，気管支拡張が出現している．

▶鑑別診断のポイント

　肺癌に伴う閉塞性無気肺，肺梗塞，通常の肺炎などが鑑別に挙がるが，放射線治療を含めた臨床情報があれば，診断は容易である．放射線肺障害と局所再発の鑑別は困難なことが多いが，増大傾向を示す腫瘤で，気管支透亮像を認めない場合は再発を疑う．SRT後の放射線肺障害は，治療後1年以上経過してもしばしば増大し，再発と治療後の変化の鑑別は困難であり，気管支透亮像の消失も鑑別には有用でない[3]．

参考文献
1) Katzenstein A-LA: Katzenstein and Askin's surgical pathology of non-neoplastic lung disease. WB Saunders, Philadelphia, 1997.
2) Ikezoe J, Takashima S, Morimoto S, et al: CT appearance of acute radiation-induced injury in the lung. AJR 150: 765-770, 1988.
3) Takeda A, Kunieda E, Takeda T, et al: Possible misinterpretation of demarcated solid patterns of radiation fibrosis on CT scans as tumor recurrence in patients receiving hypofractionated stereotactic radiotherapy for lung cancer. Int J Radiat Oncol Biol Phys 70: 1057-1065, 2008.

多中心性Castleman病
multicentric Castleman disease (MCD)

林 秀行, 芦澤和人

症例 40歳代, 男性. 発熱, 食思不振を自覚していたが改善せず, 1週間後には下肢のしびれと疼痛を生じたために近医を受診.

図1-A 単純X線写真

図1-B 薄層CT

図1-C 薄層CT

図1-D 薄層CT

図1-E 造影CT

図1-F 造影CT

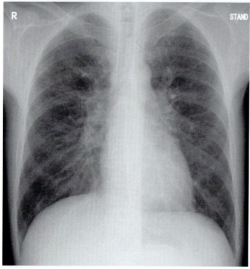
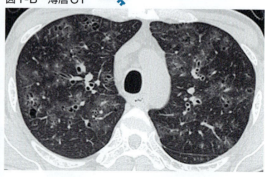
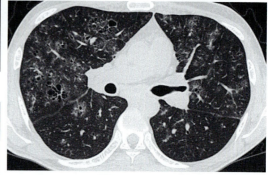
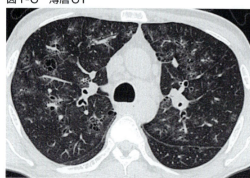
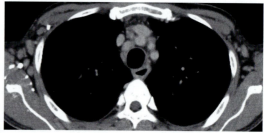
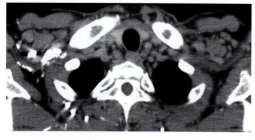

A：両肺にびまん性にすりガラス影が認められ, 右傍気管リンパ節や肺門リンパ節の腫大も疑われる.
B〜D：両肺の気管支血管束周囲に淡いすりガラス影が認められ, 多数の薄壁嚢胞, 小結節もみられる.
E, F：鎖骨上窩, 腋窩, 縦隔をはじめ全身のリンパ節腫大がみられる.

▶その後の経過

画像所見から多中心性Castleman病(MCD)を疑い, 追加の血液データおよび経気管支肺

生検所見（気道上皮直下の間質にリンパ球や形質細胞浸潤あり）からMCDの診断が得られた．ステロイドおよび抗IL-6受容体抗体療法により病変は改善し，その後一度再燃し，再治療で症状，画像所見とも改善した．

▶多中心性Castleman病の一般的知識

Castleman病は，もともとリンパ節病変を中心に報告され，病理学的には硝子血管型（hyaline vascular type）と形質細胞型（plasma cell type）に分けられる．また，病変の局在から単中心性（unicentric type）と多中心性（multicentric type）に分けられる．単中心性のものは，境界明瞭な造影効果の強い腫瘤のことが多く，通常手術が選択され予後良好である．MCDは，血清IL-6高値を背景として，多クローン性高γグロブリン血症，貧血や発熱などの様々な全身症状を呈する疾患で，HHV-8（human herpesvirus 8）やHIV（human immunodeficiency virus）感染に関連するものと，特発性が報告されている．臨床像は非特異的で，侵される臓器やその範囲により異なる．治療はステロイドや免疫抑制剤が投与され，漸減中もしくは中止に伴い再増悪を生じることが多い．緩徐に進行するものから急速に進行するものまで予後も様々である[1)2)]．

▶多中心性Castleman病の画像診断

縦隔・肺門リンパ節だけでなく（図1-A），全身のリンパ節腫大を特徴とする（図1-E, F）．肺病変としては，気管支血管束周囲の多発結節や腫瘤，限局性のすりガラス影，小葉間隔壁の肥厚など，リンパ路に沿った分布を示す．しばしば薄壁嚢胞の形成を伴い（図1-B〜D），特徴的である[3)]．胸水も認められることがある．

▶鑑別診断のポイント

MCDとIgG4関連疾患（図2）にはオーバーラップがあり，画像上もリンパ腫やリンパ増殖性疾患も含め鑑別は困難なことが多い．画像所見からは，これらの疾患群であることを考慮し，臨床所見や血液学的データを併せて総合的に診断する必要がある．

| 参考症例 | 30歳代，女性．IgG4関連疾患 |

図2-A　薄層CT　　　　図2-B　薄層CT

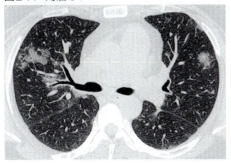
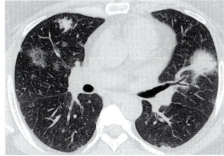

労作時呼吸困難あり，近医を受診．肺野に多発する異常影を認め，精査のため紹介受診．
A, B：両肺の気管支血管束周囲にすりガラス影，および周囲にすりガラス影を伴う腫瘤が認められ，気管支血管束の肥厚もみられる．

参考文献
1) Madana R, Chenb J, Trotman-Dickensonc B, et al: The spectrum of Castleman's disease: mimics. Radiologic pathologic correlation and role of imaging in patient management. Eur J Radiol 83: 123-131, 2012.
2) Fajgenbaum DC, van Rhee F, Nabel CS: HHV-8-negative, idiopathic multicentric Castleman disease: novel insights into biology, pathogenesis, and therapy. Blood 19: 2924-2933, 2014.
3) Jokoh T, Müller N, Ichikado K, et al: Intrathoracic multicentric Castleman disease: CT findings in 12 patients. Radiology 209: 477-481, 1998.

リンパ脈管筋腫症
lymphangioleiomyomatosis (LAM)

荻原幸宏, 芦澤和人

症例 40歳代, 女性. 結節性硬化症の既往がある. 胸痛が出現し, 近医を受診.

図1-A 単純X線写真

図1-B 薄層CT

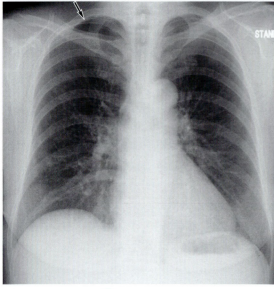

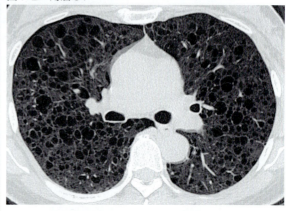

図1-C 薄層CT

図1-D 薄層CT（骨条件）

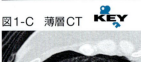

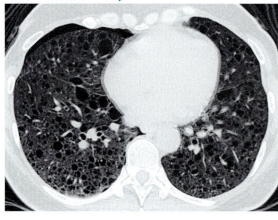

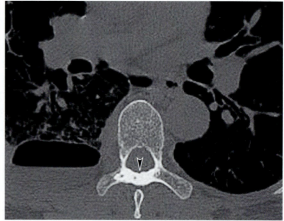

A：右気胸（→）および両側肺野に, びまん性に網状・輪状影がみられる.
B, C：右気胸がみられ, 両肺びまん性に薄壁嚢胞が認められる. 嚢胞と正常肺との境界は明瞭である.
D：骨には多数の硬化性病変が認められる（▶）.

▶その後の経過

病歴からリンパ脈管筋腫症 (LAM) が疑われ, 経気管支肺生検 (transbronchial lung biopsy; TBLB) が行われた. 病理所見では, 平滑筋に類似した好酸性の細胞が束状に増殖し, 免疫染色でHMB45の陽性所見が散見され, LAMの診断となった. シロリムス投与が行われたが, その後も気胸を繰り返した.

▶リンパ脈管筋腫症の一般的知識

主として妊娠可能年齢の女性に発生する稀な疾患である．結節性硬化症（tuberous sclerosis；TSC）に関連する場合（TSC-LAM）と，孤発性に生じる場合（sporadic LAM；S-LAM）がある．気胸（図1）や労作時呼吸困難を契機に発見されることが多く，その他の症状として，咳嗽，喀痰，血痰や乳糜胸水，乳糜腹水などがある．確定診断のために胸腔鏡下生検あるいはTBLBが行われる．病理所見では，囊胞壁，胸膜，細気管支，血管，リンパ管などに沿って，平滑筋様のLAM細胞が結節性に増殖している．病変の進行速度にはばらつきがあり，無治療でも進行せず良好な経過をたどる場合と，経過で囊胞の増加や気胸，血痰，呼吸困難が進行し，何らかの治療を要する場合がある．病態には女性ホルモンの関与が考えられており，妊娠・出産や経口避妊薬などのエストロゲン製剤服用で，症状が出現，増悪することがある（図2）．治療としては，プロゲステロン製剤などのホルモン療法やシロリムスの投与が行われる．進行例では肺移植を考慮するが，移植肺でのLAM再発の報告もある[1]．

> **バリエーション** 　30歳代，女性．増悪したリンパ脈管筋腫症

図2-A　単純X線写真（1年半前）

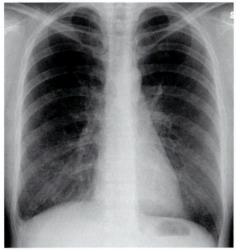

図2-B　薄層CT（1年半前）

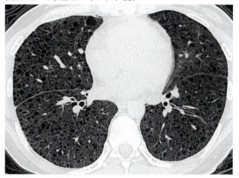

図2-D　薄層CT（妊娠34週）

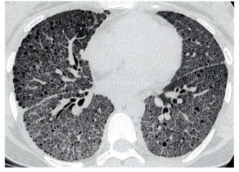

図2-C　単純X線写真（臥位，妊娠34週）

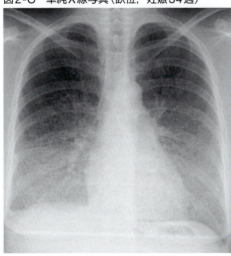

LAMの既往があり，シロリムスにて治療を行っていた．挙児希望があり，シロリムスを中止し経過観察されていた．妊娠後，息切れの増悪がみられた．
A, B：両肺びまん性に多数の薄壁囊胞が認められる．
C：両側中下肺野優位にびまん性のすりガラス影が出現している．
D：Cと同様に，両肺びまん性にすりガラス影がみられる．LAMの増悪と思われ，すりガラス影は出血を反映した所見と考えられる．帝王切開にて分娩が行われ，母子ともに経過は良好だった．

▶ リンパ脈管筋腫症の画像所見

　軽症例では単純X線写真で異常を指摘できない．CTでは，両肺びまん性に分布する薄壁嚢胞を認め，正常肺との境界は明瞭である（図1-B, C）．嚢胞は円形，楕円形を呈し，大きさは数mm〜数cmで，疾患の進行とともに増大する傾向にある．その他に気胸（図1-A〜C）や胸水，リンパ節腫大がしばしば認められる[2]．血痰などの症状がある場合は，すりガラス影がみられることがある．TSCに合併した症例では，multifocal micronodular pneumocyte hyperplasia（MMPH．▶NOTE，図3）や，腎血管筋脂肪腫，多発性骨硬化（図1-D）などの肺外病変を認める場合がある．

▶ 鑑別診断のポイント

　Langerhans細胞組織球症（LCH），リンパ球性間質性肺炎（LIP），Birt-Hogg-Dubé症候群，肺気腫，転移性肺癌などの多発嚢胞性病変が鑑別に挙がる．びまん性に分布する円形，楕円形の薄壁嚢胞という特徴的な画像所見と臨床所見から，鑑別は比較的容易である．

参考症例　30歳代，女性．TSC症例のMMPH

図3-A　薄層CT 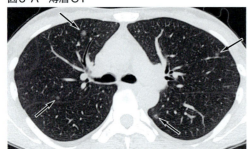　　図3-B　薄層CT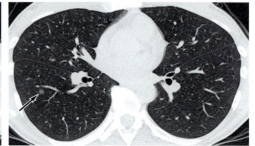

5年前にTSCと診断された．腎腫瘍があり，精査目的で胸部CTが施行された．
A, B：両肺に3〜5mm程度の円形，類円形のすりガラス結節が多数認められる（→）．病理所見は得られていないが，TSCの症例でMMPHと考えられる．

> **NOTE** **multifocal micronodular pneumocyte hyperplasia（MMPH）**
>
> 　MMPHは，過誤腫と考えられるⅡ型肺胞上皮細胞の過形成性病変であり，TSCの30〜40％に発生する．病理学的所見が，異型腺腫様過形成（atypical adenomatous hyperplasia；AAH）にきわめて類似する．CT所見は，多発性の限局性すりガラス影もしくは充実性小結節で，ランダムな分布を呈する（図3）．基礎疾患としてTSCの臨床情報があれば診断は容易であるが，ない場合は多発性のAAHや上皮内腺癌（adenocarcinoma *in situ*；AIS）との鑑別は困難である[3]．

参考文献
1) Nine JS, Yousem SA, Paradis IL, et al: Lymphangioleiomyomatosis: recurrence after lung transplantation. J Heart Lung Transplant 13: 714-719, 1994.
2) Abbott GF, Rosado-de-Christenson ML, Frazier AA, et al: From the archives of the AFIP: lymphangioleiomyomatosis: radiologic-pathologic correlation. RadioGraphics 25: 803-828, 2005.
3) Ristagno RL, Biddinger PW, Pina EM, et al: Multifocal micronodular pneumocyte hyperplasia in tuberous sclerosis. AJR 184: 37-39, 2005.

第 9 章

肺血管性病变

肺血管性病変
pulmonary vascular disease

林 秀行，芦澤和人

▶1. 肺血管性病変と画像検査

　　肺血管性病変は肺病変と比較すると頻度が低く，注意を払っていないと見逃される可能性がある．一方で，肺動脈に限らず，脈管に生じる病態は閉塞・狭窄，あるいは拡張・破裂に集約され，その所見は比較的単純ともいえる．閉塞～狭窄する病態として，最も頻度が高いのが肺血栓塞栓症であり，急性の胸痛，呼吸不全を来す疾患として迅速な診断が必要である．その他，腫瘍塞栓症，血管内リンパ腫，pulmonary tumor thrombotic microangiopathy（PTTM）や，より緩徐に進行する慢性肺血栓塞栓症を含め種々の原因による肺高血圧症（表）[1]が挙げられる．高安動脈炎や膠原病が肺動脈に病変を来すことも重要である．

　　これらの疾患に共通することは，呼吸器症状と画像に乖離が生じることである．肺野病変の把握にきわめて有用な胸部単純X線撮影，単純CTは肺血管性病変，特にその初期においては有用性が高くないため，疾患を疑った場合には造影CTを施行することが望ましい．造影CTで肺血栓塞栓症の診断を行う際は，腹部～下肢の遅延相を追加することで，深部静脈血栓症の診断までが可能である．肺動脈については，肺血栓塞栓症の診断に有用な肺動脈相のみしか撮像されないことも多く，腫瘍塞栓などの診断が難しいことがある．臨床所見や肺動脈内を占拠する病変の形態，吸収値にも注意を払う必要がある．

▶2. 造影方法

　　造影CTのプロトコールは，各施設のCT機種にも依存するため一般的なことを述べるにとどめる．

　　良好な肺動脈相を撮像するためには，毎秒3～4mlの速度で投与し，造影剤注入開始からの撮像遅延時間は15～30秒程度に設定する．肺動脈に関心領域（region of interest；ROI）をおいてのbolus-tracking法を利用することでタイミングを外しにくいとされるが，造影剤を急速注入した場合には肺動脈までの到達時間にさほど個人差はなく，撮像遅延時間を20秒に固定しても問題ないという意見もある．造影剤注入量は肺動脈のみの評価であれば撮像時間以上に投与するのは過剰であるが，CT venographyまで撮像するときは十分量（ヨード含有量300mg/mlで150ml，あるいはヨード含有量350～370mg/dlで100ml）の造影剤を注入し，造影剤注入後3分半～4分程度で撮像することが一般的である．臨床的に腫瘍性病変の可能性も考えられる場合は，肺動脈相に加え，胸部の後期相（造影剤注入後1分半～2分程度）も適宜追加する．

▶3. 肺高血圧症（pulmonary hypertension）

　　肺動脈自体の異常を生じる病態として肺高血圧症を理解することが重要である．肺高血圧は平均肺動脈圧が25mmHg以上と定義されている．肺高血圧を来す疾患は多岐にわたり，2013年に示されたNICE分類を表[1]に示す．肺高血圧の共通の画像所見として，肺動脈中枢側から右心系の拡張と，肺動脈末梢側の先細りがある．肺のモザイクパターンをみた際には慢

性血栓塞栓性肺高血圧症（第4群）を考え，小葉間隔壁の肥厚，リンパ節腫大は肺静脈性肺高血圧（第1'群）を疑う．多岐にわたる種々の疾患を否定した上で，特発性肺動脈性肺高血圧（第1群1.1）の診断に至る．肺血管の形態や肺野末梢のすりガラス影に注目することで，肺高血圧の診断の糸口となることがあり，日常診療において注意を払いたいところである．

4. 肺水腫（pulmonary edema）

肺水腫は肺血管外領域に水分が増加した状態で，リンパ路のある小葉間隔壁や気管支血管束周囲の肥厚が特徴で，その周囲のすりガラス影，さらに進行すると肺胞内に水分が漏出し浸潤影となる．頻度が高いのは心原性をはじめとした静水圧性肺水腫と透過性亢進型肺水腫で，後者はびまん性肺胞傷害（diffuse alveolar damage；DAD）を伴うかどうかで大きく予後が異なる．頻度が高く，種々の疾患と合併することも多い病態であることも押さえておきたい．

表　肺高血圧のNICE分類（文献1）より改変して転載）

第1群　肺動脈性肺高血圧（pulmonary artery hypertension；PAH）
- 1.1　特発性肺動脈性肺高血圧（idiopathic PAH）
- 1.2　遺伝性肺動脈性肺高血圧（hereditary PAH）
- 1.3　薬物・毒物誘発性肺動脈性肺高血圧
- 1.4　各種疾患に伴う肺動脈性肺高血圧
　　　結合織病，HIV感染，門脈圧亢進症など
- 1'　肺静脈閉塞症および/または肺毛細血管腫症
- 1''　新生児遷延性肺高血圧症

第2群　左心系疾患に伴う肺高血圧症
- 2.1　左室収縮不全
- 2.2　左室拡張不全
- 2.3　弁膜疾患
- 2.4　先天性/後天性の左室流入路/流出路閉塞

第3群　肺疾患および/または低酸素による肺高血圧症
- 3.1　慢性閉塞性肺疾患
- 3.2　間質性肺疾患
- 3.3　拘束性と閉塞性の混合障害を伴う他の肺疾患
- 3.4　睡眠呼吸障害
- 3.5　肺胞低換気障害
- 3.6　高所における慢性曝露
- 3.7　発育障害

第4群　慢性血栓塞栓性肺高血圧症（chronic thromboembolic pulmonary hypertension；CTEPH）

第5群　詳細不明な多因子のメカニズムに伴う肺高血圧症
- 5.1　血液疾患（慢性溶血性貧血，骨髄増殖性疾患など）
- 5.2　全身性疾患（サルコイドーシス，肺Langerhans細胞組織球症など）
- 5.3　代謝性疾患（糖原病，Gaucher病など）
- 5.4　その他（腫瘍塞栓，線維性縦隔炎など）

参考文献
1) Simonneau G, Gatzoulis MA, Adatia I, et al: Update clinical classification of pulmonary hypertension. J Am Coll Cardiol 62: 34-41, 2013.

9. 肺血管性病変

急性肺血栓塞栓症
acute pulmonary thromboembolism

林 秀行, 芦澤和人

症例 60歳代, 男性. 10日前より左下肢疼痛. 当日, 階段を駆け上がったところ呼吸苦があり, 受診.

図1-A　単純X線写真（臥位）

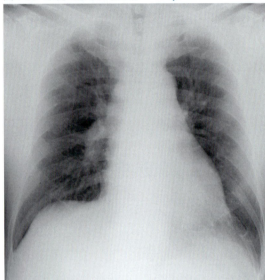

図1-B　造影CT（早期相）

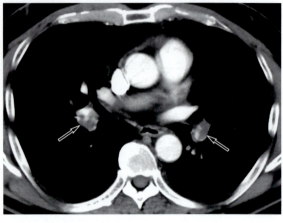

図1-C　造影CT冠状断像（早期相）

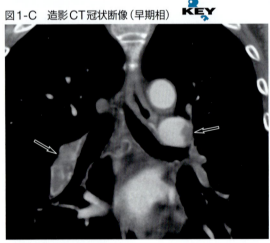

図1-D　下肢造影CT（静脈相）

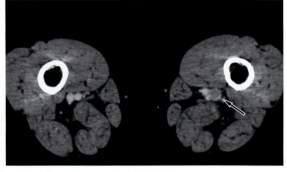

A：肺動脈中枢側の拡大と末梢の先細りが認められる.
B, C：両側肺動脈本幹〜肺葉枝〜一部区域枝に陰影欠損（→）がみられ, 急性肺血栓塞栓症と診断された.
D：同時に施行された下肢CTでは, 左浅大腿静脈から膝窩静脈に造影欠損（→）が認められ, 深部静脈血栓症が確認された.

▶その後の経過

下大静脈フィルター留置と全身投与による血栓溶解療法が施行された. 画像的な血栓の縮小が確認でき, D-dimerの低下, ワーファリンでPT-INR（prothrombin time-international normalized ratio；プロトロンビン時間国際標準比）のコントロールも可能となり, 約3週間で退院となった.

▶急性肺血栓塞栓症の一般的知識

わが国では比較的稀な疾患とされてきたが, 高齢化, 食生活の欧米化, 診断能の向上といっ

た様々な要因から近年増加傾向である．深部静脈血栓症と深い関連があり，大部分の塞栓源が下肢の深部静脈血栓症とされる．臨床症状は呼吸困難，胸痛，失神，咳嗽などと非特異的で，リスクファクターとして術後，肥満，妊娠，下肢骨折，悪性腫瘍，長期臥床などが挙げられる．動脈血ガス分析で低酸素血症を示し，D-dimerは特異度は低いが感度が高く，正常であれば肺血栓塞栓症を否定できる．

▶急性肺血栓塞栓症の画像所見

単純X線写真では，肺動脈中枢側の拡大を認める（図1-A）．近年では，比較的検査が容易であることと，その高い診断能から，CT pulmonary angiography（CTPA）が第一選択となる．良好に撮像された造影CTでは，ほぼ確実に肺血栓症の診断（図1-B, C），あるいは否定が可能であり，引き続いて実施されるCT venographyで静脈血栓症の診断まで可能である[1]（図1-D）．単純CTでは，急性期では血栓が高吸収を示し，存在を疑うことが可能な場合がある．造影CTでは，肺動脈内の陰影欠損を認めることで診断できる（図1-B, C）．別項（「肺動脈肉腫」p.248-249）で述べる肺動脈腫瘍の鑑別としては，造影効果を認めないことに加え，両側散在性に陰影欠損がみられることや，血栓が血管壁と遊離して存在し，周囲に造影剤が認められることが挙げられる．最近では，dual-energy systemを用いたlung perfusion CTPAが血流シンチグラフィと同等の画像を短時間で撮像でき，定量化も可能とされる[2]．肺梗塞は，肺動脈が途絶し，その支配領域に出血性壊死を起こした病態である（図2）．

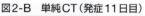

参考症例 70歳代，女性．急性肺血栓塞栓症に合併した肺梗塞

図2-A　薄層CT（発症11日目）　　図2-B　単純CT（発症11日目）

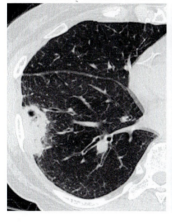
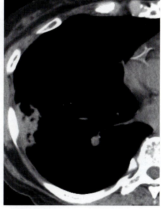

A：胸膜直下に浸潤影がみられ，内部に気腔を伴っている．
B：出血性壊死を反映し，単純CTで肺炎よりも高吸収を示すことが特徴的である．高安動脈炎でも生じることがある（「高安動脈炎」p.260-261参照）．

▶鑑別診断のポイント

症状が非特異的であり，リスクファクターや下肢症状，急性発症などから本症の可能性を考えることが重要で，血液ガス分析やD-dimer高値が鑑別診断に有用である．造影CTを行うことで診断は比較的容易と思われるが，引き続いて行うCT venographyも，下大静脈フィルター留置などの治療方針に有用である．

参考文献
1) Stein PD, Fowler SE, Goodman LR, et al: Multidetector computed tomography for acute pulmonary embolism. N Eng J Med 354: 2317-2327, 2006.
2) Meinel FG, Graef A, Bamberg F, et al: Effectiveness of automated quantification of pulmonary perfused blood volume using dual-energy CTPA for the severity assessment of acute pulmonary embolism. Invest Radiol 48: 563-569, 2013.

慢性血栓塞栓性肺高血圧症
chronic thromboembolic pulmonary hypertension (CTEPH)

林　秀行，芦澤和人

症例　40歳代，女性．進行性の呼吸苦あり，精査加療のため紹介受診．

図1-A　単純X線写真

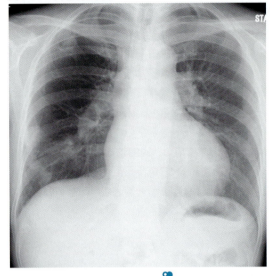

図1-B　薄層CT

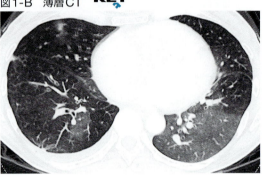

図1-C　造影CT（肺動脈相）

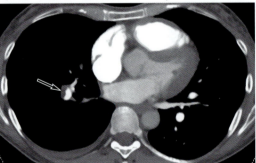

図1-D　造影CT perfusion像

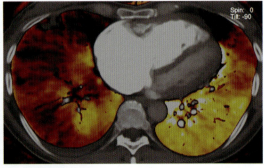

図1-E　造影CT，MIP像

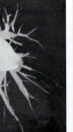

図1-F　造影CT，MIP像（加療後）

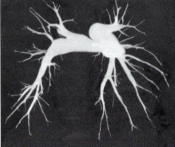

A：軽度の心拡大と肺動脈中枢側の拡張が認められる．
B：肺の二次小葉単位での不均一な吸収域（モザイクパターン）がみられる．
C：右主肺動脈に血栓による陰影欠損（→）が認められる．
D：肺の不均一な血流が明瞭である．
E：肺動脈は右側優位に中枢側で拡張し，先細り〜閉塞が多発している．
F：加療後は，肺動脈の狭窄・閉塞が著明に改善している．

▶ その後の経過

慢性血栓塞栓性肺高血圧症（CTEPH）の診断で、バルーン拡張術および抗凝固療法などの加療が行われ、肺動脈圧の低下と臨床症状の改善が認められ、外来通院中である．

▶ 慢性血栓塞栓性肺高血圧症の一般的知識

器質化した血栓により肺動脈が狭窄・閉塞を来し、6か月以上、肺血流分布や肺循環動態の異常が変化しない病態である[1]．特異的な症状はなく、労作時息切れが高頻度にみられる．動脈血ガス分析では、肺胞動脈血酸素分圧較差（$A-aDO_2$）の開大が特徴的である．治療対象となるのは広範な血栓塞栓で肺高血圧を来している症例で、肺動脈内膜摘除術、あるいは最近ではバルーン肺動脈形成術が積極的に行われるようになっている（図1-F）．より末梢側の治療としては、抗凝固療法や肺血管拡張薬などの薬物療法が行われる．

▶ 慢性血栓塞栓性肺高血圧症の画像所見

造影CTにて血栓は陰影欠損として描出されるが（図1-C）、その辺縁は不整、結節状で立ち上がりは鈍角である．また、肺動脈の急激な狭小化、肺葉・区域動脈の途絶が認められる（図1-E）．肺条件ではモザイクパターン（図1-B．▶NOTE参照）や気管支拡張がみられる．また、肺高血圧症を反映した右心負荷や、側副血行路の発達による気管支動脈拡張が認められる．後述するが、肺換気–血流シンチグラフィが診断に有用であり、近年ではdual-energy CTによるperfusion像の有用性が報告されている（図1-D）[2]．

▶ 鑑別診断のポイント

他の肺高血圧症との鑑別に際して、肺換気–血流シンチグラフィが有用である．肺血流シンチグラフィが正常であればCTEPHは除外され、肺動脈性高血圧などが考えられる．換気–血流いずれにも異常を認めた場合には、換気障害型肺疾患に伴う肺高血圧を疑う．近年では、本例のようにdual-energy CTで、肺血管の形態および血流を一度に評価可能であり、診断に有用である．

> **NOTE　モザイクパターン**
>
> 肺条件でモザイク（mosaic）状の濃淡をみた場合には、①血流の不均一もしくは、②細気管支炎などによるair trappingが考えられる．①血流の不均一は、本症例のようにperfusion像での評価や肺動脈の太さに注目することが診断のポイントとなる．②air trappingについては、呼気CTを追加することが有用である（「閉塞性細気管支炎」p.146-147参照）．

参考文献

1) Hoeper MM, Mayer E, Simonneau G, et al: Chronic thromboembolic pulmonary hypertension. Circulation 113: 2011-2120, 2006.
2) Le Faivre J, Duhamel A, Khung S, et al: Impact of CT perfusion imaging on the assessment of peripheral chronic pulmonary thromboembolism: clinical experience in 62 patients. Eur Radiology 26: 4011-4020, 2016.

肺動脈肉腫
pulmonary artery sarcoma

林 秀行, 芦澤和人

症例 40歳代, 男性. 血痰, 左胸痛を自覚し, 近医を受診. 左下葉に浸潤影を認め, 肺炎を疑われて加療がなされた. 約1か月後に再燃がみられ, CT精査.

図1-A 単純X線写真

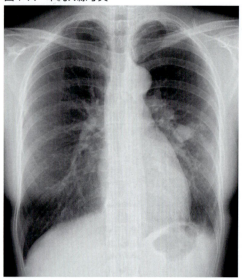

A：左肺門側に多発結節あるいは棍棒状の形態の陰影が認められる.
B〜D：肺動脈内に血栓と考えられる低吸収域（B, C；→）と, 肺動脈内を進展する腫瘍と考えられる造影効果を伴う領域（C, D；▷）がみられる.

図1-B 造影CT

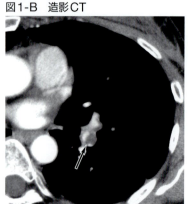

図1-C 造影CT

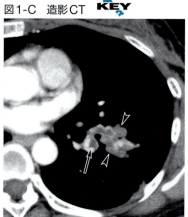

図1-D 造影CT

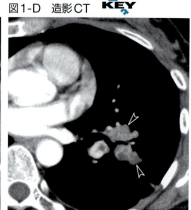

▶ その後の経過

右心カテーテルで吸引細胞診の結果, 血管肉腫が疑われ, 左肺全摘術およびリンパ節郭清が施行された.

▶ 肺動脈肉腫の一般的知識

原発性肺動脈肉腫は非常に稀な疾患で, 診断後の平均余命が約1.5か月ときわめて予後不良である. 治療は手術療法のみが予後の改善に寄与し, 放射線療法や化学療法の効果は乏しい.

胸痛，背部痛，呼吸困難，咳嗽などの非特異的な所見で発症し，頻度が低いこともあり，発症時は肺高血圧症や肺血栓塞栓症と診断されている症例も多い．組織学的には内膜肉腫と壁肉腫に分類されるが，多くは前者である．約30％が未分化型，約20％が線維肉腫，約20％が平滑筋肉腫，その他に，横紋筋肉腫，悪性間葉系腫瘍，血管肉腫，骨肉腫，軟骨肉腫，悪性線維性組織球腫などが報告されている[1]．

▶肺動脈肉腫の画像所見

画像上，肺動脈血栓症との鑑別が問題となる．特に造影CT早期相では，腫瘍は血栓と同様の陰影欠損を示し，鑑別が難しいことがある．肺血栓塞栓症が末梢まで陰影欠損を示すのに対して，肺動脈肉腫の場合は肺動脈幹から左右肺動脈主幹部の陰影欠損が主体である．慢性肺動脈血栓症（図2）でも血栓の辺縁に新生血管と軽度の造影効果が認められることがあるが，基本的には造影効果が乏しい．一方，肺動脈肉腫では，造影CTあるいは造影MRIの特に後期相にて造影効果を有することが特徴で（図1-B～D），膨張性あるいは壁外に発育すること[2]，PET/CTでの集積なども診断に有用である．近年では，dual-energy CTの有用性も報告されている[3]．

| 参考症例 | 70歳代，男性．慢性肺動脈血栓症 |

図2-A　造影CT　　　　図2-B　造影CT冠状断像

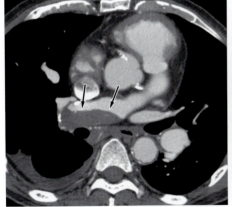
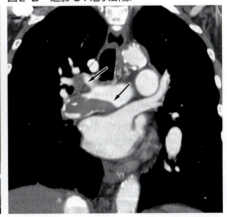

A, B：右主肺動脈内の軟部腫瘤（→）は，全体に低吸収で造影効果が認められず，内部には石灰化を伴う．右胸水がみられる．

▶鑑別診断のポイント

圧倒的に頻度の高い肺動脈塞栓症を念頭に置いた場合，造影CTは，肺動脈の早期相とCT venographyを撮像するプロトコールとなり，肺動脈の後期相は撮像されないことが多い．臨床的，あるいは肺動脈内に沿った膨張性発育や連続した領域にみられる場合は，本症の可能性を考え，造影CTの後期相を追加することや，PET/CTによる精査などを行うことが重要である．

参考文献
1) Parish JM, Rosenow EC 3rd, Swensen SJ, et al: Pulmonary artery sarcoma. Clinical features. Chest 110: 1480-1488, 1996.
2) Yi CA, Lee KS, Han D, et al: Computed tomography in pulmonary artery sarcoma: distinguishing features from pulmonary embolic disease. J Comput Assist Tomogr 28: 34-39, 2004.
3) Chang S, Hur J, Im DJ, et al: Dual-energy CT-based iodine quantification for differentiating pulmonary artery sarcoma from pulmonary thromboembolism: a pilot study. Eur Radiol 26: 3162-3170, 2016.

pulmonary tumor thrombotic microangiopathy (PTTM)

林 秀行, 芦澤和人

症例 50歳代, 男性. 咽頭痛, 咳嗽, 左頸部痛を主訴に近医を受診. 造影CTにて頸静脈に血栓が認められ (非提示), Lemierre症候群 (▶NOTE参照) の可能性も考えられ, 紹介受診.

図1-A 単純X線写真

図1-B 薄層CT

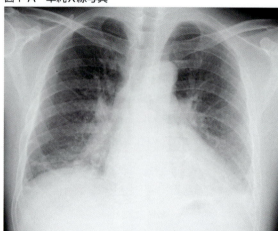
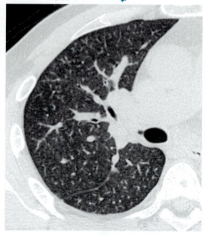

図1-C 薄層CT

図1-D 肺血流シンチグラフィ

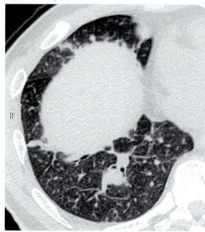
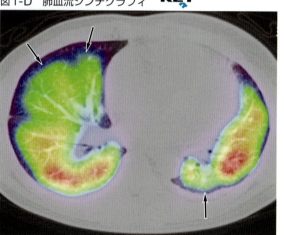

A：軽度の心拡大と肺動脈中枢側の拡張, 両下肺野末梢には軽度のすりガラス影, 線状網状影が認められる.
B, C：小葉中心性粒状影, 分岐状陰影, 肺底部には索状影と小葉間隔壁の肥厚が認められる.
D：肺血流シンチグラフィで斑状の取り込み低下域 (→) がみられる.

▶その後の経過

PET/CTで骨に多発する集積像があり, 原発不明腫瘍が疑われた. 骨髄穿刺検体より印環細胞癌の診断が得られた. 化学療法が開始されるも, 呼吸不全の急速な進行で死亡, 剖検にてPTTMの診断となった.

▶PTTMの一般的知識

1990年に提唱された比較的新しい概念で[1]，悪性腫瘍に合併する肺の病態であり，胃癌の報告が多い．腫瘍自体が肺動脈を塞栓するよりも，腫瘍の微小塞栓と肺の小動脈の線維性内膜増殖が主体とされる．症状は急速に進行する呼吸不全で，主たる死因は重度の肺高血圧症とそれに起因する心不全であり，生前に診断されることは稀とされる[2]．血管内膜増殖を抑制する薬剤で治療改善が期待されているが，現時点で治療法は確立していない．

▶PTTMの画像所見

単純X線写真では，心拡大や肺動脈中枢側の拡大がみられることがある（図1-A）．薄層CTでは小葉中心性すりガラス影や結節，小葉間隔壁の肥厚，小葉内間質の肥厚を示す網状影などがみられるが，非特異的である（図1-B, C）．癌性リンパ管症や血行性転移も混在することがあり，これらの鑑別は困難である．担癌患者で肺高血圧をみた際や，CT所見が軽度にもかかわらず呼吸器症状が強い場合には，念頭に置くべき疾患と考えられる．

▶鑑別診断のポイント

稀な病態であり，生前に診断することは難しい．画像所見でも記したが，CT所見が軽度にもかかわらず呼吸器症状が強い場合に，考慮すべき疾患のひとつである．肺高血圧の所見があるにもかかわらず，造影CTにて肺動脈内に血栓を認めず，血流シンチグラフィ（図1-D）やdual-energy CTにおいて肺血流の低下がみられれば，本症を疑うことが可能である．

> **NOTE**
> **Lemierre症候群**
> Lemierre症候群は，健常若年成人において，上気道炎・咽頭炎に引き続き発生する頸静脈の血栓性閉塞を特徴とする症候で，咽頭周囲膿瘍，肺血栓塞栓症，敗血症性肺塞栓症，あるいは他臓器の膿瘍を合併することがあり，死亡率は現在でも10％を超えるとされる．原因微生物としては口腔内常在菌である嫌気性菌が多く，最初は咽頭痛で発症，膿性痰や胸鎖乳突筋に沿った圧痛や腫脹，疼痛，また呼吸困難，胸痛など，非特異的な症状を呈する．

参考文献
1) Von HA, Illes A, Waldherr R, et al: Pulmonary tumor thrombotic microangiopathy with pulmonary hypertension. Cancer 66: 587-592, 1990.
2) Price LC, Wells AU, Wort SJ: Pulmonary tumor thrombotic microangiopathy. Curr Opin Pulm Med 22: 421-428, 2016.

9. 肺血管性病変

特発性肺動脈性肺高血圧症
idiopathic pulmonary arterial hypertension (IPAH)

林 秀行，芦澤和人

症例 20歳代，女性．10歳代から息切れなどの症状がみられ，徐々に増悪し再度の精査．

図1-A 単純X線写真 KEY

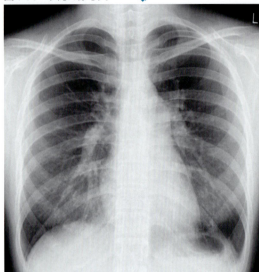

図1-B 造影CT KEY

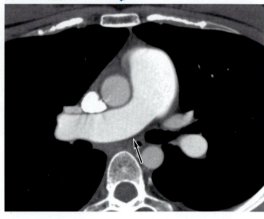

図1-D 造影CT, MIP像

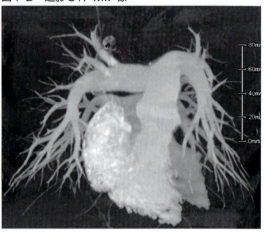

図1-C 薄層CT

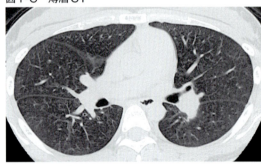

A：両側肺門の拡大がみられる．中枢側肺動脈の拡張と，末梢肺動脈の急峻な狭小化が認められる．
B：肺動脈幹の著明な拡張がみられ，右主肺動脈径（→）が上行大動脈よりやや太い．
C：両肺びまん性に小葉中心性の淡いすりガラス影がみられる．
D：肺動脈中枢側の拡張が明瞭で，肺動脈内に血栓などは認められない．

▶ その後の経過

平均肺動脈圧41mmHg，精査により特発性肺動脈性肺高血圧症と診断された．加療されていたが，約2年後に呼吸不全が進行し死亡した（約10年前の症例である）．

▶ 特発性肺動脈性肺高血圧症の一般的知識

左心不全に伴う肺高血圧，慢性肺血栓塞栓症，膠原病，間質性肺炎，先天性心疾患，門脈圧亢進などの原因疾患を特定できない肺高血圧症である[1,2]．比較的若年に発症し，女性に好発す

る．倦怠感，労作時息切れ，呼吸困難，胸痛など，非特異的な症状で発症する予後不良の疾患である．近年では，特異的肺血管拡張薬などの薬剤の開発で従来より予後の改善が得られている．

▶ 特発性肺動脈性肺高血圧症の画像所見

中枢側肺動脈の拡張（図1-A, B, D），右心室の拡張がみられる．主肺動脈径が隣接する上行大動脈径よりも太い場合，肺高血圧を考えるが（図1-B），高齢者では大動脈径も拡張するため，基準が緩くなる．肺動脈は急峻に先細りし，薄層CTでは小葉中心性のすりガラス影が認められる（図1-C）．重症となると出血を来し，それに一致したすりガラス影，浸潤影が認められることがある．慢性血栓塞栓性肺高血圧症（CTEPH）にみられる区域性のモザイクパターンとは区別される[2]（「慢性血栓塞栓性肺高血圧症」p.246-247参照）．

▶ 鑑別診断のポイント

総論（p.242-243）でも述べたが，肺高血圧症の画像所見は基本的には類似している点が多く，胸部単純X線写真や単純CTでその可能性を挙げることが重要である．総論の表（p.243）に挙げた種々の疾患を除外し（図2），特発性肺動脈性肺高血圧症の診断となる．

参考症例　40歳代，女性．porto-systemic shuntに合併した肺高血圧症

図2-A　単純X線写真

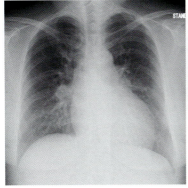

図2-B　造影CT

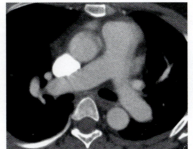

図2-C　薄層CT

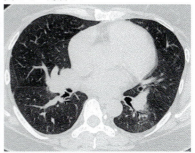

A：両側肺門の拡大がみられる．
B, C：造影CT（B）では肺動脈の拡張が認められ，薄層CT（C）では肺動脈中枢側の拡張と小葉中心性の淡いすりガラス影が認められる．
IVRによるporto-systemic shuntの塞栓後，上記所見の改善がみられた．

> **NOTE　porto-systemic shunt，門脈肺高血圧症**
>
> porto-systemic shuntは門脈系と静脈系との間に短絡を生じ，異常な交通路が形成された状態で，肝内性・肝外性に分類される．門脈体循環シャントにより腸管からの静脈血が肝臓を経由せずに直接体循環系に流入するため，必要な栄養素が肝臓に供給されない，あるいは肝臓による代謝が行われないことにより，種々の臨床所見を呈しうる．
>
> 門脈肺高血圧症の発生機序としては，門脈体循環シャントを介した肝代謝性血管収縮因子の肺循環への直接流入や肺血流増加に伴う肺血管内皮障害が考えられている．

参考文献
1) Simonneau G, Gatzoulis MA, Adatia I, et al: Update clinical classification of pulmonary hypertension. J Am Coll Cardiol 62: 34-41, 2013.
2) Grosse C, Grosse A: CT findings in disease associated with pulmonary hypertension: a current review. RadioGraphics 30: 1753-1777, 2010.

肺水腫
pulmonary edema

林 秀行，芦澤和人

症例1 40歳代，男性．呼吸苦で発症し近医を受診．急性心不全を疑われ当院に搬送．

図1-A　単純X線写真（臥位）
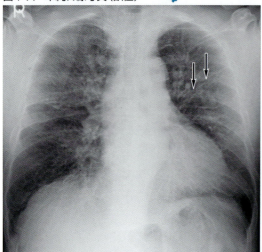

図1-D　単純CT冠状断像
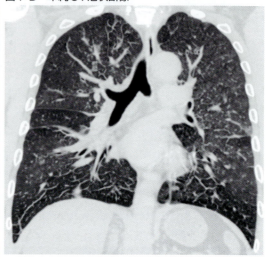

図1-B　薄層CT
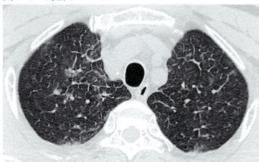

図1-E　単純X線写真（臥位，発症翌日）
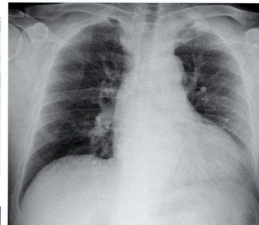

図1-C　薄層CT
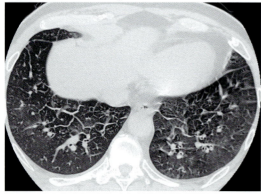

A：臥位撮影で強調されているが，心拡大と上肺野の血管影の増強がみられる．左中肺野にはKerley A line（→），両下肺野にはKerley B lineが認められる．
B〜D：小葉間隔壁の肥厚と気管支血管周囲束の腫大，境界不明瞭なすりガラス影がみられる．
E：発症翌日，胸部単純X線写真にて心拡大が認められるが，肺野の陰影は明らかに改善している．

診断名　間質性肺水腫

症例2 60歳代，男性．胸痛，呼吸困難のため近医を受診．急性呼吸不全の疑いで当院の救急外来に搬送．

図2-A　単純X線写真

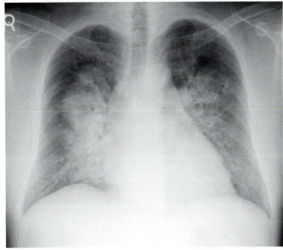

図2-B　薄層CT

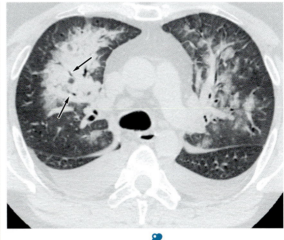

図2-C　薄層CT

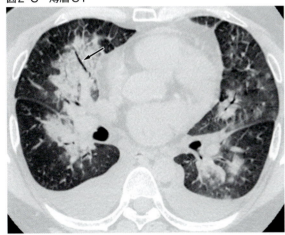

図2-D　単純CT冠状断像

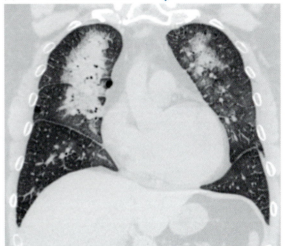

A：両側肺門周囲を主体とした浸潤影（蝶形陰影）が認められる．心拡大は軽度みられる．
B〜D：両肺中枢側優位に浸潤影とすりガラス影が認められ，内部に気管支透亮像（B, C；→）がみられる．胸膜直下の肺はspareされているが，一部ですりガラス影，小葉間隔壁の肥厚が認められる．両側胸水がみられる．

診断名 肺胞性肺水腫

▶その後の経過

【症例1】　心不全については，各種心不全治療薬で徐々に軽快．心筋生検を含む精査の上，特発性拡張型心筋症と診断された．

【症例2】　急性心筋梗塞が疑われ，緊急に施行された心臓カテーテル検査で左前下行枝の閉塞が認められ，経皮的冠動脈形成術，ステント留置術が施行された．経過良好で，約10日後に退院となった．

▶肺水腫の一般的知識

肺血管外領域に水分が異常に貯留・増加した状態とされる．病理生理学的に，①静水圧性肺水腫，②透過性亢進型肺水腫，③膠質浸透圧の低下により生じる肺水腫，④リンパ灌流の障害

による肺水腫，などに分けられるが，これらが混合していることもあり，病態生理の把握は単純ではない．症状は呼吸困難や頻脈で，起坐呼吸を呈することもある．

①静水圧性肺水腫は，その病態から心原性肺水腫とも呼ばれ，急性心筋梗塞による左心不全などが原因となり，肺毛細血管静水圧が上昇した状態である．初期には，静水圧の上昇による肺血流の再分布，いわゆる肺うっ血の状態となる．その後，血液成分が間質に漏出し間質性肺水腫を来し，さらに液体が肺胞腔にも広がると肺胞性肺水腫となる．この両者は混在することも少なくない．

②透過性亢進型肺水腫は非心原性肺水腫とも呼ばれ，種々の原因による肺毛細血管の透過性亢進により生じる．病理学的に，びまん性肺胞傷害(diffuse alveolar damage；DAD)を伴うもの(次項「急性呼吸窮迫症候群」p.258-259参照)と，伴わないものがある．

▶ 肺水腫の画像所見

静水圧性肺水腫では，胸水，心拡大をしばしば合併する．

1）間質性肺水腫

胸部単純X線写真上，肺血管の不明瞭化(hilar haze)，Kerley lines(図1-A)，peribronchial cuffing signなどが認められる(▶NOTE参照)．CT所見は小葉間隔壁や気管支血管周囲束の肥厚がみられるが，いずれも平滑な肥厚である(図1-B〜D)．治療により陰影は速やかに改善する(図1-E)．

2）肺胞性肺水腫

肺門側優位の浸潤影および，すりガラス影が認められ，内部に気管支透亮像を伴う(図2)．

参考症例　80歳代，男性．びまん性肺胞出血（GPA例）

図3-A　薄層CT　　　図3-B　薄層CT

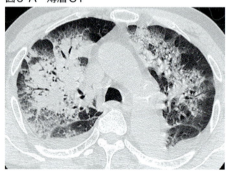
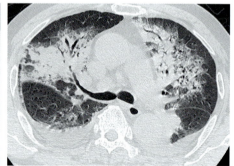

図3-C　単純CT冠状断像

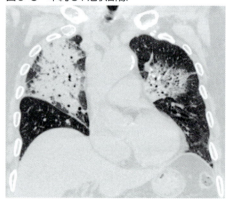

A〜C：両肺中枢側優位に浸潤影とすりガラス影が認められ，内部に気管支透亮像がみられる．胸膜直下の肺はspareされている．両側胸水がみられる．
当初，近医で肺炎として加療されていたが，改善不良で紹介．血痰，血尿の出現もあり，精査にて多発血管炎性肉芽腫症(GPA)の診断となった．

▶ 鑑別診断のポイント

急性の経過をとる両側性のすりガラス影，浸潤影を来す疾患が鑑別となり，広範囲の肺炎や肺胞出血（図3），急性好酸球性肺炎，薬剤性肺炎などが挙げられる．心拡大や胸水など合併する心原性肺水腫の診断は比較的容易なことが多いが，心筋梗塞では心拡大がみられないか軽度なことも多い．癌性リンパ管症（図4）やサルコイドーシスにおいても小葉間隔壁の肥厚，気管支血管周囲束の肥厚がみられるが，これらの症例では不整や肥厚，結節状の部分がみられる点が特徴的で，肺水腫の際の辺縁平滑な肥厚との鑑別に有用である[1]〜[3]．

参考症例 50歳代，女性．癌性リンパ管症

図4-A 単純X線写真

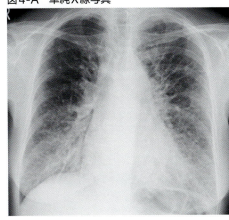

図4-B 薄層CT

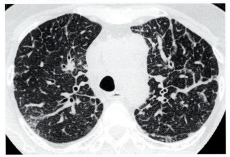

図4-C 薄層CT

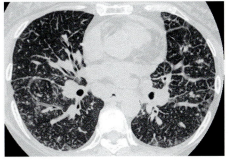

A：両肺の広範なすりガラス影と線状網状影が認められる．左中肺野にはKerley A line，両下肺野にはKerley B lineがみられる．
B, C：小葉間隔壁や気管支血管周囲束の肥厚が認められる．小葉間隔壁の肥厚は一部不整で，胸膜面の小結節や縦隔リンパ節の腫大もみられる（「癌性リンパ管症」p.122-125参照）．

> **NOTE** 間質性肺水腫でみられる単純X線写真のサイン
>
> **1）peribronchial cuffing sign**
>   肺血管，気管支の壁が厚く不鮮明となることで，その原因は間質の浮腫，細胞浸潤，線維化など様々である．本所見を呈する代表である間質性肺水腫では，病態の改善により速やかに陰影が改善する．
>
> **2）hilar haze**
>   間質の浮腫により，肺門部肺血管影が不鮮明化すること．
>
> **3）Kerley line**
>   小葉間隔壁の肥厚に対応する．
>   Kerley A line：肺門から胸壁側に向かう長い線状影．
>   Kerley B line：下肺野外側で水平に走る短い線状影．

参考文献
1) Gluecker T, Capasso P, Schnyder P, et al: Clinical and radiologic features of pulmonary edema. RadioGraphics 19: 1507-1531, 1999.
2) Storto ML, Kee ST, Golden JA, et al: Hydrostatic pulmonary edema: high-resolution CT findings. AJR 165: 817-820, 1995.
3) Munk PL, Müller NL, Miller RR, et al: Pulmonary lymphangitic carcinomatosis: CT and pathologic findings. Radiology 166: 705-709, 1988.

急性呼吸窮迫症候群
acute respiratory distress syndrome (ARDS)

林 秀行, 芦澤和人

症例 70歳代, 男性. 発熱, 呼吸不全にて紹介受診.

図1-A 単純X線写真(仰臥位)

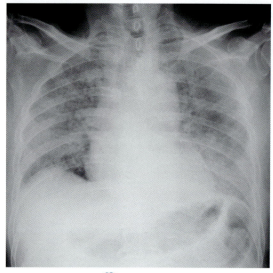

図1-B 薄層CT

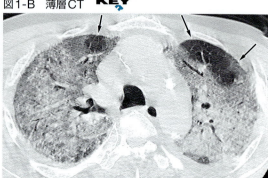

図1-C 薄層CT

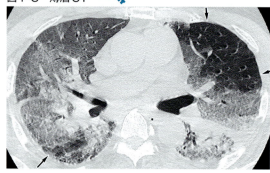

図1-D 薄層CT

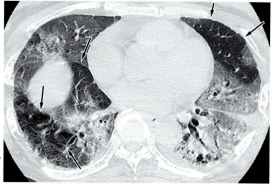

図1-E 薄層CT(加療2週間後)

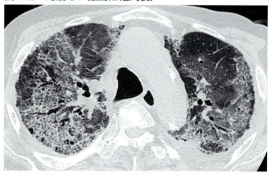

図1-F 薄層CT(加療2週間後)

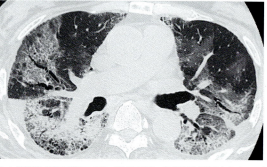

A:両肺には広範なすりガラス影, 浸潤影が認められ, 内部に気管支透亮像を伴う.
B〜D:両肺には広範なすりガラス影, 浸潤影が広がり, 内部に気管支透亮像がみられる. また, 二次小葉単位で陰影の乏しい領域も認められる(focal spared region. →).
E, F:加療2週間後には, 両肺の浸潤影の改善がみられた. すりガラス影の内部には, 網状影, 気管支拡張が認められる.

▶ その後の経過

抗菌薬投与，ステロイドパルス治療により，いったん状態は改善したが，消化管出血を合併し多臓器不全となり，紹介受診より約1か月後に死亡した．

▶ 急性呼吸窮迫症候群の一般的知識

様々な病態に続発する透過性亢進型の肺水腫を本態とする臨床症候群で，2012年に新しい診断基準であるARDSのBerlin定義［1週間以内の急性発症，胸部単純X線写真での両側性陰影，心不全や輸液不可で説明できない呼吸不全，呼気終末陽圧換気療法（PEEP 5cmH$_2$O以上）下で動脈血酸素分圧（PaO$_2$）/吸入酸素濃度（FiO$_2$）比≦300］が発表された[1]．ARDSを来す3大基礎病態としては，直接肺障害として肺炎，誤嚥，間接肺障害として敗血症が挙げられる．1967年に最初に報告したAshbaughらの診断基準[2]では，病理学的なびまん性肺胞傷害（diffuse alveolar damage；DAD）が含まれていたが，近年の報告ではDAD比率は約50％とされている[3]．DADは障害発生からの経過で，①硝子膜を特徴とする急性滲出期，②線維芽細胞増生を来す亜急性期，③膠原線維の沈着と構造改変の進む慢性線維化期に分類される．

▶ 急性呼吸窮迫症候群の画像所見

ARDSの画像所見は，上記DADの病理学的な経過に対応している．すなわち，滲出期のごく初期には薄層CTでびまん性のすりガラス影を示し，病変が進行するに伴い，両側びまん性の浸潤影，すりガラス影を呈し，内部に気管支透亮像も伴う（図1）．亜急性期にはすりガラス影内部に網状影が出現し，肺の器質化や末梢細気管支の拡張も出現する．慢性線維化期には，中枢側の気管の拡張，肺の容積減少がみられるようになる．

診断基準で両側性陰影が挙げられているが，必ずしも左右対称ではない．

▶ 鑑別診断のポイント

急性発症するびまん性すりガラス影～浸潤影を来す疾患が鑑別となり，心原性肺水腫，慢性間質性肺炎の急性増悪，びまん性肺胞出血，感染性肺炎，特発性器質化肺炎，薬剤性肺炎などが挙げられる．種々の疾患がARDSの原因となりうるため，それらを明確に区別することは難しいが，心原性肺水腫は鑑別すべきであり，小葉間隔壁や気管支血管周囲束の肥厚など間質性肺水腫の所見をとらえることが有用である（前項「肺水腫」p.254-257参照）．また，蜂巣肺の存在は，慢性間質性肺炎の急性増悪を示唆する所見となる．

参考文献

1) Ranieri VM, Rubenfeld GD, Thompson BT, et al: Acute respiratory distress syndrome: the Berlin definition. JAMA 307: 2526-2533, 2012.
2) Ashbaugh DG, Bigelow DB, Petty TL, et al: Acute respiratory distress in adults. Lancet 2: 319-323, 1967.
3) Guerin C, Bayle F, Leray V, et al: Open lung biopsy in nonresolving ARDS frequently identifies diffuse alveolar damage regardless of the severity stage and may have implications for patient management. Intensive Care Med 41: 222-230, 2015.

高安動脈炎
Takayasu arteritis

林 秀行，芦澤和人

症例 50歳代，女性．持続する炎症所見に対してCT精査．5年前に左下葉肺炎で治療歴あり．

図1-A 造影CT

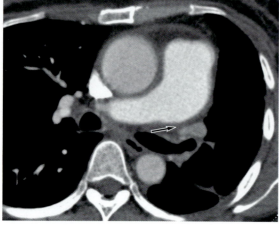

図1-B 造影CT冠状断像

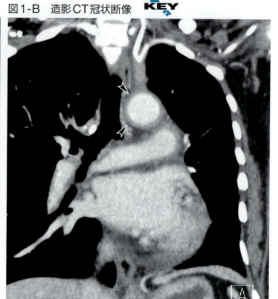

図1-C 造影CT perfusion像

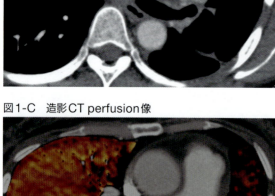

図1-D 単純CT（5年前）

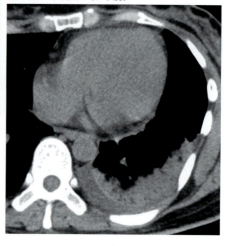

A, B：左肺動脈の閉塞（A；→）が認められる．冠状断像では，大動脈壁の肥厚（B；▶）がみられる．
C：左肺は小さく，血流低下が明らかである．
D：5年前の単純CTにて，左胸水と左下葉胸膜下に非区域性に軽度高吸収の浸潤影が認められる．この時点で左肺動脈に高度の狭窄があり（非提示），肺梗塞を来していたものと考えられる．

▶ その後の経過

造影CTにて高安動脈炎が疑われ，精査が行われた．HLA-B52（human leukocyte antigen-B52）陽性が確認され，診断確定した．ステロイド投与が開始され，炎症所見は改善している．

▶ 高安動脈炎の一般的知識

　　　高安動脈炎は大部分が弾性動脈，すなわち大動脈およびその主要分枝や肺動脈，冠動脈に炎症性壁肥厚を来し，その結果として狭窄，閉塞または拡張病変を来す原因不明の動脈炎である（▶NOTE参照）．狭窄または閉塞を来した動脈の支配臓器に特有の虚血障害，あるいは逆に拡張病変による動脈瘤が，その臨床病態の中心をなす．病変の生じた血管領域により臨床症状が異なるため，多彩な臨床症状を呈し全身の諸臓器に多彩な病変を合併する．わが国をはじめとするアジア諸国に多く，若年〜中年女性に好発する．

▶ 高安動脈炎の画像所見

　　　急性期には，単純CTで血管壁は全周性に肥厚し，高吸収を示す．造影CTの後期相にて肥厚した大動脈壁に造影効果を呈するが（図1-B），よく観察すると造影効果を有する外層（中膜と外膜の血管新生を伴う炎症性変化）と，造影効果の弱い内層（内膜のムチン様・ゼラチン様浮腫）の二重のリング状の造影効果（double ring enhancement）が認められることがある[1]．

　　　慢性期には，大動脈やその分枝の中枢側に壁肥厚や石灰化，内腔狭窄や限局性拡張がみられる．肺動脈病変の頻度も比較的高く，中枢側，あるいは区域動脈より末梢の壁肥厚や内腔の狭窄が認められる（図1-A）．肺動脈病変が大動脈病変に先行してみられることは以前より報告されており[2]，本症例も肺動脈病変が先行してみられた（図1-D）[3]．

▶ 鑑別診断のポイント

　　　大動脈壁の肥厚は，高安動脈炎の他に，動脈硬化，感染性大動脈瘤，巨細胞性動脈炎などでもみられるが，高安動脈炎以外の大血管炎で肺動脈に病変を来すことは稀であり，肺動脈病変の有無は鑑別に役立つ重症な所見である．

> **NOTE　高安動脈炎 vs. 大動脈炎症候群**
>
> 　高安動脈炎は，以前は"大動脈炎症候群"とも呼ばれていたが，国際分類に沿って"高安動脈炎"と統一された．鎖骨下動脈狭窄に起因する橈骨動脈脈拍の消失から，"脈なし病"とも呼ばれる．病名は，1908年に本疾患を発見した金沢大学の眼科医 高安右人博士の名に由来する．

参考文献

1) Matsunaga N, Hayashi K, Sakamoto I, et al: Takayasu arteritis: protean radiologic manifestations and diagnosis. RadioGraphics 17: 579-594, 1997.
2) Hayashi K, Nagasaki M, Matsunaga N, et al: Initial pulmonary artery involvement in Takayasu arteritis. Radiology 159: 401-403, 1986.
3) Koike H, Ashizawa K, Hayashi H, et al: Takayasu arteritis presenting as unexplained pulmonary consolidation: a case report. Vasc Endovascular Surg 52: 579-582, 2018.

左肺動脈右肺動脈起始症
pulmonary artery sling

林 秀行，芦澤和人

> **症例** 30歳代，女性．乾性咳嗽と発熱にて近医を受診．症状を繰り返すこともありCT精査となる．

図1-A 造影CT
図1-B 薄層CT

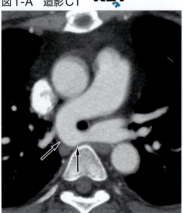
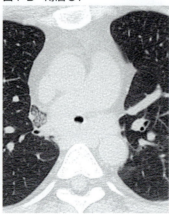

図1-C 薄層CT冠状断像
図1-D 薄層CT冠状断像

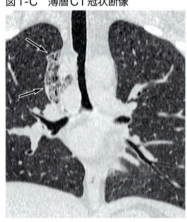
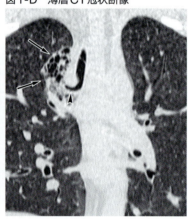

図1-E 造影CT，VR像（前方やや尾側からの画像）

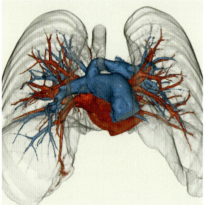

A：左肺動脈は右肺動脈から起始し，気管の背側を走向している（→）．
B〜D：血管奇形による気管の狭窄が認められ，右上葉縦隔側に内部に気管支拡張を伴うすりガラス影（C, D；→）がみられる．同部に対しては，気管より直接分岐する気管支（B[1]）がみられる（tracheal bronchus．D；▶）．
E：volume rendering（VR）像で，立体像の把握が容易である．

▶ その後の経過

合併する気管支の奇形(tracheal bronchus)があり,右上葉に炎症を繰り返すことが臨床的には最も問題と考えられ,右上葉部分切除が施行された.手術後,肺炎の再発なく経過している.

▶ 左肺動脈右肺動脈起始症の一般的知識

左肺動脈右肺動脈起始症(pulmonary artery sling. ▶NOTE参照)は左肺動脈が右肺動脈より起始し,食道と気管の間を走行し左肺門に至る稀な先天奇形である[1)2)]. 多くの場合,生後間もなくから小児期に気管圧迫症状で発見されるが,稀に本症例のように成人例も報告されている. 気管・気管支異常の合併,特に右上葉気管支の気管支からの直接分岐の頻度が高い[3)].

▶ 左肺動脈右肺動脈起始症の画像所見

CTにて,左肺動脈が右肺動脈より起始し,食道と気管の間を走行するという特徴的な所見がみられる(図1). 前述したように,気管・気管支異常の合併が比較的高頻度に認められる.

▶ 鑑別診断のポイント

稀な疾患だが,特徴的な所見を把握しておくことで,診断は比較的容易と考えられる.

参考症例 20歳代,男性.気管気管支

図2 薄層CT冠状断像

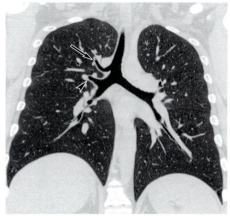

主気管支から右B¹が直接分岐し(→),右上葉気管支がやや尾側から分岐している(▶).

NOTE 1. tracheal bronchus

上葉気管支,あるいはその一部が気管から直接分岐する稀な先天奇形.上葉枝がすべてtracheal bronchusから分岐する場合をpig bronchusとも呼ぶ.右側に好発し,肋骨や椎体の奇形,肺静脈環流異常などを合併することもある.最近では胸部CTで偶然にみつかることが多いが(図2),繰り返す肺炎や持続する咳嗽(図1)を契機に発見されることもあり,喘鳴や呼吸不全,血痰,気管支拡張症,無気肺,肺気腫を合併する例も報告されている[4)].気管内挿管時には注意を要するので,この奇形の存在する術前情報は重要である.

NOTE 2. sling

"sling"の意味は,三角巾,つり包帯で,本疾患の形態がこれらを連想させたものと思われる.ちなみに,"sling"には,ジン・ウイスキーなどに水・砂糖・レモン・ライムジュースなどを加えて冷やした飲み物の意味もある.シンガポールスリングが有名である.

参考文献

1) Newman B, Cho YA: Left pulmonary artery sling. Anatomy and imaging. Semin Ultrasoud CT MR 31: 158-170, 2010.
2) Procacci C, Residori E, Bertocco M, et al: Left pulmonary artery sling in the adult: case report and review of the literature. Cardiovasc Intervent Radiol 16: 388-391, 1993.
3) Miyazaki T, Yamasaki N, Tsuchiya T, et al: Partial lung resection of supernumerary tracheal bronchus combined with pulmonary artery sling in an adult: report of a case. Gen Thorac Cardiovasc Surg 63: 173-176, 2015.
4) Ghaye B, Szapiro D, Fanchamps JM, et al: Congenital bronchial abnormalities revisted. RadioGraphics 21: 105-119, 2001.

肺血管内リンパ腫症
pulmonary intravascular lymphomatosis (IVL)

本多功一, 芦澤和人

症例 60歳代, 女性. 2週間ほど続く発熱と呼吸困難を主訴に近医を受診.

図1-A 単純X線写真

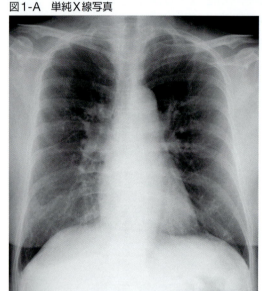

図1-B 薄層CT

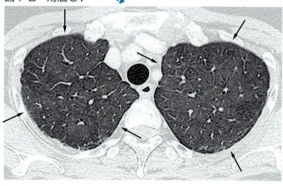

図1-C 薄層CT冠状断像

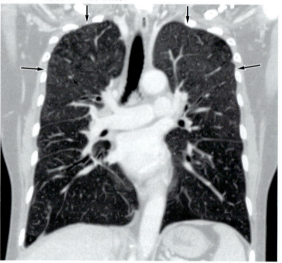

A：両側上肺野の末梢側にわずかな透過性の低下が認められるが, 明瞭な所見ではない.
B, C：両側上葉を主体として, 境界不明瞭なすりガラス影（→）が広がっており, 一部に小葉間隔壁の肥厚が認められる.
（鹿児島市立病院 中山博史先生のご厚意による）

▶ その後の経過

右肺S^1, S^2, S^6より外科的肺生検が施行された. 病理所見では肺胞隔壁内に高度の大型異形細胞浸潤があり, 血管内にも同様に異形細胞の浸潤増殖が認められた. 異形細胞は免疫染色でCD20, CD79a陽性であり, 血管内大細胞型B細胞リンパ腫（diffuse large B-cell lymphoma with intravascular feature）と診断された. R-CHOP療法が開始された.

▶ 血管内リンパ腫症の一般的知識

主に小血管内のリンパ腫細胞の増殖を特徴とする稀な疾患で, 大部分がB細胞性である. 年齢の中央値は60歳代半ばから70歳である. 全身臓器に生じ, 欧米では中枢神経（図3）や皮膚

への浸潤が主体であるが，アジアでは血球貪食症候群を随伴し，血球減少や肝脾腫が認められる．主な症状としては，発熱，体重減少，呼吸困難，認知症や皮膚結節である．化学療法が行われるが，予後は不良である[1)2)]．

▶肺血管内リンパ腫症の画像所見

　胸部単純X線写真では，異常を認めないことが多い（図1-A）．薄層CTでも異常がみられないこともあるが（図2），異常所見としては，境界不明瞭なびまん性すりガラス影が主体であり（図1-B, C），浸潤影や粒状影・結節が認められることもある．末梢側，上肺野やや優位の分布を呈する．PET/CTでは，すりガラス影に一致して集積が認められ，診断に有用である[1)]．

| バリエーション | 50歳代，女性．CTで異常所見が認められない肺血管内リンパ腫症 |

図2　薄層CT

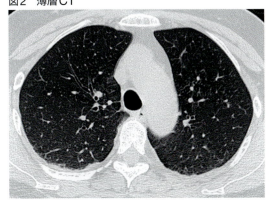

発熱を主訴に来院し，病理学的に肺血管内リンパ腫症と診断されたが，薄層CTで異常所見はみられない．

▶鑑別診断のポイント

　びまん性のすりガラス影を呈する疾患として，ニューモシスティス肺炎，非特異性間質性肺炎（NSIP），薬剤性肺障害，過敏性肺炎などが鑑別に挙げられる．画像所見に比し呼吸困難などの臨床症状が強い場合は，本疾患を念頭に置く必要がある．

| 参考症例 | 70歳代，女性．脳血管内リンパ腫症 |

図3　頭部MRI，拡散強調像

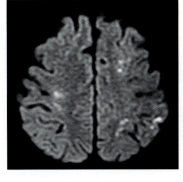

両側大脳半球皮質下に血管支配域に一致しない高信号域が散在し，急性期梗塞が示唆された．その後，皮膚生検で，血管内大細胞型B細胞リンパ腫との診断になり，脳の異常信号も一連の病変と考えられた．

参考文献
1) Cha MJ, Lee KS, Hwang HS, et al: Pulmonary intravascular lymphomatosis: clinical, CT, and PET findings, correlation of CT and pathologic results, and survival outcome. Radiology 280: 602-610, 2016.
2) 神野正敏: Intravascular lymphoma？　特異なB細胞性リンパ腫の診断と治療．奈良医誌 57: 95-103, 2006.

気管支動脈瘤
bronchial arterial aneurysm

林 秀行, 芦澤和人

症例 70歳代, 女性. 以前より慢性的な咳嗽があり, 血痰のために近医を受診し, 単純CTで異常を指摘された.

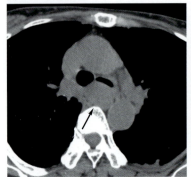
図1-A 単純CT

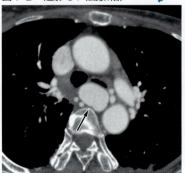
図1-B 造影CT（動脈相）

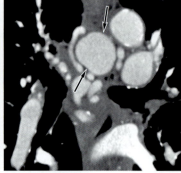
図1-C 造影CT冠状断像（動脈相）

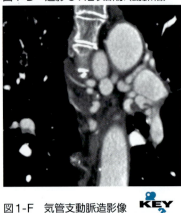
図1-D 造影CT冠状断像（動脈相）

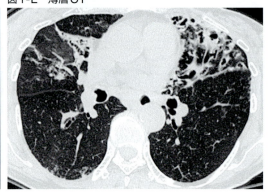
図1-E 薄層CT

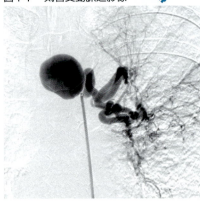
図1-F 気管支動脈造影像

A：椎体の腹側, 気管・食道の背側に軟部組織吸収値の腫瘤（→）が認められ, 上大静脈から連続しているようにもみえる.
B～D：大動脈と同程度に造影される動脈瘤（B, C；→）および周囲の拡張した気管支動脈が明瞭である.
E：中葉, 舌区を主体に気管支拡張を伴う慢性気道感染の所見が認められる.
F：気管支動脈の拡張と近位側に動脈瘤が認められる.

▶ その後の経過

気管支動脈造影像（図1-F）にて気管支動脈の拡張と近位側に動脈瘤が認められ, 動脈塞栓術が施行された.

▶ 気管支動脈瘤の一般的知識

稀な疾患だが，画像診断の進歩もあり発見されることが増えている．肺内型と縦隔型に分類され，肺内型では喀血などを生じ（図2），縦隔型では胸背部痛を生じることもあるが，胸部異常影やCTで縦隔腫瘍などを疑われ精査となることも多い（図1-A）[1]．原因は不明なことが多いが，Rendu-Osler-Weber病など先天異常が背景にある場合，気管支拡張（図1-E），感染，肺癌などに伴う気管支動脈の血流増加や炎症が存在する場合が考えられる．瘤破裂の危険性があるため，診断後は可及的速やかな治療が推奨され，経皮的動脈塞栓術が第一選択となる．動脈瘤の起始部が大動脈から非常に近い場合などに，大動脈ステントグラフト内挿術の適応となることもある[2]．

▶ 気管支動脈瘤の画像所見

造影CT動脈相（図1-B〜D）にて，動脈瘤は大動脈と同程度に造影され，多くの場合は近傍に拡張した気管支動脈が存在し，連続性を確認することが可能である．冠状断像などの再構成画像や3D画像も，診断や血管の走行の把握に有用である．

| バリエーション | 70歳代，女性．気管支動脈瘤（肺内型） |

図2-A　薄層CT　　　図2-B　造影CT冠状断像（動脈相）　　　図2-C　気管支動脈造影像

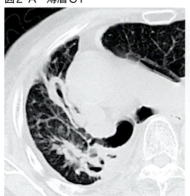 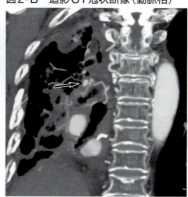 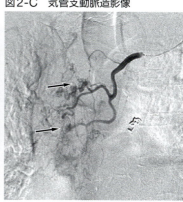

非結核性抗酸菌症，喀血で発症した．
A：右肺の容積減少が高度で，複数のやや壁の厚い空洞性病変が認められる．
B, C：造影CT動脈相（B）と，その後に施行した気管支動脈造影像（C）では，拡張した気管支動脈と末梢側（肺内）の動脈瘤（→）が認められ，肺動脈との短絡もみられた．

▶ 鑑別診断のポイント

単純CTでは，縦隔腫瘍や奇静脈瘤（次項p.268-269参照）などが鑑別に挙がるが，造影CT，特に動脈相で評価をすることで診断は比較的容易である．肺の慢性炎症，喀血などの臨床情報も診断に結びつく重要な要素となる．

参考文献

1) Tanaka K, Ihaya A, Horiuci T, et al: Giant mediastinal bronchial artery aneurysm mimicking benign esophageal tumor: a case report and review of 26 cases from literature. J Vasc Surg 38: 1125-1129, 2003.
2) Kasashima F, Endo M, Kosugi I, et al: Mediastinal bronchial artery aneurysm treated with a stent-graft. J Endovasc Ther 10: 381-385, 2003.

奇静脈瘤
azygos vein aneurysm

林 秀行, 芦澤和人

症例 50歳代, 女性. 胸部圧迫感, 胸痛にて近医を受診し, CTで異常を指摘された.

図1-A 単純X線写真

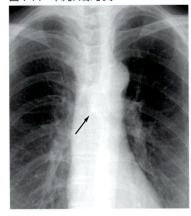

図1-B 造影CT（静脈相）

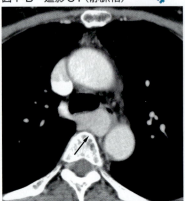

図1-C 造影CT冠状断像（静脈相）

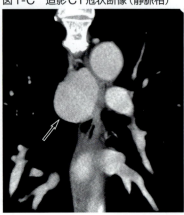

図1-D 造影CT矢状断像（静脈相）

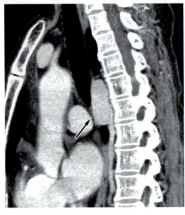

図1-E 造影CT, VR像（背側からの画像）

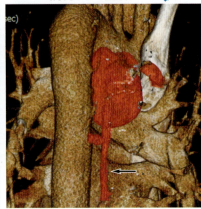

A：気管分岐部から左主気管支に重なり類円形の陰影（→）がみられる.
B～D：気管分岐部から左側寄りに均一な造影効果を有する類円形の構造（→）が認められ, 奇静脈と連続している.
E：奇静脈（→）との連続が明瞭である.

▶ その後の経過

奇静脈瘤の症状への関与は少ないと考えられたが, サイズが大きいことから肺血栓塞栓症などの合併症を考慮し, 手術が施行された. その後の経過は良好である.

▶ 奇静脈瘤の一般的知識

自覚症状に乏しく, 偶発的に発見されることが多い. 特発性と二次性に分けられ, 特発性は奇静脈の発生異常による壁の脆弱化, 二次性は心不全による中心静脈圧の上昇, 腫瘍や血栓による下大静脈閉塞, 門脈閉塞による門脈圧亢進などが原因として挙げられる[1]. 多くは無症候性とされるが, 咳嗽, 胸痛などの症状を認めた報告もある. 瘤内血栓による肺塞栓の危険性があり手術が選択されることが多い. 症例によって血管内治療や抗凝固療法の適応となる場合もある. 奇静脈瘤の形態から, 囊状と紡錘状に分けた検討では, 囊状瘤で有症状のものが多く

増大速度も速いのに対して，紡錘状のものは無症状で増大は緩徐なものが多いとされる[2]．

▶奇静脈瘤の画像所見

胸部単純X線写真では，右気管気管支分岐角に円形ないし卵円形の境界明瞭な構造物（図1-A）として認められ，リンパ節腫大や縦隔腫瘍を疑われ精査となることが多い．吸気の状態や体位により，大きさが変化することが特徴的で，腫瘍性病変との鑑別点となる．以前は静脈造影などで診断がなされていたが，現在では造影CT（図1-B～E）にて奇静脈との連続性を確認することで診断可能である．本症例は気管分岐部より左側寄りにみられるが，好発部位は右側寄りの奇静脈弓近傍である．

▶鑑別診断のポイント

部位から縦隔腫瘍が鑑別となるが，均一な造影効果と奇静脈との連続性から，本疾患の知識があれば，診断はさほど難しくないと思われる．奇静脈弓の大きさが体位などにより変化することも押さえておきたい（図2）．

参考症例 50歳代，女性．肝部下大静脈欠損，奇静脈連結

図2-A 単純X線写真
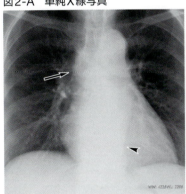

図2-B 造影CT（静脈相）
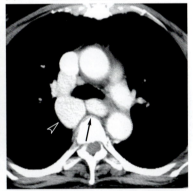

図2-C 造影CT（静脈相）
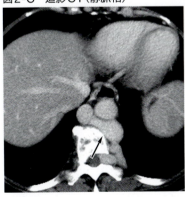

図2-D 造影CT冠状断像（静脈相）
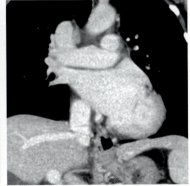

A：右気管気管支分岐角から気管分岐部に重なり円弧状の陰影（→）が認められ，下行大動脈の左側に張り出す陰影（▶）もみられる．
B～D：肝部下大静脈欠損が認められ，奇静脈の著明な拡張（B, C；→）がみられる．奇静脈弓も拡張し（B；▶），上大静脈への連続が認められる．

参考文献
1) Gallego M, Mirapeiy RM, Castañer E, et al: Idiopathic azygos vein aneurysm: a rare cause of mediastinal mass. Thorax 54: 653-655, 1999.
2) Ko DF, Huang CC, Lin JW, et al: Imaging features and outcomes in 10 cases of idiopathic azygos vein aneurysm. Ann Thorac Surg 97: 873-878, 2014.

部分肺静脈還流異常症
partial anomalous pulmonary venous return (PAPVR)

林 秀行，芦澤和人

症例 60歳代，女性．右手のしびれで受診．血圧の左右差があり，腕頭動脈〜鎖骨下動脈狭窄の有無を評価する目的で造影CTが施行された．

図1-A 造影CT（動脈相）

図1-B 造影CT（動脈相）

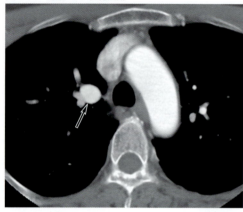
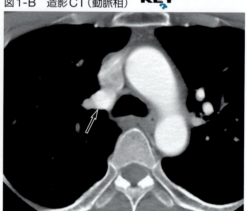

図1-C 造影CT冠状断MIP像（動脈相）

図1-D 造影CT冠状断MIP像（動脈相）

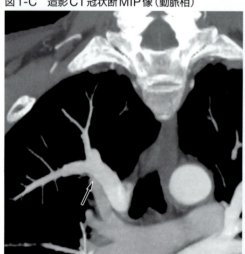
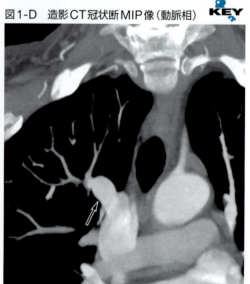

A, B：右上葉の肺静脈（→）が上大静脈に還流している．
C, D：MIP像では，上大静脈との連続（→）が明瞭である．腕頭動脈から右鎖骨下動脈の狭窄所見は認めなかった（非提示）．

▶ その後の経過

臨床所見との関与は乏しいと判断し，加療・経過観察などは行われなかった．右手のしびれは，その後の精査で手根管症候群が原因であることが明らかとなった．

▶部分肺静脈還流異常症の一般的知識

　　肺静脈還流異常症は，肺静脈系が左房ではなく体循環系に灌流する先天異常で，全肺静脈還流異常（TAPVR）と部分肺静脈還流異常（PAPVR）に分類される．約45,000人の造影CTを検討した報告では，成人のPAPVRの頻度は約0.1%と稀で，平均年齢は58歳，左上葉（図2）が47%と最も頻度が高く，右上葉（図1）が38%，右下葉が13%，左下葉が2%であり，右上葉のPAPVRのうち42%に心房中隔欠損症を合併していたとされる[1]．左肺静脈は，腕頭静脈，左上大静脈，冠静脈洞に灌流し，右肺静脈は上下大静脈，右房と，原則的に最も近い体循環に灌流する．異常灌流する静脈の本数や，心房中隔欠損の合併により，動悸，呼吸困難，多呼吸，チアノーゼなどの症状を来しうるが，本症例のように偶然に発見されることが少なくない．気管支閉鎖症の合併の報告もある[2]．

▶部分肺静脈還流異常症の画像所見

　　胸部単純X線写真で，異常血管が指摘されることがある（▶NOTE参照）．肺静脈還流異常の詳細な評価には胸部CT，特に造影CTのMIP像（図1-C, D）やMPR像（図2-C, D）が有用である．

| バリエーション | 20歳代，男性．左上葉の部分肺静脈還流異常症 |

図2-A 単純CT　　図2-B 単純CT　　図2-C 単純CT冠状断像　　図2-D 単純CT斜冠状断像

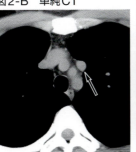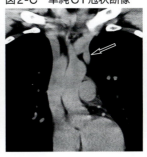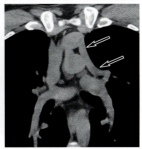

A，B：横断像で，腕頭静脈と連続する血管（→）が認められる．
C，D：冠状断像および斜冠状断像で，左腕頭静脈に還流する異常肺静脈（→）が明瞭に描出されている．最も頻度の高いPAPVRで，合併心奇形などはみられなかった．

▶鑑別診断のポイント

　　左上大静脈遺残や肺静脈瘤が鑑別に挙がるが，本疾患の知識があれば，CTで血管の連続性を評価することで診断は可能である．

> **NOTE　scimitar症候群**
> 　PAPVRの中で，単純X線写真正面像で心右縁に沿って下大静脈に流入する右肺静脈は，走行がトルコの三日月刀に似ており，scimitar signと呼ばれる．scimitar症候群はscimitar signに右肺の低形成と右胸心を伴うものである．肺動脈の走行異常や心奇形を伴うこともある．

参考文献
1) Ho ML, Bhalla S, Bierhals A, et al: MDCT of partial anomalous pulmonary venous return (PAPVR) in adults. J Thoracic Imaging 24: 89-95, 2009.
2) Stefanidis K, Sayer C, Vlahos I: Multidetector dual-energy CT evaluation of combined partial anomalous pulmonary venous return and bronchial atresia. BJR Case Rep 19: 2(1), 2106.

第10章

先天性肺疾患

先天性肺疾患
developmental lung disease

井手口怜子，芦澤和人

▶1. 先天性肺疾患

　　先天性大葉性肺気腫，肺分画症，先天性肺気道奇形（congenital pulmonary airway malformation；CPAM），気管支閉鎖，気管支原性囊胞，気管支分岐異常（▶NOTE参照）などの先天性肺疾患は，肺構築と肺血管の異常からなる一連の疾患とされ，"sequestration spectrum"と呼称される．肺構築・肺血管の異常の種類や程度により疾患概念が異なり，1症例の中に複数の異常が混在していることもある．診断には，肺実質の異常，血管系（供給血管・還流静脈）の異常，気管支の異常，気管支や消化管との交通の有無，合併奇形の有無などの評価が必要である．

▶2. 画像検査法

　　診断に用いられる画像検査は，低侵襲的なものに胸部単純X線撮影，超音波検査，CT，MRI，RIが，さらに侵襲的な検査として血管造影が挙げられる．

　　造影CTは，肺の詳細な解剖学的評価・病変検出は当然のことながら，異常血管の描出にも優れており[1]，診断にきわめて有用である．異常血管が起始する部位や異常血管が分布する範囲を評価することは，診断のみならず治療の際にも重要である．さらに最近は，呼吸停止時間の短縮やモーションアーチファクトの減少により，乳幼児の撮像にも適している．

　　近年，胎児の超音波検査やMRIの進歩・普及により，出生前に診断される症例が増加している．胎児MRIは，出生後と同等の画像が得られるようになっており，肺の容積や成熟度を評価することで出生後の呼吸状態の予測が可能となる．さらに，肺実質のみでなく血管の評価も可能な症例があり，sequestration spectrumの鑑別にも有用である（表）[2,3]．

表　胎児MRIによる分類（文献3を元に作成）

		異常血管からの供給あり	正常血管からの供給あり
充実性腫瘤		肺葉外分画症	気管支閉鎖症 小囊胞からなるCPAM
混合性腫瘤		分画症＋CPAM	CPAM 気管支閉鎖症 気管支原性囊胞
囊胞性腫瘤	多房性	―	大囊胞からなるCPAM 小囊胞からなるCPAM
	単房性	―	気管支閉鎖症 気管支原性囊胞 大囊胞からなるCPAM

胎児肺異常は充実性，混合性，囊胞性腫瘤の3群に分類される．
充実性腫瘤と混合性腫瘤は異常血管からの供給の有無で，囊胞性腫瘤は多房性か単房性かで，表のように分類される．

先天性肺疾患 275

> **NOTE** **先天性気管支分岐異常**
>
> 過剰気管支，気管支の起始異常，気管支の左右対称分岐，気管支憩室に大別される．炎症を合併しなければ多くは臨床的に問題にならないが，術前に分岐異常を確認することは重要である．気管支が気管から直接分岐するtracheal bronchusが比較的頻度が高い（「左肺動脈右肺動脈起始症」p.262-263参照）．右主気管支もしくは中間気管支から内側に突出する過剰気管支であるaccessory cardiac bronchus（図1）と，右中・下葉の気管支が左主気管支から起始するbridging bronchus（図2）の2症例を提示する．

A　薄層CT　　　　　　　　　　　B　3D画像

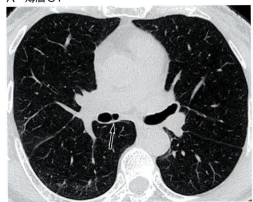
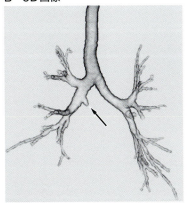

図1　70歳代，女性．accessory cardiac bronchus
A, B：右中間気管支から内側に突出する気管支（→）が認められる．

A　薄層CT　　　　　　　　　　　B　薄層CT 冠状断像

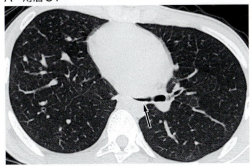
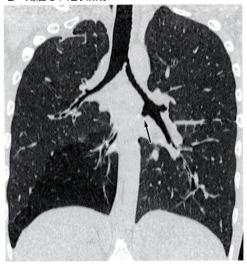

図2　10歳代後半，男性．bridging bronchus
A, B：左主気管支よりbridging bronchus（→）が分岐している．右下葉は肺葉性肺気腫の状態である．

参考文献
1) Frush DP, Donnelly LF: Pulmonary sequestration spectrum: a new spin with helical CT. AJR 169: 679-682, 1997.
2) Pacharn P, Kline-Fath B, Calvo-Garcia M, et al: Congenital lung lesions: prenatal MRI and postnatal findings. Pediatr Radiol 43: 1136-1143, 2013.
3) Alamo L, Gudinchet F, Reinberg O, et al: Prenatal diagnosis of congenital lung malformation. Pediatr Radiol 42: 273-283, 2012.

10. 先天性肺疾患

肺葉内分画症
intralobar sequestration

井手口怜子，芦澤和人

症例 60歳代，女性．繰り返す肺炎で前医を受診．肺分画症を疑われ，当院を紹介受診．

図1-A 単純X線写真

図1-B 薄層CT **KEY**

図1-C 3D-angio CT

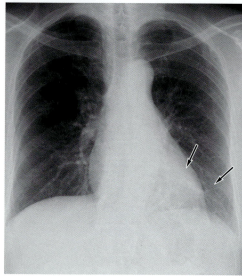
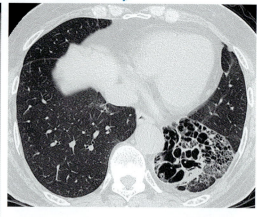
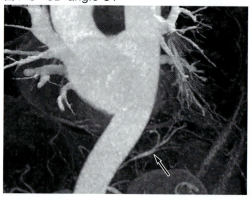

A：左下肺野に索状・網状影（→）が認められる．
B：左下葉S¹⁰に大小多数の嚢胞状陰影が集簇して認められる．
C：腹部大動脈から起始する左下横隔動脈からの流入血管（→）が明瞭にみられる．

▶ その後の経過

胸腔鏡下左下葉切除術が予定されたが，炎症による胸壁・横隔膜の癒着が強く開胸術に変更となった．病変と正常肺との境界部に胸膜を認めず，左下横隔動脈からの流入血管がみられ，肺葉内分画症と診断された．その後，経過良好である．

▶ 肺葉内分画症の一般的知識

肺分画症（pulmonary sequestration）とは，正常肺の気管支との交通がなく，周囲から隔絶された肺組織が形成された病態で，体循環系から血液が供給される．正常肺と胸膜を共有する肺葉内分画症と，独自の胸膜で分画される肺葉外分画症とに分類される（次項の表 p.279参照）．肺葉内分画症は全体の75％を占め，性差はなく下葉に発生しやすい．正常肺との間に胸膜がないため感染を合併しやすく，感染による気管支と交通が生じる．感染を合併すると咳嗽や発熱・喀痰などの症状がみられ，繰り返す肺炎症状を契機に発見されることが多い．感染

がなければ症状を呈することは稀で，健診で発見されることもある[1]．分画症は感染源となるため，外科的切除が行われる．隣接する正常肺にも炎症を伴っていることが多く，基本的に肺葉切除が行われる．感染を合併している場合は感染症の治療を先行し，感染をコントロールしてから手術が行われる．

▶肺葉内分画症の画像所見

感染の有無により大きく異なるが，S^{10}に好発し（図1, 2），感染がない場合は境界明瞭な結節・腫瘤として認められる．感染を合併すると気管支と交通するため空気が入り，単発ないし多発嚢胞性病変として認められる（図1-B）．分画症は正常肺からの側副換気によるair trappingが原因で，正常肺と比べて低吸収となる．供給血管は胸部下行大動脈（図2-C）・腹部大動脈（図1-C）から分岐し，主に肺静脈に還流する[2]．正常肺の気管支や肺動脈の流入はみられない．MRIでは嚢胞成分が明らかなだけでなく，充実部や出血・粘液成分も同定できる（図2）．さらに，流入血管や灌流血管も描出可能である[1]．

バリエーション　胎児・乳児．肺葉内分画症

図2-A　妊娠29週の胎児T2強調像　　図2-B　生後6か月の薄層CT

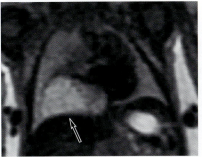
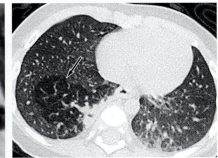

図2-C　生後6か月の造影CT（Bと同一症例）

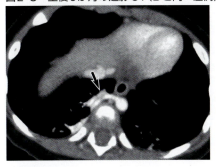

> **NOTE　肺葉内分画症の診断のポイント**
> 肺底区に限局する嚢胞性病変を認めた場合は，肺分画症を念頭に置き，造影CTにて異常血管を検索することが重要である．

A：右下葉に高信号域（→）が認められる．
B, C：右下葉S^9・S^{10}に気腫性変化による低吸収域（B；→）が認められ，胸部下行大動脈右側から分岐する異常血管（C；➔）が流入している．

▶鑑別診断のポイント

[感染を合併している場合]　肺炎や肺化膿症，congenital pulmonary airway malformation（CPAM）が鑑別疾患となる．

[感染を認めない場合]　神経原性腫瘍や髄外造血など，傍椎体病変が鑑別に挙げられる[1]．

参考文献
1) Frazier AA, Rosado-de-Christenson ML, Stocker JT, et al: From the archives of the AFIP: intralobar sequestration: radiologic-pathologic correlation. RadioGraphics 17: 725-745, 1997.
2) Ikezoe J, Murayama S, Godwin JD, et al: Bronchopulmonary sequestration: CT assessment. Radiology 176: 375-379, 1990.

肺葉外分画症
extralobar sequestration

井手口怜子，芦澤和人

> **症例** 11か月，女児．胎児期の定期健診で肺分画症を指摘されていた．

図1-A　単純X線写真（臥位）

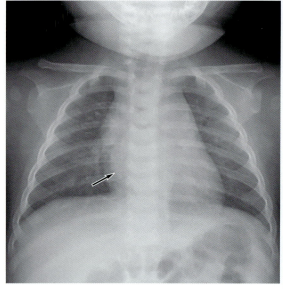

図1-B　薄層CT KEY

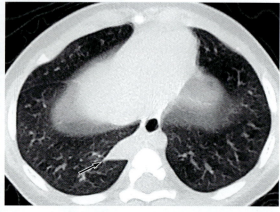

図1-C　妊娠36週の胎児T2強調像

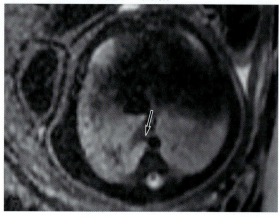

A：右下肺野内側に透過性低下域（→）が認められる．
B：右下葉S^{10}に過膨張による透過性が亢進した領域（非提示）がみられ，縦隔側に境界明瞭な腫瘤（→）が認められる．
C：胸部下行大動脈から分岐する血管（→）が，右下葉に連続しているのがわかる．

▶ その後の経過

胸腔鏡下右分画肺切除術が行われた．病理所見では弾性板のない胸膜が肺組織を全周性に覆い，体循環からの流入血管が確認され，肺葉外分画症と診断された．術後，経過良好である．

▶ 肺葉外分画症の一般的知識

肺葉外分画症は，分画肺が独自の胸膜で覆われている分画症で，全体の25％を占め，男性に多い．独自の胸膜があるため，消化管との交通がない限り感染の合併は少ない．横隔膜ヘルニアや心奇形など他の発生異常の合併頻度が高く，生後まもなく発見されることが多い．左下葉と横隔膜の間に発生しやすく，縦隔や腹腔に生じることもある．無症状のことが多いが，胎児期や乳幼児期に発見される場合は，呼吸困難やうっ血性心不全といった症状を示すことがある．時に捻転を来し，胸痛で発見される．治療は分画肺の切除が行われる．

▶肺葉外分画症の画像所見

　左横隔膜近傍に好発し，CT上均一で境界明瞭な軟部組織吸収値の腫瘤として認められる（図1，2）．供給血管は胸部・腹部大動脈から分岐し，主に奇静脈や下大静脈，門脈など体循環に還流する[1]．約15％で脾臓や胃，鎖骨下，内胸動脈の分枝から供給され，複数の動脈が供給血管となる場合もある．ごく稀に肺動脈が供給血管となるが，その場合は肺静脈に還流することが多い．

バリエーション　40歳代，女性．肺葉外分画症（成人例）

図2-A　薄層CT 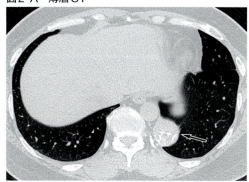　　図2-B　単純CT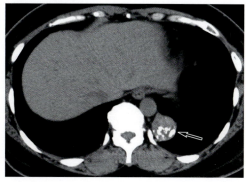

FDG-PET/CT検診で異常を指摘された（非提示）．
A，B：CTで，第11胸椎左側に石灰化を有する境界明瞭な腫瘤（→）が認められる．

▶鑑別診断のポイント

　主に傍椎体領域の腫瘤性病変が鑑別疾患となるが，大動脈からの異常動脈や奇静脈への還流の描出が鑑別点となる（表）[2]．

表　肺葉内分画症と肺葉外分画症の特徴（文献2）を元に作成）

	肺葉内分画症	肺葉外分画症
発生頻度	75％	25％
性差	なし	男性＞女性
好発部位	S^{10}	左下葉と横隔膜の間
胸膜	正常肺と共通	独立した胸膜
供給動脈	体循環系	主に体循環系
還流静脈	肺静脈	体静脈
気管支との交通	感染で出現	なし
合併奇形	稀	横隔膜ヘルニア，心奇形
症状	発熱，喀痰，咳嗽	通常なし，呼吸困難

参考文献
1) Rosado-de-Christenson ML, Frazier AA, Stocker JT, et al: From the archives of the AFIP: extralobar sequestration: radiologic-pathologic correlation. RadioGraphics 13: 425-441, 1993.
2) Bolca N, Topal U, Bayram S: Bronchopulmonary sequestration: radiologic findings. Eur J Radiol 52: 185-191, 2004.

左肺底区動脈大動脈起始症

systemic arterial supply to the normal basal segments of left lower lobe

井手口怜子, 芦澤和人

症例 20歳代, 男性. 健診で胸部異常影を指摘された.

図1-A 単純X線写真

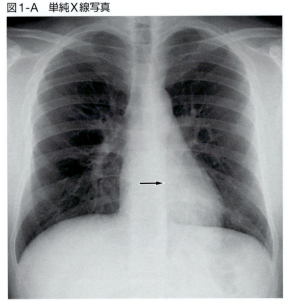

図1-B 造影CT

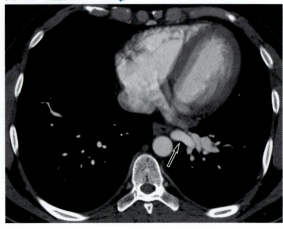

図1-C 造影CT冠状断像

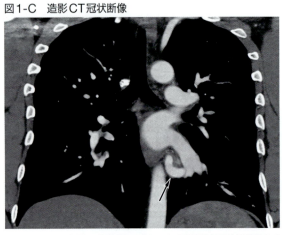

図1-D 造影CT, 3D画像(背面からみた図)

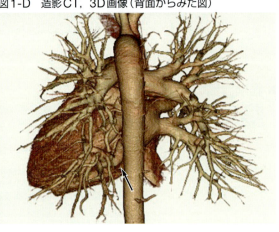

A：左下肺野内側の心陰影に重なって透過性低下域が認められ, 下行大動脈外側縁が一部不明瞭である(→).
B～D：胸部下行大動脈から直接分岐する拡張した動脈(→)が左下葉にみられる. 分画肺は認められない.
無症状であり経過観察されている.

▶ 左肺底区動脈大動脈起始症の一般的知識

以前はPryce I型の肺分画症と呼称されていたが(▶NOTE参照)[1], 分画肺はないことから肺分画症とは異なる独立した疾患としてとらえられている. 正常の肺組織が大動脈から分岐する異常動脈により血流が供給される先天奇形である. 胎生期の原始肺毛細血管と大動脈と

の交通が遺残した状態と考えられている．左下葉に多くみられる．気管支の分岐や肺静脈，肺胞構造は正常である．無症状で健診にて発見されることも多いが，大動脈圧負荷がかかることで血痰や喀血，肺高血圧を来すこともある．進行例では手術の適応と考えられ，区域または肺葉切除術が行われる．

▶ 左肺底区動脈大動脈起始症の画像所見

大動脈から分岐する異常血管が認められるが（図1，2），気管支の分岐と肺実質に異常はみられない．異常動脈の起始部は胸部下行大動脈が大部分だが，腹部大動脈や腹腔動脈の報告もある．末梢血管の拡張や肺うっ血・出血を反映したすりガラス影，容積減少が認められることがある（図2）[2)3)]．

| バリエーション | 30歳代，男性．肺うっ血を伴った左肺底区動脈大動脈起始症 |

図2-A　造影CT，3D画像　　図2-B　薄層CT

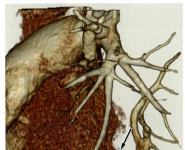
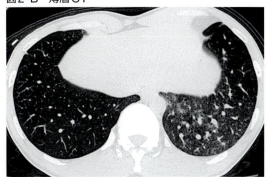

A：胸部下行大動脈から直接分岐する拡張した血管（→）が左下葉に流入している．
B：左肺底区の肺野吸収値は上昇しており，肺うっ血が示唆される．

▶ 鑑別診断のポイント

肺葉内分画症，肺動静脈瘻などが鑑別に挙げられる．肺葉内分画症とは，気管支の分岐は正常で，分画肺がない点で鑑別できる[3)]．

> **NOTE**
> **肺分画症の分類**（文献1）を元に作成）
> PryceⅠ型：異常動脈が正常肺の一部を還流しており，分画肺を欠く
> PryceⅡ型：異常動脈が正常肺と隣接する分画肺を還流
> PryceⅢ型：異常動脈が分画肺のみを還流

参考文献
1) Pryce DM: Lower accessory pulmonary artery with interlobar sequestration of lung: a report of seven case. J Pathol 58: 457-467, 1946.
2) Miyake H, Hori Y, Takeoka H, et al: Systemic arterial supply to normal basal segments of the left lung: characteristic features on chest radiography and CT. AJR 171: 387-392, 1998.
3) Ashizawa K, Ishida Y, Matsunaga N, et al: Anomalous systemic arterial supply to normal basal segments of left lower lobe: characteristic imaging findings. J Comput Assist Tomogr 25: 764-769, 2001.

先天性肺気道奇形
congenital pulmonary airway malformation (CPAM)

井手口怜子, 芦澤和人

症例 2か月, 女児. 胎児健診で異常を指摘されていた.

図1-A 薄層CT KEY

図1-B 薄層CT

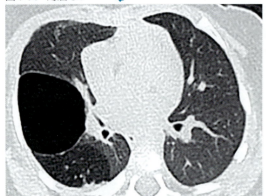
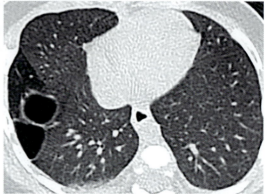

図1-C, D 妊娠24週時の胎児MRI
図1-C T2強調冠状断像

図1-D T2強調像

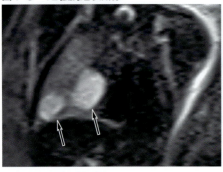
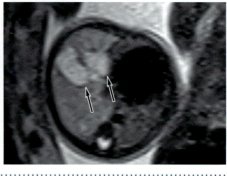

A, B: 右上葉に数個の嚢胞性病変を認め, 周囲肺の透過性は亢進している.
C, D: 胎児MRIでも右上葉に2個の嚢胞性病変(→)が認められる.

▶ その後の経過

胸腔鏡補助下に右S^2区域切除術が行われ, 病理学的に先天性肺気道奇形(CPAM)1型と診断された. 最大の嚢胞は3cm大であった. その後, 右B^6気管支閉鎖症も認め, S^6区域切除術が行われた.

▶ 先天性肺気道奇形の一般的知識

肺形成における気管支の発達異常によって生じた腺腫様過形成で, 種々の大きさの嚢胞性病変が肺実質内に認められる. 発生学的には胎生期に分化過程が停止し, 終末細気管支が異常増殖し腺腫様の壁をもった嚢胞が形成される. 当初はStockerによりcongenital cystic adenomatoid malformation(CCAM)と呼称され, 嚢胞のサイズに基づき3型(I〜III型)に分類されていたが, 近年は嚢胞の発生場所により病理組織学的に5型(0〜4型)に再分類された(▶NOTE参照)[1)2)]. 1型がCPAM全体の60〜70%を占め, 最も多い. 嚢胞は通常, 正常気管支と交通し, 正常肺循環で栄養される. 近年, 胎児超音波検査の進歩により, 頻度が増加している. 新生児期に呼吸困難や反復性の肺炎を来すことが多いが, 成人になってから有症状となって発見されることもある. 治療は, 有症状例や病巣が大きな症例, 縦隔偏位を伴う場合な

どに手術が行われる．頻度は少ないが悪性腫瘍の合併も報告されている．予後は病変の大きさや正常肺の発達の程度によるが，Stocker 0・3型，胎児水腫を合併したものは不良である．

▶先天性肺気道奇形の画像所見

基本的には，薄壁の単房性あるいは多房性嚢胞性腫瘤として認められる（図1）．しかし，2型は嚢胞と軟部組織が混在した腫瘤を示すことが多い[2]．基本的にどの細葉にも生じうる．CPAMと肺分画症は合併することが少なくなく，特に2型との合併が多い（図2）．

バリエーション 8か月，女児．CPAM2型を伴った肺分画症

図2-A 薄層CT

図2-B 造影CT，3D画像

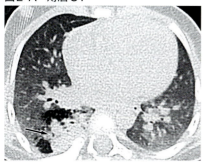
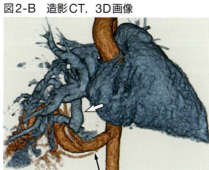

A, B：右下葉内側に腫瘤（A；→）が認められ，周囲に過膨張した肺がみられる．大動脈から分岐する拡張した異常血管（B；→）から血液供給を受け，拡張した静脈（B；⇨）が正常肺静脈に還流している．右下葉切除術が行われた．

▶鑑別診断のポイント

鑑別として肺分画症が挙げられるが，CPAMの嚢胞は正常気管支と交通し，正常肺循環で栄養される．ただし，肺分画症との合併例も報告されており，厳密な鑑別は難しい．

NOTE

Stockerの分類（文献1）2）を元に作成）

(CPAM)	0	1	2	3	4
(CCAM)		I	II	III	
発生場所	気管	遠位気管支〜細気管支	細気管支	細気管支や肺胞管	細葉
嚢胞のサイズ	0.5cm以下	大型（2〜10cm）	小型（0.5〜2cm）と充実部	微小（0.5cm以下）で充実成分様にみえる	最大7cmの大きな嚢胞
頻度	1〜3%	60〜70%	15〜20%	5〜10%	2〜4%
病変の範囲	全肺葉	一葉	一葉	全肺葉	一葉
合併奇形	心大血管奇形，腎低形成など	ない	心大血管奇形，食道閉鎖や腎低形成など多い		
予後，その他	不良	良好	合併奇形に依存	出生直後から呼吸不全	肺芽腫・緊張性気胸合併

CPAM：congenital pulmonary airway malformation（先天性肺気道奇形）
CCAM：congenital cystic adenomatoid malformation

参考文献
1) Stocker JT: Congenital pulmonary airway malformation: a new name for and an expanded classification of congenital cystic adenomatoid malformation of the lung. Histopathology 41: 424-431, 2002.
2) Kao SW, Zuppan CW, Young LW: AIRP best cases in radiologic-pathologic correlation: type 2 congenital cystic adenomatoid malformation (type 2 congenital pulmonary airway malformation). RadioGraphics 31: 743-748, 2011.

気管支閉鎖症
bronchial atresia

井手口怜子, 芦澤和人

症例 6か月, 男児. 胎児スクリーニングで異常を指摘されていた.

図1-A 単純X線写真 (臥位)

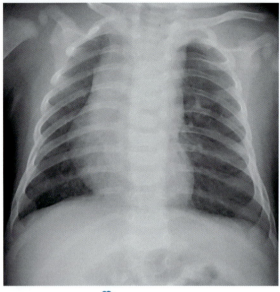

図1-B 薄層CT冠状断像

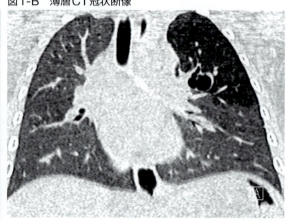

図1-C 薄層CT

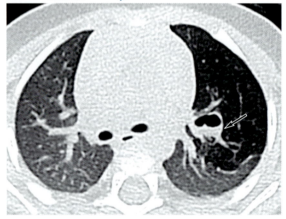

図1-D 薄層CT

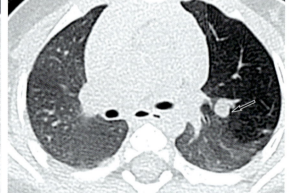

A：左上肺野の軽度透過性亢進が認められる.
B〜D：左上区中枢側の拡張した気管支に粘液貯留 (C, D ; →) が認められ, 支配領域である上区の過膨張を伴っている.

▶ その後の経過

呼吸状態は比較的良好であったが, 病変による感染のリスクを考慮して, 左上葉切除術が行われた. 術後, 経過は良好である.

▶ 気管支閉鎖症の一般的知識

葉，区域あるいは亜区域気管支が胎生期に閉塞する気道病変である．明確な発症機序は不明だが，胎生期に一時的な気管支動脈の血流障害が起こり虚血によって閉塞した，あるいは気管支原基先端が分離して発育を続けたためと考えられている[1]．男児に多く，幼児期は喘息や肺炎による症状がみられることがあるが，ほとんどは無症状である．感染を繰り返す場合は手術が行われる．

▶ 気管支閉鎖症の画像所見

左上葉の後上区域枝（B^{1+2}）が最も多く，右上葉や中葉がこれに続く．気管支が限局的に途絶し，閉塞部位より末梢気管支の拡張と，樹枝状ないし球形の粘液栓が認められる（図1）[2]．末梢肺と正常気管支の交通はみられないが，Lambert管やKohn孔などの側副路から空気が流入し，過膨張が認められる（air trapping．図1）[1]．病変部の血流は肺静脈に還流する．出生前診断にはMRIが有効な場合がある（図2）．

| バリエーション | 同一症例．妊娠35週時．気管支閉鎖症 |

図2-A　T2強調像　　　　図2-B　T2強調像

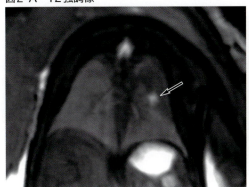 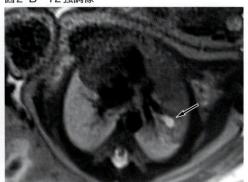

A, B：左肺門部にT2強調像で高信号域を認め（→），粘液栓と考えられる．

▶ 鑑別診断のポイント

気管支嚢胞や肺気腫，アレルギー性気管支肺アスペルギルス症などが鑑別に挙がるが，粘液栓と隣接する肺の過膨張所見が鑑別に重要である．

参考文献
1) Gipson MG, Cummings KW, Hurth KM: Bronchial atresia. RadioGraphics 29: 1531-1535, 2009.
2) Cohen AM, Solomon EH, Alfidi RJ: Computed tomography in bronchial atresia. AJR 135: 1097-1099, 1980.

嚢胞性線維症
cystic fibrosis

井手口怜子, 芦澤和人

症例 20歳代, 男性. 幼少時から呼吸器感染症を繰り返していた.

図1-A 単純X線写真

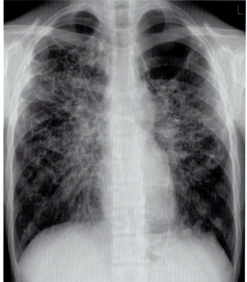

図1-B 薄層CT

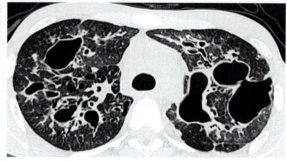

図1-C 薄層CT

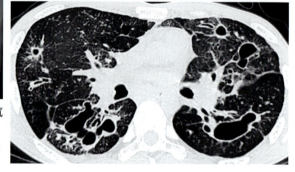

A:肺尖部の大きな気腔と, 両側上中肺野優位の気管支拡張と壁肥厚, 過膨張所見が認められる.
B, C:両側上葉優位に高度の気管支拡張と壁肥厚, 両側肺の過膨張による吸収値の低下が認められる.

▶ その後の経過

CTFR遺伝子の変異, 汗中Na・Cl濃度の上昇, 膵外分泌機能の低下が認められ, 嚢胞性線維症と診断された. 両側生体肺移植が行われた. 3年後に肺炎の増悪が進行し死亡した.

▶ 嚢胞性線維症の一般的知識

嚢胞性線維症膜コンダクタンス制御因子 (cystic fibrosis transmembrane conductance regulator;CFTR) 遺伝子の異常を認める常染色体劣性遺伝疾患である. CFTRは上皮膜細胞に発現する陰イオンチャネルで, イオンと水の輸送を調節する. CFTRの機能低下により塩化物イオンと水の輸送が障害され, 全身性の外分泌機能不全が起こる[1]. 呼吸器症状はほぼ全例にみられ, 気道内液が粘稠となり, 膿性痰や咳嗽・呼吸困難が認められる. 管腔が閉塞して感染しやすくなるため, 細気管支炎や気管支炎を繰り返し呼吸不全となることもある. 胎便性イレウスや膵外分泌機能不全による脂肪性下痢, 胆汁うっ滞など腹部症状も認められる. 日本ではきわめて稀である. 汗中の塩化物イオン濃度高値や, 臨床症状およびCFTR遺伝子解析で診断される. 現在, 根本的な治療法はなく, 肺移植が必要となる場合が多い.

▶ 囊胞性線維症の画像所見

典型的には上葉優位の気管支拡張や粘液栓，気管支壁肥厚，浸潤影が認められる（図1，2）．細菌性や真菌性，非結核性抗酸菌感染症の合併頻度が高い（図2）[1]．肺病変以外では副鼻腔炎，脂肪肝，肝硬変，膵嚢胞性線維症を来す[2]．

バリエーション　20歳代，女性．肺炎を合併した囊胞性線維症

図2-A　薄層CT　　　　　　　図2-B　薄層CT

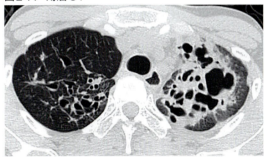
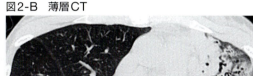

A，B：左上葉優位に円柱状〜囊胞状の気管支拡張があり，左上葉の気管支拡張周囲には肺炎による浸潤影（→）が認められる．

▶ 鑑別診断のポイント

先天的な気管支拡張症として，Kartagener症候群（図3），Williams-Campbell症候群，Mounier-Kuhn症候群などが鑑別診断に挙げられるが，それぞれ右胸心，4〜6次の気管支拡張，気管の拡張という特徴的な画像所見がある．囊胞性線維症は，上葉優位に病変がみられ，膵や肝・胆道系疾患など，多臓器に障害がみられる点が重要である．

参考症例　60歳代，男性．Kartagener症候群

図3-A　単純X線写真　　　図3-B　薄層CT　　　図3-C　薄層CT

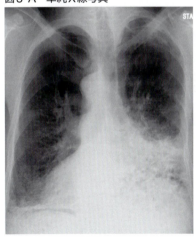
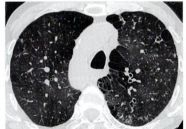
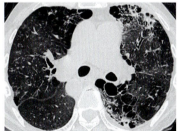

A〜C：内臓逆位，気管支拡張が認められる．

参考文献
1) Murphy KP, Maher MM, O'Connor OJ: Imaging of cystic fibrosis and pediatric bronchiectasis. AJR 206: 448-454, 2016.
2) Averill S, Lubner MG, Menias CO, et al: Multisystem imaging findings of cystic fibrosis in adults: recognizing typical and atypical patterns of disease. AJR 209: 3-18, 2017.

肺動静脈瘻
pulmonary arteriovenous fistula

井手口怜子，芦澤和人

症例 60歳代，女性．胸痛の精査で施行した胸部CTで異常を指摘された．

図1-A　単純X線写真

図1-B　薄層CT

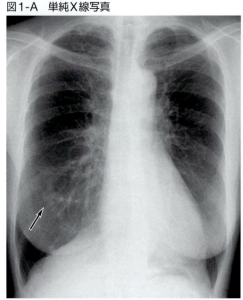

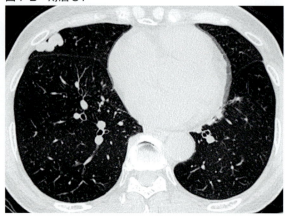

図1-C　造影CT，3D画像

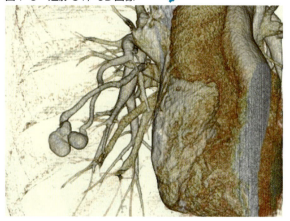

A：右中下肺野に結節影（→）が認められる．
B，C：CTでも右中葉胸膜下に境界明瞭な結節が認められ，拡張した動脈と静脈が連続している．

▶その後の経過

無症状で経過観察となったが，緩徐な増大傾向がみられ，金属コイルによる塞栓術が行われた．術後，経過は良好である．

▶肺動静脈瘻の一般的知識

拡張した肺動脈と肺静脈が，薄壁の血管嚢の集合で形成された結節状の部分で交通する病変である．皮膚や粘膜，そのほかの臓器にも血管奇形を合併する遺伝性出血性末梢血管拡張症〔Rendu-Osler-Weber病，遺伝性出血性末梢血管拡張症（hereditary hemorrhagic telangiectasia；HHT．▶NOTE参照）〕との関連が指摘されている[1]．稀ではあるが，外傷や肝硬変，住血吸虫症，感染症，転移性肺腫瘍などによる後天性の報告もある．血行動態は右左シャントで，低酸素血症による息切れやチアノーゼを来し，妊娠中に増悪することが知られて

いる．奇異性脳塞栓による脳梗塞や脳膿瘍を合併することがある．瘻の破裂による血胸や喀血もみられるが，無症状で偶然みつかることも少なくはない．流入動脈径が3mm以上であれば重篤な合併症を惹起するため，無症状でも予防的な治療が必要である．肺動脈塞栓術を行うが，流入動脈と流出静脈がともに1本のsimple typeと，複数の枝が関与しているcomplex typeとで治療方針が異なる．塞栓術が困難な場合は外科的切除が行われる．

▶ 肺動静脈瘻の画像所見

円形または楕円形で分葉状の結節性病変に流入および流出する拡張した血管が認められる（図1, 2）．下葉に多く，特に肺の末梢側にみられ胸膜と近接している．多発することが多く（図2），肺全体を確認する必要がある．びまん性の肺動静脈瘻は胸膜直下に網状の拡張した血管構造が集簇して認められる[2]．治療適応や方針決定のために流入動脈の径やタイプ分類を評価する．造影MRIは，以前はHHT患者のスクリーニングとして用いられていたが，最近は塞栓前の計画用の補助診断として使用されている[1]．

| バリエーション | 5歳，女児．HHTに合併した多発肺動静脈瘻 |

図2-A 薄層CT　　　　　　　図2-B 薄層CT

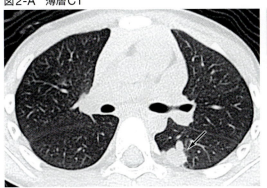
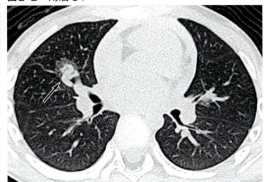

遺伝子検査でHHTが確定している．
A, B：左下葉や右中葉に肺動静脈瘻が多発している（→）．

▶ 鑑別診断のポイント

肺結節を呈する多くの疾患（原発性および転移性腫瘍，結核，真菌感染症）が鑑別に挙げられる．CTで拡張した輸出入血管の存在を確認することで診断可能である．

> **NOTE　遺伝性出血性末梢血管拡張症（HHT）**
> 常染色体優性遺伝により発症する．HHT患者の約30％に肺動静脈瘻が認められ，逆に多発性肺動静脈瘻の80％以上がHHTであったという報告がある．肺動静脈瘻，特に多発例をみた時はHHTを疑うことが重要である．

参考文献
1) Lacombe P, Lacout A, Marcy PY, et al: Diagnosis and treatment of pulmonary arteriovenous malformations in hereditary hemorrhagic telangiectasia: an overview. Diagn Interv Imaging 94: 835-848, 2013.
2) Engelke C, Schaefer-Prokop C, Schrig E, et al: High-resolution CT and CT angiography of peripheral pulmonary vascular disorders. RadioGraphics 22: 739-764, 2002.

第11章

縦隔病変

縦隔病変
mediastinal disease

島本 綾，芦澤和人

▶1. 縦隔の定義

日本胸腺研究会（Japanese Association for Research of Thymus；JART）による臨床・病理 縦隔腫瘍取扱い規約において，"縦隔とは，左右を肺に挟まれた領域で壁側胸膜に覆われ，その内部には心臓・大血管や胸腺，気管，食道，リンパ節などが含まれる"と定義されている．縦隔の上縁は胸郭入口部，下縁は横隔膜とされるが，心疾患，食道腫瘍は縦隔疾患から除外される[1]．

▶2. 縦隔の区分

縦隔の区分に関しては，単純X線写真側面像を用いたFelsonによる区分[2]，JARTから提唱されたCTを用いた区分[1]が一般的であるが，最近ではFelson区分のCT版ともいえるITMIG分類（▶NOTE参照）も提案されている．

1）Felsonの区分（図1）

①前縦隔：気管前縁から心後縁を結ぶ線より前方．
②中縦隔：前縦隔と後縦隔の間．
③後縦隔：椎体前縁から1cm背側を結ぶ線より後方．

単純X線写真側面像

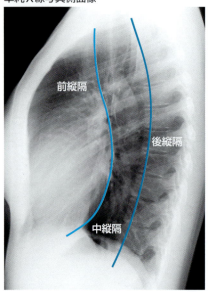

図1　Felsonの区分

> **NOTE　ITMIG分類**
>
> 2014年には，International Thymic Malignancy Interest Group（ITMIG）から，JARTの分類を簡略化した区分が提案された[3]．前縦隔（血管前領域），中縦隔（臓器領域），後縦隔（椎体傍領域）の3区分に分類し，心大血管，食道病変も縦隔病変（中縦隔）に含まれる．Felson区分のCT版といえる．

2）JARTの区分（図2）

心疾患，食道腫瘍は縦隔疾患から除外される．

①縦隔上部：胸郭入口部から左腕頭静脈が気管正中線と交差する高さまでで，前外側縁は内胸動静脈外縁，腕頭静脈または鎖骨下動脈外側縁とし，後外側縁は横突起の外縁で後胸壁

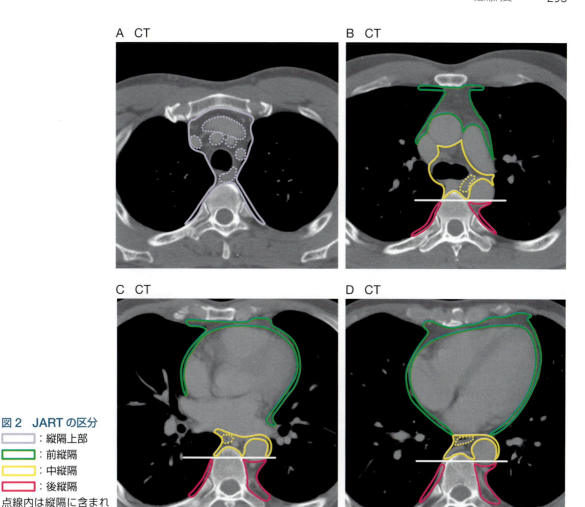

図2 JARTの区分
- □：縦隔上部
- □：前縦隔
- □：中縦隔
- □：後縦隔

点線内は縦隔に含まれない.

に立てた垂線とする.

② 前縦隔（血管前領域）：①より尾側で，左腕頭静脈前縁，上大静脈前縁，大動脈弓後縁，上肺静脈および下肺静脈前縁，心後縁より前方であり，外側縁は内胸動静脈，上肺静脈および下肺静脈のそれぞれ外縁とする.

③ 中縦隔（気管食道傍領域）：①より尾側で，心臓，左腕頭静脈，上大静脈の後方，食道および気管，主気管支とその周囲であり，後縁は椎体の前縁から1cm後方とする.

④ 後縦隔（椎体傍領域）：①より尾側の縦隔椎体の周囲とし，その前縁は椎体の前縁より1cm後方とする．その後外側縁は横突起の外縁で後胸壁に立てた垂線とする.

▶ 3. 縦隔病変の鑑別

各縦隔区分に好発する腫瘤性病変を表1[3]に示す．さらに，石灰化や脂肪の有無（表2, 3）などの性状を評価し，年齢・性別（表4），合併症，血液検査などの情報から鑑別を絞り込んでいく．また，囊胞性腫瘤は一般的にCTにて低吸収（水濃度：0〜20HU），MRIのT1強調像にて低信号，T2強調像にて著明な高信号を示し，造影効果は認められない．しかし，気管支原性囊胞は

蛋白成分や出血成分に富むことがしばしばあり，CTにて軟部組織の吸収値，T1強調像にて高信号を示すことがある．胸腺嚢胞も出血や感染を合併するとCT値の上昇や，T1強調像にて高信号を呈することがある[4]．

表1 縦隔の腫瘤性病変

	前縦隔	中縦隔	後縦隔
嚢胞性	胸腺嚢胞 心膜嚢胞 リンパ管腫 嚢胞性奇形腫	気管支原性嚢胞 食道重複嚢胞	髄膜瘤 膵仮性嚢胞
充実性	甲状腺腫 胸腺過形成 胸腺上皮性腫瘍 悪性リンパ腫 胚細胞性腫瘍	傍神経節腫 リンパ節病変 ・Castleman病 ・リンパ節転移 食道病変	神経原性腫瘍 ・神経鞘腫 ・神経線維腫 髄外造血

表2 石灰化を含む縦隔腫瘤

リンパ節
- 結核性リンパ節炎
- 珪肺などの塵肺
- サルコイドーシス
- 治療後の悪性リンパ腫
- アミロイドーシス
- リンパ節転移

原発性腫瘍
- 胚細胞性腫瘍
- 胸腺上皮性腫瘍
- 神経原性腫瘍
- 治療後の悪性リンパ腫
- 血管腫

甲状腺腫

前腸嚢胞の壁

表3 脂肪を含む縦隔腫瘤

腫瘍
- 奇形腫
- 胸腺脂肪腫
- 脂肪腫
- 脂肪肉腫
- 神経節細胞腫

髄外造血

縦隔脂肪沈着症

横隔膜ヘルニア

表4 年齢による縦隔腫瘍の鑑別

中年の前縦隔腫瘍		胸腺上皮性腫瘍
40歳以下の前縦隔腫瘍	脂肪を含む	奇形腫
	脂肪を含まない 女性	悪性リンパ腫
	脂肪を含まない 男性	悪性胚細胞性腫瘍と悪性リンパ腫
小児の後縦隔腫瘍		神経節細胞腫（20歳未満），神経節芽腫，神経芽腫（10歳以下）

4. 正常胸腺と胸腺過形成

1）正常胸腺

胸腺は表皮細胞とリンパ球からなる中枢性リンパ器官であり，被膜を有し，内部は線維性隔壁によって小葉に分けられる．各小葉は辺縁部の皮質と中心部の髄質から構成され，皮質にリン

A 6歳 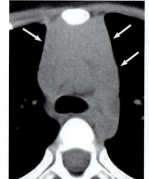 B 10歳代 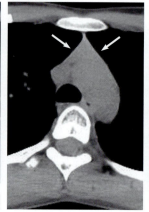 C 20歳代 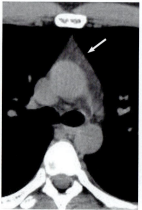 D 40歳代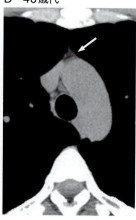

図3 正常胸腺の単純CT
→：正常胸腺．

パ球が多く存在する．胸腺は小児期に発達して思春期以降次第に退縮する．CTでは20歳までは軟部腫瘤として認められ，40歳頃には脂肪組織で完全に置き換わる（図3）．

2) 胸腺過形成[5]

a. 真性胸腺過形成

正常な組織を保ったまま胸腺組織の大きさや重さが増大した状態である．特に原因のない場合と，肺炎やステロイド療法，放射線療法，化学療法，手術，熱傷などのストレス後の場合（反応性胸腺過形成），甲状腺機能亢進症やサルコイドーシス，赤芽球癆など他疾患を伴う場合がある．ストレスにより胸腺が縮小した後，回復に向かう時に以前の大きさ以上になることがあり，これを反応性胸腺過形成といい（図4），悪性腫瘍患者では再発や転移との鑑別が問題となる．鑑別点として，過形成は典型的にはびまん性の腫大で平滑な形態を呈し，リンパ組織に微量な脂肪組織が含まれる（MRIのchemical shift imagingが微量な脂肪成分の検出に有用）のに対し，腫瘍の場合は結節状で壊死や石灰化を伴いやすいことが挙げられる．

b. リンパ（濾胞性）胸腺過形成

胸腺髄質において，リンパ球や形質細胞の浸潤を伴う胚中心の過形成が起こった状態である．胸腺は腫大することもしないこともある．一般的に，重症筋無力症や膠原病などの自己免疫性疾患に合併する．CTでは腫大や限局性腫瘤を呈することがあるが，半数近くで異常所見がみられない．

A 治療前　　　　　　B 術前化学療法直後　　　C 術後化学療法後5か月　　D 術後化学療法後12か月

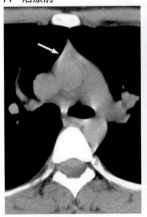 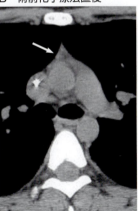 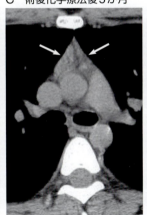 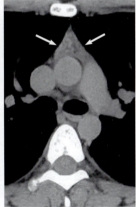

図4　10歳代，男性．右脛骨悪性線維性組織球腫に対する治療（患肢切断，術前術後化学療法）後の反応性胸腺過形成
A, B：胸腺の大きさは（→），年齢相応である．
C：胸腺がびまん性に腫大し（→），脂肪組織が混在している．
D：胸腺の腫大は（→），Cに比べてやや軽減している．

参考文献

1) 原 眞咲, 楠本昌彦, 酒井文和・他：I. 画像診断．日本胸腺研究会（編）；臨床・病理 縦隔腫瘍取扱い規約，第1版．金原出版, p.1-26, 2009.
2) Felson B: Chest roentgenology. WB Saunders, Philadelphia, 1973.
3) Carter BW, Benveniste MF, Madan R, et al: ITMIG Classification of mediastinal compartments and multidisciplinary approach to mediastinal masses. RadioGraphics 37: 413-436, 2017.
4) Jeung MY, Gasser B, Gangi A, et al: Imaging of cystic masses of the mediastinum. RadioGraphics 22: S79-S93, 2002.
5) Nasseri F, Eftekhari F: Clinical and radiologic review of the normal and abnormal thymus: pearls and pitfalls. RadioGraphics 30: 413-428, 2010.

胸腺腫
thymoma

島本 綾, 芦澤和人

症例1 60歳代, 男性. 健診の胸部単純X線写真にて下肺野の網状影が疑われ, CTにて前縦隔腫瘤を指摘された.

図1-A 造影CT

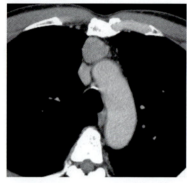

図1-B T2強調像

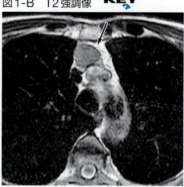

図1-C 脂肪抑制造影T1強調像（平衡相）

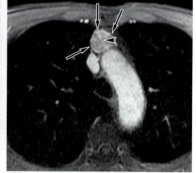

図1-D 拡散強調像（b＝1000s/mm²）

図1-E 脂肪抑制造影T1強調像（早期相）

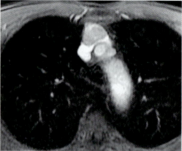

図1-F FDG-PET/CT

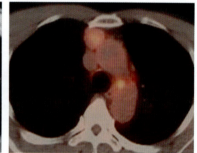

A：前縦隔に, 辺縁平滑で内部均一な造影効果を示す腫瘤がみられる.
B：内部均一な軽度高信号で辺縁に低信号の被膜（→）が認められる.
C：内部に軽度のwashoutがみられ, 被膜（→）には漸増性の濃染が認められる. 内部に線状の造影効果（▶）がみられ隔壁が疑われる.
D：拡散制限は認められない（ADC＝1.52×10⁻³mm²/s）.
E：左腕頭静脈は腫瘤と広く接し血管の変形があるが, 境界面は整で圧排のみが疑われた.
F：淡い集積が認められる（SUVmax＝2.9）.

診断名 AB型（低リスク）胸腺腫

▶その後の経過

【症例1】 胸腺腫摘出術が行われ, AB型（低リスク）胸腺腫と診断された. 微小な被膜外浸潤が確認された（正岡Ⅱ期）. 現在まで再発は認められない.

【症例2】 拡大胸腺摘出術が行われ, 左腕頭静脈, 左肺上葉, 心膜, 右肺上葉への浸潤, 心膜播種が認められた（正岡Ⅳa期）. 病理学的にB3型（高リスク）胸腺腫と診断された. 術後3年で局所再発と肺転移がみられ, 化学療法が行われた.

胸腺腫

症例2 60歳代，男性．1か月前より食物のつかえを自覚．数日前より左上肢の腫脹，背部痛が出現したため，近医を受診し，胸部CTにて前縦隔腫瘍を指摘された．

図2-A 造影CT
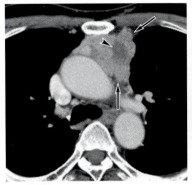

図2-B T1強調像
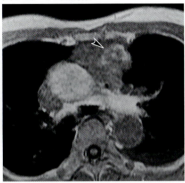

図2-C T2強調像
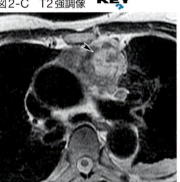

図2-D 脂肪抑制T1強調像
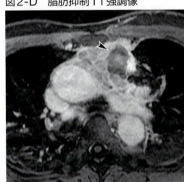

図2-E FDG-PET/CT
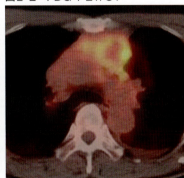

図2-F 造影CT
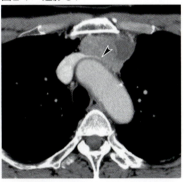

図2-G 造影CT
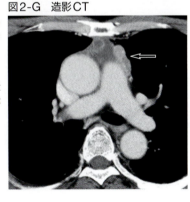

A, D：強い造影効果を示す前縦隔腫瘍がみられる．辺縁不整で縦隔脂肪織への浸潤（A；→）が認められる．左肺へも膨隆している．内部不均一な造影効果で造影不良域（▶）も認められる．T1強調像ではplateau patternを示しており，漸増性に造影される隔壁がみられる．
B, C：造影CTで内部不均一な造影不良域はT2強調像で高信号（C；▶）を示し，その一部にT1強調像で高信号域（B；▶）を認め，出血，変性，壊死などが疑われる．T2強調像（C）で低信号を示す網状隔壁が認められる．
E：造影不良域以外に中等度の集積が認められる（SUVmax＝5.9）．
F：腫瘍内を走行する左腕頭静脈は閉塞し（▶），浸潤が疑われる．
G：少量の心嚢水がみられ，心膜に沿うような腫瘍の進展が疑われる（→）．

診断名 B3型（高リスク）胸腺腫

▶ 胸腺腫の一般的知識

　　胸腺上皮性腫瘍はWHO分類[1]にて，胸腺腫，胸腺癌に大別され，胸腺腫は腫瘍上皮細胞の形態やリンパ球の占める程度により，type A・AB・B1・B2・B3に細分類される．この分類では腫瘍上皮細胞形態により紡錘形・卵円形を主とするtype Aと，類円形・多角形を主とするtype Bに分類し，type Bを腫瘍細胞の異型性とリンパ球の多寡によりB1（リンパ球に富む），B2（B1とB3の中間），B3（細胞異型が強くリンパ球は少ない）に細分類している．type AでtypeBに類似した未熟Tリンパ球の豊富な領域が混在したものは，type ABに分類され

る．胸腺腫は中年（55～65歳）に好発し，小児は稀で，性差はない[1]．前縦隔腫瘍としては最も頻度が高いが，画像検査で偶然に発見されることが多い．腫瘍が大きくなると胸痛などの症状を伴うことがある．様々な自己免疫性疾患を合併し，特に重症筋無力症は胸腺腫の17～54％に合併する[1]．臨床進行度分類では，予後と良好な相関を示す正岡分類[2]（手術所見に基づく）が汎用される．わが国の縦隔腫瘍取扱い規約では，正岡分類のほか，WHOから示されたTNM分類との併記を推奨している（表1）[1]～[3]．WHO分類も予後と相関しており，type A～B3型の順に被膜外浸潤の頻度が高くなり，予後が不良となる（表2）[1][3]．type A・AB・B1では5年生存率が90％以上であり低リスク群とされるのに対し，type B2・B3では70％程度で高リスク群と呼ばれる．

また，被膜への浸潤がないものを非浸潤性胸腺腫，浸潤があるものを浸潤性胸腺腫と呼ぶ．

胸腺腫の治療は手術が推奨され，病期に応じて補助療法が追加される．

▶ 胸腺腫の画像所見

1）低リスク胸腺腫（図1）

辺縁平滑，境界明瞭な円形または楕円形の腫瘤で，ほぼ全周性の被膜や明瞭な内部の隔壁が認められ均一な造影効果を示す場合は，低リスク胸腺腫の可能性が高い[4]．被膜や隔壁はMRIのT1強調像，T2強調像で低信号を示す．ダイナミックMRIでは早期濃染され，平衡相でwashoutされることが多いと報告されている[5]．type Aは病変が小さいものが多い．

2）高リスク胸腺腫（図2）

辺縁不整で，不整形または分葉状腫瘤を呈し，内部に囊胞変性，壊死，出血などがみられ，不均一な造影効果，T2強調像で不均一な信号強度を示すことが多く，胸腺癌も同様である．辺縁の被膜は一部もしくは全体的に不明瞭なことが多く，内部の隔壁は不明瞭な傾向がある．胸腺腫は石灰化を伴う頻度が高く，内部の隔壁に沿った点状や円弧状の石灰化は特徴的である．粗大な石灰化は，type B1・B2・B3，胸腺癌などの悪性度が高い腫瘍で頻度が高い[6]．

高リスク胸腺腫は胸膜播種を来しやすく，肺底部・背側部に生じる．リンパ節転移や遠隔転移の頻度は低い[1]．

▶ 鑑別診断のポイント

画像上，低リスク胸腺腫と高リスク胸腺腫をある程度鑑別することは可能であるが，高リスク胸腺腫と胸腺癌との鑑別は困難である．ただし，血行性転移やリンパ節転移の頻度は胸腺癌

> **NOTE**
> **1．胸腺腫の読影方法**
> 1) 辺縁の被膜や内部の隔壁：CTよりもMRIで明瞭であり[4]，T2強調像にて線状の低信号として認められる．また，線維性の被膜や隔壁は漸増性の増強効果を示し，平衡相で明瞭となる．
> 2) 画像による浸潤の評価：辺縁が被膜で覆われ，周囲臓器との間に脂肪が保たれていれば，浸潤の可能性は低い．明瞭な被膜がなく周囲臓器と広範に接し，境界不明瞭な場合や血管壁の変形や断裂がある場合は浸潤を疑う．血管壁の変形について，動脈壁の場合は浸潤の可能性が高いが，静脈壁であれば浸潤か圧排のみかの判定は困難である．

表1　正岡－古賀分類とTNM分類（文献1）〜3）を元に作成）

正岡－古賀分類	20年生存率（%）		TNM分類
stage I	89	完全に被膜に覆われている	T1
stage IIa	91	被膜への顕微鏡的浸潤あり	T2
stage IIb		周囲脂肪組織または縦隔胸膜への肉眼的浸潤あり	T2
stage III	49	近隣組織（心膜，大血管，肺）への肉眼的浸潤あり	T3
stage IVa	0	胸膜播種または心膜播種あり	T4
stage IVb	0	リンパ行性転移または血行性転移あり	N＞0またはM＞0

表2　WHO組織分類の病期と予後（文献1）3）を元に作成）

type	胸腺腫中の頻度（%）	正岡病期分類（%） I	II	III	IVa	IVb	20年生存率（%）
type A	11.5	60	31	8	0.5	0.5	100
type AB	27.5	67	26	6	1	−	87
type B1	17.5	50	37	9	3	1	91
type B2	26	32	29	28	8	3	59
type B3	16	19	36	27	15	3	36

で高く，胸腺腫では稀であることは鑑別の一助となる．また，ダイナミックMRIのtime-intensity curve（TIC），見かけ上の拡散係数（apparent diffusion coefficient；ADC），FDG-PET/CTでのSUV値が鑑別に有用な可能性がある（▶NOTE 2参照）．

ほかに，胸腺神経内分泌腫瘍，悪性リンパ腫，成熟奇形腫を除く胚細胞性腫瘍などの前縦隔充実性腫瘤が鑑別疾患に挙がる．

> **NOTE**
> **2．胸腺腫の鑑別のポイント**
> 1）ダイナミックMRIのTIC：低リスク胸腺腫ではwashout pattern，胸腺癌ではplateau patternを示すことが多い[5]．
> 2）見かけ上の拡散係数（ADC）：高リスク胸腺腫や胸腺癌のADC値は，低リスク胸腺腫よりも低い．
> 3）FDG-PET/CTでのSUV値：胸腺癌のSUVmaxは胸腺腫よりも高値である．低リスク胸腺腫・高リスク胸腺腫の間で差があるかどうかは，報告により異なる．

参考文献

1) Travis WD, Brambilla E, Burke AP, et al: WHO classification of tumours of the lung, pleura, thymus and heart. IARC Press, Lyon, 2015.
2) Masaoka A, Monden Y, Nakahara K, et al: Follow-up study of thymomas with special reference to their clinical stages. Cancer 48: 2485-2492, 1981.
3) Okumura M, Ohta M, Tateyama H, et al: The World Health Organization histologic classification system reflects the oncologic behavior of thymoma: a clinical study of 273 patients. Cancer 94: 624-632, 2002.
4) Sadohara J, Fujimoto K, Müller NL, et al: Thymic epithelial tumors: comparison of CT and MR imaging findings of low-risk thymomas, high-risk thymomas, and thymic carcinomas. Eur J Radiol 60: 70-79, 2006.
5) Yabuuchi H, Matsuo Y, Abe K, et al: Anterior mediastinal solid tumours in adults: characterization using dynamic contrast-enhanced MRI, diffusion-weighted MRI, and FDG-PET/CT. Clin Radiol 70: 1289-1298, 2015.
6) Tomiyama N, Johkoh T, Mihara N, et al: Using the World Health Organization Classification of thymic epithelial neoplasms to describe CT findings. AJR 179: 881-886, 2002.

胸腺癌
thymic carcinoma

島本 綾，芦澤和人

症例 50歳代，男性．肺癌検診の胸部単純Ｘ線写真にて異常陰影を指摘された．

図1-A　単純CT　　　　図1-B　造影CT　　　　図1-C　脂肪抑制T1強調像

図1-D　T2強調冠状断像　　図1-E　脂肪抑制造影T1強調像（後期相）　　図1-F　ADC map

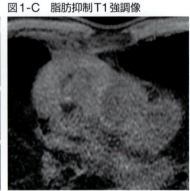

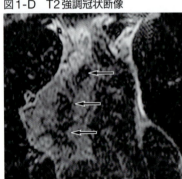
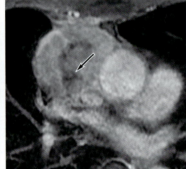
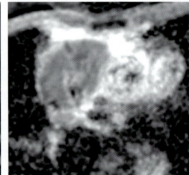

図1-G　FDG-PET/CT　　図1-H　造影CT冠状断像

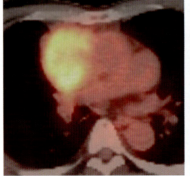
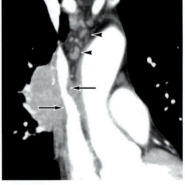

A，B：前縦隔に辺縁の一部が不整で，内部不均一で筋肉よりやや強い造影効果を示す腫瘤がみられる．中心部に造影不良域（B；→）と小さな石灰化（→）がみられる．上行大動脈，上大静脈（B；▶），右上肺静脈（B；▷）と広く接し，これら血管との間の脂肪層は消失している．右上肺静脈に狭小化がみられる．
C～E：腫瘍全体は筋肉と比較して脂肪抑制T1強調像（C）にて等信号，T2強調像（D）にて軽度高信号を呈している．内部不均一で，T2強調像にて低信号域（D；→）が認められる．中心に小さな造影不良域（E；→）があり，壊死が疑われる．ダイナミック・スタディではplateau patternを呈していた（非提示）．
F：充実成分はADC＝1.22×10^{-3} mm^2/s と軽度低値を示している（b＝1000s/mm^2）．
G：造影不良域以外に強い集積が認められる．SUVmax＝7.44．縦隔のリンパ節に集積はみられない（非提示）．
H：腫瘍は上大静脈と広く接し，血管壁の変形（→）が認められる．縦隔に小さなリンパ節（▶）が複数認められる．

▶ その後の経過

CTガイド下生検が施行され，病理学的に胸腺癌（扁平上皮癌）と診断された．化学放射線療法が行われ，病変の縮小が認められた．

▶ 胸腺癌の一般的知識

細胞異型を伴う胸腺上皮性腫瘍で，様々な組織型を含むため，胸腺原発と確定するには他臓器からの転移の除外が必要である．胸腺腫よりも頻度は稀で胸腺上皮性腫瘍の約22%を占め，その約70%が扁平上皮癌である[1]．自己免疫性疾患の合併はほとんどない．周囲臓器浸潤，リンパ節転移，血行性転移の頻度が高く，予後不良である．

▶ 胸腺癌の画像所見

辺縁不整で不整形または分葉状腫瘤を呈し，内部に囊胞変性，壊死，出血などがみられる（図1）．また，不均一な造影効果，T2強調像で不均一な信号強度を示すことが多い．被膜は同定できないことが多く，内部の隔壁は不明瞭である．CTでの石灰化の頻度は6～61%と報告により異なる．胸腺癌と高リスク胸腺腫の画像所見は類似し両者の鑑別は困難であるが，胸腺癌は胸腺腫よりも内部不均一で大血管浸潤やリンパ節転移の頻度が高い[2]．遠隔転移は胸腺癌で頻度が高く，胸腺腫では稀である．

扁平上皮癌では腫瘤内にT2強調像で低信号域がみられる症例（図2）があり，豊富な膠原線維を反映していると考えられる[3]．

| バリエーション | 60歳代，男性．T2強調像で低信号を示す胸腺癌（扁平上皮癌） |

図2-A　T2強調像　　　　図2-B　T2強調冠状断像

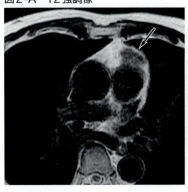 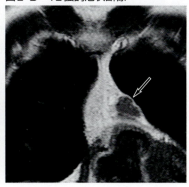

A，B：前縦隔にT2強調像にて低信号を呈する辺縁不整～分葉状の腫瘤（→）がみられる．

▶ 鑑別診断のポイント

前縦隔充実性腫瘤として，胸腺腫，胸腺神経内分泌腫瘍，悪性リンパ腫，成熟奇形腫を除く胚細胞性腫瘍などが鑑別すべき疾患である．

胸腺腫との鑑別のポイントは前項を参照されたい（p.296-299）．

参考文献

1) Travis WD, Brambilla E, Burke AP, et al: WHO Classification of tumours of the lung, pleura, thymus and heart. IARC Press, Lyon, 2015.
2) Sadohara J, Fujimoto K, Müller NL, et al: Thymic epithelial tumors: comparison of CT and MR imaging findings of low-risk thymomas, high-risk thymomas, and thymic carcinomas. Eur J Radiol 60: 70-79, 2006.
3) Inoue A, Tomiyama N, Fujimoto K, et al: MR imaging of thymic epithelial tumors: correlation with World Health Organization classification. Radiat Med 24: 171-181, 2006.

胸腺カルチノイド
thymic carcinoid

島本 綾，芦澤和人

症例 60歳代，男性．左側胸部痛を自覚し，近医を受診．血清ACTHの上昇がみられた．

図1-A　造影CT

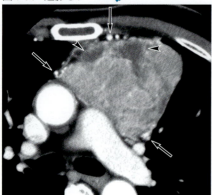

図1-B　T1強調像

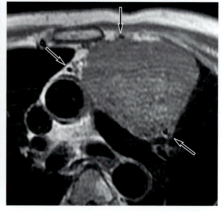

図1-C　T2強調像

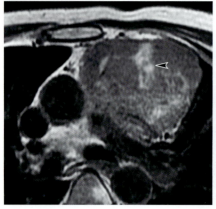

図1-D　脂肪抑制造影T1強調像（平衡相）

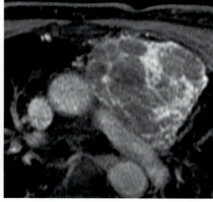

A：辺縁不整で縦隔脂肪への浸潤を伴う腫瘤が認められる．内部不均一で高度な造影効果を示す．腫瘤内部に壊死や囊胞成分（▶）がみられる．腫瘍血管（→）が明瞭である．
B：腫瘤は筋肉と等信号を呈している．腫瘍血管（→）が認められる．
C：腫瘤内部は不均一な高信号を呈し，壊死や囊胞成分（▶）がみられる．
D：網状隔壁が認められる．被膜はみられない．

▶ その後の経過

拡大胸腺摘出術が行われ，病理学的に胸腺異型（非定型）カルチノイドと診断された．術後，放射線照射が行われた．1年後まで再発はなかった．

▶ 胸腺カルチノイドの一般的知識

胸腺上皮性腫瘍で神経内分泌細胞が優位，またはほぼ全体に存在するものを胸腺神経内分泌腫瘍（neuroendocrine tumor；NET）という．壊死の有無や核分裂像から表の4つに分類される[1]．NETsは胸腺上皮性腫瘍の2〜5％を占め，大多数は胸腺異型（非定型）カルチノイド（atypical carcinoid；AC）である．胸腺カルチノイドは男性に多く（ACの男女比2〜7：1），平均年齢は定型カルチノイド（typical carcinoid；TC）で49歳，ACで48〜55歳である[1]．胸腺カルチノイドの約50％に内分泌異常が認められる［Cushing症候群，多発性内分泌腫瘍症1型（multiple endocrine neoplasia type 1；MEN-1）］．治療は外科的切除術が第一選択

表　胸腺神経内分泌腫瘍（NET）のWHO病理組織分類（文献1）より改変して転載）

low-grade	intermediate-grade	high-grade	
定型カルチノイド （typical carcinoid；TC）	異型（非定型）カルチノイド （atypical carcinoid；AC）	大細胞神経内分泌癌 （large cell neuroendocrine carcinoma；LCNEC）	小細胞癌 （small cell carcinoma；SCC）
壊死なし 核分裂像＜2個/2mm²	壊死あり 加えて/または 核分裂像： 2〜10個/2mm²	非小型細胞の細胞像 神経内分泌マーカー陽性 核分裂像＞10個/2mm²	小型細胞の細胞像 核分裂像＞10個/2mm²

である．しばしば周囲組織への浸潤や局所再発，転移を生じ，予後不良である[2]．
　肉眼的病理組織の報告[1]では大きな腫瘍（平均8〜10cm）であるが，Cushing症候群を呈する病変は発見が早いため小さく（3〜5cm），30％に石灰化が認められる．

▶ 胸腺カルチノイドの画像所見

　胸部単純X線写真では，大きな前縦隔腫瘍を示す[2][3]．内分泌異常などを発見契機とする病変や偶然発見された早期病変は，胸部単純X線写真では指摘できないことがあり，CT，MRI，核医学検査が有用である[2]．胸腺カルチノイドのCT・MRIの検討では，被膜がない辺縁不整で大きな腫瘍を呈し，T2強調像および造影効果は不均一な傾向があると報告されている（図1）．ACでは壊死や囊胞成分を認め（図2），局所浸潤を示すことが多い．ADC値に関しては，壊死や囊胞成分のため正確な評価が困難である[3]．

バリエーション　40歳代，女性．胸腺異型（非定型）カルチノイド

図2-A　造影CT冠状断像　　図2-B　T1強調冠状断像　　図2-C　T2強調冠状断像　　図2-D　脂肪抑制T1強調冠状断造影差分画像

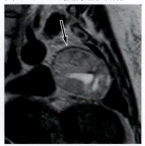
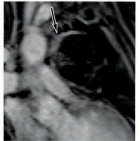

A：内部不均一な腫瘍で，高度な造影効果を示す．腫瘍内に広い造影不良域が認められ，網状隔壁を伴う．
B〜D：T1強調像（B）で，内部に高信号（脂肪抑制されず）を示す豊富な出血成分が認められる．網状隔壁および部分被膜（→）がみられる．

▶ 鑑別診断のポイント

　胸腺カルチノイドの画像所見は胸腺癌や高リスク胸腺腫と類似しており，これらを画像のみで鑑別することは困難である．高度な造影効果は胸腺カルチノイド，内部に網状隔壁を伴う豊富な出血成分はACの特徴である可能性がある[3]．内分泌異常を伴う症例では本症を疑うきっかけとなる．

参考文献
1) Travis WD, Brambilla E, Burke AP, et al: WHO classification of tumours of the lung, pleura, thymus and heart. IARC Press, Lyon, 2015.
2) Rosado de Christenson ML, Abbott GF, Kirejczyk WM, et al: Thoracic carcinoids: radiologic-pathologic correlation. RadioGraphics 19: 707-736, 1999.
3) Shimamoto A, Ashizawa K, Kido Y, et al: CT and MRI findings of thymic carcinoid. Br J Radiol 90: 20150341, 2017.

胸腔内甲状腺腫

intrathoracic goiter

島本 綾, 芦澤和人

症例 60歳代, 男性. 20年前に近医で甲状腺腫を指摘され, 針生検にて良性の診断を受け, 経過観察中. 2か月前, 他院の検診にて再度異常を指摘された.

図1-A 単純X線写真

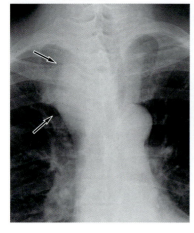

図1-B 単純CT

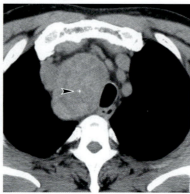

図1-C 造影CT冠状断像

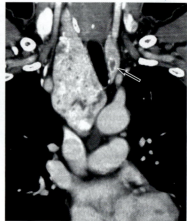

図1-D T1強調像

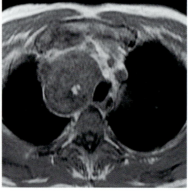

図1-E T2強調像

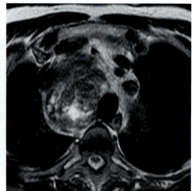

A：右上肺野内側に腫瘤影がみられ, 気管が左側に偏位している. 腫瘤辺縁は鎖骨上方で不明瞭である (頸胸徴候陽性. →).
B：縦隔上部から中縦隔に境界明瞭, 辺縁平滑な腫瘤が認められる. 腫瘤内部は不均一で石灰化 (▶) がみられる.
C：甲状腺右葉から連続して縦隔に及ぶ腫瘤が認められ, 甲状腺と同等の造影効果を示す. 内部不均一で囊胞がみられる. 甲状腺左葉にも同様の囊胞 (→) が認められる.
D, E：内部不均一で出血 [T1強調像 (D) にて高信号] や囊胞 [T2強調像 (E) にて高信号] がみられる.

▶その後の経過

甲状腺右葉切除術, 左葉部分切除術が行われ, 病理学的に腺腫様甲状腺腫と診断された. 術後, 経過良好で, 診療終了となった.

▶胸腔内甲状腺腫の一般的知識

腫瘤の一部もしくは全体が縦隔に存在する甲状腺腫であり, 甲状腺腫瘍の0.16～3.3%, 縦隔腫瘍の2～4%を占める. 頸部甲状腺と連続性を認める胸骨下甲状腺腫 (図1) と, 連続性のない異所性 (迷入性) 胸腔内甲状腺腫 (図2) に分類される. 胸骨下甲状腺腫が大部分を占め, 異所性甲状腺腫は胸腔内甲状腺腫の1～2%と稀である. 縦隔上部から気管壁に沿って前～中

縦隔に進展することが多い．組織学的には腺腫様甲状腺腫が多く，腺腫，癌などもある．胸腔内甲状腺腫は術前の良悪性診断が難しいことや，腫瘍増大による自覚症状の出現の可能性があるため，基本的には手術の適応である．

▶ 胸腔内甲状腺腫の画像所見

胸部単純X線写真では，頸胸徴候（cervicothoracic sign．▶NOTE参照）[1]陽性の腫瘤影として認められる（図1-A）．腫瘤により気管の圧迫や狭窄を来す（図1-B）．CT, MRIなどでは，甲状腺下極に接する縦隔上部から前・中縦隔に進展する腫瘤が認められる（図1-B〜E）．甲状腺との連続性が同定できれば診断は容易であり，矢状断像，冠状断像などが有用である．腺組織に内在するヨードのため，正常甲状腺組織や過形成は単純CTにて軽度高吸収だが，内部に囊胞や腫瘍性病変がある場合には吸収値は低くなる．MRIではT1強調像，T2強調像ともに甲状腺と同じ信号強度を示す．内部は不均一で，石灰化や出血，囊胞が認められることが多い．造影CT[2]やMRIでは，早期相から平衡相まで持続する強い造影効果を認める．良悪性の鑑別は難しいが，周囲浸潤やリンパ節転移を認める場合は癌を疑う[2]．また，異所性甲状腺腫の診断に甲状腺シンチグラフィが有用な場合がある．

| バリエーション | 30歳代，男性．異所性甲状腺腫（甲状腺癌） |

図2-A 造影CT
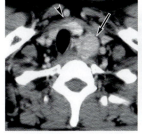

図2-B 造影CT
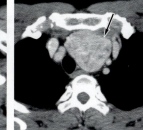

図2-C T2強調矢状断像
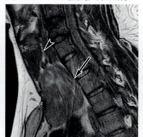

図2-D 脂肪抑制造影T1強調矢状断像
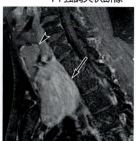

A〜D：甲状腺左葉下極背側から縦隔上部にかけて腫瘤（→）がみられる．甲状腺（▶）との連続性は認められない．

▶ 鑑別診断のポイント

甲状腺との連続性が確認できない異所性甲状腺腫（図2）の場合は，胸腺腫との鑑別は困難である．前縦隔腫瘤において上下に長い形態を呈し，強く造影される場合は異所性甲状腺腫も考慮する．

> **NOTE**
>
> **頸胸徴候（cervicothoracic sign）[1]**
>
> 肺尖部の病変の局在診断に用いられる．鎖骨より上方では気管の前方に肺が存在しない．腫瘤の辺縁が鎖骨より下方では明瞭，上方では不明瞭である場合（頸胸徴候陽性），腫瘤は肺尖部で肺に囲まれていないことを示しており，気管より前方の前縦隔病変が疑われる．一方，腫瘤の辺縁が鎖骨の上下で明瞭である場合（頸胸徴候陰性）は，気管より後方（多くは後縦隔）の病変が示唆される．

参考文献
1) Algın O, Gökalp G, Topal U: Signs in chest imaging. Diagn Interv Radiol 17: 18-29, 2011.
2) Tecce PM, Fishman EK, Kuhlman JE: CT evaluation of the anterior mediastinum: spectrum of disease. RadioGraphics 14: 973-990, 1994.

奇形腫
teratoma

島本 綾, 芦澤和人

> **症例** 10歳代, 女児. 2日前に気分不良, 前胸部違和感, 発熱が出現し, 近医を受診. CTにて前縦隔腫瘤を指摘された.

図1-A　造影CT冠状断像　KEY　　図1-B　造影CT　　図1-C　造影CT矢状断像

図1-D　T1強調像　　図1-E　脂肪抑制T1強調像　　図1-F　T2強調矢状断像

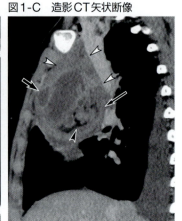
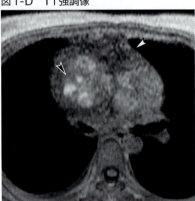
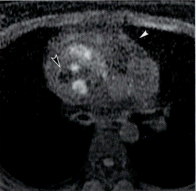
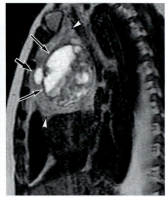

A〜C, F：前縦隔右側に内部不均一で壁の厚い嚢胞性腫瘤（→）がみられる. 腫瘤内腹側は均一な液体だが背側は軟部組織, 液体, 脂肪（▶）が不均一に混在している. 周囲縦隔脂肪組織の吸収値上昇や異常信号（▷）が認められる. 腫瘤の頭側や腹側には, 腫瘤から縦隔脂肪組織へ突出するような液体構造（➡）がみられる. 右胸水がみられる.
D, E：内部不均一で, 脂肪成分（▶）は脂肪抑制T1強調像（E）にて信号が低下する. 周囲縦隔脂肪組織の異常信号（▷）がみられる.

▶ その後の経過

縦隔腫瘍摘出術が行われ, 成熟型奇形腫の破裂と診断された. 現在まで再発を認めていない.

表　縦隔胚細胞性腫瘍の年齢・性別による組織型の割合（文献1）を元に作成）

年齢・性別	組織型（％）
思春期前男女	奇形腫（58），卵黄嚢腫瘍±奇形腫（混合型を含む）（42）
思春期後女性	奇形腫（93），精上皮腫（4），胎児性癌（2），その他（1）
思春期後男性	奇形腫（35），精上皮腫（32），混合型（16），卵黄嚢腫瘍（10），胎児性癌（4），絨毛癌（3）

▶胚細胞性腫瘍の一般的知識

　成人縦隔腫瘍の約15〜16％，小児縦隔腫瘍の19〜25％を占める．20〜40歳代に好発し，ほとんどは前縦隔に発生する．良性の奇形腫（成熟型，未熟型）と，悪性の精上皮腫，非精上皮腫性悪性胚細胞腫瘍（non-seminomatous germ cell tumors；NSGCTs）に分けられる．胚細胞性腫瘍の8割が良性で，そのほとんどが成熟型奇形腫である．成熟型奇形腫では男女差はない（表）[1]．

▶奇形腫の一般的知識

　3胚葉のうち2胚葉以上の成分を有する組織からなる胚細胞性腫瘍を奇形腫という[1]．胚細胞性腫瘍の中で最も頻度が高く，前縦隔発生がほとんどだが，稀に中・後縦隔にもみられる．縦隔奇形腫のほとんどは成熟嚢胞性奇形腫であり，嚢胞壁は粘液を分泌する上皮で覆われている．約半数は無症状だが稀に破裂し，胸水（図1），膿胸，心タンポナーデなどを合併する[1]．この原因として，病変内の膵や消化管原基から分泌される消化酵素が考えられている．緩徐な発育を示し，完全切除例は予後良好である．一方，未熟型奇形腫は未熟な胎生期の組織を含むもので，播種や転移の可能性がある．稀に奇形腫の悪性転化がみられる．奇形腫内部に体細胞性悪性腫瘍（癌や肉腫）が発生した状態で，急速に増大し予後不良である．

▶奇形腫の画像所見

　境界明瞭な多房性嚢胞性腫瘤として認められ[1]，前縦隔の左右どちらかに偏在することが多い（図1）．各胚葉成分が混在するため，CT，MRIともに内部不均一な吸収値や信号強度を示す．CTでの検討では，軟部組織の吸収値が100％，液状の吸収値が88％，脂肪成分は76％，石灰化は53％にみられる[2]．約15％では石灰化や脂肪が全くみられない非特異的な嚢胞性腫瘤を示すが[2]，壁の肥厚が特徴であり，造影CT・MRIでは辺縁部や隔壁が増強される．腫瘍内部のfat-fluid levelは特異性が高いが，認める頻度は少ない[2]．微量な脂肪成分の検出にはchemical shift imagingが有用である．殻状の腫瘍壁の石灰化（図2）や骨・歯牙と同定できる症例の頻度はそれぞれ8％までの報告がある[1]．破裂奇形腫のCTでは，境界不明瞭，内部不均一な吸収値を示し，隣接肺の浸潤影，無気肺，胸水，心嚢水などを伴いやすい[3]．成熟型奇形腫と未熟型奇形腫の画像所見による鑑別は困難であるが，未熟型奇形腫の場合，軟部組織の割合が高く[1]，腫瘍の境界は不明瞭であるとされる（図3）．

| バリエーション 40歳代，女性．殻状の石灰化を示す成熟型奇形腫 | バリエーション 2歳，男児．未熟型奇形腫 |

図2　単純CT矢状断像

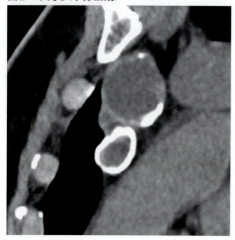

前縦隔に多房性嚢胞性腫瘤がみられ，壁の肥厚，殻状石灰化が認められる．明らかな造影効果は認められない．

図3　造影CT

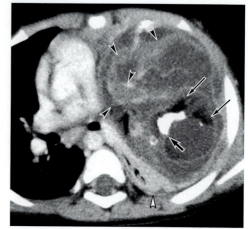

前縦隔左側から左胸腔内を占めるような多房性嚢胞性腫瘤がみられる．内部に脂肪（→）や歯牙（➡）を思わせる構造が認められ，内部には造影効果を示す充実成分もみられる（▶）．左肺は高度の無気肺（▷）を呈している．

▶ 鑑別診断のポイント

脂肪を伴わない嚢胞性腫瘤を呈する場合，嚢胞変性した胸腺腫や胸腺嚢胞との鑑別が難しい．破裂奇形腫の場合，周囲組織への進展のため，悪性転化と類似する所見を呈する．

参考文献
1) Travis WD, Brambilla E, Burke AP, et al: WHO classification of tumours of the lung, pleura, thymus and heart. IARC Press, Lyon, 2015.
2) Moeller KH, Rosado de Christenson ML, Templeton PA: Mediastinal mature teratoma: imaging features. AJR 169: 985-990, 1997.
3) Choi SJ, Lee JS, Song KS, et al: Mediastinal teratoma: CT differentiation of ruptured and unruptured tumors. AJR 171: 591-594, 1998.

悪性胚細胞性腫瘍
malignant germ cell tumor

島本　綾，芦澤和人

症例1　40歳代，男性．健診の胸部単純X線写真にて異常を指摘された．前医にて前縦隔に腫瘤を認め，CTガイド下生検にて組織型不明の悪性腫瘍と診断された．

図1-A　造影CT（早期相）　　図1-B　T1強調像　　図1-C　T2強調像

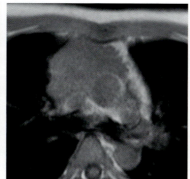
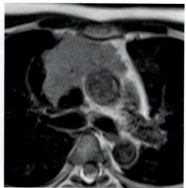

図1-D　脂肪抑制造影T1強調像（早期相）　　図1-E　ADC map　　図1-F　造影CT（後期相）

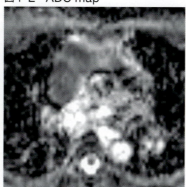
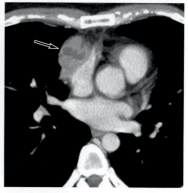

A：前縦隔に分葉状腫瘤がみられ，筋肉よりやや強い均一な造影効果を認める．腫瘤は右肺へ膨隆している．
B～D：腫瘤内部は均一でT1強調像（B）にて筋肉と等信号，T2強調像（C）にて軽度高信号を示し，筋肉よりやや強く均一に造影される．ダイナミック・スタディではwashout patternを示していた（非提示）．
E：ADC＝0.99×10^{-3} mm^2/sと低値を示す（b＝800s/mm^2）．
F：腫瘤内の一部に造影不良域を認め，変性，壊死が疑われる（→）．

診断名　精上皮腫

▶その後の経過

【症例1】　縦隔腫瘍摘出術が行われ，精上皮腫と診断された．心膜，上大静脈，右上葉への浸潤が認められた．術後，化学療法が行われ，現在まで再発はみられていない．

【症例2】　血清AFPが3483.0ng/mlと著明に上昇していたことから，非精上皮腫性胚細胞性腫瘍と考えられた．化学療法が行われ，腫瘍の縮小と血清AFP値の正常化がみられた．縦隔腫瘍摘出術が行われ，術中に心膜，上大静脈，左腕頭静脈，右上葉への浸潤がみられた．病理組織では腫瘍細胞の残存はみられなかった．その後，現在まで再発は認められない．

症例2　60歳代，男性．発熱にて近医を受診し，胸部単純X線写真にて異常を指摘された．CTガイド下生検にて胚細胞性腫瘍と診断．

図2-A　造影CT

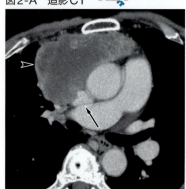

図2-B　薄層CT

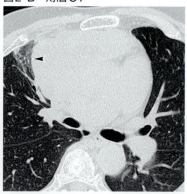

図2-C　FDG-PET/CT

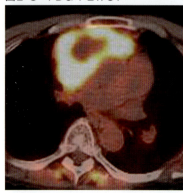

図2-D　造影CT

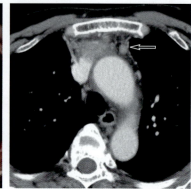

A, B：前縦隔に辺縁不整な大きな腫瘤がみられる．内部に広範な造影不良域が認められ，壊死が示唆される．上大静脈への浸潤（A；→）が疑われる．腫瘤は右肺へ膨隆し（▶），接する右上葉に，すりガラス影がみられる．
C：腫瘤の中心部以外に高集積が認められる（SUVmax＝11.6）．
D：縦隔上部にリンパ節（→）が認められ，転移の可能性が考えられる．
診断名　非精上皮腫性胚細胞性腫瘍

▶悪性胚細胞性腫瘍の一般的知識

1）精上皮腫（seminoma）

全縦隔腫瘍の3〜4％，悪性胚細胞性腫瘍の40％を占める．30歳代に好発し，ほぼ男性に発生する[1]．20〜30％が無症状で[2]，腫瘤の増大に伴い胸痛，呼吸困難，咳嗽，嗄声，上大静脈症候群などが認められる．1/3以下の症例で血清hCG値の軽度上昇を認めるが，AFP値の上昇はみられない．周囲組織へ浸潤を認めることは少ないが，遠隔転移やリンパ節転移は約40％に認められる．化学療法，放射線療法に対する治療反応が非常に高く，予後は良好である（5年生存率90％）[1]．

2）非精上皮腫性胚細胞性腫瘍（non-seminomatous germ cell tumors；NSGCTs）

胎児性癌，卵黄嚢腫瘍，絨毛癌，および混合型（胚細胞性腫瘍の複数の組織型が混在する）を含む稀な腫瘍で，若年男性に好発する．悪性度が高く進行が速いため，診断時には巨大な腫瘤であることが多い．ほとんどの症例で症状があり，胸痛，呼吸困難，咳嗽，嗄声，発熱，上大静脈症候群などがみられる[1]〜[3]．卵黄嚢腫瘍では血清AFP値，絨毛癌では血清hCG値が高値を示すことが多い．また，これらの組織を含む混合型の場合も高値を示す[1]．精上皮腫に比べると化学療法に対して治療抵抗性のことが多く，予後不良である．絨毛癌は発育が急速で全身

転移により1〜2か月で死亡し、きわめて予後不良である[1]．

▶悪性胚細胞性腫瘍の画像所見

1）精上皮腫（図1）

大きな前縦隔腫瘤（平均4.6cm大）で[1]，被膜のない境界明瞭な分葉状腫瘤を呈する[3]．内部均一で石灰化を伴わない[1〜3]．造影CTにて均一な淡い造影効果を示すことが多く[3]，MRIでは比較的均一なT1強調像にて低信号，T2強調像にて高信号となる．大きくなると限局した範囲で出血や変性，壊死を伴うことがある．

2）非精上皮腫性胚細胞性腫瘍（図2）

大きな分葉状の前縦隔腫瘤で，境界明瞭，被膜がなく周囲組織への浸潤部分では辺縁不整となる．腫瘤の中心部に出血，壊死を認めることが多く，不均一で辺縁部に造影効果が認められる[2,3]．周囲組織への浸潤傾向が強く，リンパ節転移や遠隔転移が多い[1]．胸水，心嚢水を高頻度に伴う[3]．

▶鑑別診断のポイント

胸腺上皮性腫瘍や悪性リンパ腫との鑑別は画像のみでは困難であり，年齢や性別などの情報が重要である．ダイナミックMRIではplateau patternを呈し，FDG-PET/CTでは高集積を示すことが多く，悪性リンパ腫と類似している．NSGCTsと精上皮腫との鑑別においては，NSGCTsで内部の出血や壊死および周囲への浸潤傾向が目立つ（図2）．また，腫瘍マーカーは鑑別の一助となる．

参考文献

1) Travis WD, Brambilla E, Burke AP, et al: WHO classification of tumours of the lung, pleura, thymus and heart. IARC Press, Lyon, 2015.
2) Drevelegas A, Palladas P, Scordalaki A: Mediastinal germ cell tumors: a radiologic-pathologic review. Eur Radiol 11: 1925-1932, 2001.
3) Rosado-de-Christenson ML, Templeton PA, Moran CA: Mediastinal germ cell tumors: radiologic and pathologic correlation. RadioGraphics 12: 1013-1030, 1992.

縦隔悪性リンパ腫
malignant lymphoma of the mediastinum

島本 綾，芦澤和人

症例1 20歳代，男性．来院当日の朝，起床時に前胸部痛を自覚．痛みが徐々に増悪したため近医を受診し，胸部単純X線写真にて異常を指摘された．

図1-A 造影CT（後期相）　図1-B 造影CT（早期相）　図1-C ADC map

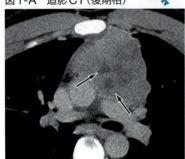 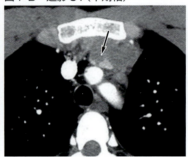 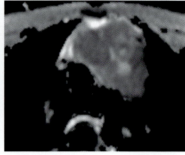

図1-D T2強調冠状断像　図1-E 脂肪抑制造影T1強調冠状断像　図1-F FDG-PET/CT

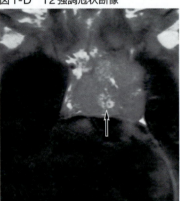 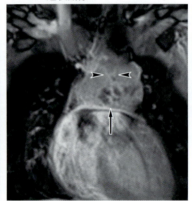 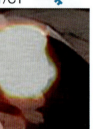

A：前縦隔に分葉状腫瘤が認められ，内部不均一な造影効果を示し，壊死を示す造影不良域（→）がみられる．
B：腫瘤による左腕頭静脈の浸潤（→）が認められる．
C：充実部分ではADC＝0.80×10^{-3} mm^2/s と低値を示す（b＝800s/mm^2）．
D：内部不均一な軽度高信号を示す分葉状腫瘤内に，壊死を示唆する高信号域（→）がみられる．
E：Dの高信号域に一致して造影不良域（→）が認められる．漸増性の造影効果を示す線状の隔壁（▶）がみられる．ダイナミック・スタディではpersistent pattern（漸増型）であった．
F：腫瘤に強い集積が認められる（SUVmax＝27.1）．

診断名 縦隔原発大細胞型B細胞性リンパ腫

▶ **その後の経過**

【症例1】　CTガイド下生検が行われ，縦隔原発大細胞型B細胞性リンパ腫と診断された．化学療法が行われ，寛解となった．

【症例2】　頸部リンパ節生検にて結節硬化型Hodgkinリンパ腫と診断された．化学放射線療法が行われ，完全寛解となった．

【症例3】　骨髄検査にてTリンパ芽球性リンパ腫と診断された．化学療法が行われ，寛解となった．

縦隔悪性リンパ腫　313

症例2　10歳代，女性．3か月前から疲労感，乾性咳嗽．近医にて鎮咳薬を処方されたが改善しなかった．次第に夜間の発熱が出現し，同時期に受けた健診の胸部単純X線写真にて異常を指摘された．

図2-A　造影CT冠状断像（早期相） 　図2-B　造影CT（後期相）　図2-C　FDG-PET/CT

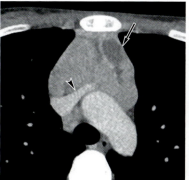
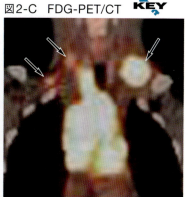

A：前縦隔〜縦隔上部に分葉状腫瘤がみられる．内部は多結節状で壊死を示す造影不良域（→）がみられる．
B：全体としては均一な造影効果を呈し，一部に壊死を示唆する造影不良域（→）がみられる．左腕頭静脈（▶）は腫瘍内を貫通して走行している．
C：前縦隔〜縦隔上部の腫瘤に強い集積が認められる（SUVmax＝14.9）．両側鎖骨上窩リンパ節にも高集積（→）がみられる．

診断名　結節硬化型Hodgkinリンパ腫

症例3　8歳，男児．1週間ほど前から咳嗽．就寝時に呼吸困難感があり救急外来を受診．上気道狭窄音が聴取された．

図3-A　単純X線写真　　図3-B　造影CT冠状断像（後期相）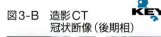　図3-C　造影CT（後期相）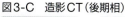

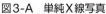
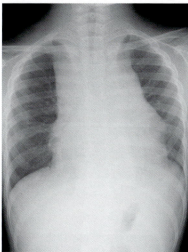
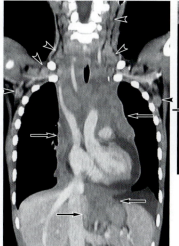
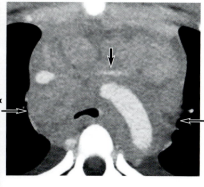

A：縦隔影の著明な拡大がみられる．気管〜両側主気管支内腔の狭小化がみられ，分岐部〜左主気管支は同定困難である．左胸水がみられる．
B，C：前縦隔を主体に縦隔全体に巨大な腫瘤が認められ，心膜や大血管，気管，食道を取り囲み，甲状腺周囲などの深頸部や腹部大動脈周囲にまで病変が連続している（→）．両側鎖骨上窩や頸部上部，腋窩にリンパ節腫大（B；▶）が認められる．病変内を血管が貫通して走行しているが，静脈系には圧排がみられる（C；▶は左腕頭静脈）．気管〜両側主気管支に狭小化がみられる（Cは気管分岐部）．両側に少量の胸水が認められ，少量の心嚢水もみられる．

診断名　Tリンパ芽球性リンパ腫

▶ 縦隔悪性リンパ腫の一般的知識

　　　　主な組織型は，1) 縦隔原発大細胞型B細胞性リンパ腫 (PMBL), 2) Hodgkinリンパ腫, 3) Tリンパ芽球性リンパ腫/白血病 (T-LBL/T-ALL) である．縦隔原発のHodgkinリンパ腫の多くは結節硬化型 (NSCHL) である[1]．

　　　　リンパ腫は全縦隔腫瘍のうち約15％を占め，その約10％が原発性である．10〜30歳代の若年者に好発し，大きな縦隔腫瘍のために症状を伴うことが多い[1]．可溶性インターロイキン2受容体 (soluble interleukin-2 receptor；sIL-2R) の高値が診断に有用である．

1) 縦隔原発大細胞型B細胞性リンパ腫 (primary mediastinal large B-cell lymphoma；PMBL)

　　　　非Hodgkinリンパ腫の約2〜3％を占め，20〜30歳代の若年成人に好発し，より女性に好発する[1]．前縦隔に10cmを超えるような巨大腫瘍を形成し[1]，血管浸潤の頻度が高い[2]．上大静脈症候群，気道閉塞，胸水や心嚢水などが認められ，B症状を示すこともある．縦隔リンパ節腫大が認められ，肺，胸壁，胸膜，心膜などしばしば周囲に浸潤する[1]．初発時には胸郭内に留まっていることが多いが，経過とともに節外臓器に浸潤を認める．ただし，胸郭外のリンパ節や骨髄への浸潤は稀である[1,2]．組織学的に内部は線維性隔壁により腫瘍が多結節状を呈することがある．また，壊死を伴う傾向がある．通常悪性リンパ腫は癌腫よりも柔らかいことが多いが，線維化が非常に強い場合には硬くなる．

2) Hodgkinリンパ腫―結節硬化型 (nodular sclerosis classical Hodgkin lymphoma；NSCHL)

　　　　NSCHLは縦隔原発のリンパ腫の50〜70％を占め，15〜34歳に好発し，女性に多い[1]．日本では欧米に比べてHodgkinリンパ腫の頻度は低いが，縦隔ではHodgkinリンパ腫の割合が他臓器と比較して高い．胸部不快感，呼吸困難，咳嗽などの症状を示す[1]．通常，胸腺や縦隔リンパ節もしくは両方から発生し[1]，多中心性発育を示す．前縦隔に巨大な腫瘍を形成し，頸部下部，鎖骨上窩，縦隔など近傍のリンパ節にも病巣を有する．離れた部位のリンパ節病変は少ない[1]．肉眼的に腫瘍は多結節状で間に線維性隔壁がみられることがある．

3) Tリンパ芽球性リンパ腫 (T lymphoblastic lymphoma/leukemia；T-LBL)

　　　　T-LBLは小児後期〜若年成人 (10〜20歳代) に好発し，男性に多い．急性リンパ球性白血病と同等の腫瘍であり，末梢血や骨髄への浸潤がほとんどないものをリンパ腫とする．急速に増大する大きな縦隔腫瘍や胸水，心嚢水のため急性呼吸不全となり，しばしば救急疾患として発症する[1]．胸腺やリンパ節浸潤により前縦隔に大きな腫瘍を形成することが多く，縦隔構造物の圧排・浸潤所見を認めることが多い．上大静脈症候群や心タンポナーデを起こしやすく，骨髄，末梢血，中枢神経も侵されやすい．

▶ 縦隔悪性リンパ腫の画像所見

　　　　組織間で多少の差がみられる．前縦隔腫瘍に縦隔や肺門のリンパ節腫大を伴うことが多い．多結節状や浸潤性の腫瘤を呈し，一般的に内部均一だが，増大すると壊死や出血，嚢胞がみられることがある．被膜や隔壁様構造も時に認められる．治療前の検査で石灰化は稀である．大きな腫瘍のわりに血管が閉塞せずに腫瘍内を貫通する傾向がある．MRIでは高い細胞密度を反映して，ADC値は低いと報告されている[3]．Yabuuchiら[4]の報告では，最大径平均8.5cm大の大きな腫瘤で，ダイナミックMRIではplateau patternもしくはpersistent pattern (漸増型) を呈し，FDG-PET/CTではSUVmaxの高集積 (平均17.9) を呈すること

が多い[4]．FDG-PETは治療前の病期診断や治療効果判定に有用である．

1）縦隔原発大細胞型B細胞性リンパ腫（PMBL．図1）

Tateishiら[2]のCTによる検討では，分葉状腫瘤は約33％であり，Hodgkinリンパ腫に比べて少ない．CTでは約半数で腫瘍内に壊死を示す低吸収域がみられ，約1/3の症例で胸水や心嚢水が認められる[5]．Hodgkinリンパ腫同様に腫瘍内部を縦隔大血管が貫通する像が認められることもある．壊死はMRIのT2強調像では高信号を示す．造影CT，T2強調像にて内部不均一である．

2）Hodgkinリンパ腫 — 結節硬化型（NSCHL．図2）

前縦隔に大きな腫瘤を形成する場合と，腫大リンパ節が融合するような形態を示す場合がある．CTによる検討では，Hodgkinリンパ腫は多結節の融合により腫瘤が形成されるため，他の組織型と比べて辺縁が分葉状である[2]．内部は多結節状であるもの以外に，均一なものや嚢胞や壊死を伴うものなど様々である．造影後は緩徐に淡く不均一に増強される．造影CTでは10〜20％で壊死などにより内部に低吸収域がみられる．MRIのT2強調像で高・低信号域が混在し，低信号域は線維成分を反映している．多中心性発育と腫瘍自体が癌腫より柔らかいという性状を反映し血管浸潤は乏しく[2]，腫瘍内を大血管が貫通する傾向がある．上大静脈症候群の頻度は低いが，肺，心膜，胸壁への直接浸潤は珍しくない[1]．胸水の頻度は低い[2]．

3）Tリンパ芽球性リンパ腫（T-LBL．図3）

腫大リンパ節と一塊となり辺縁が分葉状となる場合があるが，Tateishiら[2]の報告ではCT上，約25％であり，他の組織と比べると頻度は低い．画像上は前縦隔の巨大な腫瘤，内部壊死による低吸収域，上大静脈症候群，胸水，心嚢水，胸腔内外のリンパ節腫大[2]，脾腫[2]の頻度が高い．

▶ 鑑別診断のポイント

10〜30歳代の石灰化や脂肪を伴わない前縦隔腫瘍の場合，女性では初めに悪性リンパ腫を，男性では悪性胚細胞腫瘍と悪性リンパ腫を疑う．悪性リンパ腫では腫瘍マーカーの上昇がみられないこと，sIL-2Rが高値を示す傾向があることが鑑別に役立つ．40歳以上の場合は胸腺上皮性腫瘍との鑑別が難しい．

参考文献

1) Travis WD, Brambilla E, Burke AP, et al: WHO classification of tumours of the lung, pleura, thymus and heart. IARC Press, Lyon, 2015.
2) Tateishi U, Müller NL, Johkoh T, et al: Primary mediastinal lymphoma: characteristic features of the various histological subtypes on CT. J Comput Assist Tomogr 28: 782-789, 2004.
3) Razek AA, Elmorsy A, Elshafey M, et al: Assessment of mediastinal tumors with diffusion-weighted single-shot echo-planar MRI. J Magn Reson Imaging 30: 535-540, 2009.
4) Yabuuchi H, Matsuo Y, Abe K, et al: Anterior mediastinal solid tumours in adults: characterisation using dynamic contrast-enhanced MRI, diffusion-weighted MRI, and FDG-PET/CT. Clin Radiol 70: 1289-1298, 2015.
5) Shaffer K, Smith D, Kirn D, et al: Primary mediastinal large-B-cell lymphoma: radiologic findings at presentation. AJR 167: 425-430, 1996.

胸腺嚢胞
thymic cyst

島本 綾，芦澤和人

症例 60歳代，女性．5年前に胸部CT検診にて前縦隔腫瘤を指摘された．年1回の経過観察CTにて増大傾向を認め，精査のため来院．

図1-A 単純CT

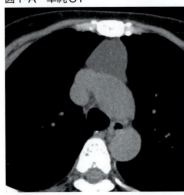

図1-B 造影CT KEY

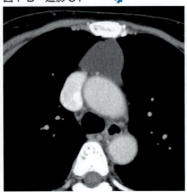

図1-C T1強調像

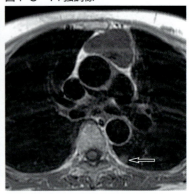

図1-D T2強調像

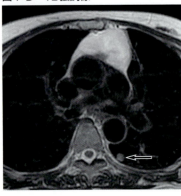

図1-E ADC map

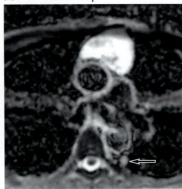

A，B：前縦隔に境界明瞭な円形腫瘤が認められる．内部は均一な低吸収で，造影効果は認められない．

C〜E：前縦隔の腫瘤はCTと比べると形状が変化している．内部は均一で，T1強調像（C）にて低信号，T2強調像（D）にて高信号を示し，ADC値は上昇している（E）（b＝1000s/mm²）．左S⁶に小結節（→）が認められるが，以前から変化はみられない．

▶ その後の経過

胸腔鏡下縦隔腫瘍摘出術，左S⁶部分切除術が行われ，病理学的に胸腺嚢胞，肺過誤腫と診断された．術後の経過は良好で診察終了となった．

▶ 胸腺嚢胞の一般的知識

胸腺嚢胞には先天性と後天性があり，多くは先天性である．

先天性胸腺嚢胞は胸腺咽頭管の遺残から発生する[1) 2)]．また，前縦隔腫瘤の1％で，小児に好発し[1)]，約50％は20歳までに偶然発見される[2)]．下顎部〜前縦隔にかけて円形か楕円形の嚢胞を形成する[1)]．通常，無症状である．

後天性胸腺嚢胞は種々の炎症後の変化として生じ，あらゆる年代に発生する[3)]．HIV感染症，Sjögren症候群，悪性リンパ腫などの放射線療法後，開胸術後に生じる．胸腺腫瘍を合併することがある．無症状のことが多いが，胸痛や呼吸困難などで発見されることもある[3)]．

▶ 胸腺嚢胞の画像所見

1) 先天性胸腺嚢胞

境界明瞭な薄壁単房性であることが特徴である．内容液は通常，漿液性であり，CTでは均一な低吸収，MRIではT1強調像にて低信号，T2強調像にて高信号を呈する（図1）．出血や感染を合併するとCT値が上昇し，MRIでは信号が変化することがある（図2）．CT値が上昇すると充実性腫瘍との鑑別が困難になるが，造影効果は示さない．また，CTにて稀に壁の曲線状石灰化を伴うことがある[2]．

| バリエーション | 70歳代，女性．T2強調像にて水より軽度低信号を示す胸腺嚢胞 |

図2　T2強調冠状断像

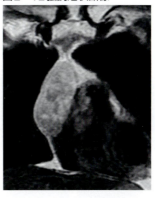

前縦隔の腫瘤内部は不均一で，水と比較すると軽度低信号を示す．

2) 後天性胸腺嚢胞

しばしば壁の厚い多房性嚢胞性病変として認められる（図3）．内部不均一な吸収値を示す[2]．腫瘍を合併した場合には充実成分がみられる[1]．先天性胸腺嚢胞と同様，出血や感染の合併により内部のCT値が上昇したり，MR信号が変化したりする．

| バリエーション | 50歳代，女性．Sjögren症候群に伴う多房性胸腺嚢胞とリンパ濾胞性胸腺過形成 |

図3-A　単純CT　　　　　　　図3-B　造影CT　　　　　　　図3-C　造影CT冠状断像

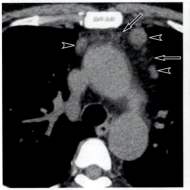 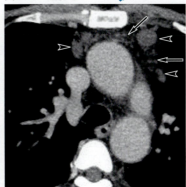 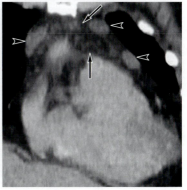

A〜C：前縦隔に境界明瞭な小さな結節が複数認められる（▶）．単純CT（A）にて筋肉よりやや低吸収を示し，造影効果は認められない．結節周囲には軟部組織吸収値と脂肪組織が混在するような構造がみられ（→），胸腺過形成が疑われる．

▶ 鑑別診断のポイント

鑑別疾患としては，心膜嚢胞，成熟嚢胞性奇形腫，嚢胞変性の強い胸腺腫などが挙げられる．嚢胞性腫瘤は柔らかい腫瘤であることから，体位や呼吸の違いにより形状が変化することがあり，形状の変化が嚢胞性腫瘤の診断根拠となりうる．

参考文献
1) Brown LR, Aughenbaugh GL: Masses of the anterior mediastinum: CT and MR imaging. AJR 157: 1171-1180, 1991.
2) Jeung MY, Gasser B, Gangi A, et al: Imaging of cystic masses of the mediastinum. RadioGraphics 22: S79-S93, 2002.
3) Kim JS, Cha EJ: A rare case of multilocular thymic cyst with follicular lymphoid hyperplasia: radiologic and histopathological features. Nucl Med Mol Imaging 50: 161-163, 2016.

心膜嚢胞
pericardial cyst

島本 綾，芦澤和人

症例 80歳代，女性．小腸 MALT（mucosa-associated lymphoid tissue）リンパ腫の精査時のCTにて縦隔腫瘤が認められた．

図1-A　単純CT　KEY

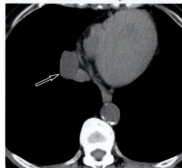

図1-B　T1強調像

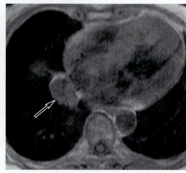

図1-C　T2強調像

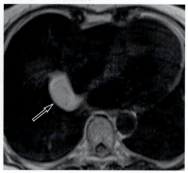

図1-D　T2強調冠状断像

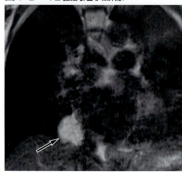

図1-E　ADC map

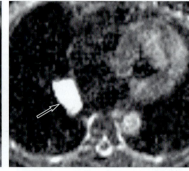

A：右心横隔膜角に内部均一な低吸収腫瘤（10HU．→）が認められる．
B〜D：腫瘤は筋肉と比べて，T1強調像（B）にて軽度低信号，T2強調像（C，D）にて著明な高信号を示す（→）．
E：ADC値は高値（→）を示している（b＝800s/mm^2）．
CT，MRIで心膜嚢胞と診断され，無治療で経過観察されている．

▶心膜嚢胞の一般的知識

　心膜腔の発生過程で形成される薄壁の単房性嚢胞である．嚢胞壁は結合組織と1層の中皮細胞からなる．内容液は通常，漿液性である[1]．心膜腔との交通はなく，交通がある場合は心膜憩室として区別される．前方の心横隔膜角に好発し，特に右側に多い[1)2)]．しかし，上行大動脈や肺動脈の中枢付近の心膜洞の高さにも発生する（図2）．多くは無症状である[1]．

▶心膜嚢胞の画像所見

　CTでは均一な低吸収を示し，MRIではT1強調像で低信号，T2強調像にて高信号を呈する薄壁嚢胞性腫瘤であり，造影効果は示さない（図1，2）[1)2)]．

▶鑑別診断のポイント

　心膜嚢胞は，通常より上方や前方にある場合には，気管支原性嚢胞や胸腺嚢胞との鑑別は困難である[2]．また，強い嚢胞変性を伴う胸腺腫や成熟嚢胞性奇形腫も鑑別に挙がる．

バリエーション　10歳代，女性．高位にみられる心膜嚢胞疑い（3年間変化なし）

図2-A　単純X線写真

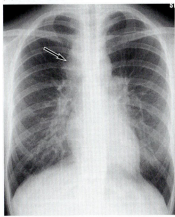

図2-B　単純CT

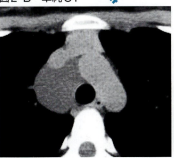

図2-C　T1強調像

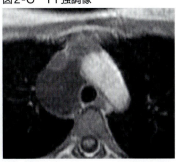

図2-D　T2強調冠状断像

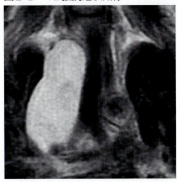

A：気管〜右主気管支の右側に腫瘤影（→）が認められる．
B〜D：気管右側に，単純CT（B）にて低吸収，MRIのT1強調像（C）にて低信号，T2強調像（D）にて高信号を呈する，頭尾方向に長い嚢胞性病変が認められる．

> **NOTE　高位心膜上洞**
> 　心膜上洞は頭側の右傍気管領域に進展し，腕頭静脈レベルまで認められることがあり，高位心膜上洞と呼ばれる（図3）．水の吸収値であり尾側で心膜上洞と連続し，mass effectを示さず周囲構造の間隙に存在することから，リンパ節や嚢胞性腫瘤と鑑別可能である[3]．

参考症例　70歳代，男性．高位心膜上洞

図3-A　造影CT　　図3-B　造影CT　　図3-C　造影CT　　図3-D　造影CT冠状断像

 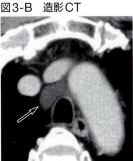 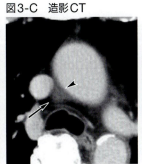 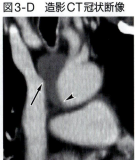

A〜D：左右腕頭静脈と気管の間から上行大動脈背側に造影されない低吸収域（→）が認められる．尾側レベルで心膜上洞との連続性（C, D；▶）が認められる．

参考文献
1) Jeung MY, Gasser B, Gangi A, et al: Imaging of cystic masses of the mediastinum. RadioGraphics 22: S79-S93, 2002.
2) Takahashi K, Al-Janabi NJ: Computed tomography and magnetic resonance imaging of mediastinal tumors. J Magn Reson Imaging 32: 1325-1339, 2010.
3) Choi YW, McAdams HP, Jeon SC, et al: The "High-Riding" superior pericardial recess: CT findings. AJR 175: 1025-1028, 2000.

気管支原性囊胞
bronchogenic cyst

島本 綾, 芦澤和人

> **症例** 20歳代, 男性. 3日前より発熱, 軽度の呼吸困難あり. 入院当日, 呼吸困難の増強にて来院.

図1-A　単純CT
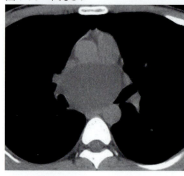

図1-B　造影CT
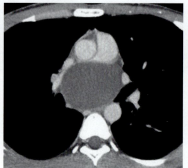

図1-C　薄層CT
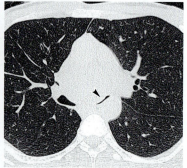

図1-D　脂肪抑制T1強調像
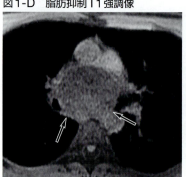

図1-E　T2強調像　**KEY**
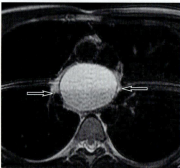

図1-F　ADC map
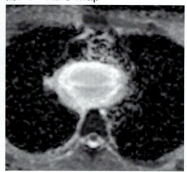

A：中縦隔で気管分岐下に境界明瞭な楕円形腫瘤が認められる. 腫瘤内部は均一で, 水より軽度高吸収を示している.
B：腫瘤に造影効果は認められない.
C：左主気管支が腫瘤により圧排され, 扁平化(▶)している.
D：腫瘤は水より軽度高信号で, 背側部分(→)がより高信号を示している.
E：腫瘤は高信号を示し, 腫瘤内部に液面形成(→)が認められる.
F：ADC値は高値を示している.

▶ その後の経過

縦隔内囊胞性腫瘤に感染を合併した病態が考えられた. 気道狭窄による進行性の呼吸困難が認められたため, 緊急手術にて胸腔鏡補助下囊胞切開ドレナージ術が施行された. 病理学的に, 強い炎症細胞浸潤を伴う気管支原性囊胞と診断された. 術後, 経過は良好で診察終了となった.

▶ 気管支原性囊胞の一般的知識

胎生期に前腸から肺が分離する過程で生じる前腸囊胞のひとつである(▶NOTE参照)[1]. 薄壁単房性囊胞のことが多く, 壁は線毛上皮で裏打ちされ, 粘液栓, 軟骨, 平滑筋なども含まれる. 内容物は漿液性のこともあるが, 気管支分泌物が多い場合は粘液性である. 縦隔のどの領域にも生じうるが, 好発部位は気管分岐部近傍で, 中・後縦隔にみられ, 稀に肺内, 胸膜, 横隔

膜にも発生する[2]．分化の過程で早期に起これば縦隔に，後期に起これば肺内に発生する．無症状のことが多いが，胸痛，咳嗽，呼吸困難，発熱がみられることもある[2]．

▶ 気管支原性嚢胞の画像所見

CT上，辺縁平滑，円形ないしは楕円形の単発腫瘤として認められる．壁は非常に薄く内部は均一である．内部のCT値は内容液の成分により水〜軟部組織の吸収値を示し（図1, 2），シュウ酸カルシウムや蛋白濃度が高い場合にはCT値は100以上になることがある．嚢胞内や壁に石灰化がみられることがある．造影効果は認められない．感染の合併や気管気管支との交通が生じると嚢胞内に空気が認められることがある．MRIでは，T2強調像で高信号，T1強調像では蛋白，出血，粘液成分により様々な信号を呈する[2]．感染を伴うと，壁肥厚や液面形成[2]を呈することがある．

バリエーション 10歳代．女性．内容液が高吸収を呈する気管支原性嚢胞

図2-A　単純CT　　図2-B　造影CT

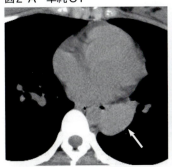
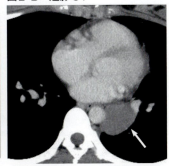

図2-C　T1強調像　　図2-D　T2強調像

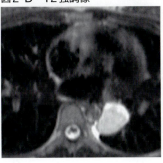

NOTE
食道重複嚢胞

前腸嚢胞のうち，壁に食道粘膜をもつものを食道重複嚢胞という[3]．画像上，気管支原性嚢胞との鑑別は困難だが，食道重複嚢胞は気管支原性嚢胞より壁が厚く，食道に近接している[2]．また，出血を合併しない限り，内容液は漿液性のことが多い．

A, B：中〜後縦隔左側に境界明瞭な楕円形腫瘤（→）が認められる．造影効果は認められず，単房性嚢胞性腫瘤である．内部は単純CT（A）にて水より高吸収を示している．
C, D：水と比較して，T1強調像（C）にて軽度高信号，T2強調像（D）にて大部分は軽度低信号を示している．

▶ 鑑別診断のポイント

一般に気管支原性嚢胞は，気管分岐部周辺に認められる頻度が高い．単純CTにて軟部組織の吸収値を呈して充実様にみえる場合があり，造影効果の有無を確認することが重要である（図2）．嚢胞性腫瘤は柔らかい腫瘤であることから，体位や呼吸の違いにより形状が変化することがあり，診断の一助となる．

参考文献
1) Takahashi K, Al-Janabi NJ: Computed tomography and magnetic resonance imaging of mediastinal tumors. J Magn Reson Imaging 32: 1325-1339, 2010.
2) Jeung MY, Gasser B, Gangi A, et al: Imaging of cystic masses of the mediastinum. RadioGraphics 22: S79-S93, 2002.
3) Salo JA, Ala-Kulju KV: Congenital esophageal cysts in adults. Ann Thorac Surg 44: 135-138, 1987.

胸腺脂肪腫
thymolipoma

島本 綾, 芦澤和人

症例 30歳代, 男性. 5年ほど前の健診の胸部単純X線写真にて異常陰影を指摘され, 以降, 毎年指摘されていた. 今年, 健診医の勧めで精査.

図1-A　単純X線写真

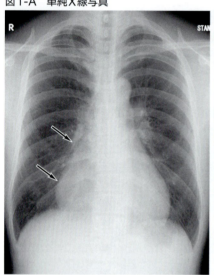

図1-F　T2強調冠状断像

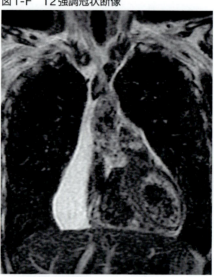

図1-B　単純CT

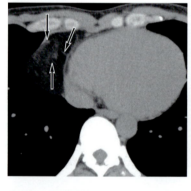

図1-C　単純CT

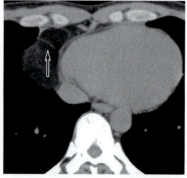

図1-D　T1強調像

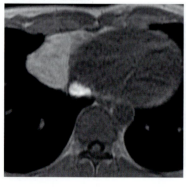

図1-E　脂肪抑制T1強調像

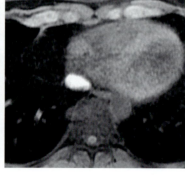

A：一見, 心拡大の所見のようにみえるが, 右下肺野内側に水濃度よりX線透過性がやや高い領域がみられ, 心右縁が不明瞭である (→).
B, C：前縦隔に境界明瞭な脂肪性腫瘤がみられ, 内部に索状構造 (→) が認められる.
D, E：腫瘤はT1強調像 (D) にて皮下脂肪と同等の高信号を示し, 脂肪抑制される (E).
F：腫瘤はT2強調像にて高信号を示し, 下方に下垂するような形状を示している.

▶ その後の経過

胸腔鏡下縦隔腫瘍摘出術が行われ，病理学的に胸腺脂肪腫と診断された．術後経過は良好で，診察は終了となった．

▶ 胸腺脂肪腫の一般的知識

成熟脂肪組織から構成される腫瘍であり，胸腺組織が散在する．稀な前縦隔腫瘍で，胸腺腫瘍の2〜9％とされる[1]．どの年齢にも発生し，性差はない．偶然発見されることが多いが，咳嗽，呼吸困難，胸痛，嗄声，チアノーゼなどの症状で発症することもある．合併症として重症筋無力症が知られている[1]．肉眼病理学的には被膜に覆われ，大きさは3〜30cm以上の報告がある．境界明瞭な柔らかい腫瘍で，完全切除にて治癒可能である．遠隔転移や再発，腫瘍関連死の報告はない[1]．

▶ 胸腺脂肪腫の画像所見

胸部単純X線写真では心拡大やリンパ腫に似る（図1-A）[1]．ただし，腫瘤は柔らかく，脂肪組織を多く含むことから，Casulloら[2]の報告では，胸部単純X線写真にてX線透過性が高く，大きな病変の場合，腫瘍は下方に下垂するような形状であることが特徴とされている（図1-F）．CT，MRIは診断に有用であり，境界明瞭な前縦隔腫瘤に脂肪組織と胸腺組織が様々な割合で混在する（図1-B〜E）．脂肪組織の腫瘤の内部に正常胸腺組織を反映する索状の軟部組織が含まれ[1〜3]，散在する胸腺組織は造影される[3]．

▶ 鑑別診断のポイント

脂肪を含む腫瘍が鑑別診断に挙げられ，心膜外脂肪，脂肪腫，脂肪肉腫などが含まれる[3]．下垂するような形状と腫瘍内部の正常胸腺を示す索状の軟部組織が，これらの疾患との鑑別点である．Morgagni孔ヘルニアも類似した所見を呈する（図2）．

| 参考症例 | 60歳代，女性．Morgagni孔ヘルニア |

図2-A 単純CT

図2-B 造影CT冠状断像

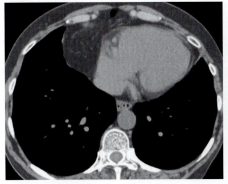

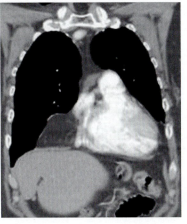

A, B：横隔膜の抵抗減弱部の右側より，大網が胸腔内に脱出している．

参考文献

1) Travis WD, Brambilla E, Burke AP, et al: WHO classification of tumours of the lung, pleura, thymus and heart. IARC Press, Lyon, 2015.
2) Casullo J, Palayew MJ, Lisbona A: General case of the day. Thymolipoma. RadioGraphics 12: 1250-1254, 1992.
3) Obeso Carillo GA, García Fontán EM, Cañizares Carretero MÁ: Giant thymolipoma: case report of an unusual mediastinal tumor. Arch Bronconeumol 50: 557-559, 2014.

縦隔気腫
pneumomediastinum

島本 綾, 芦澤和人

症例1 10歳代,男性.仕事中に特に誘因なく,咽頭部〜胸部の違和感を自覚し来院.

図1-A 単純X線写真

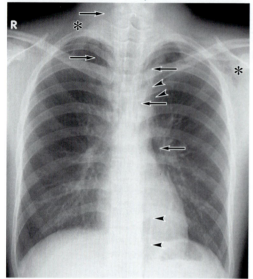

A:縦隔構造を縁取るような線状や帯状の透亮像(→)が多数認められ,頸部に連続している.下行大動脈外側縁が気腫により明瞭に描出され,その外側や大動脈弓外側から上方に線状影(▶:縦隔側の胸膜を示す)が認められる.頸部や胸壁に皮下気腫(*)がみられる.
B〜D:縦隔気腫(▶)と皮下気腫(*)が明らかである.横断像では,骨性胸壁と壁側胸膜との間の胸膜外腔に進展する空気(D;→)が背側に認められる.

診断名 **特発性縦隔気腫**
その後,経過観察にて自然軽快した.

図1-B 薄層CT冠状断像
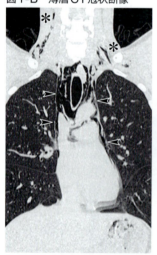

図1-C 薄層CT冠状断像
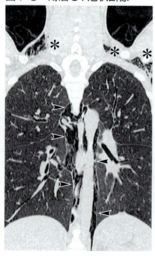

図1-D 薄層CT
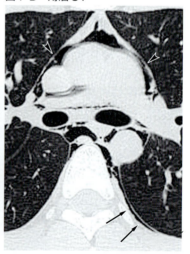

▶ 縦隔気腫の一般的知識

縦隔気腫とは食道や気道系以外の縦隔内に空気が貯留する状態である.高頻度に胸壁や頸部の皮下気腫を合併する.縦隔気腫は無治療で軽快することが多いが,成因によっては縦隔炎を併発し致死的になるものもある.症状は胸痛や背部痛が主であり,気腫の頸部への進展により,頸部痛,咽頭痛を訴えることが多く,嚥下困難や呼吸困難もみられる.縦隔気腫の分類を表に示す.

症例2

60歳代，男性．間質性肺炎[特発性上葉肺線維症＋非特異性間質性肺炎（PPFE＋NSIP）疑い]に対するステロイド導入目的にて入院．ステロイド投与開始1週間後の胸部単純X線写真にて縦隔気腫が認められ，その2日後には皮下気腫が出現．

図2-A　単純X線写真正面像

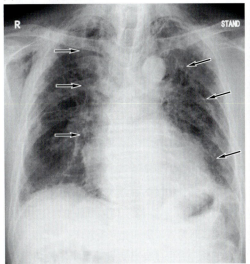

図2-B　単純X線写真側面像

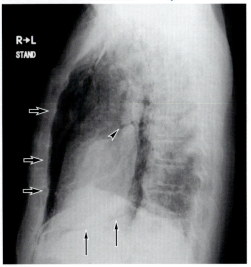

図2-C　薄層CT矢状断像

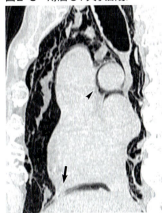

図2-D　薄層CT矢状断像

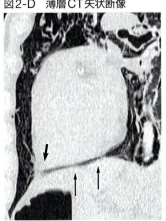

A：縦隔から頸部にかけて連続する透亮像が認められる．縦隔影や心陰影に平行に走る線状影（→）がみられる．両側びまん性に末梢主体に網状影がみられ，上肺野末梢に一部浸潤影が認められる．

B：左横隔膜前方部分の輪郭が追え（→：continuous left hemidiaphragm sign），胸骨後方で心臓前方の空気が認められる（→：pneumoprecardium）．右肺動脈本幹周囲にリング状の透亮像がみられる（▸：ring around the artery sign）．

C, D：A, Bにおける所見を形成する空気が確認できる[D；→（Bの→に対応），C；▸（Bの▸に対応）]．心膜囊直下の前方部分は横隔膜と固着している（C, D；→）．

診断名　間質性肺炎に伴う縦隔気腫

その後，安静とステロイドの減量にて改善した．

表　縦隔気腫の分類（文献4）を元に作成）

由来する部位	原因や疾患
肺胞内圧上昇による肺胞破裂	気道閉塞（気管支喘息における粘液栓，気道異物など），機械的換気，胸部鈍的外傷（図3），咳嗽，嘔吐，Valsalva負荷
肺胞壁障害による肺胞破裂	肺炎，肺気腫，肺線維症（図2），急性呼吸窮迫症候群（ARDS）
気管・気管支の穿孔・破裂	外傷，医原性，気管・気管支腫瘍
食道の穿孔・破裂	嘔吐，医原性，外傷，腫瘍
頭頸部，後腹膜，胸壁などの腔外ガスの胸部への進展	損傷，手術などの医原性

1）特発性縦隔気腫

健康人に誘因なく発症する縦隔気腫と定義されているが（図1），今日では，病的ではない何らかの誘因を有していても，広義の特発性縦隔気腫として扱うことが多い．稀な疾患（0.003％の発生頻度）であり，若い痩せ型の男性に好発する．予後は良好で，再発は稀である．広義の特発性縦隔気腫の6割で，胸腔内圧上昇を伴う誘因が認められており，嘔吐，喘息発作，咳嗽，運動，窒息，排便などが挙げられる[1]．発生機序としてはMacklinの説が有力とされ，何らかの誘因により肺胞内圧の上昇が起きて，肺胞が破裂し，空気が漏出し気管支血管鞘を剥離して間質性肺気腫となり，肺門・縦隔に達する，というものである[2]．

2）縦隔気腫に関連する患者素因

喫煙，気管支喘息，間質性肺炎（膠原病肺を含む），慢性閉塞性肺疾患（造血幹細胞移植後の慢性移植片対宿主病である閉塞性細気管支炎を含む），糖尿病性ケトアシドーシス，神経性食思不振症などが重要である．間質性肺炎では，しばしば縦隔気腫を合併する（図2）．Matsuokaら[3]の報告では，間質性肺炎に対して治療が行われていない場合には陰影の増悪時に，ステロイドや免疫抑制剤などによる治療が行われている場合には陰影の改善時に，縦隔気腫を合併することが多い．その機序として，肺胞内圧の上昇や肺血管周囲間質の脆弱化，ステロイドによる組織の脆弱性などが考えられている．膠原病での縦隔気腫の合併は皮膚筋炎で頻度が高く，予後不良因子とされる．

▶ 縦隔気腫の画像所見

1）胸部単純X線写真

縦隔気腫は縦隔構造物を縁取るような線状の透亮像として描出され（図1-A, 2-A），縦隔構造の辺縁が明瞭化する．正面像では心左縁からその上方にみられることが多い．空気は縦隔側の胸膜を持ち上げ，壁側胸膜と臓側胸膜を併せた胸膜が線状影として描出される．空気はしばしば頸部や胸壁に進展する[4]．

＜縦隔気腫のX線サイン＞

a. continuous diaphragm sign：正面像にて，縦隔気腫が心陰影下面を左右の横隔膜が連続するように，線状の透亮像として縁取る所見である（図3-A）[4,5]．心膜囊と横隔膜は，心膜囊直下で前方から側方の部分が靭帯によって固定されているため，continuous diaphragm signにおける心臓下面の透亮像は，靭帯の外縁の左右から後方を取り囲むような空間に進展した空気をみていると考えられる．

b. pneumoprecardium：側面像にて胸骨後方で心臓前方に空気を認める（図2-B, 3-B）[4,5]．

c. ring around the artery sign：側面像において，右肺動脈本幹周囲の空気がリング状の透亮像を形成する（図2-B）[4,5]．

d. continuous left hemidiaphragm sign：通常，側面像では左横隔膜前方部分は心臓と接するために境界は不明瞭であるが，この部分に空気が進展すると，左横隔膜前方部分の輪郭が追えるようになる（図2-B）[4]．

e. 頸部や胸壁の皮下気腫：軟部陰影内の透亮像がみられる．

2）CT

単純X線写真では検出できないような軽微な縦隔気腫をCTでは描出可能である．空気の内

バリエーション　10歳代，男児．外傷性縦隔気腫

図3-A　単純X線写真正面像

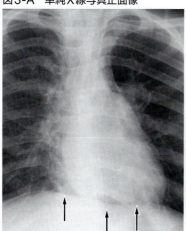

図3-B　単純X線写真側面像

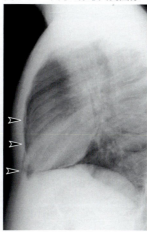

図3-C　薄層CT冠状断像

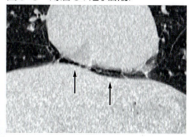

図3-D　薄層CT側面像

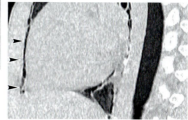

A, C：continuous diaphragm signがみられる（→）．
B, D：pneumoprecardiumが認められる（▶）．

部に縦隔内や壁側胸膜外の線維組織が線状，索状影に認められる．また，原因となる病変の有無を確認することが重要である．

▶鑑別診断のポイント

　　　　［気胸］　胸部単純X線写真の臥位像では，気胸も縦隔に沿った空気の分布がみられるため，見間違いやすい．CTでも，縦隔気腫による空気が骨性胸壁と壁側胸膜との間の胸膜外腔に進展した場合（extrapleural air），気胸と類似する．縦隔気腫では，①立位と臥位の体位変換にて分布が変化しない，②CTでは背側や荷重部に分布することがある，③空気によって剥離された壁側胸膜外の線維組織が線状・索状構造にみえる，④CTにて縦隔内空気との連続性が確認できる，ことなどが鑑別点となる[6]．

　　　　［心嚢気腫］　心臓手術以外であれば通常，心嚢気腫は縦隔気腫に比べて稀である．縦隔気腫は細い線状の透亮像が多数あり，心臓全体を取り囲むことはめったにない．また，心膜嚢直下で心膜嚢と横隔膜を固着させる靱帯が確認できれば縦隔気腫である．心嚢気腫は1つの空気の層で大きなことが多い．心嚢気腫は心膜嚢により境されるため，空気の辺縁は明瞭で円弧状であり，上方は上行大動脈と主肺動脈のレベルまでで，上縦隔や頸部に達することはない[4]．

参考文献

1) Caceres M, Ali SZ, Braud R, et al: Spontaneous pneumomediastinum: a comparative study and review of the literature. Ann Thorac Surg 86: 962-966, 2008.
2) Wintermark M, Schnyder P: The Macklin effect: a frequent etiology for pneumomediastinum in severe blunt chest trauma. Chest 120: 543-547, 2001.
3) Matsuoka S, Kurihara Y, Yagihashi K, et al: Thin-section CT assessment of spontaneous pneumomediastinum in interstitial lung disease: correlation with serial changes in lung parenchymal abnormalities. Respir Med 100: 11-19, 2006.
4) Bejvan SM, Godwin JD: Pneumomediastinum: old signs and new signs. AJR 166: 1041-1048, 1996.
5) Zylak CM, Standen JR, Barnes GR, et al: Pneumomediastinum revisited. RadioGraphics 20: 1043-1057, 2000.
6) Kurihara Y, Nakajima Y, Niimi H, et al: Extrapleural air collections mimicking pneumothorax: helical CT finding. J Comput Assist Tomogr 21: 771-772, 1997.

縦隔炎
mediastinitis

島本 綾，芦澤和人

症例1 70歳代，女性．大動脈弁置換術および動脈管閉鎖術後第10病日に炎症反応が上昇．白血球 12,700/μl，CRP 20.76mg/dl．

図1-A　単純CT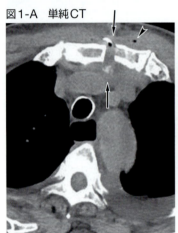
図1-B　単純CT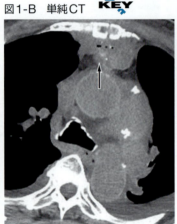
図1-C　単純CT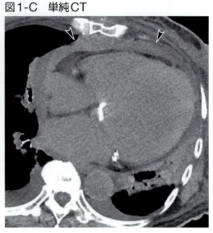

A〜C：術後第10病日に撮影．胸骨の離開が認められ，同部や胸骨後方に液体貯留とガスが認められる（A，B；→）．両側大胸筋の腫大が認められ，内部に気泡（A；▸）を伴っている．これらの所見は8日前のCT（非提示）と比較して新たに出現もしくは増強している．同レベルで前胸壁皮下脂肪組織の吸収値は上昇している．胸水，心嚢水（C；▸）も認められる．

診断名 急性縦隔炎

▶ その後の経過

【症例1】 臨床所見と画像所見から急性縦隔炎と診断された．縦隔デブリードマン手術が行われ治癒した．創部の検体からは表皮ブドウ球菌が検出された．

【症例2】 臨床所見と画像所見から下行性壊死性縦隔炎と診断され，頸部＋胸腔鏡下胸腔内洗浄ドレナージ術が行われた．術後第3病日頃から再度高熱が出現し，CTでも膿瘍の遺残が認められ，頸部＋開胸胸腔内膿瘍壁掻爬・洗浄ドレナージ術が行われ，治癒した．初回ドレナージ術時の頸部の検体からは，*Parvimonas micra*，*Peptoniphilus asaccharolyticus*が分離された．

▶ 急性縦隔炎の一般的知識

急性縦隔炎は縦隔構造を取り囲む結合組織および脂肪組織の急性炎症であり，高い死亡率を示す．その原因に基づいて，術後合併症（図1），食道穿孔（外傷，腫瘍，医原性，特発性など），隣接骨の骨髄炎の進展，頭頸部感染の直接的な進展（図2），血行性感染に分類され，ほとんどの症例は，術後合併症および食道穿孔に続発する．臨床的に，急性胸痛，高熱，悪寒，息切れ，白血球増加を呈する．頸部感染症の場合は，頸部腫脹，嚥下障害，咽頭痛などを有することがある．急性縦隔炎は，感染の原因に応じて予後が異なる場合があり，原因と臨床所見に応じて，外科的治療や内科的治療が行われる[1]．

| 症例2 | 40歳代，女性．6日前より咽頭痛，発熱が出現し，抗菌薬内服にて治療されたが，経口摂取が困難となり胸部不快感が出現．前医に入院し，抗菌薬の点滴が開始されたが改善せず，紹介入院となる．体温38℃，白血球16,000/μl，CRP 25.36mg/dl．Marfan症候群があり，4年前に腹部大動脈瘤破裂に対し手術，2年前にStanford B型胸部大動脈解離に対し保存的加療後． |

図2-A　単純X線写真

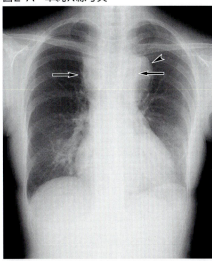

図2-B　造影CT

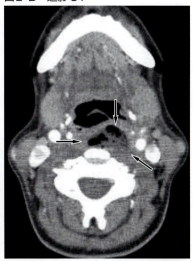

図2-C　造影CT

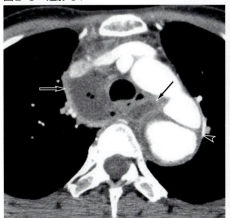

図2-D　造影CT矢状断像

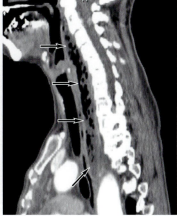

A：縦隔影の拡大（→）が認められる．大動脈弓の拡張（▷）もみられる．
B〜D：咽頭後間隙〜縦隔内に連続して，椎体前方に液体貯留と気泡状の遊離ガスがみられる（→）．横断像では大動脈解離（C；▷）が認められる．
診断名 下行性壊死性縦隔炎

1）術後合併症（図1）

　急性縦隔炎の多くは，心臓血管または他の胸部外科手術の合併症に起因する[1]．胸骨正中切開後の縦隔炎の合併の頻度は0.15〜5％といわれ，最近の報告では1％以下であるが，死亡率は12〜15％と高い．糖尿病，慢性閉塞性肺疾患，心不全，両側の内胸動脈移植，喫煙，肥満，高齢，腎不全などが危険因子である．起炎病原体として最も多いのは，黄色ブドウ球菌である[1]．術後2週間以内の発症が多く，症状は発熱，創部感染などである．

2）下行性壊死性縦隔炎（descending necrotizing mediastinitis；DNM）：頭頸部感染の直接的な進展（図2）

　咽頭部，頸部，歯性感染が下行性に波及する急性縦隔炎であり，複数菌感染症であることが

多い[1]．稀な疾患であるが，発症後は急速に進行し，予後不良で，死亡率は10～30％である[2]．男性に多い．下行性に波及する原因として，縦隔構造は筋膜と間隙によって連続していることに加えて，重力，呼吸運動，胸腔内陰圧などが挙げられる．頸部から縦隔への感染の進展経路には，1) 前縦隔に進む前気管進展路，2) 中縦隔に進む外側咽頭進展路，3) 後縦隔に進む咽頭後間隙－危険間隙進展路の3つが知られている．咽頭後間隙－危険間隙進展路は最も頻度の高い経路で，頭頸部の感染が後縦隔や胸腔に広がる経路として重要である[1]．前気管進展路や外側咽頭進展路からは，心膜炎や胸膜炎が起こる．治療の基本は抗菌薬投与，ドレナージ術の施行，呼吸管理である．

▶ 縦隔炎の画像所見

胸部単純X線写真では，縦隔影の拡大（図2-A），縦隔内のガスや液体貯留などがみられる．画像診断の基本はCTであり，進展範囲も評価される．CTでは，縦隔脂肪組織の吸収値上昇，縦隔内の気泡状の遊離ガス，限局的な液体貯留，リンパ節腫大，胸水および膿胸などが認められる[1]．

1）術後合併症

胸骨離開は，急性縦隔炎の発症としばしば関連し，胸骨離開の単純X線所見には，胸骨ワイヤの偏位，回転，破折，胸骨正中の縞状の透亮像などがある[1]．CTによる縦隔内液体貯留と気泡状の遊離ガスの確認が重要である（図1）．これらの所見は，術後経過でも認められるが，術後2～3週間以降に所見が持続している場合（▶NOTE参照）や，新たに出現したり，増加したりする場合は，縦隔炎が疑われる．また，造影効果に関しては偽陽性も偽陰性もあるため，その評価には注意が必要である[3]．

2）下行性壊死性縦隔炎

急性縦隔炎の所見に加えて頸部の所見が認められる．単純X線写真では，頸部の皮下気腫や椎体前の軟部組織の腫脹などが認められ，CTでは，頸部の皮下組織の肥厚，筋膜や筋肉の肥厚などがみられる．下行性壊死性縦隔炎の診断の根幹は，頭頸部感染症から縦隔へ進展する経路を証明することである（図2-B～D）[1]．

縦隔内液体貯留と遊離ガスによる縦隔炎の診断

CTでの縦隔内液体貯留と気泡状の遊離ガスによる縦隔炎の診断について，Jollesら[4]の報告では，術後14日以前の特異度は33％，14日以降では100％であり，感度はいずれも100％であった．また，Yamashiroら[3]の報告では，術後21日以前の特異度は39％であり，21日以降では85％であった．

参考文献

1) Katabathina VS, Restrepo CS, Martinez-Jimenez S, et al: Nonvascular, nontraumatic mediastinal emergencies in adults: a comprehensive review of imaging findings. RadioGraphics 31: 1141-1160, 2011.
2) Foroulis CN, Sileli MN: Descending necrotizing mediastinitis: review of the literature and controversies in management. The Open Surgery Journal 5: 12-18, 2011.
3) Yamashiro T, Kamiya H, Murayama S, et al: Infectious mediastinitis after cardiovascular surgery: role of computed tomography. Radiat Med 26: 343-347, 2008.
4) Jolles H, Henry DA, Roberson JP, et al: Mediastinitis following median sternotomy: CT findings. Radiology 201: 463-466, 1996.

神経芽腫/神経節芽腫/神経節腫
neuroblastoma / ganglioneuroblastoma / ganglioneuroma

症例1 2歳，男児．乳児検診で運動発達の遅れを指摘され，近医を受診．側彎および下肢優位の筋緊張低下があり精査．

図1-A　T2強調冠状断像

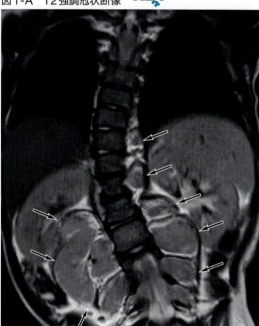

図1-B　拡散強調像

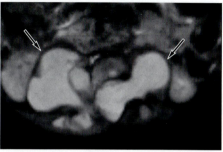

図1-C　ADC map

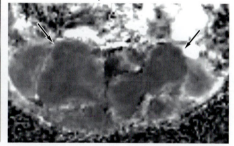

A〜C：脊柱管内外に進展する腫瘍が，複数の椎間孔にわたり多発（→）して認められる．拡散強調像で高信号，ADC値の低下を示し，細胞密度が高い病変であることを反映している．

診断名 神経節芽腫

▶その後の経過

【症例1】 切除生検が行われ，病理学的に神経節芽腫と診断された．化学療法が行われたが，病変は増大傾向でvolume reductionを目的に脊柱管外病変の切除術が行われた．

【症例2】 手術が行われ，病理学的に神経節腫と診断された．術後，再発の所見はみられない．

▶神経芽腫/神経節芽腫/神経節腫の一般的知識

神経芽腫は神経堤から発生する腫瘍であり，副腎髄質，後腹膜腔に次いで後縦隔に好発する．そのほとんどは10歳以下で診断され，中央値は22か月である[1]．尿中のバニリルマンデル酸（VMA），ホモバニリン酸（HVA）が上昇することが多い．組織学的に分化が進んだ病型として神経節芽腫と神経節腫がある．神経節芽腫は2〜4歳，神経節腫は小児〜若年成人に好発する[2]．

11. 縦隔病変

症例2 10歳代，女性．健診の単純X線写真で，左下肺野に異常影を指摘された．

図2-A　単純X線写真

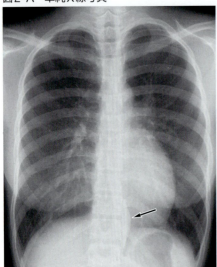

図2-B　T2強調冠状断像　KEY

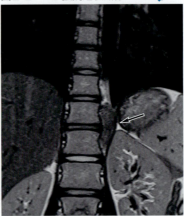

A：第11-12胸椎左側に紡錘状の腫瘤影（→）が認められる．
B〜G：腫瘤（→）は骨格筋と比べT2強調像（B，C）でやや高い低信号，T1強調像（D，E）で同等の低信号を呈し，わずかな造影効果が認められる．拡散強調像（F）では椎間板と同程度の軽度高信号で，ADC低下（G）は認められない．
H：腫瘤（→）は筋と等吸収を呈し，石灰化や脂肪成分は認められない．

診断名　神経節腫

図2-C　T2強調像

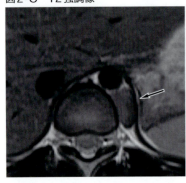

図2-D　T1強調像

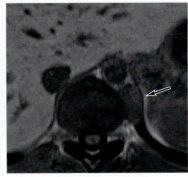

図2-E　脂肪抑制造影T1強調像

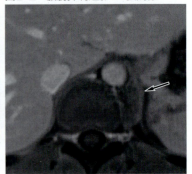

図2-F　拡散強調像

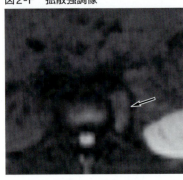

図2-G　ADC map

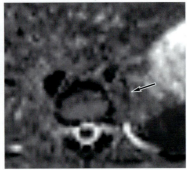

図2-H　単純CT

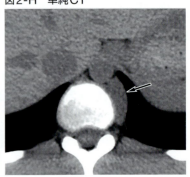

▶神経芽腫/神経節芽腫/神経節腫の画像所見

1）神経芽腫/神経節芽腫

脊柱管内外に進展するダンベル型の巨大腫瘤を形成し，複数の椎間孔に及ぶ（図1-A）．T1強調像で低信号，細胞密度が高いことを反映し，T2強調像で等〜低信号，拡散強調像で高信号，ADC値の低下を示す（図1-B，C）．内部に石灰化や出血・壊死を伴うことが多いため，様々な

信号を呈しうる．CTでは，内部均一または不均一で石灰化が認められる．また，腫瘍による脊柱管や椎間孔の拡大が明瞭である．

神経節芽腫は，充実成分を主体にするものから，嚢胞成分を主体にするものまで様々であり，神経芽腫で石灰化が認められることが多い[2]．しかし神経芽腫と神経節芽腫は，基本的には類似の画像所見を呈するため，両者の鑑別は難しい．

2) 神経節腫

境界明瞭な円形や紡錘状・分葉状の腫瘤で，比較的均一な内部性状を示す．造影効果は様々だが，造影効果が弱いものや緩徐に造影される場合が多い[2]．しばしば石灰化が認められる．MRIでは，T1強調像で低信号，含有する粘液基質や細胞成分，膠原線維などの割合を反映し，T2強調像で中間信号～高信号を呈する（図2）．また，T2強調像で腫瘤内に曲線状の索状低信号が認められるwhorled appearanceが特徴的である（図3）．この索状低信号は，膠原線維やSchwann細胞の配列を反映しているといわれている[2]．

> **バリエーション**　20歳代，女性．whorled appearanceを呈する神経節腫

図3-A　T2強調像　　　図3-B　T2強調冠状断像

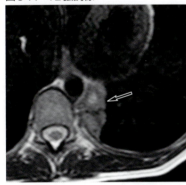
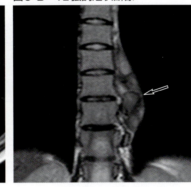

健診の単純X線写真で左下肺野に異常影を指摘された．
A, B：第9-12椎体左側に紡錘状の腫瘤性病変（→）を認める．T2強調像で中間信号～高信号を示し，内部に索状低信号が認められるwhorled appearanceを呈している．

▶鑑別診断のポイント

年齢と腫瘍の形態や進展形式から，神経芽腫を強く疑うことができる．ダンベル型の腫瘍として，神経線維腫や神経鞘腫が鑑別に挙がるが，いずれも発症年齢が神経芽腫より高い．神経芽腫と神経節芽腫/神経節腫との鑑別は難しいが，神経芽腫の方がADC値は有意に低いとの報告がある[3]．

参考文献

1) Lonergan GJ, Schwab CM, Suarez ES, et al: Neuroblastoma, ganglioneuroblastoma, and ganglioneuroma: radiologic-pathologic correlation. RadioGraphics 22: 911-934, 2002.
2) Rha SE, Byun JY, Jung SE, et al: Neurogenic tumors in the abdomen: tumor types and imaging characteristics. RadioGraphics 23: 29-43, 2003.
3) Gahr N, Darge K, Hahn G, et al: Diffusion-weighted MRI for differentiation of neuroblastoma and ganglioneuroblastoma/ganglioneuroma. Eur J Radiol 79: 443-446, 2011.

神経鞘腫
schwannoma

大木 望, 芦澤和人

症例 30歳代，女性．健診で施行されたPET/CTで後縦隔腫瘍を指摘された．

図1-A　単純X線写真

図1-B　T2強調冠状断像

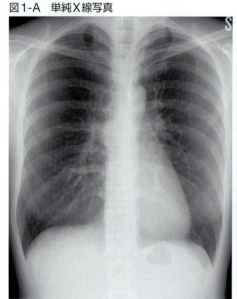

図1-C　単純CT　　　図1-D　造影CT

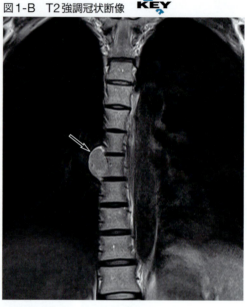

図1-E　T2強調像

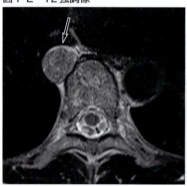

図1-F　脂肪抑制造影T1強調像

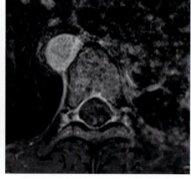

A：肺門レベルの右傍椎体領域に，半円形の腫瘤影が認められる．
B〜F：第8胸椎椎体の右前方に，境界明瞭・辺縁平滑な楕円形腫瘤が認められる．CTでは筋とほぼ等吸収（**C**），MRIでは骨格筋と比較し，T2強調像で軽度高信号を呈し（**B, E**；→），辺縁により高信号の領域が認められる．いずれも造影（**D, F**）では，比較的均一・良好な造影効果が認められる．

▶ その後の経過

胸腔鏡補助下に腫瘍摘出術が行われ，病理学的に神経鞘腫と診断された．

▶ 神経鞘腫の一般的知識

縦隔神経原性腫瘍は，その発生部位から①末梢神経由来，②交感神経由来，③傍神経節由来に分類される．様々な神経から様々な部位に発生する可能性があるが，その多くは後縦隔に発生し，神経鞘腫が多い．神経鞘腫は，20～50歳代，胸部領域では神経根や肋間神経から発生することが多い[1]．組織学的には，細胞成分の多いAntoni A型の領域と，細胞成分が少なく粘液状基質が豊富なAntoni B型の領域が混在している[2]．

▶ 神経鞘腫の画像所見

画像上，境界明瞭・辺縁平滑な腫瘤を呈する（図1）．病理学的所見を反映して，Antoni A型の領域はMRI T2強調像で比較的低信号，良好な造影効果を呈し，Antoni B型の領域はT2強調像で著明な高信号，漸増性の弱い造影効果を示す．また，T2強調像で辺縁が高信号，中心が低信号を呈するtarget signが認められることがある．T2強調像で低信号の被膜を有する．内部の変性や出血，囊胞を伴うことも多い（図2）．近接する骨侵食や椎間孔の拡大がみられ，骨変化の評価についてはCTが有用である．

バリエーション　60歳代，女性．囊胞変性の強い神経鞘腫

図2-A　T2強調像　　　　図2-B　脂肪抑制造影T1強調像

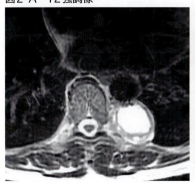
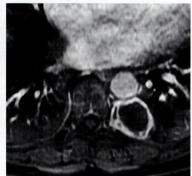

A，B：第9胸椎椎体の左側に，境界明瞭・辺縁平滑な囊胞性腫瘤が認められる．囊胞壁はやや厚く，骨格筋と比較しT2強調像（A）で軽度高信号を呈し，造影T1強調像（B）良好に造影される．

▶ 鑑別診断のポイント

同じ末梢神経由来の腫瘍として，神経線維腫が挙げられる．神経鞘腫では由来の神経から偏在性に発生し被膜を有するのに対して，神経線維腫では神経を中心に発生し被膜を認めないことが多い．また，target signは神経鞘腫よりも神経線維腫でより認められるが，両者の鑑別は難しい場合がある．変性・出血や囊胞化が顕著な場合（図2）は，他の腫瘍性病変との鑑別はさらに難しくなるが，神経との関係が診断の手がかりのひとつになる．

参考文献

1) Tateishi U, Gladish GW, Kusumoto M, et al: Chest wall tumors: radiologic findings and pathologic correlation: part 1. Benign tumors. RadioGraphics 23: 1477-1490, 2003.
2) Bueno J, Lichtenberger JP III, Rauch G, et al: MR imaging of primary chest wall neoplasms. Top Magn Reson Imaging 27: 83-93, 2018.

傍神経節腫
paraganglioma

大木 望, 芦澤和人

症例 60歳代, 女性. 検診で施行された胸部CTで縦隔腫瘍を指摘された. 高血圧や動悸などの症状はない.

図1-A 単純CT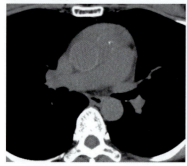
図1-B 造影CT（早期相） KEY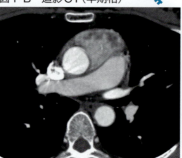
図1-C 造影CT（後期相）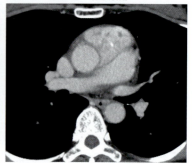

図1-D T2強調像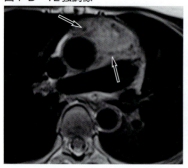
図1-E 脂肪抑制造影T1強調像（早期相） KEY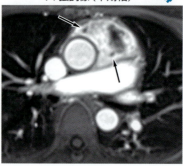

A〜C：前中縦隔に石灰化を伴う腫瘤性病変が認められる. 内部不均一な早期濃染と造影効果の遷延がみられる.

D, E：T2強調像（D）で筋より軽度高信号を呈し, 発達した血管を示すflow void（低信号域. →）を有している. 造影早期相（E）で強い早期濃染がみられる.

▶ その後の経過

開胸生検が行われたが, 非常に出血が多く有効な組織が得られず終了となった. 術後にFDG-PET/CTが行われ, 右頸部にも小さな腫瘤を認めた（図2）. 同部に対して手術が行われ, 病理学的に頸動脈小体の悪性傍神経節腫と診断された. 縦隔腫瘍も一連の傍神経節腫の可能性が高いと考えられた.

図2-A FDG-PET/CT, MIP像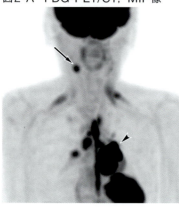
図2-B FDG-PET/CT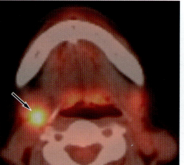
図2-C 造影CT（動脈相）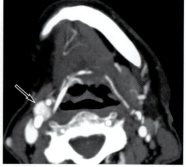

A, B：右頸部に強い集積（→）を認める. 前縦隔腫瘍にも強い集積（A；▶）を認める.
C：病変は右内・外頸動脈の間にあり, 非常に強い造影効果（→）を呈する.

▶傍神経節腫の一般的知識

副腎外の交感神経に発生する神経内分泌腫瘍である．縦隔の傍神経節腫は非常に稀であり，傍神経節腫の1～2%，縦隔腫瘍の0.3%未満との報告がある（図1）[1]．縦隔傍神経節腫は，前中縦隔に発生するaorticopulmonary paraganglioma（APPG）と，後縦隔に発生するaorticosympathetic paraganglioma（ASPG．図3）の2つに分けられる[2]．APPGは40歳以降に発生し非機能性が多く，ASPGはやや若年（平均年齢29歳）に発生し，約半数が機能性と報告されている[3]．

▶傍神経節腫の画像所見

造影CTで非常に強い造影効果がみられ，ダイナミック・スタディでは急速な早期濃染・washoutを呈する．大きな腫瘍では，壊死を反映して不均一な造影効果を呈する．MRIでは，T1強調像で低～中間信号，T2強調像で高信号を呈する．出血（salt）と血管のflow void（pepper）を反映したsalt-and-pepper appearanceが認められる[2]．ADC高値を示す報告がみられ[1]，多血性で間質が多く細胞密度が低いためと考えられる．核医学検査では，^{123}I-MIBGでの高集積が特徴的である．非特異的であるが，FDG-PET/CTでも高集積を呈する（図2-A）．

| バリエーション | 60歳代，女性．後縦隔発生の傍神経節腫 |

図3-A 造影CT　　図3-B T2強調像　　図3-C 脂肪抑制造影T1強調像

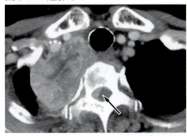 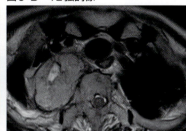 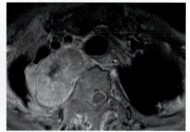

A：右肺尖部に内部不均一で強い造影効果を呈する巨大な腫瘤性病変を認める．椎体，肋骨に浸潤し，脊柱管内にも進展（→）している．
B, C：腫瘤はT2強調像で高信号を呈し，造影では中心部の一部を除いて強い造影効果を呈する．
生検が行われ，病理学的に悪性傍神経節腫と診断された．放射線・化学療法が行われ，軽度縮小がみられた．
（山形大学 豊口裕樹先生のご厚意による）

▶鑑別診断のポイント

中縦隔に発生した際は，hyalin-vascular typeのCastleman病，リンパ増殖性疾患，カルチノイド，孤在性線維性腫瘍などの多血性腫瘍，肝細胞癌や腎癌などの多血性腫瘍の縦隔リンパ節転移が鑑別疾患として挙げられる．後縦隔に発生した場合は，神経鞘腫や，交感神経節由来の神経芽腫/神経節芽腫が鑑別となる[3]．リンパ増殖性疾患や多血性腫瘍の転移は，傍神経節腫と類似した所見を呈するが，ADC値が低い点が鑑別に有用な可能性がある[1]．

参考文献
1) Takashima Y, Kamitani T, Kawanami S, et al: Mediastinal paraganglioma. Jpn J Radiol 33: 433-436, 2015.
2) Balcombe J, Torigian DA, Kim W, et al: Cross-sectional imaging of paragangliomas of the aortic body and other thoracic branchiomeric paraganglia. AJR 188: 1054-1058, 2007.
3) Ocazionez D, Shroff GS, Vargas D, et al: Imaging of intrathoracic paragangliomas. Semin Ultrasound CT MR 38: 584-593, 2017.

髄外造血
extramedullary hematopoiesis

大木 望, 芦澤和人

症例 30歳代, 女性. 有口赤血球症で加療中に, 急な下肢筋力の低下, しびれと知覚障害が出現し, 精査にて来院. 高度の貧血がみられる.

図1-A 単純X線写真（臥位）

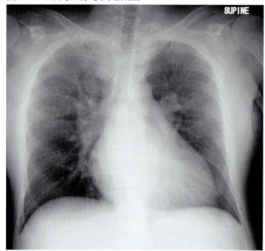

図1-B 単純CT

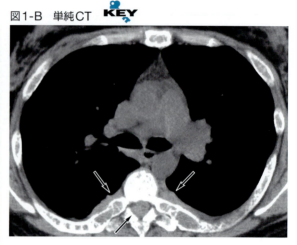

図1-C T2強調矢状断像

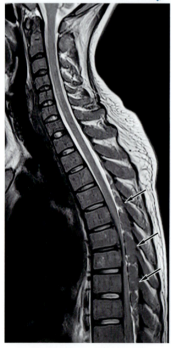

図1-D T1強調矢状断像

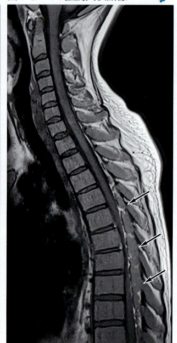

図1-E T2強調冠状断像

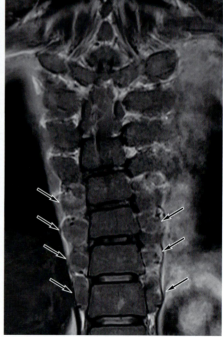

A：心拡大があり, 骨梁は全体に粗糙で肋骨の肥大が認められる.
B：骨梁の粗糙化や肋骨の肥大がより明瞭である. また, 傍脊椎領域や脊柱管内硬膜外に多発する腫瘤（→）が認められる.
C〜E：骨髄の信号がびまん性に低下し, 胸椎レベルの脊柱管内背側の硬膜外腔, 傍椎体領域などに腫瘤（→）が多発している. この腫瘤により, 高度の脊柱管狭窄および脊髄圧迫を来している.

▶ その後の経過

手術（第4-10胸椎椎弓切除および硬膜外病変切除術）が行われ，症状は徐々に改善した．病理学的に，硬膜外腫瘍には，造血細胞が密に増殖した骨髄組織と赤芽球および巨核球の増生がみられ，臨床所見と併せて髄外造血と診断された．

▶ 髄外造血の一般的知識

骨髄以外の部位での異常な造血であり，造血能の低下や溶血性疾患に合併する．原因として，骨髄線維症，骨髄を置換するようなびまん性の硬化性骨転移，白血病，鎌状赤血球症，サラセミアなどが有名である[1]．

▶ 髄外造血の画像所見

髄外造血巣は，CTでは辺縁平滑，内部均一な腫瘍で（図1-B, 2-A），造影CTで軽度の造影効果がみられることが多い（図2-B）．MRIの信号も様々であるが，脂肪を含む場合は特徴的であり，石灰化は稀である[2][3]．胸部領域に発生する髄外造血の特徴としては，両側の傍椎体領域の腫瘍（図1-C～E），肋骨の肥大（図1-A, B）が挙げられるが，傍椎体領域の腫瘍は左右差がみられたり（図2），片側性の場合もある．稀に肺結節が認められることもある．

> **バリエーション**　40歳代，男性．非対称な傍椎体領域の腫瘍を呈する髄外造血

図2-A　単純CT

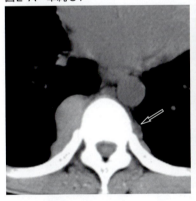

図2-B　造影CT

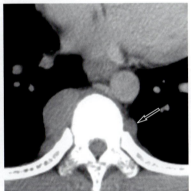

遺伝性貧血のある患者．
A, B：傍椎体領域の右側に辺縁平滑な腫瘍がみられ，分葉状の形態を示す．軽度の造影効果がみられる．左側にも小さいが同様の病変（→）が認められる．

▶ 鑑別診断のポイント

傍椎体腫瘍の鑑別として，悪性リンパ腫やCastleman病などのリンパ増殖性疾患や，神経原性腫瘍が挙げられる．髄外造血は，①内部に脂肪成分を含むことがある，②通常，椎体の両側に発生し個々の腫瘍が連続しない，③接する骨にびらんなどの変化に乏しいことが，鑑別点となる[1]．画像上，髄外造血の可能性が疑われる場合は，髄外造血を来しうる基礎疾患や慢性貧血の有無の確認が重要である．

参考文献
1) Roberts AS, Shetty AS, Mellnick VM, et al: Extramedullary haematopoiesis: radiological imaging features. Clin Radiol 71: 807-814, 2016.
2) Georgiades CS, Neyman EG, Francis IR, et al: Typical and atypical presentations of extramedullary hematopoiesis. AJR 179: 1239-1243, 2002.
3) Bowling MR, Cauthen CG, Perry CD, et al: Pulmonary extramedullary hematopoiesis. J Thorac Imaging 23: 138-141, 2008.

11. 縦隔病変

外側型胸部髄膜瘤
lateral thoracic meningocele

大木 望, 芦澤和人

症例 30歳代, 女性. 神経線維腫症1型の患者. 単純X線写真で偶発的に右肺尖部に腫瘤影を指摘された.

図1-A 単純X線写真

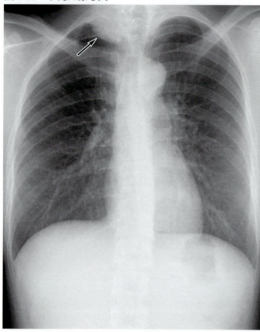

図1-B 造影CT冠状断像

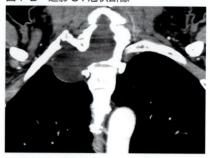

図1-C T2強調冠状断像

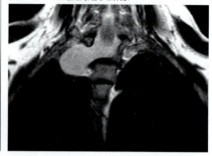

図1-D 単純CT

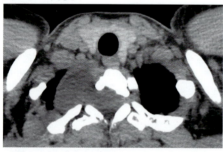

図1-E 造影CT

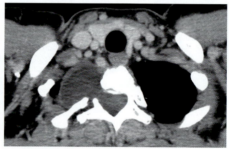

図1-F T2強調像

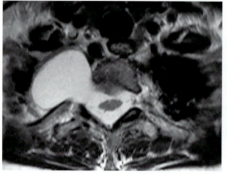

図1-G T1強調像

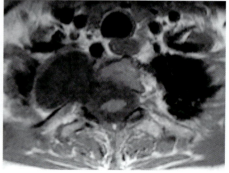

A：右肺尖部に半円球状の腫瘤影(→)を認める.
B, D, E：第1/2胸椎右椎間孔から傍椎体領域に進展する嚢胞性病変があり, 右椎間孔の拡大を伴っている.
C, F, G：嚢胞性腫瘤と硬膜嚢の交通が明らかである.

▶その後の経過

無症状のため経過観察が行われている．

▶外側型胸部髄膜瘤の一般的知識

髄膜瘤は，椎間孔や椎体欠損を介して髄膜が突出した状態である．胸部領域でみられる髄膜瘤は，神経線維腫症1型に合併している場合が多い[1]．吸気時の胸腔内陰圧によるtractionと脳脊髄液の拍動圧により，くも膜下腔が椎間孔から突出すると考えられ，成人で発見されることがほとんどである[1]．無症状のことが多いが，胸背部痛，神経根症状，頭痛，会話中の持続的な咳嗽などがみられる[1]．また，側彎や亀背，傍脊柱起立筋の萎縮を伴う．無症状の場合は経過観察が選択されるが，増大傾向がある際に，椎弓切除術および髄膜瘤の硬膜修復などが行われる[1]．

▶外側型胸部髄膜瘤の画像所見

画像上，腫瘤の硬膜嚢との連続性を確認することが最も重要である（図1）．CTでは辺縁平滑，内部均一な低吸収を示す傍椎体腫瘤として認められる[2]．MRIでは脳脊髄液と同じようなT1強調像で低信号，T2強調像で高信号を呈する[3]．CT，MRIいずれも造影効果は認めない．その他の所見として，椎間孔の拡大や，神経線維腫症1型でみられる脊柱や胸郭の変形（側彎・後彎など．▶NOTE参照）が認められる．

▶鑑別診断のポイント

傍椎体領域に発生する嚢胞性腫瘤が鑑別に挙がるが，硬膜嚢との連続性の有無がポイントである．また，壁は薄く充実成分を認めない点が，神経鞘腫などの嚢胞変性を来した充実性腫瘍との鑑別点となる．

> **NOTE** 神経線維腫症1型（レックリングハウゼン病）の診断基準2018
> （文献4）より改変して転載©日本皮膚科学会）
>
> 1）遺伝学的診断基準
>   NF1遺伝子の病因となる変異が同定されれば，神経線維腫症と診断する．
> 2）臨床的診断基準
>   1. 6個以上のカフェ・オ・レ斑
>   2. 2個以上の神経線維腫またはびまん性神経線維腫
>   3. 腋窩あるいは鼠径部の雀卵斑様色素斑
>   4. 視神経膠腫
>   5. 2個以上の虹彩小結節
>   6. 特徴的な骨病変（脊柱・胸郭の変形，四肢骨の変形，頭蓋骨・顔面骨の骨欠損）
>   7. 家系内（第一度近親者）に同症
>   ＊7項目中2項目以上で神経線維腫症1型と診断する．

参考文献

1) de Andrade GC, Braga OP, Hisatugo MK, et al: Giant intrathoracic meningoceles associated with cutaneous neurofibromatosis type I. Arq Neuropsiquiatr 61: 677-681, 2003.
2) Jeung MY, Gasser B, Gangi A, et al: Imaging of cystic masses of the mediastinum. Radiographics 22: 79-93, 2002.
3) Carter BW, Betancourt SL, Benveniste MF, et al: MR imaging of mediastinal masses. Top Magn Reson Imaging 26: 153-165, 2017.
4) 吉田雄一，倉持 朗，太田有史・他（神経線維腫症1型診療ガイドライン改定委員会）：日本皮膚科学会ガイドライン 神経線維腫症1型（レックリングハウゼン病）診療ガイドライン2018．日皮会誌 128: 17-34, 2018．

第12章

胸膜・胸壁病変

胸膜・胸壁病変
pleural and chest wall disease

大木 望，芦澤和人

▶1. 胸膜・胸壁の正常構造

　　　　胸膜は肺実質面を覆う臓側胸膜と，肺門根部で翻転し縦隔や肋骨，横隔膜を覆う壁側胸膜からなる．この2枚の間が胸膜腔で，5ml以下の生理的胸水がある[1]．

　　肺側（内側）より，臓側胸膜，壁側胸膜，胸膜下脂肪層，胸内筋膜，最内肋間筋，肋間筋間脂肪層（肋間動静脈を含む），内・外肋間筋の順に層構造を形成している（図1）[2]．正常では，CTで臓側胸膜と壁側胸膜の区別はできず，また，胸膜下脂肪層は同定できないことが多い．そのため，臓側・壁側胸膜，さらに胸内筋膜，最内肋間筋が合わさって，わずかな線状構造として認められる（図2）．この直下（外側）に肋間動静脈や肋骨を含む肋間筋間脂肪層を認め，さらに外側に内・外肋間筋がみられる．

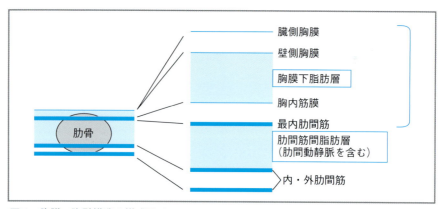

図1　胸膜・胸壁構造の模式図（文献2）より一部改変して転載）

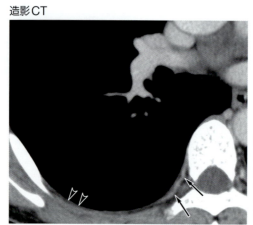

造影CT

図2　正常胸膜・胸壁のCT
臓側胸膜，壁側胸膜，胸膜下脂肪層，胸内筋膜，最内肋間筋は個別には同定できず，それらが合わさってわずかな線状構造として認められる（▻）．その外側に肋間動静脈が走行する（→）．血管周囲に，低吸収を示す肋間筋間脂肪層がわずかに認められる．

▶2. 葉間裂

1)正常

葉間胸膜は，臓側胸膜が胸壁から縦隔側に折れ曲がった構造をしており，右肺を3葉，左肺を2葉に分けている．大葉間裂（major fissure）は，右側では上下葉間と中下葉間に，左側では上下葉間にあり，第5胸椎のレベルから横隔膜前面に向かって斜めに認められる．小葉間裂（minor fissure）は右上葉と中葉の間にあり，肺門の中間幹気管支気支部の約3～4cm下方から，第5肋骨外側部のレベルをほぼ水平に走行する．

2)正常変異

a. 分葉不全（図3）

葉間胸膜による分葉は不完全であることが少なくない．その頻度は右肺で33～48％，左肺で25～43％と報告により様々であるが，右肺に多い傾向がある[3)4)]．

薄層CT

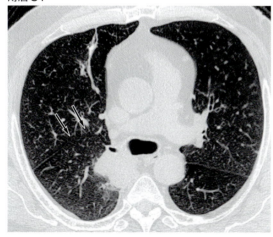

図3 70歳代，男性．右上下葉の分葉不全
右大葉間裂の中枢側が不明瞭である（→）．S^6に肺癌があり，分葉不全の有無は術前の重要な情報となる．

A　単純X線写真

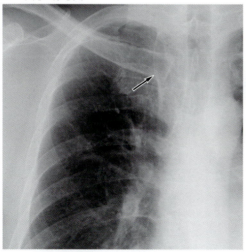

B　薄層CT 冠状断像

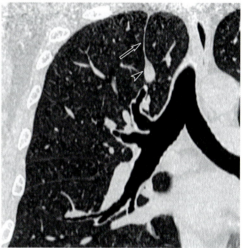

図4　60歳代，男性．奇静脈葉裂
A, B：奇静脈が右上葉に入り込み，重なった4枚の胸膜が線状影（→）として認められる．その線状影の下端に涙滴状の奇静脈の断面（B；►）が認められる．

b. 副葉間裂

剖検では小さなものを含めると約半数に副葉間裂がみられるとされるが，画像で認識されることは少ない．通常，臨床的意義がないことが多いが，副葉間裂に接した病変の辺縁が直線的であったり，胸水が貯留し腫瘤状を呈することがあるため，その存在を知っておくことが重要である．ここでは比較的頻度の高いものを示す．

① 奇静脈葉裂(図4)：奇静脈が異所性に走行するため，右上葉に入り込んでくびれが生じ，4枚の胸膜が線状影として認められ，その線状影の下端に涙滴状の奇静脈の断面が認められる．
② 下副葉間裂(図5)：右下葉の内側肺底区(S^7)とその他の部位を隔てる．左側にみられることもある．
③ 上副葉間裂(図6)：下葉の上区(S^6)と肺底区を隔てる．右側に多い．
④ 左小葉間裂(図7)：左上葉舌区とその他の部位を隔てる．

剖検例を含むreviewでは，上副葉間裂は右側で2.5～8.33%，下副葉間裂は右側で5～21.73%，左側で3.7～24%，左小葉間裂は7.5～29.62%，奇静脈葉裂は4.34%でみられる

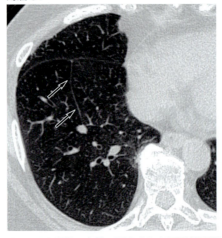

図5 70歳代，女性．不完全な右下副葉間裂(→)

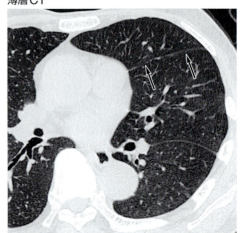

図7 80歳代，男性．不完全な左小葉間裂(→)

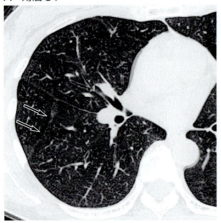

A 薄層CT

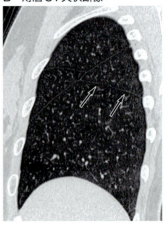

B 薄層CT矢状断像

図6 40歳代，男性．右上副葉間裂(→)

との報告がある[5].

▶3. 胸郭変形—漏斗胸 (pectus excavatum, funnel chest)

胸骨とそれに接合する肋軟骨の陥凹偏位である. 頻度は1/400〜1000人と胸骨の先天性異常で最も多く, 一般に肋軟骨の過剰成長が原因と考えられている[6].

胸部単純X線写真正面像で, 背側の肋骨では通常より水平方向, 外側〜副側の肋骨は急峻に下斜方に走行し, 心陰影の左方偏位・心右縁の不明瞭化が特徴的である (図8).

▶4. 肋骨

1) 変形・奇形

肋骨の変形・奇形には様々なものがあるが[7], その多くは無症状で病的意義に乏しい. 正常

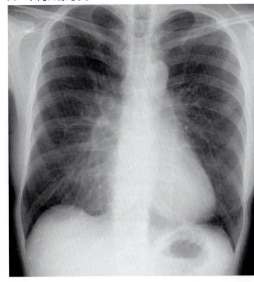

A 単純X線写真

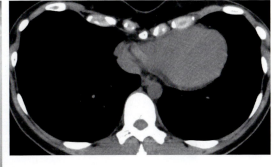

B 単純CT

図8 30歳代, 女性. 漏斗胸
A：肋骨前部の走行は急峻で, 心陰影の左方偏位と心右縁の不明瞭化がみられる.
B：前胸部の陥凹が明瞭である.

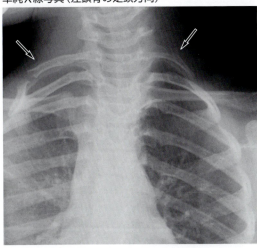

単純X線写真 (左鎖骨の足頭方向)

図9 7歳, 女児. 頸肋 (→)

の12対より多い場合は余剰肋骨と呼ばれ，頸椎にみられるのを頸肋（図9），腰椎にみられるのが腰肋（図10）である．その他，頻度の高い肋骨の形態異常を以下に示す[7]．

①第1肋骨の低形成（図10）．
②肋骨間架橋形成：肋骨の骨性突起による限局的な肋骨間の連結．
③肋骨癒合（図10）：隣接する肋骨が連結している．
④肋骨間関節形成（図10）：肋骨間架橋形成や肋骨癒合の不完全型，それらの骨折・破綻後

A 単純X線写真

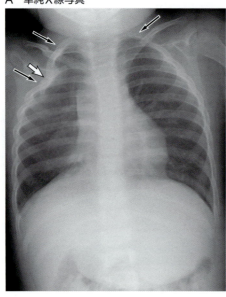

B CT, 3D画像

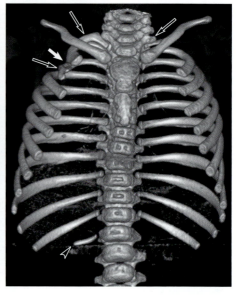

図10 1歳，女児．腰肋
A, B：両側第1肋骨，右第3肋骨の低形成（→），右腰肋（B；▶）がみられる．また，癒合した右第1・2肋骨と第3肋骨の関節形成が認められる（⇨）．

単純X線写真

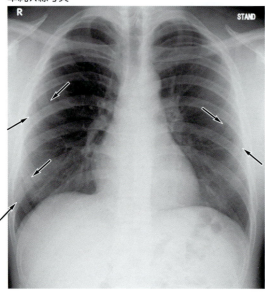

図11 30歳代，男性．フォーク様分岐
右第4，第7肋骨，左第5肋骨の遠位が2分岐している（→）．

の偽関節形成の可能性がある．

⑤フォーク様分岐（forked rib, bifid rib）（図11）：肋骨の腹側先端部が二股の形状を呈する．病的意義はないことがほとんどだが，小児で他の肋骨奇形が合併している際，基底細胞母斑症候群との関連が知られている．

2）骨島（bone island）

骨髄腔に残存する正常緻密骨である．単純X線写真で肺野に重なると，肺結節と紛らわしい（図12）．角度や時期を変えても，骨島は常に肋骨上に存在することが，肺結節との鑑別点である．また，造骨性転移との鑑別がしばしば難しいが，両者の鑑別にCT値が参考になるとの報告があり，最大CT値1060HU以上であれば骨島である可能性が高い[8]．

A 単純X線写真

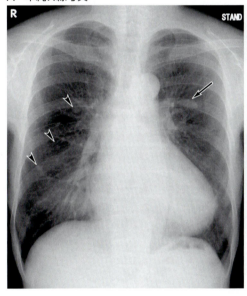

B 単純CT（骨条件）

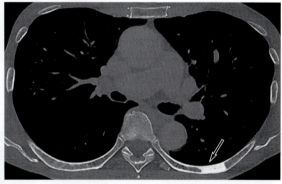

図12 60歳代，女性．骨島
A，B：左第7肋骨背側部に肋骨に沿った限局性の骨硬化像（→）が認められる．経過で変化がなく，最大CT値は1480HUで，骨島と考えられる．子宮体癌再発，肺転移加療中であり，右肺の小結節影（A；▷）は肺転移の一部に相当する．

参考文献

1) Gurney JW: Pleural space and fissures, Diagnostic imaging Chest, 2nd ed. Elsevier Health Sciences, Salt Lake City, Ⅲ-0-2-5, 2006.
2) Im JG, Webb WR, Rosen A, et al: Costal pleura: appearances at high-resolution CT. Radiology 171: 125-131, 1989.
3) Aziz A, Ashizawa K, Nagaoki K, et al: High resolution CT anatomy of the pulmonary fissures. J Thorac Imaging 19: 186-191, 2004.
4) Cronin P, Gross BH, Kelly AM, et al: Normal and accessory fissures of the lung: evaluation with contiguous volumetric thin-section multidetector CT. Eur J Radiol 75: 1-8, 2010.
5) Kc S, Shrestha P, Shah AK, et al: Variations in human pulmonary fissures and lobes: a study conducted in Nepalese cadavers. Anat Cell Biol 51: 85-92, 2018.
6) Restrepo CS, Martinez S, Lemos DF, et al: Imaging appearances of the sternum and sternoclavicular joints. RadioGraphics 29: 839-859, 2009.
7) Freyschmidt J: Borderlands of normal and early pathological findings in skeletal radiography, 5th ed. Georg Thieme Verlag, New York, p.340-356, 2003.
8) Ulano A, Bredella MA, Burke P, et al: Distinguishing untreated osteoblastic metastases from exostoses using CT attenuation measurements. AJR 207: 362-368, 2016.

気胸
pneumothorax

大木 望，芦澤和人

症例 30歳代，男性．突然の右胸背部痛が出現し，来院．

図1-A　単純X線写真

図1-B　薄層CT冠状断像

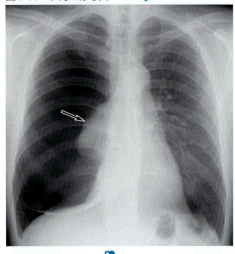
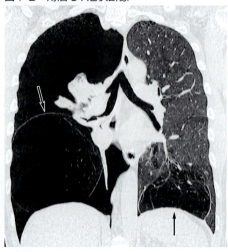

図1-C　薄層CT

図1-D　単純CT

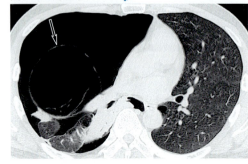
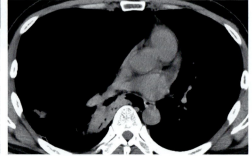

A：右側に高度の気胸を認め，右肺は肺門側に強く虚脱（→）している．縦隔の左側偏位および右肋間の開大が認められ，緊張性気胸が示唆される．
B〜D：CTでは，両側下葉には巨大なブラ（B, C；→）が認められる．

▶ **その後の経過**

緊急ドレナージが行われ，気胸は改善した．その後，胸腔鏡下ブラ切除術が行われた．

▶ **気胸の一般的知識**

胸膜腔（壁側胸膜と臓側胸膜の間）に空気が存在する病的状態である．原因には特発性，続発性，外傷性，医原性などがある．特発性は，痩せ型の若年男性に多くみられ，ブラやブレブの破裂が原因である．続発性では，肺気腫や肺リンパ脈管筋腫症などの囊胞性肺疾患，間質性肺炎，感染症，肉腫の肺転移など空洞を伴う腫瘍性病変（図2），特殊なものとして月経随伴性気胸が挙げられる[1]．症状は突然の胸痛，呼吸困難，乾性咳嗽がみられることが多く，高度の気胸や緊張性気胸ではチアノーゼ，不整脈，血圧低下など重篤な状態となることがある．

▶ 気胸の画像所見

気胸の画像診断は単純X線写真が主体であり（図1-A），胸壁から離れた臓側胸膜（pleural line）とその外側部に，透過性が亢進した無血管領域が認められる．CTは気胸の診断に必須ではないが，単純X線写真よりも感度が高い．また，背景となる肺疾患についての精査や（図1-B〜D），治療のマネジメントにおける情報収集に有用である（▶NOTE参照）．

バリエーション　70歳代，女性．血管肉腫の肺転移による気胸

図2　薄層CT

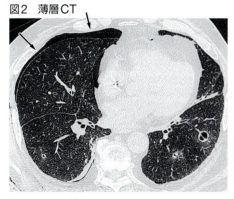

両肺には，転移による薄壁の多発空洞性病変がみられる．右気胸（→）を伴っている．

> **NOTE　再膨張性肺水腫**
>
> 気胸または胸水に対する胸腔ドレナージ後の合併症として，再膨張性肺水腫（reexpansion pulmonary edema）がある（図3）．リスク因子として，男性，若年，高度の肺虚脱，虚脱期間が3日以上，急激な再膨張などが挙げられる[3]．

▶ 鑑別診断のポイント

背臥位撮影の単純X線写真上，皮膚や衣類のしわが気胸と紛らわしい場合があるが，これらは通常，胸腔外まで連続しており，肺血管影が末梢まで認められることが，気胸との鑑別点となる[2]．また，背臥位撮影では気胸の診断能は低いが，CTでは診断に苦慮する場合は少ない．

参考症例　70歳代，男性．再膨張性肺水腫

図3-A　単純X線写真（来院時）　　図3-B　単純X線写真（胸腔ドレナージ施行翌日）　　図3-C　薄層CT（4日後）

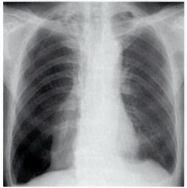
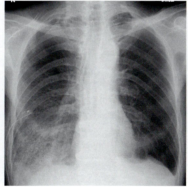
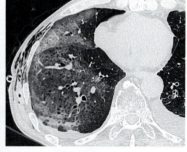

3日前から胸痛があり，改善せず来院した．
A：高度の右気胸が認められる．
B：気胸の改善が認められるが，右下肺野に再膨張性肺水腫を示唆する浸潤影が出現している．
C：依然，すりガラス影が認められる．

参考文献
1) 松迫正樹：気胸と縦隔気腫．画像診断 37: 1209-1222, 2017.
2) Qureshi NR, Gleeson FV: Imaging of pleural disease. Clin Chest Med 27: 193-213, 2006.
3) Matsuura Y, Nomimura T, Murakami H, et al: Clinical analysis of reexpansion pulmonary edema. Chest 100: 1562-1566, 1991.

血胸
hemothorax

大木 望，芦澤和人

症例 80歳代，男性．胸腹部大動脈瘤術後の右胸水貯留に対して胸腔穿刺後，貧血が進行し，呼吸苦が出現．

図1-A　胸腔穿刺直後の単純X線写真

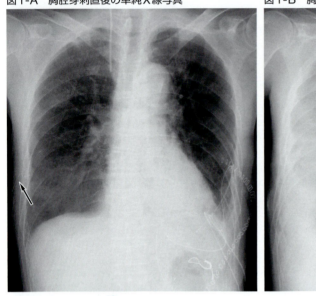

図1-B　胸腔穿刺4時間後の単純X線写真

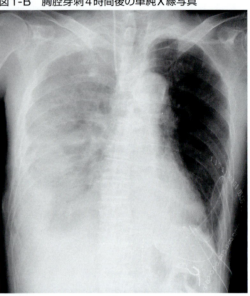

図1-C　単純CT **KEY**

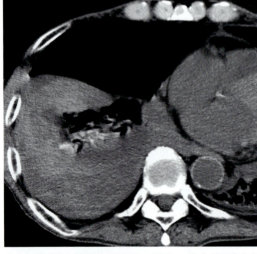

図1-D　造影CT **KEY**

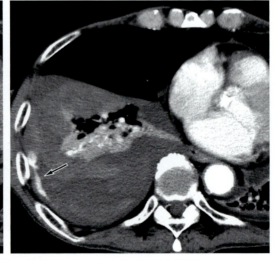

A：右下肺野の透過性が低下しており，胸水が示唆される．右胸腔にドレーン（→）が挿入されている．
B：短時間で，右肺野の透過性が著明に低下している．
C：右胸腔内に，やや不均一な高吸収を呈する多量の液体貯留があり，血胸が疑われる．
D：胸壁に沿うように造影剤漏出（→）が認められ，出血源と考えられた．

▶ その後の経過

出血源と疑われた右肋間動脈に対して動脈塞栓術が行われ，止血が得られた．

▶ 血胸の一般的知識

血胸の原因として，外傷，医原性（手術，生検，カテーテル挿入など），感染，腫瘍，出血素因，大動脈疾患（解離，大動脈瘤，血管奇形などの破裂）などが挙げられる[1]．血胸は呼吸・循環不全の原因となる場合があり，迅速な診断が重要である[2]．

▶ 血胸の画像所見

胸腔内への出血を反映して，単純X線写真では肺野の透過性低下が（図1-A，B），単純CTで高吸収の液体貯留が認められる（図1-C）．CTでは内部不均一な吸収値を呈し，液面形成や血餅・フィブリン塊を伴う場合がある[1]．CTは血胸の原因精査において非常に有用であり，特に出血源の特定には造影CTの施行が望まれる（図1-D）．

▶ 鑑別診断のポイント

原因が明確であり，CTにおいて胸腔内に高吸収の液体貯留が認められれば，診断は容易である．時に，沈殿した血餅・フィブリン塊が腫瘤状を呈し胸膜腫瘍と紛らわしい場合があるが，前者は単純CTで高吸収を呈する点が特徴である．胸膜外腔の血腫との鑑別は，胸膜外脂肪層の偏位の有無に注目することで可能である（図2）．

参考症例　60歳代，男性．転落外傷における左胸膜外腔の血腫

図2-A　単純CT

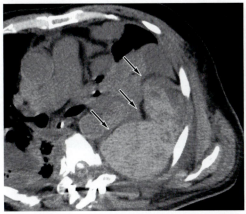

図2-B　造影CT矢状断像

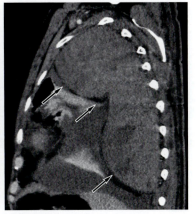

A，B：左胸郭内に広範囲に高吸収の血腫がみられる．胸膜外脂肪層（→）が肺側に偏位している点が，血胸との鑑別点であり，胸膜外腔の血腫と診断可能である．

参考文献

1) Kuhlman JE, Singha NK: Complex disease of the pleural space: radiographic and CT evaluation. RadioGraphics 17: 63-79, 1997.
2) Santamarina MG, Beddings I, Lermanda Holmgren GV, et al: Multidetector CT for evaluation of the extrapleural space. RadioGraphics 37: 1352-1370, 2017.

膿胸
pyothorax (empyema)

大木 望, 芦澤和人

症例1 10歳代, 男児. 発熱, 左側胸部痛, 呼吸苦にて受診.

図1-A　単純X線写真

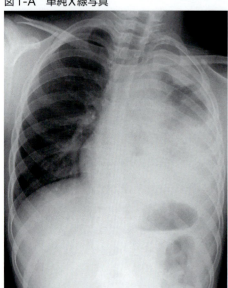

図1-C　造影CT 冠状断像

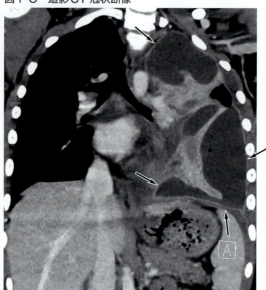

図1-B　単純CT

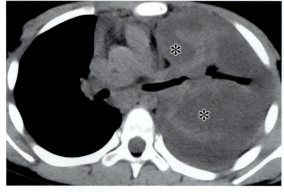

図1-D　造影CT

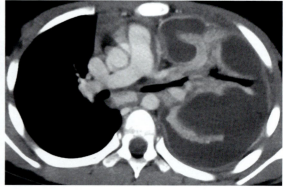

A：左側に大量の胸水貯留が疑われる.
B：多房性の被包化胸水（＊）がみられる.
C, D：壁側胸膜および臓側胸膜は平滑に肥厚（C；→）し, 濃染している. 近傍の肺実質は圧排され, 無気肺化している.
診断名 急性膿胸

▶ **その後の経過**
　　急性膿胸の診断で, 胸腔ドレナージと抗菌薬投与が行われ, 膿胸および炎症所見は徐々に改善した. 穿刺液の培養で*Streptococcus anginosus* groupが検出された.

症例2 80歳代，男性．20歳代に結核加療の既往があり，その後，慢性膿胸が持続．

図2-A 単純X線写真

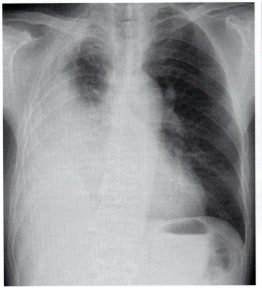

図2-B 単純CT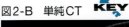

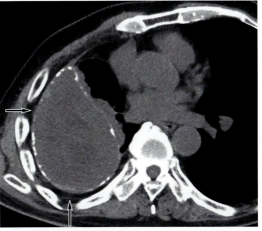

A：右側に胸膜の石灰化を伴った胸水貯留が疑われる．
B：肺に向かって凸の被包化した液体貯留が認められる．内部の吸収値は水よりも高く，不均一である．胸膜はびまん性に肥厚し，石灰化を伴っている．右胸郭の容積減少と胸膜外脂肪層の増加（→）がみられる．

診断名 慢性膿胸

▶ その後の経過

無症状であり，特に加療はされず経過観察されている．

▶ 膿胸の一般的知識

胸膜の炎症により胸腔内に膿性の液体が貯留した状態である．液体内の細菌の有無は問わず，細菌が証明されないことも少なくない．結核性が最も多い．感染経路としては，血行感染，隣接する肺感染巣からの直接進展，外傷や手術の合併が挙げられる．臨床経過で，発症から概ね3か月以内の急性膿胸，3か月以上の慢性膿胸に分けられる[1]．治療法は，膿胸腔のドレナージや抗菌薬治療が基本である．治療抵抗性の場合，感染した肋骨も含めた広範なデブリードマンが必要となることがある．難治な膿胸の合併症として，臓側胸膜が気管支と瘻孔を形成する気管支胸腔瘻（図4）がある．瘻孔を介して感染を繰り返すため，手術が必要となることが多い．

▶ 膿胸の画像所見

1）急性膿胸（図1）

胸部単純X線写真では，典型例では外側壁より肺側に凸の境界明瞭な腫瘤様構造としてみられる．CTでも肺に向かって凸レンズ状の被包化された液体貯留を示すことが多く，造影CTで臓側・壁側胸膜が分離された2枚の胸膜が認められる（split pleura sign）[2]．また，液体貯留が多量の際は多房性を呈することがしばしばある．その他，胸膜外脂肪層の増加と，浮腫や炎症を反映した吸収値上昇が認められる[2]．

2) 慢性膿胸（図2）

CTで，びまん性の胸膜肥厚と石灰化，器質化に伴う膿胸内部の吸収値上昇や不均一性，および胸膜外脂肪層の増加が認められる．慢性膿胸に悪性リンパ腫や扁平上皮癌などの悪性腫瘍が発生する場合がある（次項「膿胸関連リンパ腫」p.358-359参照）．また，慢性膿胸で，出血を繰り返しながら増大する症例があり，慢性出血性膿胸（図3）と呼ばれる．慢性膨張性血腫（chronic expanding hematoma）の一種であり，前述の悪性腫瘍合併例との鑑別が必要となることがある．

バリエーション 70歳代，男性．慢性出血性膿胸

図3-A　単純CT　　　　　　図3-B　造影CT

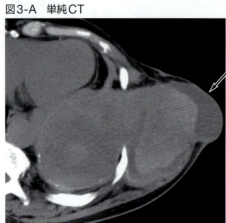

図3-C　T1強調像　　　　　図3-D　T2強調像

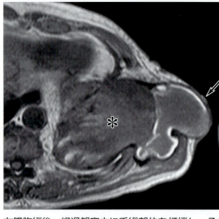
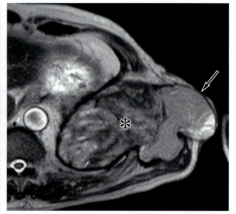

左膿胸術後．経過観察中に手術部位を打撲し，その後，左胸腔から皮下に腫瘤の増大が認められた．
A, B：左慢性膿胸の外側に，胸壁に突出する軽度高吸収の腫瘤性病変が認められ（→），胸壁に突出する部分に，わずかに点状造影効果が認められる（B；▶）．
C, D：胸壁に突出する腫瘤性病変（→）は，T1強調像（C）で辺縁が高信号，内部が軽度低信号，T2強調像（D）で不均一な軽度高信号～著明な高信号を呈している．左慢性膿胸（＊）と連続しており，膿胸内も低～高信号が混在した不均一な信号を呈し，血性成分が示唆される．
（山形大学 豊口裕樹先生のご厚意による）

▶ 鑑別診断のポイント

膿胸はより速やかなドレナージが必要であり，肺膿瘍との鑑別はしばしば難しいことがあるが重要である．肺膿瘍（p.34-35参照）は破壊された肺実質内に，円形，壁の厚い液体貯留があり，気管支や血管は圧排や変形を来すことは少なく，膿瘍部分で途絶することが多い．一方，膿胸はレンズ状の形態で，近傍の肺実質を圧排する点が異なる（図1）[3]．胸膜疾患としては，石綿関連良性胸膜病変，悪性胸膜中皮腫，癌性胸膜炎などが鑑別に挙げられる．画像に加えて，石綿曝露歴，悪性腫瘍や結核の既往，臨床所見の確認や十分な経過観察が必要である．

参考症例　70歳代，男性．気管支胸腔瘻

図4-A　術後の薄層CT

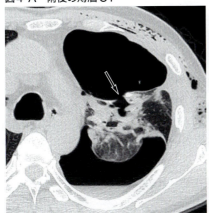

図4-B　発症時の単純CT

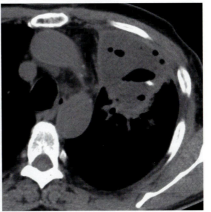

図4-C　発症時の薄層CT

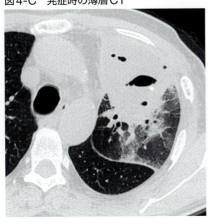

左上葉肺癌にて胸腔鏡下左S^3区域切除後．術後リークが遷延し，胸膜癒着術が行われ一時改善したが，退院後2日で膿胸を発症．
A：気管支と胸腔との交通がみられ（→），気管支胸腔瘻の所見である．
B：内部にガスを含む被包化された液体貯留がみられる．
C：周囲肺実質に肺炎による浸潤影と，すりガラス影が認められる．

参考文献
1) 日本結核病学会治療委員会：結核性膿胸の取り扱いに関する見解．Kekkaku 50: 215-219, 1975.
2) Qureshi NR, Gleeson FV: Imaging of pleural disease. Clin Chest Med 27: 193-213, 2006.
3) Stark DD, Federle MP, Goodman PC, et al: Differentiating lung abscess and empyema: radiography and computed tomography. AJR 141: 163-167, 1983.

膿胸関連リンパ腫
pyothorax-associated lymphoma (PAL)

大木 望, 芦澤和人

症例 70歳代, 男性. 肺結核および慢性膿胸, 胸郭形成術後. 健診で血液検査異常(LDH, ALP, CRP上昇)を指摘され, 胸部CTを施行.

図1-A 単純X線写真

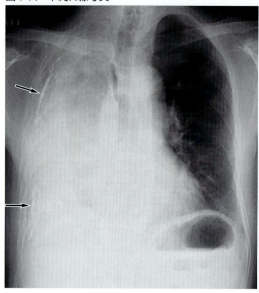

図1-B 単純CT

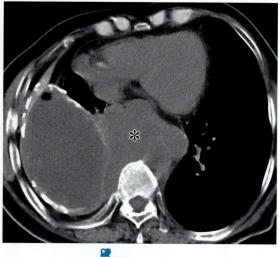

図1-C 造影CT

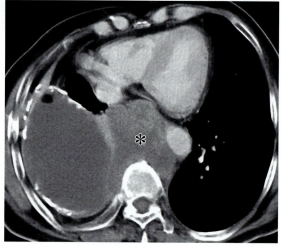

A：右胸郭の容積減少があり, 右肺野の透過性低下がみられる. 石灰化を伴う胸膜肥厚(→)もみられ, 慢性膿胸として矛盾しない所見である.
B, C：右側に被包化胸水があり, 石灰化した胸膜肥厚と胸膜外脂肪層の増生を伴う. 慢性膿胸の左側には, 中縦隔主体に広がる軟部吸収値の腫瘤(＊)があり, やや不均一な造影効果を呈する. 単純X線写真(A)では, この腫瘤の指摘は困難である.

▶その後の経過

CTガイド下生検が行われ, 病理学的にT細胞性悪性リンパ腫と診断された. 化学療法が施行されたが, 治療抵抗性で増大がみられた.

▶膿胸関連リンパ腫の一般的知識

結核性胸膜炎や肺結核に対する人工気胸術後など, 長期間(20年以上)にわたる慢性膿胸に

悪性腫瘍を合併することが知られている[1)2)]．悪性リンパ腫が大半を占め（図1, 2），扁平上皮癌（図3），胸膜中皮腫，肉腫などの報告もある．悪性リンパ腫ではびまん性大細胞型B細胞リンパ腫が多く，慢性炎症やEpstein-Barr virus（EBV）との関連が疑われている[2)]．

▶ 膿胸関連リンパ腫の画像所見

胸部単純X線写真では，外側胸壁に大きな腫瘤が形成された場合は指摘可能であるが，多くは慢性膿胸の陰影に隠されてしまい診断が困難で，CT検査が必須である（図1-A）．CTでは，既存の慢性膿胸に接して軟部腫瘤が認められ，造影CTでは内部壊死を反映した不均一な造影効果を呈する（図1-B, C）[2)]．腫瘤は胸膜に沿って発育し，胸腔外方優位に発育する場合が多い（図2）．また，外側の肋骨側胸膜や肋骨横隔膜角に好発し，胸壁・肋骨・肺実質・腹部への直接浸潤を合併する頻度が高い[2)]．

▶ 鑑別診断のポイント

PALの鑑別疾患として，結核性胸壁穿孔性膿胸（tuberculous empyema necessitates）や，慢性膿胸に合併するその他の悪性腫瘍［扁平上皮癌（図3），中皮腫，肉腫など］が挙げられる．PALは膿胸腔外に偏在性に軟部腫瘤を形成する点が特徴といえるが，その他の悪性腫瘍との鑑別は難しく，病理組織学的診断が必要である．

| バリエーション | 80歳代，男性．胸壁に進展する膿胸関連悪性リンパ腫 |

図2　単純CT

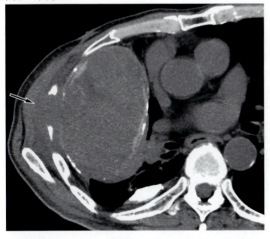

右慢性膿胸がみられ，膿胸壁から胸壁に進展する軟部腫瘤が認められる（→）．肋骨の骨破壊を伴っている．

| 参考症例 | 50歳代，男性．慢性膿胸に発生した扁平上皮癌 |

図3　造影CT

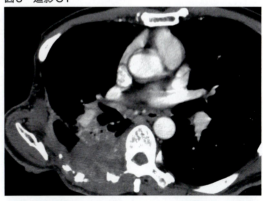

右胸壁Ewing肉腫で胸壁合併切除術および照射が行われた．その後，慢性膿胸を発症し，開窓術後の状態である．右胸腔背側縦隔側に，不均一な造影効果を呈する腫瘤性病変が認められる．接する肋骨や胸椎の骨破壊を伴っている．生検で扁平上皮癌と診断された．

参考文献
1) Minami M, Kawauchi N, Yoshikawa K, et al: Malignancy associated with chronic empyema: radiographic assessment. Radiology 178: 417-423, 1991.
2) Ueda T, Andreas C, Itami J, et al: Pyothorax-associated lymphoma: imaging findings. AJR 194: 76-84, 2010.

胸膜プラーク
pleural plaque

本多功一，芦澤和人

症例 70歳代，男性．石綿曝露歴があり，毎年健診を受診．

図1-A 単純X線写真

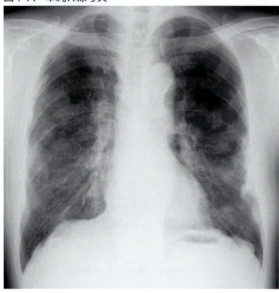

図1-B 低線量薄層CT冠状断像

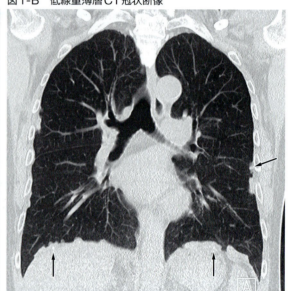

図1-C 低線量単純CT

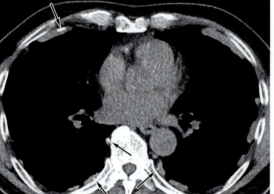

図1-D 低線量単純CT

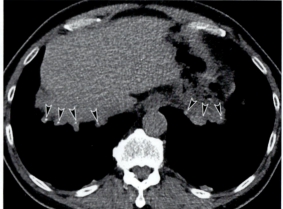

A：両側中下肺野外側を主として透過性が低下しており，不整形の陰影が地図状に分布している．横隔膜面には凹凸が認められる．
B〜D：両側性に胸膜プラークが多発し一部で石灰化（B, C；→）が認められる．また，横隔膜ドーム部のプラーク（D；▻）も明瞭にみられる．
無症状で経過CTで変化なく経過観察中．

▶ 胸膜プラークの一般的知識[1]

石綿関連胸膜病変の中で最もよく認められる所見であり，曝露後，十数年～30年で起こってくる．低濃度曝露でも発症し（▶NOTE 1参照）[2]，無症状である．基本的に壁側胸膜の病変であるが，時折，葉間裂に同定されることがある．胸膜プラークが悪性転化するリスクはない．ただ，石綿曝露歴のある人で，中皮腫や肺癌を発症する確率は，胸膜プラークのない群に比べると高い．

▶ 胸膜プラークの画像所見[3][4]

胸部単純X線写真上，典型例では，両側中下肺野外側や横隔膜に，肺側に突出する板状・平皿状の陰影が多発して認められる（図1-A）．石灰化を伴うと同定しやすい．腹側や背側の胸膜プラークは，肺野に重なる不整形の陰影としてみられる．CTは，単純X線写真と比較して胸膜プラークの検出率が高く，軽度でも容易に同定可能である（図3-B）．中肺野レベルの腹側や下肺野レベルの後側方，傍椎体領域，横隔膜ドーム部に好発する（図1-B～D）．左右差がみられることがある（図2）．原則として，胸膜プラークは肋骨横隔膜角や肺尖部にはみられない．画像上，同定できる胸膜プラークは石綿曝露の医学的指標となる．

バリエーション　60歳代，男性．片側優位の石灰化胸膜プラーク

図2-A　単純X線写真

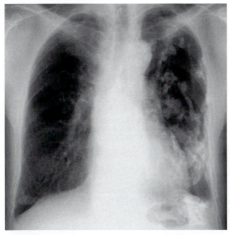

A：左肺野（中下肺野優位）に平板ないし不整形の石灰化が認められる．
B, C：左側に厚い石灰化胸膜プラークが多発している．右側にも，わずかに石灰化胸膜プラーク（→）が認められる．

図2-B　単純CT

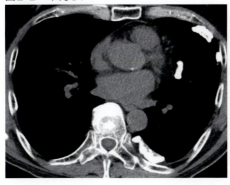

図2-C　単純CT

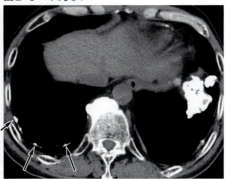

バリエーション　60歳代，男性．軽度の胸膜プラーク

図3-A　単純X線写真

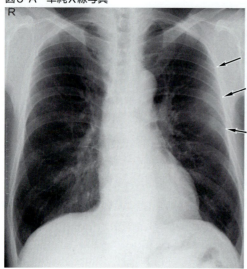

図3-B　単純CT

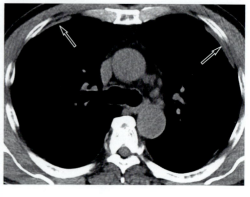

A：左中肺野外側で透過性が低下（→）している．
B：両側性に平皿状の非石灰化胸膜プラーク（→）が認められる．

> **NOTE**
> **1. 石綿関連疾患における石綿曝露濃度と潜伏期間**（文献2）を元に作成）
>   肺病変である石綿肺，石綿関連肺癌は，職業性曝露のような高濃度曝露で起こる．胸膜病変の中で，びまん性胸膜肥厚や良性石綿胸水は中等度以上の曝露，悪性胸膜中皮腫と胸膜プラークは，環境曝露のような低濃度曝露でも発症する（下図参照）．
>
>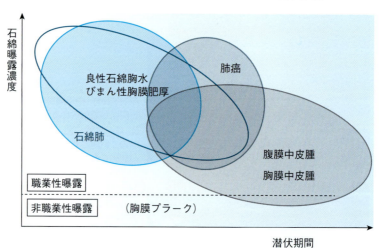

▶ 鑑別診断のポイント

胸膜プラーク以外の石綿関連胸膜病変の中でも、びまん性胸膜肥厚（図4．▶NOTE 2参照）および悪性胸膜中皮腫（次項p.364-365参照）との鑑別が重要である．また，石灰化を伴う場合は陳旧性胸膜炎との鑑別が問題だが，胸膜プラークの石灰化は壁側胸膜寄りにみられる点が鑑別点となる．

参考症例 60歳代，男性．びまん性胸膜肥厚

図4-A 単純CT

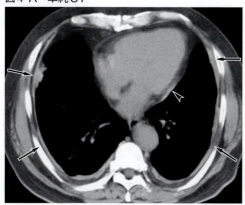

図4-B 薄層CT

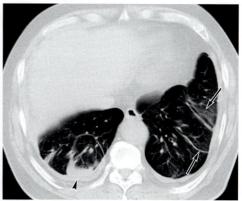

A：両側性に広範囲に胸膜肥厚所見（→）がみられる．左縦隔側には胸膜プラーク（▶）もみられる．
B：肥厚した胸膜に向かう帯状影（crow's feet．→）がみられる．右下葉の円形様無気肺（▶）を伴っている．

> **NOTE 2. びまん性胸膜肥厚**
>
> 良性石綿胸水後に発症することが多いが，他の要因でも生じるため，石綿曝露歴の確認が重要である．基本は臓側胸膜の線維性肥厚であり，肺実質に炎症が及び部分的な無気肺が生じると，胸膜と直行する帯状影（crow's feet）がみられる（図4-B）．壁側胸膜と癒着し，高度の呼吸障害がみられる．円形様無気肺を伴うことも多い．

参考文献
1) 石綿・中皮腫研究会，日本中皮腫研究機構，日本肺癌学会（編）；中皮腫瘍取扱い規約，第1版．金原出版，2018．
2) Bohlig H, Otto H: Asbest und Mesotheliom. Georg Thieme Verlag, Stuttgart, p.47, 1975.
3) Walker CM, Takasugi JE, Chung JH, et al: Tumorlike conditions of the pleura. RadioGraphics 32: 971-985, 2012.
4) 芦澤和人：アスベスト関連良性胸膜病変（胸膜プラーク）．胸部単純X線アトラス vol.2 縦隔・胸膜他．ベクトル・コア，p.92-93，2007．

悪性胸膜中皮腫
malignant pleural mesothelioma

本多功一，芦澤和人

症例 60歳代，男性．呼吸困難を自覚し近医を受診．

図1-A　単純X線写真

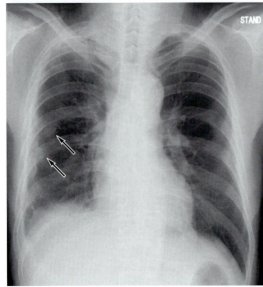

図1-B　造影CT冠状断像

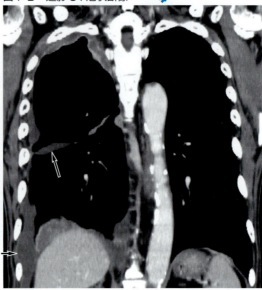

図1-C　造影CT

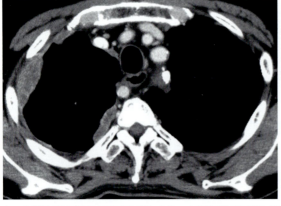

図1-D　造影CT

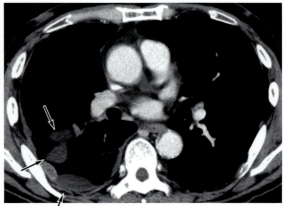

A：右側胸郭の軽度容積減少がみられ，右側胸膜の不整な肥厚所見と一部，胸膜外徴候（→）が認められる．
B～D：肺尖部から肺底部にかけ，胸膜に沿うように不均一な造影効果を有する不整な腫瘤性病変が広範に分布している．また，葉間を含め，胸水（→）が貯留している．

▶ その後の経過

右胸水のセルブロックが施行され，免疫染色で上皮型の悪性胸膜中皮腫と診断された．化学療法を施行後，右胸膜肺全摘術，胸膜心膜合併切除術が行われた．以後経過観察が行われCTで再発が確認されたが，performance status（PS）の低下があり，best supportive careの方針になった．

▶悪性胸膜中皮腫の一般的知識

石綿曝露から20〜50年の潜伏期間を経て発症する．男性に多く，50〜70歳で高頻度にみられる．組織学的に，上皮型，肉腫型，2相型に分類され，上皮型が6割以上を占める．胸痛や息切れを訴えることが多く，咳嗽や体重減少を認めることもある．胸水の細胞診の診断率は30％未満と低く，胸膜生検による診断が重要である．悪性胸膜中皮腫に対する治療は，手術（胸膜肺全摘除術と胸膜切除・剥離術），放射線療法，化学療法からなり，集学的治療を行うことで，生存率が延長する．比較的予後が良い要因は，上皮型，壁側胸膜に限局，外科手術で断端陰性，リンパ節浸潤を伴わないこととされる．

▶悪性胸膜中皮腫の画像所見[1]

胸部単純X線写真では，片側性胸水所見が30〜80％の患者で認められる．その他，びまん性の胸膜肥厚や，限局性の胸膜腫瘤，不整な葉間胸膜肥厚，患側胸郭の容積減少が認められる（図1-A）．CTでは，片側性の胸水（図1-B〜D）とともに，不整ないし結節状の胸膜肥厚が多くの症例で認められる[2]．典型例では，全肺を取り囲むようなびまん性胸膜肥厚（pleural rind）が認められる．1cmを超える胸膜肥厚や縦隔側の胸膜肥厚も悪性を示唆する所見であり，縦隔側のわずかな胸膜肥厚の同定は早期診断に有用である（図2）．単発や多発の胸膜腫瘤，頻度は低いが胸壁や縦隔主体の限局性腫瘤（図1-B〜D），稀に，骨や軟骨への分化を呈することがある．CTの冠状断や矢状断像では，縦隔や胸壁，横隔膜への浸潤を明瞭に描出することができる．FDG-PET/CTでは，FDGの集積が認められ，転移巣の描出や治療効果判定にも有用である[3]．

| バリエーション | 70歳代，男性．早期の悪性胸膜中皮腫 |

図2　造影CT

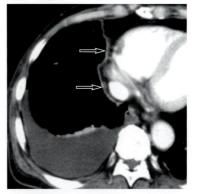

右胸水があるが，背側胸膜の肥厚はみられない．腹側の縦隔胸膜の軽度肥厚（→）に注目．縦隔胸膜の肥厚は悪性腫瘍を示唆する所見と考えられる．
（岡山労災病院アスベスト疾患研究・研修センター　岸本卓巳先生のご厚意による）

▶鑑別診断のポイント

びまん性胸膜肥厚を呈する鑑別疾患として，偽中皮腫様肺腺癌，癌性胸膜炎，結核性胸膜炎，線維性胸膜炎などが挙げられる．偽中皮腫様肺腺癌は，画像所見が悪性胸膜中皮腫の典型例と酷似し，病理学的な鑑別がきわめて重要である．線維性胸膜炎は早期の悪性胸膜中皮腫との鑑別が，病理学的にも問題となる．また，胸膜肥厚がない，あるいは不整な胸膜肥厚所見がみられない早期の悪性胸膜中皮腫は，良性石綿胸水との鑑別は画像のみでは困難であり，細胞診ないし病理学的な検索が必要である．

参考文献
1) 石綿・中皮腫研究会, 日本中皮腫研究機構, 日本肺癌学会（編）；中皮腫瘍取扱い規約, 第1版．金原出版, 2018．
2) Nickell LT Jr, Lichtenberger JP 3rd, Khorashadi L, et al : Multimodality imaging for characterization, classification, and staging of malignant pleural mesothelioma. RadioGraphics 34: 1692-1706, 2014.
3) Odisio EG, Marom EM, Shroff GS, et al: Malignant pleural mesothelioma: diagnosis, staging, pitfalls and follow-up. Semin Ultrasound CT MR 38: 559-570, 2017.

癌性胸膜炎・胸膜播種(胸膜転移)
pleuritis carcinomatosa / pleural dissemination (pleural metastases)

大木 望，芦澤和人

症例 60歳代，男性．数日前より労作時呼吸困難を主訴に来院し，胸部単純X線写真で異常影を指摘された．

図1-A 単純X線写真(受診時)

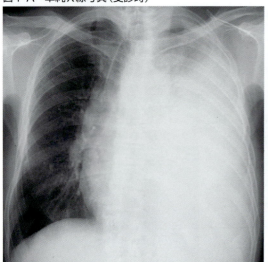

図1-B 単純X線写真(胸腔ドレーン留置後)

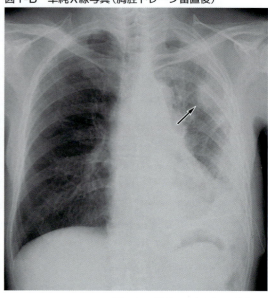

図1-C 薄層CT

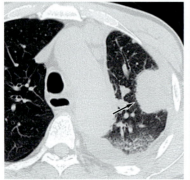

図1-D 単純CT

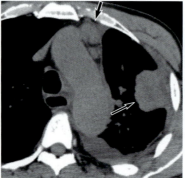

図1-E 単純CT(腫瘤の尾側レベルのスライス)

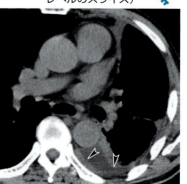

A：左肺野の広範な透過性低下があり，縦隔は健側に偏位しており大量の胸水貯留が示唆される．
B：胸水穿刺後，左上肺野に腫瘤影が明瞭化(→)している．
C, D：CTでは，左上葉外側胸膜下に辺縁不整な腫瘤(→)が認められ，縦隔リンパ節腫大(➡)を伴っている．
E：胸水と不整な胸膜肥厚(▶)が認められる．

▶ その後の経過

胸水細胞診で腺癌と診断された．肺癌および胸膜播種に対して化学療法が行われたが，効果に乏しく遠隔転移(脳，骨，肝，副腎)が出現し，死亡した．

▶ 癌性胸膜炎・胸膜播種の一般的知識

胸膜悪性腫瘍の中で最も頻度が高い．原発巣は肺癌（40%）が多く，乳癌（20%），悪性リンパ腫（10%），その他の悪性腫瘍（結腸癌，膵癌，腎癌，卵巣癌）と続く[1]．癌性胸膜炎・胸膜播種では胸水を伴うことが多い．胸水貯留の原因として，胸膜や縦隔リンパ節によるリンパ系排泄不全や腫瘍に伴った血管内皮細胞の破壊や炎症による血管透過性亢進が考えられている[2]．

▶ 癌性胸膜炎・胸膜播種の画像所見

胸部単純X線写真では，胸水，びまん性の胸膜肥厚，片側性の横隔膜挙上などを呈する（図1-A, B）[2]．CTでは，胸水のみの症例もみられるが，胸膜病変が存在する場合は，その指摘が可能である（図1-E）．また，胸膜病変の良悪性の鑑別にも有用であり，1cm以上の胸膜肥厚，肺を取り囲むびまん性の胸膜肥厚，胸膜の造影される結節状の肥厚，縦隔側胸膜肥厚がみられる際は，悪性の可能性が高い[3]．胸水がみられない症例では，肺条件で，葉間を含めた胸膜面の不整像，凹凸像がないかに注目することが重要である（図2）．さらにCTは，原発巣や他の転移巣（リンパ節，肝，副腎，肋骨など）の指摘にも有用である（図1-C, D）．近年では，FDG-PET/CTが用いられる機会も増えている．

バリエーション 60歳代，男性．胸水を伴わない胸膜播種

図2-A 薄層CT
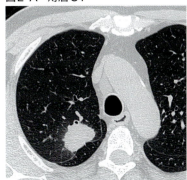

図2-B 薄層CT
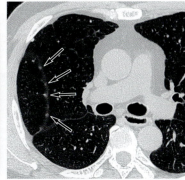

図2-C 薄層CT
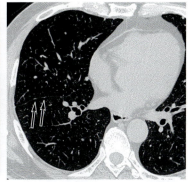

A〜C：右肺上葉の大葉間裂に接して肺腺癌が認められ，多発肺転移を伴っている．胸水はないが，葉間に多数の小結節・凹凸像（B, C；→）が認められ，胸膜播種が疑われる．

▶ 鑑別診断のポイント

石綿関連良性胸膜疾患（胸膜プラークやびまん性胸膜肥厚），悪性胸膜中皮腫，膿胸などが鑑別に挙げられる．胸膜プラークは限局的な板状・平皿状の肥厚であり，臓側胸膜の病変であるびまん性胸膜肥厚では，胸膜の平滑な肥厚に加えて，胸膜から肺内側に向かう肺実質内帯状像がみられる．しかし，悪性胸膜中皮腫も含め画像所見のみでは鑑別が難しい場合が少なくなく，石綿曝露歴の有無が重要である．

参考文献
1) Kuhlman JE, Singha NK: Complex disease of the pleural space: radiographic and CT evaluation. RadioGraphics 17: 63-79, 1997.
2) Bonomo L, Feragalli B, Sacco R, et al: Malignant pleural disease. Eur J Radiol 34: 98-118, 2000.
3) Qureshi NR, Gleeson FV: Imaging of pleural disease. Clin Chest Med 27: 193-213, 2006.

胸膜孤在性線維性腫瘍
solitary fibrous tumor of the pleura

本多功一，芦澤和人

症例 50歳代，女性．職場健診の胸部単純X線写真で右肺に腫瘤影を指摘される．経年受診で腫瘤影の増大が認められ，紹介受診．

図1-A　単純X線写真　　　　　図1-B　薄層CT矢状断像

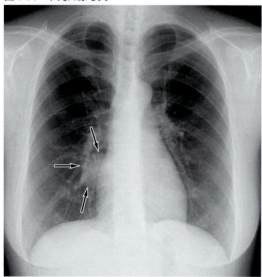

図1-C　単純CT　　　　　　　図1-D　造影CT

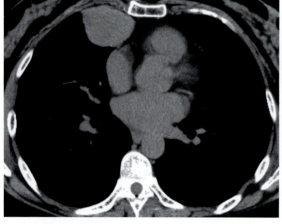
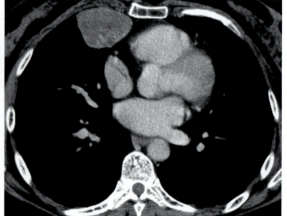

A：心右縁に重なり，辺縁平滑な腫瘤影（→）が認められる．
B：小葉間裂内に腫瘤（→）が認められる．
C, D：右胸腔縦隔側腹側に，胸壁に広く接する筋肉とほぼ等吸収の平滑な腫瘤が認められる．石灰化や脂肪は認めない．腫瘤はやや不均一な軽度の造影効果を有している（D）．

▶ その後の経過

患者の希望により，胸腔鏡下腫瘍摘出術が施行された．胸腔内の観察では，腫瘍は上中葉間に存在し，中葉から明らかな茎があり，臓側胸膜由来の腫瘍と考えられた．病理学的に孤在性線維性腫瘍と診断され，現在まで再発はみられない．

▶胸膜孤在性線維性腫瘍の一般的知識

胸膜由来の孤在性線維性腫瘍は，間葉組織由来の腫瘍とされる．性差はなく，喫煙や石綿との関連はない．約80％は臓側胸膜から発生し，左右差はなく，2/3は有茎性である．良性腫瘍に分類されるが，再発，転移がみられる．悪性の指標としては，出血・壊死，豊富な腫瘍細胞密度，高倍率10視野中4個の核分裂，隣接臓器への浸潤などが挙げられる．大多数の症例で無症状だが，増大すると，咳嗽，胸痛，呼吸困難などがみられる．治療は摘出手術が基本であり，悪性への分化が認められる場合には，放射線治療や化学療法が施行される．

▶胸膜孤在性線維性腫瘍の画像所見

胸部単純X線写真では，辺縁平滑な結節・腫瘤影として認められる（図1-A）．有茎性の病変は体位変換で移動がみられる．CT（図1-B～D）では，病変内部は均一なものから，サイズが大きく不均一なもの（悪性病変の傾向がある）まで認められ，内部の低吸収域は，壊死や嚢胞・粘液・硝子化などの変性を反映している（図2）．また，結節状・点状の石灰化が認められることがある．MRIでは，線維成分が多い場合はT2強調像で低信号を呈し特徴的である[1]．PET/CTでは顕著な集積は認めないが，悪性病変が良性よりもSUVmaxの値が有意に高いと報告されている[2]．

| バリエーション | 60歳代，女性．巨大で内部不均一な胸膜孤在性線維性腫瘍 |

図2-A 単純X線写真 　　　図2-B T2強調冠状断像 　　　図2-C FDG-PET/CT

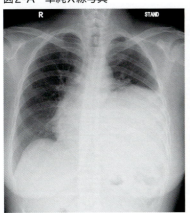 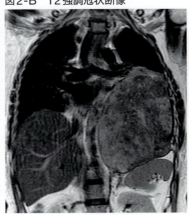 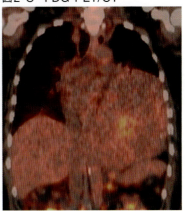

A：左中下肺野を占拠するような腫瘤影が認められ，心左縁，左横隔膜のシルエットは消失している．
B：左胸腔に辺縁平滑な巨大腫瘤が認められる．内部は不均一な低信号を呈している．
C：一部にごく淡い集積が認められる．

▶鑑別診断のポイント

病変が葉間に存在し，有茎性を示唆する病変の移動が確認できる場合は，孤在性線維性腫瘍の診断は可能である．ただし，病変が大きく主座がはっきりしない症例では，その他の間葉系腫瘍や慢性（出血性）膿胸，稀だが限局型中皮腫，縦隔以外発生の胸腺腫などが鑑別に挙げられる．

参考文献
1) Gupta A, Souza CA, Sekhon HS, et al: : Solitary fibrous tumour of pleura: CT differentiation of benign and malignant types. Clin Radiol 72: 796, 2017.
2) Yeom YK, Kim MY, Lee HJ, et al: Solitary fibrous tumors of the pleura of the thorax: CT and FDG PET characteristics in a tertiary referral center. Medicine(Baltimore) 94: e1548, 2015.

背部弾性線維腫
elastofibroma dorsi

大木 望, 芦澤和人

> **症例** 70歳代, 男性. 左背部の腫瘤を自覚し, 疼痛があり受診.

図1-A 単純CT

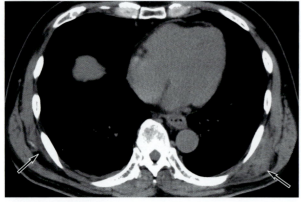

図1-B T1強調像　　　　　　　　図1-C T2強調像

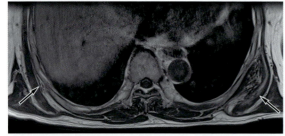
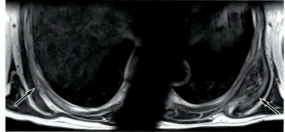

A〜C：左肩甲骨下部の広背筋と肋骨の間に, 凸レンズ状の形態を示す腫瘤(→)がみられる. CT(A)では筋とほぼ等吸収, MRIではT1・T2強調像(B, C)ともに低信号で, 線状高信号が霜降り状に混在している. 右側にも, ごく小さいが同様の病変が認められる.

▶その後の経過

患者の希望もあり, 手術が行われ, 病理学的に弾性線維腫と診断された.

▶背部弾性線維腫の一般的知識

肩甲骨下部に発生する良性軟部腫瘍のひとつである. 典型的には, 肩甲骨下部の領域で, 前鋸筋や広背筋の深部に発生するが, 稀に他部位に認められることもある. 高齢女性にみられることが多く, Nagamineらの報告では, 60%以上が両側発生で, 男女比が1：5, 平均年齢が65歳とされている[1]. 多くは無症状であるが, しばしば疼痛や運動時の肩甲骨のsnapping(弾発)がみられる.

背部弾性線維腫の画像所見

　　CTでは，境界やや不明瞭な凸レンズ型を示す腫瘤が，肩甲骨下や肩甲骨尾側の胸壁に認められる（図1-A）．内部は筋肉と同等の吸収値を呈する部分と，脂肪の吸収値を示す索状構造が混在する．MRIでは，T1・T2強調像とも筋肉と同等の信号強度を呈し，内部に脂肪成分を示す霜降り状の高信号を含む点が特徴的である（図1-B, C）．近年，FDG-PET/CTが施行された症例で，偶発的に軽度集積亢進が認められる機会が少なくない（図2）．悪性腫瘍に対して行われたFDG-PET/CTの0.5%に集積亢進が認められ，SUVmeanが2.0との報告がある[2]．

バリエーション　50歳代，男性．PET/CTを施行した弾性線維腫

図2-A　FDG-PET/CT

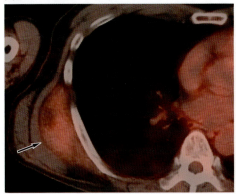

図2-B　単純CT

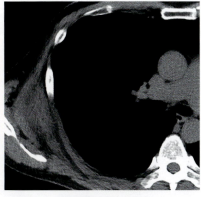

図2-C　T1強調像

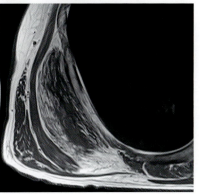

A：病変にSUVmaxが2〜3の軽度の集積（→）が認められる．
B：境界やや不明瞭，凸レンズ型，筋肉と等吸収を呈する腫瘤が認められる．
C：腫瘤内部に脂肪を示す索状高信号が霜降り状に認められ，弾性線維腫に特徴的である．

鑑別診断のポイント

　　背部弾性線維腫は，局在と画像所見がきわめて特徴的であり，他疾患との鑑別は容易である．

参考文献
1) Nagamine N, Nohara Y, Ito E: Elastofibroma in Okinawa. A clinicopathologic study of 170 cases. Cancer 50: 1794-1805, 1982.
2) Onishi Y, Kitajima K, Senda M, et al: FDG-PET/CT imaging of elastofibroma dorsi. Skeletal Radiol 40: 849-853, 2011.

デスモイド型線維腫症
desmoid-type fibromatosis

本多功一，芦澤和人

症例 50歳代，女性．検診で胸部異常影を指摘され，近医でCTを施行．

図1-A　単純X線写真

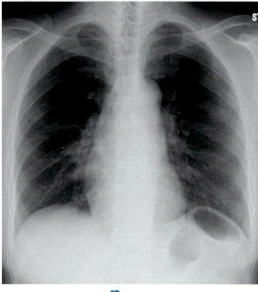

図1-B　単純CT

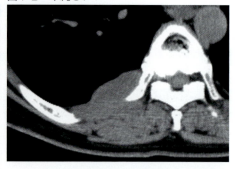

図1-D　脂肪抑制造影T1強調像

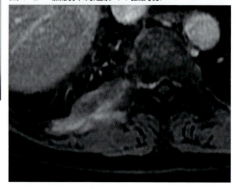

図1-C　T2強調像

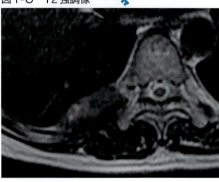

A：異常は指摘できない．
B：右第8背側肋間に，筋肉とほぼ等吸収の扁平な腫瘤が認められる．
C, D：腫瘤は，MRIのT2強調像（C）で低信号，造影T1強調像（D）で不均一な造影効果を呈し，胸壁との境界は不明瞭である．

▶ その後の経過

　　　悪性腫瘍が否定できず，腫瘍摘出術と右胸壁再建術が施行された．病理検査では，紡錘形細胞が特定の構造を示さずに増殖し，胸壁への浸潤所見も認められた．免疫染色でβ-カテニンのみが陽性を示し，デスモイド型線維腫症と診断された．

▶ デスモイド型線維腫症の一般的知識

　　　WHO腫瘍分類では，局所浸潤性は強いが遠隔転移をしない線維芽細胞増殖性の軟部腫瘍で中間型に分類される．
　　　軟部組織腫瘍の3％以下にみられ，発生部位は腹壁が約半数を占め，その他，肩，大腿などで

(図2), 胸壁発生は稀である（図1）. 発生要因として, 外傷, 手術, 妊娠, 遺伝性素因などがあるが, 要因が判明しないものが多くを占める. 2：1で女性に多く, 20〜30歳代に好発する. 周囲組織を圧排する場合に痛みを生じることがある. 治療は, 外科的切除, 薬物療法, 放射線療法が報告されているが, 確立したものはない. 無治療で自然消退する症例も報告されている. 切除例の半数に局所再発がみられる.

▶ デスモイド型線維腫症（胸壁）の画像所見

胸部単純X線写真では, 胸膜外徴候を伴う境界明瞭な腫瘤として認められることがある. CTでは, 境界明瞭な筋肉と等吸収の腫瘤としてみられ, 壊死や石灰化に乏しい（図1-B）. MRIは診断に有用で, T1強調像で低信号として認められる. T2強調像では, 膠原線維が密な場合は低信号となり（図1-C）, 線維芽細胞が豊富で粘液基質の場合には高信号となる. また, 線維芽細胞が豊富な場合は, 強い造影効果が認められる[1]. ADC値は軟部肉腫より高い[2]. PET/CTでは, 悪性を示唆するような集積はみられない[3].

| バリエーション | 10歳代, 女性. 胸壁外のデスモイド型線維腫症 |

図2-A　T2強調像　　　　　　　　　　図2-B　拡散強調像（b＝1000s/mm^2）

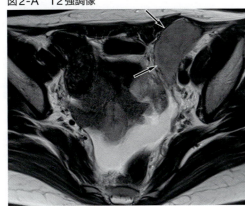 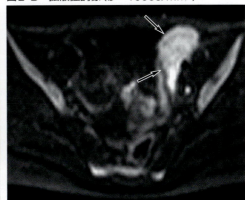

A, B：骨盤内左側, 後腹膜腔に左外腸骨動静脈に沿うように, T2強調像（A）で軽度高信号, 拡散強調像（B）で高信号を呈する腫瘤（→）がみられる.

▶ 鑑別診断のポイント

胸壁腫瘍の鑑別診断として, 線維肉腫, 孤在性線維性腫瘍, 悪性末梢神経鞘腫, 神経線維腫, 慢性血腫などが挙げられる. MRIのT2強調像で低信号を呈する症例では, 本症を考慮する必要がある.

参考文献
1) Braschi-Amirfarzan M, Keraliya AR, Krajewski KM, et al: Role of imaging in management of desmoid-type fibromatosis: a primer for radiologists. RadioGraphics 36: 767-782, 2016.
2) Oka K, Yakushiji T, Sato H, et al: Usefulness of diffusion-weighted imaging for differentiating between desmoid tumors and malignant soft tissue tumors. J Magn Reson Imaging 33: 189-193, 2011.
3) Souza FF, Fennessy FM, Yang Q, et al: Case report. PET/CT appearance of desmoid tumour of the chest wall. Br J Radiol 83: e39-e42, 2010.

胸壁結核
chest wall tuberculosis

大木 望, 芦澤和人

症例 70歳代，女性．転倒して右背部打撲．その半年後くらいから発熱と右背部腫瘤を自覚し，腫瘤の急激な増大がみられた．

図1-A　単純X線写真

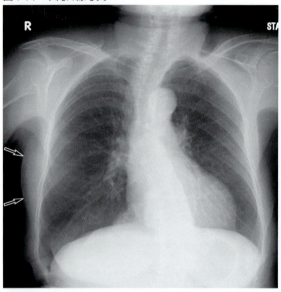

図1-B　単純CT

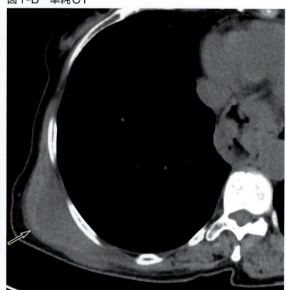

図1-C　T2強調像

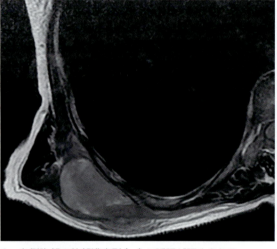

図1-D　脂肪抑制造影T1強調像

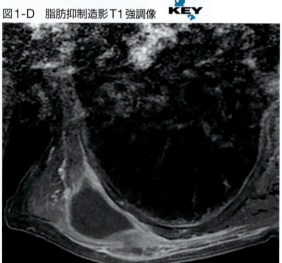

A：右側胸部の軟部濃度影（→）の腫脹が認められる．
B：広背筋下に胸壁に沿うような低吸収の腫瘤（→）が認められるが，近接する骨に明らかな変化はみられない．
C：同病変は不均一な軽度高信号を呈している．
D：辺縁に良好な造影効果（rim enhancement）がみられ，周囲の筋軟部組織に広がっている．

▶その後の経過

軟部腫瘤の穿刺液にて結核菌PCR（polymerase chain reaction）陽性となり，胸囲結核と診断された．化学療法が行われ，腫瘤は徐々に縮小した．

▶胸囲結核の一般的知識

胸壁軟部組織内の結核性病変で，胸壁腫瘤の鑑別として重要な疾患である．骨関節領域の結核のうち1〜5%を占め，これは肺結核単独よりもはるかに頻度が低く，結核感染全体の1〜2%である[1]．発生部位は，下位肋骨，右側，上部では前胸部，下部では側胸部や背部に多く（図1）[2]，リンパ路に沿って発生するためと考えられる．

▶胸囲結核の画像所見

単純CTでは，胸壁や皮下の内部不均一な腫瘤性病変と（図1-B），その周囲の胸膜や筋軟部組織の肥厚が認められる．造影CTでは，辺縁の造影効果（rim enhancement）が特徴的で，内部の低吸収域は乾酪壊死や膿瘍を反映している．また，接する骨（肋骨，胸骨，鎖骨）に，erosionや硬化性変化，骨膜反応，骨破壊などの変化を来すことが少なくない[3]．時に，胸壁病変と肺内の結核病巣との連続性が確認できることがある．MRI所見についての報告はほとんどなく，非特異的な骨髄炎や膿瘍が認められることが多い．

▶鑑別診断のポイント

放線菌症，ノカルジア症，肺炎連鎖球菌などの感染症，胸壁骨軟部腫瘍が挙がる．胸壁骨軟部腫瘍に関しては，rim enhancementの有無が鑑別の一助となる．ただし結核性胸壁穿孔性膿胸（tuberculous empyema necessitates．図2）や，慢性膿胸に合併する悪性リンパ腫において壊死傾向の強い症例では，胸囲結核と類似した画像を呈することがある．

参考症例 70歳代，男性．胸壁穿孔性膿胸

図2-A　造影CT　　図2-B　造影CT冠状断像

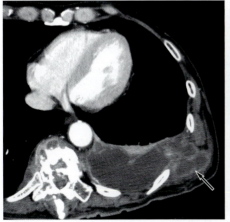
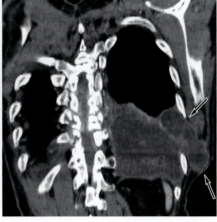

A，B：結核性脊椎炎の再燃，左慢性膿胸があり，胸水から結核菌が確認された．膿胸は胸壁を貫いて皮下まで進展している（→）．胸壁進展部分はリング状の造影効果を示す多房性病変で，腫瘍との鑑別点となる．

参考文献

1) Morris BS, Maheshwari M, Chalwa A: Chest wall tuberculosis: a review of CT appearances. Br J Radiol 77: 449-457, 2004.
2) 春名 茜，富岡洋海，大竹洋介・他：胸囲結核10例の臨床的検討．Kekkaku 80: 69-74, 2005.
3) Kim HY, Song KS, Goo JM, et al: Thoracic sequelae and complications of tuberculosis. RadioGraphics 21: 839-860, 2001.

神経線維腫症1型
neurofibromatosis type 1 (von Recklinghausen disease)

大木 望, 芦澤和人

症例 20歳代, 男性. 神経線維腫症1型で経過観察中.

図1-A 単純X線写真

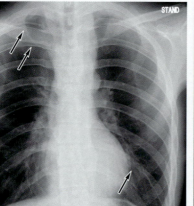

図1-B STIR冠状断像

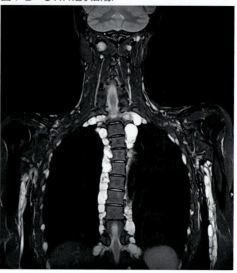

図1-C STIR冠状断像

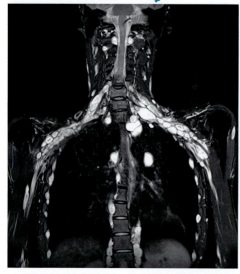

図1-D T2強調像

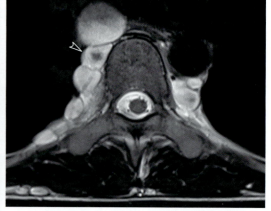

A：両側傍椎体領域に多発する腫瘤影を認める. また, 右第3, 4肋骨や左第9肋骨の狭小化（rib penciling）がみられる（→）.

B〜D：STIR冠状断像（B, C）で両側鎖骨上窩や縦隔, 肋間, 傍椎体など神経に沿って多発する数珠状の強い高信号の病変を認め, 蔓状型神経線維腫の所見である. 個々の病変は境界明瞭・辺縁平滑であり, T2強調像（D）で高信号を呈し, 中心に低信号域を有する, いわゆるtarget sign（D；▶）がみられるものもある. 経過観察が行われ, 大きな変化はなく経過している.

▶ 神経線維腫症1型の一般的知識

神経線維腫症1型（NF1）は，カフェ・オ・レ斑，神経線維腫を主徴とし，皮膚，神経系，眼，骨などに多種病変が年齢の変化とともに出現し，多彩な症候を呈する常染色体優性遺伝の全身性母斑症である．通常，臨床症状により診断を行う（「外側型胸部髄膜瘤」▶NOTE p.341参照）[1]．中でも神経線維腫が特徴的であり，病変の局在より限局型，びまん型，蔓状型の3タイプに分けられる[2]．

▶ 神経線維腫症1型の画像所見

神経線維腫は，皮膚・皮下の末梢神経に好発するが（図2），深部にも認められる．被膜を有さないことが多く，target sign（MRIのT2強調像で中央が軽度低信号，辺縁が高信号）が認められる（図1-D）．びまん型は皮膚・皮下にびまん性に進展し，皮膚の隆起病変を認める．蔓状型は神経走行に沿って多中心性に進展する数珠状の病変である（図1-B, C）．胸部領域の骨病変としては，脊柱や胸郭の変形（側彎・後彎など）が多く，他に髄膜瘤，肋骨変形が認められる．肋骨の変形は，NF1による中胚葉異形成や神経線維腫と接する骨のリモデリングによって起こり，肋骨の幅が狭小化する（rib penciling．図1-A）[2]．

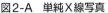

| バリエーション | 50歳代，女性．多発皮膚結節（神経線維腫）が単純X線写真で認められる神経線維腫症1型 |

図2-A　単純X線写真

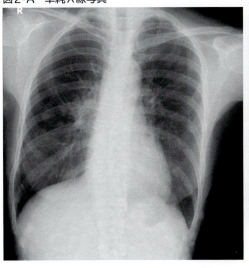

図2-B　拡大像

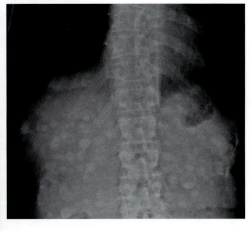

A, B：きわめて多数の皮下結節が認められる．

▶ 鑑別診断のポイント

全身にわたり多彩な腫瘍や，その随伴病変を伴う場合が多い．一見，NF1と認識しがたい場合も，これらの所見を総合することでNF1を指摘する鍵となる．

参考文献

1) 吉田雄一, 倉持 朗, 太田有史・他（神経線維腫症1型診療ガイドライン改訂委員会）：日本皮膚科学会ガイドライン　神経線維腫症1型（レックリングハウゼン病）診療ガイドライン2018. 日皮会誌 128: 17-34, 2018.
2) Patel NB, Stacy GS: Musculoskeletal manifestations of neurofibromatosis type 1. AJR 199: 99-106, 2012.

胸腔内結石
thoracolithiasis

本多功一，芦澤和人

症例 70歳代，男性．CT検診で偶然病変を指摘され，経過観察中であったが，精査のため受診．

図1-A 単純X線写真

図1-B 単純CT

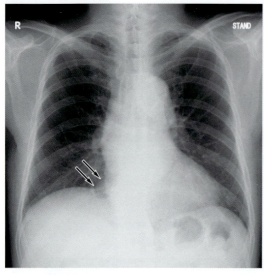

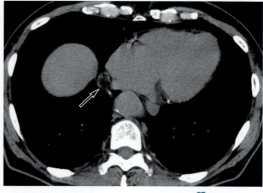

図1-C 1年前の単純CT

図1-D 2年前の単純CT

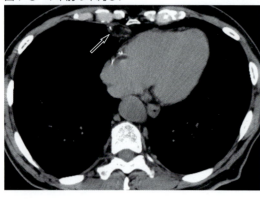

図1-E 胸腔鏡

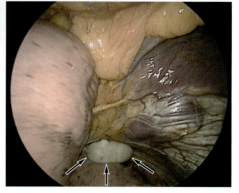

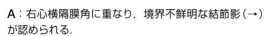

A：右心横隔膜角に重なり，境界不鮮明な結節影（→）が認められる．
B：下大静脈に接して脂肪成分を含む平滑な結節（→）が認められる．
C：1年前には結節は胸腔前縁に存在していた（→）．
D：2年前には結節は右大葉間裂に認められた（→）．
E：胸腔鏡では白色で表面平滑な腫瘤（→）であった．

▶ **その後の経過**

患者から摘出希望があり，手術が施行された．術中胸腔鏡で右胸腔に白色で表面平滑な腫瘤（図1-E：→）が確認され，摘出された．病理学的に胸腔内結石として矛盾しない所見が得られた．

▶ 胸腔内結石の一般的知識

胸腔内結石の報告は少なく，腹腔内結石と比較して稀な疾患である．男性に多く，左に多い傾向がある[1]．自覚症状はなく，検診時や，気胸，肺腫瘍などの手術時に偶然発見に至ることが多い．成因として，何らかの核となる構造が胸腔内に存在し，それが線維組織に被包化され石灰沈着を伴って形成されると考えられている．結石の核となる構造としては，壊死を伴った脂肪組織の報告が多く，炭粉などの沈着物がマクロファージに貪食され，後に結合組織に置換されて核になったと考えられる．胸腔内結石の病的意義は不明で，経過観察としても問題はないが，肺癌などとの鑑別に苦慮する場合には，手術の適応がある[2]．

▶ 胸腔内結石の画像所見

胸部単純X線写真またはCTで境界明瞭な結節を認め，脂肪成分主体の病変であることが多い．病変の移動が認められることが特徴で（図1-B～D），胸部単純X線写真でも移動を確認できる場合がある（図2）．胸腔内に癒着があり結石の移動が確認できない場合は，原発性肺癌などとの鑑別が問題となることがある．

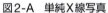

バリエーション 60歳代，女性．単純X線写真で移動が確認された胸腔内結石

図2-A 単純X線写真

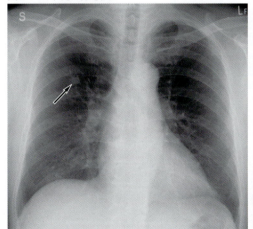

図2-B 1年後の単純X線写真

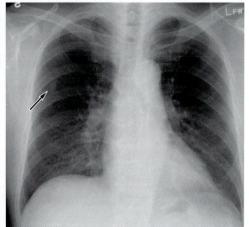

A：右上肺野に境界明瞭な結節影（→）が認められる．
B：結節影の大きさに変化なく，外側に移動している（→）．

▶ 鑑別診断のポイント

胸部単純X線写真，CTで境界明瞭な結節を呈する疾患として，原発性肺癌，転移性肺腫瘍，過誤腫，肺クリプトコックス症などが挙げられる．画像上，病変の移動が確認できれば，本症や有茎性の病変（葉間の孤在性線維性腫瘍）が疑われる．

参考文献
1) Suwatanapongched T, Nitiwarangkul C: Thin-section CT findings of thoracolithiasis. Jpn J Radiol 35: 350-357, 2017.
2) Tsuchiya T, Ashizawa K, Tagawa T, et al: A case of migrated thoracolithiasis. J Thorac Imaging 24: 325-327, 2009.

肋骨腫瘍（骨転移，軟骨肉腫，線維性骨異形成，多発性骨髄腫）
tumors of the ribs (bone metastases, chondrosarcoma, fibrous dysplasia, multiple myeloma)　　大木 望，芦澤和人

◆1 骨転移（bone metastases）

症例1　70歳代，男性．左腎細胞癌術後．術後約3か月頃から右側胸部痛の訴えにより検査．

図1-A　単純X線写真正面像

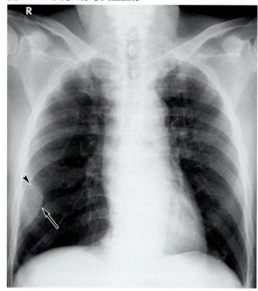

図1-B　単純CT

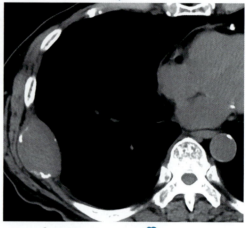

図1-C　単純CT（骨条件）

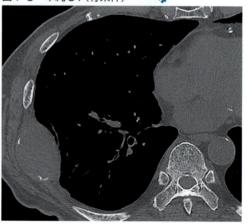

A：右下肺野レベルの外側に，立ち上がりのなだらかな（胸膜外徴候）腫瘤影（→）が認められる．同部で右第8肋骨が途絶（►）している．
B，C：右第8肋骨に骨破壊がみられ，骨外性の大きな腫瘤を形成している．
腎細胞癌の骨転移の診断で化学療法を継続中だが，病変は増大傾向を示している．
診断名　骨転移

▶骨転移の一般的知識

　　　　　造血髄（赤色髄）の豊富な体幹部〜四肢中枢側の骨にみられることが多く，胸部領域では脊椎，肋骨，胸骨，肩甲骨が含まれる[1)2)]．転移の性状としては，溶骨型が多く，その他に造骨型，これらの混合型，骨梁間型がある．造骨型の骨転移は前立腺癌や乳癌で，溶骨型は甲状腺癌，腎細胞癌，肝細胞癌などで高頻度にみられる．

▶骨転移の画像所見

　　　　　CTは骨皮質や骨梁の微細な変化の観察に有用である（図1）．MRIでは骨転移は骨髄の異常信号として描出され，骨髄脂肪と比較しT1強調像で低信号，脂肪抑制T2強調像やSTIR (short tau inversion recovery)像で高信号を呈する．CTで指摘しにくい小病変や骨梁間型骨転移の診断などにMRIは有用である．なお，骨外性の大きな腫瘤を来す骨転移の原発巣としては，腎細胞癌以外に肝細胞癌，甲状腺癌が挙げられる．

◆2 軟骨肉腫（chondrosarcoma）

症例2 60歳代，女性．左胸痛および左季肋部腫瘤を自覚し，近医を受診．

図2-A　単純X線写真

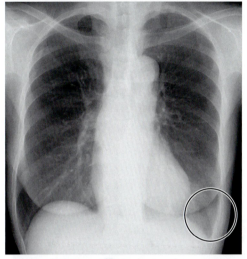

A：病変の指摘が難しいが，左第8肋骨の遠位部が不明瞭で，その周囲の透過性が対側に比して低下している（○印）．
B：左第8肋骨の遠位に骨破壊を伴う胸壁腫瘤が認められる．辺縁不整な分葉状腫瘤で，内部に石灰化/骨化（▶）を伴っている．胸腔側に突出する部分は低吸収で造影効果が弱く，胸壁内を進展する部分は筋と等吸収で不均一・良好な造影効果を呈する．
C, D：胸腔側に突出する部分はT2強調像（C）で低信号と高信号の領域を有し，造影効果は弱い．胸壁内を進展する部分（→）は筋よりもT2強調像で高信号を呈し，良好な造影効果を呈する．
手術が行われ軟骨肉腫と診断された．術後，再発は認められていない．
診断名 軟骨肉腫

図2-B　造影CT

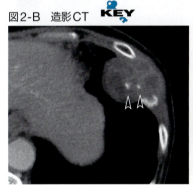

図2-C　T2強調像

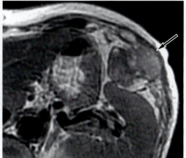

図2-D　脂肪抑制造影T1強調像

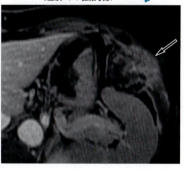

▶ 軟骨肉腫の一般的知識

胸壁に発生する原発性骨腫瘍としては約30％と最も多く，肋骨腫瘍の約33％を占める[3]．また，軟骨肉腫の約10〜19％が肋骨に発生し，第5肋骨より上位，肋軟骨移行部または傍椎体領域に好発する．30〜60歳代および男性に好発する[3) 4]．

▶ 軟骨肉腫の画像所見

CTでは，膨張性の溶骨性腫瘤で，内部に点状・弓状・輪状の石灰化が認められる（図2-B）．MRIでは，内部不均一だが，軟骨基質を反映して骨格筋と比較してT1強調像で等〜低信号，T2強調像で高信号の領域が認められる（図2-C）．造影では，辺縁主体の不均一な造影効果を示す（図2-D）[4]．

◆3 線維性骨異形成（fibrous dysplasia）

症例3 40歳代，男性．健診の胸部単純X線写真で左第7肋骨の腫瘤影を指摘された．

図3-A　単純X線写真

図3-B　単純CT

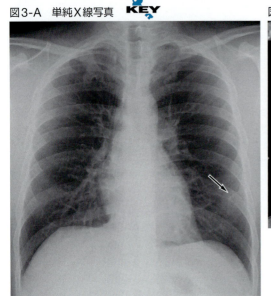
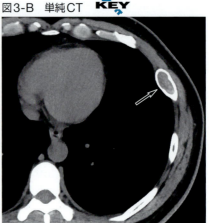

図3-C　単純CT（骨条件）　　図3-D　T1強調像　　図3-E　T2強調像

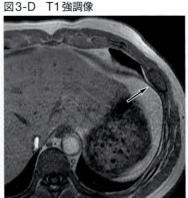
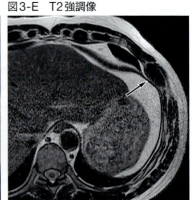

A：左第7肋骨に膨張性の溶骨性変化（→）が認められる．
B, C：骨皮質の菲薄化と膨隆を伴い，内部は筋と等吸収を示し小さく淡い石灰化が認められる（→）．
D, E：病変はT1・T2強調像ともに筋と同程度の低信号（→）を呈し，線維成分主体の病変と考えられる．
緩徐な増大傾向が認められたため，手術が行われた．病理学的に線維性骨異形成と診断され，悪性の所見は認められなかった．

診断名 線維性骨異形成

▶線維性骨異形成の一般的知識

胸壁に発生する良性腫瘍の約30％と，最も頻度の高い肋骨の良性病変である[5]．単骨性の線維性骨異形成の6〜20％が肋骨に発生し，多骨性の約55％は肋骨病変を有する[5]．

▶線維性骨異形成の画像所見

単純X線写真やCTでは，骨髄内から膨張性に発育し，皮質骨の菲薄化がみられる（図3-A〜C）．内部は，線維性組織や骨形成の程度により，溶骨性病変から無構造なすりガラス状病変を

示し，これらが混在し多彩な像を呈する．CTでは，不定形・不整な石灰化がしばしば認められる[6]．MRIのT1強調像では中間信号〜低信号，T2強調像では線維成分や囊胞変性などの影響により，低〜高信号と多彩な性状を示す（図3-D, E）．

◆4 多発性骨髄腫（multiple myeloma）

症例4 70歳代，女性．約1年前から前胸部や頸部，肩の疼痛を自覚し，近医で対症療法が行われていた．症状が持続するためCTを施行し，肋骨や胸椎などに溶骨性腫瘤が指摘された．

図4-A　単純X線写真

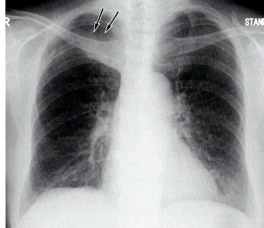

A：右第5肋骨近位部に溶骨性変化（→）が認められる．
B, C：右第5肋骨近位部に骨破壊を伴う大きな腫瘤性病変があり，内部はやや不均一だが良好な造影効果が認められる．
D, E：腫瘤は骨格筋と比較しT1強調像（D）で同等の低信号，T2強調像（E）で辺縁は軽度高信号，内部は高信号を呈している．右第5肋骨の腫瘤に対してCT下針生検が施行され，多発性骨髄腫と診断された．血液検査では高蛋白血症があり，電気泳動でM蛋白（IgA-κ）が確認された．その後，化学療法が行われている．

診断名 多発性骨髄腫

図4-B　造影CT　　　　図4-C　単純CT（骨条件）

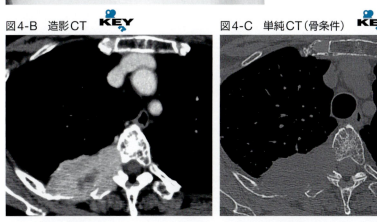

図4-D　T1強調像

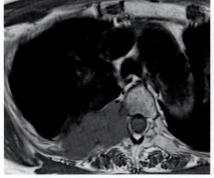

図4-E　T2強調像

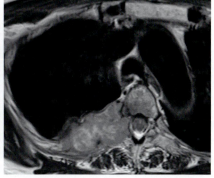

▶ 多発性骨髄腫の一般的事項

骨髄を主病巣とし形質細胞が腫瘍性に増殖するものである．50〜70歳代および男性に多く，造血が盛んな頭蓋骨，肋骨，胸骨，脊椎，骨盤骨，上腕骨や大腿骨の近位に好発する[3]．

▶ 多発性骨髄腫の画像所見

単純X線写真やCTでは，境界明瞭な溶骨性病変として認められる（図4-A〜C）．大きく膨張性に発育し骨破壊を伴う軟部腫瘤がみられることも少なくない．典型的には，不均一な造影効果が認められる．MRIでは，骨格筋と比較してT1強調像で低信号，T2強調像で高信号と非特異的な性状を示す（図4-D, E）．加療により，T1・T2強調像ともに不均一な信号に変化し，活動性が低下した状態ではT1強調像で高信号，T2強調像で低信号を呈する[3]．

▶ 肋骨腫瘍の鑑別診断のポイント

胸壁に発生する腫瘍性病変は稀で，胸部領域の悪性疾患の約5％といわれている．その半分以上は悪性で，種々の間葉系腫瘍（肉腫）が発生し，転移や肺癌などの胸部腫瘍の直接浸潤も含まれている．悪性腫瘍の臨床所見の特徴として，サイズが大きい，急速増大を示す，疼痛があることが挙げられる．一方，良性腫瘍は症状が乏しいことがほとんどである．画像上の鑑別点としては，骨破壊や骨外腫瘤の有無，石灰化・骨化の性状，脂肪や軟骨，線維といった構成成分がポイントとなるが，質的診断は難しいことが多い．

参考文献
1) O'Sullivan GJ, Carty FL, Cronin CG: Imaging of bone metastasis: an update. World J Radiol 28: 202-211, 2015.
2) Talbot JN, Paycha F, Balogova S: Diagnosis of bone metastasis: recent comparative studies of imaging modalities. Q J Nucl Med Mol Imaging 55: 374-410, 2011.
3) Carter BW, Benveniste MF, Betancourt SL, et al: Imaging evaluation of malignant chest wall neoplasms. Radiographics 36: 1285-1306, 2016.
4) Tateishi U, Gladish GW, Kusumoto M, et al: Chest wall tumors: radiologic findings and pathologic correlation: part 2. Malignant tumors. Radiographics 23: 1491-1508, 2003.
5) Hughes EK, James SL, Butt S, et al: Benign primary tumours of the ribs. Clin Radiol 61: 314-322, 2006.
6) Tateishi U, Gladish GW, Kusumoto M, et al: Chest wall tumors: radiologic findings and pathologic correlation: part 1. Benign tumors. RadioGraphics 23: 1477-1490, 2003.

症状に基づく鑑別診断

芦澤和人

　全身のあらゆる臓器の疾患において，「感染性」，「腫瘍性」，「血管性」のようにカテゴリー別に鑑別診断を進めていくことが一般的である．したがって，画像診断においても，カテゴリー別に代表的な疾患の画像所見を十分に習得する必要がある（第1～12章の本書構成参照）．しかし，一般外来診療において呼吸器疾患が疑われる場合，患者がどのカテゴリーの疾患であるかは明らかでないことが多い．そして患者の症状や身体所見，さらには画像所見や検査所見をもとに，徐々に疾患が絞り込まれていく．

　そこで本章では，実臨床を想定し呼吸器疾患が疑われる主な症状として，「発熱」，「乾性咳嗽」，「湿性咳嗽・喀痰」，「血痰・喀血」，「呼吸困難」，「喘息・喘鳴」，「胸痛」と「症状なし」の8

表1　発熱を来す疾患

カテゴリー	疾患名	掲載頁
感染性	肺胞性肺炎	p.18-19
	気管支肺炎	p.20-21
	レジオネラ肺炎	p.22-23
	マイコプラズマ肺炎	p.24-26
	ウイルス肺炎（インフルエンザウイルス）	p.27-29
	クラミドフィラ肺炎	p.30-31
	水痘肺炎	p.32-33
	肺膿瘍	p.34-35
	敗血症性肺塞栓症	p.36-37
	誤嚥性肺炎	p.38-39
	侵襲性肺アスペルギルス症	p.48-49
	ニューモシスティス肺炎	p.54-55
	サイトメガロウイルス肺炎	p.56-57
	二次肺結核症	p.58-61
	結核性肺炎	p.62-63
	粟粒結核	p.64-65
腫瘍性	中枢型肺癌	p.98-99
	G-CSF産生肺癌（末梢型肺扁平上皮癌，LCNEC，肺多形癌）	p.88-89, p.92-95
気道性	気管支拡張症	p.142-143
アレルギー性	過敏性肺炎	p.162-165
	急性好酸球性肺炎	p.166-167
	慢性好酸球性肺炎	p.168-169
	アレルギー性気管支肺アスペルギルス症	p.170-171
	MPO-ANCA関連血管炎	p.173
	好酸球性多発血管炎性肉芽腫症	p.174-175
肉芽腫性	サルコイドーシス	p.190-191
	多発血管炎性肉芽腫症	p.196-198
間質性肺炎	急性間質性肺炎	p.214-215
	特発性器質化肺炎	p.216-217
	膠原病関連間質性肺疾患	p.226-229
	薬剤性肺障害	p.230-232
先天性	肺葉内分画症	p.276-277
	肺葉外分画症	p.278-279
	気管支閉鎖症	p.284-285
縦隔病変	奇形腫	p.306-308
	縦隔炎	p.328-330
胸膜病変	膿胸	p.354-357

G-CSF：顆粒球コロニー形成刺激因子，LCNEC：肺大細胞神経内分泌癌，
MPO-ANCA：抗好中球細胞質ミエロペルオキシダーゼ抗体

つに注目して，第1～12章でカテゴリー別に取り上げた疾患との対応表を作成した．適切な診断・治療につなげるためには，画像診断のみでなく，患者の症状を初めとした臨床情報から，総合的な判断を行うことが重要と考えられる．

[以下の表1～8は，『medicina』2016年7月号（Vol.53 No.8）芦澤和人企画 特集「胸部画像診断 症状や身体所見からのアプローチ」の表（p.1156, 1170, 1176, 1182, 1188, 1196, 1204, 1214）より改変して転載]

表2 乾性咳嗽を来す疾患

カテゴリー	疾患名	掲載頁
感染性	マイコプラズマ肺炎	p.24-26
	ウイルス肺炎（インフルエンザウイルス）	p.27-29
	クラミドフィラ肺炎	p.30-31
	二次肺結核症	p.58-61
腫瘍性	中枢型肺癌	p.98-99
	癌性リンパ管症	p.122-125
アレルギー性	過敏性肺炎	p.162-165
代謝性	肺胞蛋白症	p.178-181
	アミロイドーシス	p.186-187
間質性肺炎	特発性肺線維症/通常型間質性肺炎	p.204-206
	非特異性間質性肺炎	p.207-209
	急性間質性肺炎	p.214-215
	特発性器質化肺炎	p.216-217
胸膜病変	気胸	p.350-351

表3 湿性咳嗽・喀痰を来す疾患

カテゴリー	疾患名	掲載頁
感染性	肺胞性肺炎	p.18-19
	気管支肺炎	p.20-21
	レジオネラ肺炎	p.22-23
	ウイルス肺炎（インフルエンザウイルス）	p.27-29
	クラミドフィラ肺炎	p.30-31
	水痘肺炎	p.32-33
	肺膿瘍	p.34-35
	敗血症性肺塞栓症	p.36-37
	誤嚥性肺炎	p.38-39
	肺クリプトコックス症	p.42-43
	単純性肺アスペルギローマ	p.44-45
	侵襲性肺アスペルギルス症	p.48-49
	ニューモシスティス肺炎	p.54-55
	サイトメガロウイルス肺炎	p.56-57
	二次肺結核症	p.58-61
	結核性肺炎	p.62-63
	気管・気管支結核	p.66-67
腫瘍性	末梢型肺癌（MIA, IA, 末梢型肺扁平上皮癌，LCNEC, 肺多形癌）	p.84-89, p.92-95
	肺浸潤性粘液腺癌	p.96-97
	中枢型肺癌	p.98-99
	Pancoast腫瘍	p.100-101
	気管支壁内転移	p.120-121
	気管支粘表皮癌	p.126-127
	気管支カルチノイド	p.128-129
	気管・気管支腺様嚢胞癌	p.130-131
気道性	肺気腫	p.138-139
	気管支拡張症	p.142-143
	びまん性汎細気管支炎	p.144-145
	閉塞性細気管支炎	p.146-147
	びまん性嚥下性細気管支炎	p.148-149

表3 続き

カテゴリー	疾患名	掲載頁
吸入性	珪肺症	p.154-155
	石綿肺	p.156-157
	溶接工肺	p.158-159
アレルギー性	急性好酸球性肺炎	p.166-167
	慢性好酸球性肺炎	p.168-169
	アレルギー性気管支肺アスペルギルス症	p.170-171
代謝性	転移性肺石灰化症	p.184-185
	アミロイドーシス	p.186-187
肉芽腫性	サルコイドーシス	p.190-191
	肺Langerhans細胞組織球症	p.194-195
	多発血管炎性肉芽腫症	p.196-198
間質性肺炎	特発性肺線維症/通常型間質性肺炎	p.204-206
	非特異性間質性肺炎	p.207-209
	膠原病関連間質性肺疾患	p.226-229
	薬剤性肺障害	p.230-232
	リンパ脈管筋腫症	p.238-240
先天性	肺葉内分画症	p.276-277
	肺葉外分画症	p.278-279
	気管支閉鎖症	p.284-285
縦隔病変	奇形腫	p.306-308
	悪性胚細胞性腫瘍	p.309-311
胸膜病変	気管支胸腔瘻	p.357
	悪性胸膜中皮腫	p.364-365
	癌性胸膜炎・胸膜播種	p.366-367

IA：浸潤性腺癌，LCNEC：肺大細胞神経内分泌癌，MIA：微少浸潤性腺癌

表4 血痰・喀血を来す疾患

カテゴリー	疾患名	掲載頁
感染性	肺胞性肺炎	p.18-19
	気管支肺炎	p.20-21
	肺膿瘍	p.34-35
	敗血症性肺塞栓症	p.36-37
	単純性肺アスペルギローマ	p.44-45
	二次肺結核症	p.58-61
	気管・気管支結核	p.66-67
	肺寄生虫症	p.71-74
腫瘍性	末梢型肺癌（MIA, IA, 末梢型肺扁平上皮癌，LCNEC, 肺多形癌）	p.84-89, p.92-95
	中枢型肺癌	p.98-99
	Pancoast腫瘍	p.100-101
	気管支壁内転移	p.120-121
	気管支粘表皮癌	p.126-127
	気管支カルチノイド	p.128-129
	気管・気管支腺様嚢胞癌	p.130-131
気道性	気管支拡張症	p.142-143
アレルギー性	過敏性肺炎	p.162-165
	アレルギー性気管支肺アスペルギルス症	p.170-171
	MPO-ANCA関連血管炎	p.173
肉芽腫性	多発血管炎性肉芽腫症	p.196-198
間質性肺炎	リンパ脈管筋腫症	p.238-240
肺血管性	急性肺血栓塞栓症	p.244-245
	慢性血栓塞栓性肺高血圧症	p.246-247
	特発性肺動脈性肺高血圧症	p.252-253
先天性	肺葉内分画症	p.276-277
	肺葉外分画症	p.278-279
胸膜病変	膿胸	p.354-357

IA, LCNEC, MIAは表3の脚注を参照．MPO-ANCA：抗好中球細胞質ミエロペルオキシダーゼ抗体

表5 呼吸困難を来す疾患

カテゴリー	疾患名	掲載頁
感染性	肺胞性肺炎	p.18-19
	気管支肺炎	p.20-21
	レジオネラ肺炎	p.22-23
	ウイルス肺炎（インフルエンザウイルス）	p.27-29
	クラミドフィラ肺炎	p.30-31
	水痘肺炎	p.32-33
	肺膿瘍	p.34-35
	敗血症性肺塞栓症	p.36-37
	誤嚥性肺炎	p.38-39
	侵襲性肺アスペルギルス症	p.48-49
	ニューモシスティス肺炎	p.54-55
	サイトメガロウイルス肺炎	p.56-57
	気管・気管支結核	p.66-67
腫瘍性	末梢型肺癌（MIA, IA, 末梢型肺扁平上皮癌, LCNEC, 肺多形癌）	p.84-89, p.92-95
	気管支壁内転移	p.120-121
	癌性リンパ管症	p.122-125
	気管支粘表皮癌	p.126-127
	気管支カルチノイド	p.128-129
	気管・気管支腺様嚢胞癌	p.130-131
気道性	肺気腫	p.138-139
	びまん性汎細気管支炎	p.144-145
	閉塞性細気管支炎	p.146-147
	びまん性嚥下性細気管支炎	p.148-149
吸入性	珪肺症	p.154-155
	石綿肺	p.156-157
	溶接工肺	p.158-159
アレルギー性	過敏性肺炎	p.162-165
	急性好酸球性肺炎	p.166-167
	慢性好酸球性肺炎	p.168-169
	好酸球性多発血管炎性肉芽腫症	p.174-175
代謝性	肺胞蛋白症	p.178-181
	アミロイドーシス	p.186-187
肉芽腫性	肺Langerhans細胞組織球症	p.194-195
間質性肺炎	特発性肺線維症/通常型間質性肺炎	p.204-206
	非特異性間質性肺炎	p.207-209
	急性間質性肺炎	p.214-215
	特発性器質化肺炎	p.216-217
	膠原病関連間質性肺疾患	p.226-229
	薬剤性肺障害	p.230-232
	リンパ脈管筋腫症	p.238-240
肺血管性	急性肺血栓塞栓症	p.244-245
	慢性血栓塞栓性肺高血圧症	p.246-247
	特発性肺動脈性肺高血圧症	p.252-253
	肺水腫	p.254-257
	急性呼吸窮迫症候群	p.258-259
先天性	気管支閉鎖症	p.284-285
	肺動静脈瘻	p.288-289
縦隔病変	奇形腫	p.306-308
	悪性胚細胞性腫瘍	p.309-311
	縦隔悪性リンパ腫	p.312-315
胸膜病変	気胸	p.350-351
	膿胸	p.354-357
	悪性胸膜中皮腫	p.364-365
	癌性胸膜炎・胸膜播種	p.366-367

IA：浸潤性腺癌，LCNEC：肺大細胞神経内分泌癌，MIA：微少浸潤性腺癌

表6 喘息・喘鳴を来す疾患

カテゴリー	疾患名	掲載頁
感染性	気管・気管支結核	p.66-67
腫瘍性	気管支壁内転移	p.120-121
	気管支粘表皮癌	p.126-127
	気管支カルチノイド	p.128-129
	気管・気管支腺様嚢胞癌	p.130-131
気道性	肺気腫	p.138-139
	気管支拡張症	p.142-143
	びまん性汎細気管支炎	p.144-145
	閉塞性細気管支炎	p.146-147
	びまん性嚥下性細気管支炎	p.148-149
アレルギー性	慢性好酸球性肺炎	p.168-169
	アレルギー性気管支肺アスペルギルス症	p.170-171
	好酸球性多発血管炎性肉芽腫症	p.174-175
代謝性	アミロイドーシス	p.186-187
肺血管性	肺水腫	p.254-257

表7 胸痛を来す疾患

カテゴリー	疾患名	掲載頁
感染性	肺胞性肺炎	p.18-19
	気管支肺炎	p.20-21
	クラミドフィラ肺炎	p.30-31
	肺膿瘍	p.34-35
	敗血症性肺塞栓症	p.36-37
	肺寄生虫症	p.71-74
腫瘍性	Pancoast腫瘍	p.100-101
代謝性	肺胞蛋白症	p.178-181
肉芽腫性	サルコイドーシス	p.190-191
間質性肺炎	リンパ脈管筋腫症	p.238-240
肺血管性	急性肺血栓塞栓症	p.244-245
先天性	肺葉内分画症	p.276-277
	肺葉外分画症	p.278-279
縦隔病変	胸腺腫	p.296-299
	奇形腫	p.306-308
	悪性胚細胞性腫瘍	p.309-311
	縦隔悪性リンパ腫	p.312-315
	縦隔気腫	p.324-327
	縦隔炎	p.328-330
胸膜病変	気胸	p.350-351
	膿胸	p.354-357
	悪性胸膜中皮腫	p.364-365
	癌性胸膜炎・胸膜播種	p.366-367
	肋骨腫瘍(骨転移, 多発性骨髄腫など)	p.380-384

表8　症状のないことがある疾患

カテゴリー	疾患名	掲載頁
感染性	肺クリプトコックス症 二次肺結核症	p.42-43 p.58-61
腫瘍性	末梢型肺癌（MIA, IA, 末梢型肺扁平上皮癌, LCNEC, 肺多形癌） 肺MALTリンパ腫 肺カルチノイド 肺過誤腫 硬化性肺胞上皮腫 肺類上皮血管内皮腫 血行性肺転移	p.84-89, p.92-95 p.102-105 p.106-107 p.108-109 p.110-111 p.112-113 p.116-119
吸入性	珪肺症 石綿肺 溶接工肺	p.154-155 p.156-157 p.158-159
代謝性	肺胞蛋白症 転移性肺石灰化症 アミロイドーシス	p.178-181 p.184-185 p.186-187
肉芽腫性	サルコイドーシス 肺Langerhans細胞組織球症	p.190-191 p.194-195
間質性肺炎	特発性器質化肺炎 薬剤性肺障害	p.216-217 p.230-232
先天性	肺葉内分画症 肺葉外分画症 気管支閉鎖症 肺動静脈瘻	p.276-277 p.278-279 p.284-285 p.288-289
縦隔病変	胸腺腫 奇形腫 胸腺嚢胞 心膜嚢胞 気管支原性嚢胞 神経芽腫／神経節芽腫／神経節腫 神経鞘腫 傍神経節腫 髄外造血	p.296-299 p.306-308 p.316-317 p.318-319 p.320-321 p.331-333 p.334-335 p.336-337 p.338-339
胸膜病変	胸膜プラーク 悪性胸膜中皮腫 癌性胸膜炎	p.360-363 p.364-365 p.366-367

IA：浸潤性腺癌，LCNEC：肺大細胞神経内分泌癌，MALT：粘膜関連リンパ組織，MIA：微少浸潤性腺癌

胸部画像診断における用語の解説

芦澤和人

　画像診断を行う上で，用語を正しく使用することはきわめて重要である．同じ異常影に対して異なる用語を用いると，コミュニケーションエラーの原因となりうる．ここでは，胸部画像診断に最低限必要な用語を取り上げる．原則として，Fleischner Societyの報告［Hansell DM, Bankier AA, MacMahon H, et al: Fleischner Society: glossary of terms for thoracic imaging. Radiology 246(3): 697-722, 2008］を基本として記載した．

1．肺実質と肺間質

1）肺実質（pulmonary parenchyma）

　肺のガス交換を行う部位であり，一般に肺胞腔に該当する．Fleischner Societyでは，肺胞と毛細血管と定義されている．画像上は，認識できる肺血管と気道を除いた肺全体を指す．

2）肺間質（pulmonary interstitium）

　次の3つの部分で構成される肺血管・気道の支持組織を指す．
　a.肺胞壁，b.気管支・血管周囲，c.胸膜下や小葉間隔壁．
　一般に，a.肺胞壁を狭義間質，b.気管支・血管周囲とc.胸膜下や小葉間隔壁，を広義間質と呼ぶ．単純X線写真上，正常の肺間質は認識できない．

2．陰影と濃度

1）陰影（opacity, shadow）

　X線吸収の相対的な差が，画像上で白黒として表現されたもの．異常の大きさや病理学的所見を示すものではない．所見を表現する際には，陰影の大きさや性状，部位，透過性を考慮して，可能な限り正確に記載すべきである．

2）濃度（density）

　X線吸収の程度，前述の陰影の濃さを指す．画像所見を記載する際に，陰影の意味で使用しないように注意が必要である．

3．浸潤影とすりガラス影

1）浸潤影，融合影，均等影（infiltrate，consolidation）

　浸潤影はinfiltrateの和訳であり，肺構造の破壊や偏位を伴わない肺内の境界不鮮明な陰影に用いられる．Fleischner Societyではinfiltrateの使用を推奨しないと記載されているが，わが国ではよく用いられている用語であり，文字通りの病理学的な"浸潤"や"炎症"の意味合いを込めないで使用することを心がけたい．
　consolidationは，病理学的に肺胞内の含気腔が液体や組織で置換された状態を指す．単純X線写真，CT上，肺葉の容積減少を伴わない比較的均等な陰影に使用され，背景の肺血管は透見できない．浸潤影以外に，融合影，均等影の用語も使用されている．

2）すりガラス影，すりガラス様陰影（ground-glass opacity）

単純X線写真上，霞がかかったような淡い陰影を表わすのに使用され，通常，広範で血管影の辺縁が不明瞭となる．薄層CT上は，浸潤影と異なり，肺血管が透見できる淡い肺の吸収値上昇域に使用される．肺胞腔の部分的な充填，間質の肥厚，肺胞の部分的虚脱，あるいはこれらの組み合わせでみられる．なお，異形腺腫様過形成や上皮内腺癌のような限局性のすりガラス影は，すりガラス結節（ground-glass nodule；GGN）と呼称される．

4．粒状影，結節影，腫瘤影

1）粒状影（mironodule, mironodular opacity）

径5mm未満の小さな円形の陰影を指す．Fleischner Societyでは径3mm未満の陰影に使用することを推奨している．粟粒結核の典型例にみられる径3mm未満の大きさの粒状影が均一で広範に分布する陰影は，粟粒影（military shadow）と呼ばれる．

2）結節，結節影（nodule, nodular opacity）

径5〜30mmの境界鮮明な円形ないし類円形の陰影を指す．細葉性結節（acinar nodule）は径5〜8mmの境界不鮮明な円形の結節影で，細葉の病変に一致すると考えられる．

3）腫瘤，腫瘤影（mass, mass like opacity）

径30mmを超える陰影に使用され，CTでは，通常は充実性陰影ないし部分充実性陰影である．塊状影とも呼称される．ただし，珪肺患者では，径が1cmを超える陰影は，「大陰影」と呼ばれ，進行性塊状線維化巣（progressive massive fibrosis；PMF）という用語も使用される．

5．囊胞，空洞，ニューマトシール

1）囊胞（cyst）

病理学的には，上皮ないし線維性の壁に覆われた円形の空間を指す．通常2mm未満の薄い壁を有し，内部に空気を含むが，時に液体や充実成分を含むことがある．単純X線写真上，径1cm以上の透過性の亢進あるいは低下した領域として認められる．CTでは，薄壁の気腔ないし液体貯留域としてみられる．

2）空洞（cavity）

結節，腫瘤，浸潤影などの肺病変の壊死部が，気道から喀出されて生じた空気を含んだ空間を指す．単純X線写真上，ある程度の厚さの壁で囲まれた透過性の亢進した領域として認められる．CT上も通常厚い壁を有する病変で，内腔に液体が存在すると，液面形成（air-fluid level）がみられる．

3）ニューマトシール（pneumatocele）

主に小児の急性感染性肺炎（主にブドウ球菌肺炎）の症例にみられ，肺炎後に一過性に生じる薄い壁を有する空気を含んだ空間を指す．成因は，病変内の壊死と気道閉塞によるチェックバルブ機構によると考えられている．

6. 線状影，索状影，網状影，蜂巣肺

1) 線状影（linear opacity）

幅5mm未満の細長い2cm以上の陰影を指す．幅2mm未満の陰影はline（Kerley lineなど），幅2〜5mmの陰影はstripe（右傍気管線条right paratracheal stripe）とも呼ばれる．

2) 索状影，帯状影（band opacity）

幅5mm以上の細長い2cm以上の陰影を指す．

3) 網状影（reticular opacity）

単純X線写真上，多数の小さな線状影が重なって網状を呈した陰影を指す．間質性肺病変で高頻度に認められる．CTでは，小葉間隔壁や小葉内間質の肥厚，蜂巣肺の壁などに相当する．網状影に結節影を混じたものは，網状結節影（reticulonodular opacity）と呼ばれる．

4) 蜂巣肺（honeycomb lung, honeycombing）

厚い線維組織の壁を有し，内面が細気管支上皮で覆われた多数の不整な囊胞状の空間を指す．間質性肺病変の進行期にみられる所見である．単純X線写真上は，典型例では1〜3mmの壁の厚さで，3〜10mmの大きさの蜂の巣に似た多数の輪状影が認められる．CTでは，胸膜下に多層性で境界明瞭な壁を有する気腔として認められる．

胸部単純X線写真とCTのサイン

芦澤和人

サイン	サインがみられる疾患（掲載頁）
air bronchogram（気管支透亮像）	肺胞性肺炎（p.18），レジオネラ肺炎（p.22），マイコプラズマ肺炎（p.24），肺クリプトコックス症（p.43），結核性肺炎（p.62），浸潤性腺癌（p.84），肺MALTリンパ腫（p.102-104），多発血管炎性肉芽腫症（p.197），急性間質性肺炎（p.214-215），AFOP（p.224），肺水腫（p.255），急性呼吸窮迫症候群（p.258）
air crescent sign	侵襲性肺アスペルギルス症（p.48），ムーコル症（p.50）
apical cap	Pancoast腫瘍（p.101），PPFE（p.221-223）
black pleura line	肺胞微石症（p.182-183）
bulging fissure sign	レジオネラ肺炎（p.23）
cervicothoracic sign	胸腔内甲状腺腫（p.305）
continuous diaphragm sign	縦隔気腫（p.326-327）
continuous left hemidiaphragm sign	縦隔気腫（p.325-326）
crazy-paving appearance	ウイルス肺炎（p.27-29），ニューモシスティス肺炎（p.55），急性好酸球性肺炎（p.167），慢性好酸球性肺炎（p.168-169），顕微鏡的多発血管炎（p.172-173），肺胞蛋白症（p.178-181）
crow's feet	びまん性胸膜肥厚（p.362-363）
CT halo sign	水痘肺炎（p.32-33），肺クリプトコックス症（p.43），侵襲性肺アスペルギルス症（p.48-49），サイトメガロウイルス肺炎（p.57），肺寄生虫症（p.71-74），多発血管炎性肉芽腫症（p.197）
CT angiogram sign	肺浸潤性粘液性腺癌（p.96-97），肺MALTリンパ腫（p.102-103）
eggshell calcification（卵殻状石灰化）	珪肺症（p.154-155）
feeding vessel sign	敗血症性肺塞栓症（p.36-37），多発血管炎性肉芽腫症（p.197）
gloved finger sign	アレルギー性気管支肺アスペルギルス症（p.170-171）
Kerley lines（Kerley線）/ interlobular septal thickening（小葉間隔壁肥厚）	癌性リンパ管症（p.122-125），急性好酸球性肺炎（p.166-167），好酸球性多発血管炎性肉芽腫症（p.174-175），肺胞微石症（p.182-183），PTTM（p.250），肺水腫（p.254-256），
meniscus sign	単純性肺アスペルギローマ（p.44-45），硬化性肺胞上皮腫（p.111）
mosaic (attenuation) pattern（モザイクパターン）	ウイルス肺炎（p.28），ニューモシスティス肺炎（p.54-55），閉塞性細気管支炎（146-147），過敏性肺炎（p.163），サルコイドーシス（p.191），急性間質性肺炎（p.215），慢性血栓塞栓性肺高血圧症（p.246-247）
mucus bronchogram	中枢型肺癌（p.98-99）
reversed halo sign	その他の真菌症（ムーコル症，カンジダ症）（p.50-51），多発血管炎性肉芽腫症（p.197），特発性器質化肺炎（p.217），薬剤性肺障害（p.231）
ring around the artery sign	縦隔気腫（p.325-326）
(sarcoid) galaxy sign	肺MALTリンパ腫（p.102-104），サルコイドーシス（p.190-191）
signet ring sign	気管支拡張症（p.142-143）
silhouette sign（シルエットサイン陽性/陰性）	肺胞性肺炎（p.18），レジオネラ肺炎（p.22），結核性肺炎（p.62），中枢型肺癌（p.98），肺胞微石症（p.182-183）
split pleura sign	膿胸（p.354-355）
subpleural curvilinear shadow	石綿肺（p.156-157）
Swiss cheese appearance	肺胞性肺炎（p.19）
target sign	神経鞘腫（p.335），神経線維腫症1型（p.376）
tram line	びまん性汎細気管支炎（p.144）
tree-in-bud appearance	サイトメガロウイルス肺炎（p.57），二次肺結核症（p.59-61），非結核性抗酸菌症（p.68-69），アレルギー性気管支肺アスペルギルス症（p.170-171）
vanishing heart sign	肺胞微石症（p.182-183）

INDEX

ページ番号の**太字**は症例写真の掲載ページおよび詳述ページを示す.

●記号・数字●

α1-アンチトリプシン欠損症 …**138**
β-D-グルカン 45, 54
β-カテニン **372**
II型肺胞上皮 111

●欧文索引●

A

accessory cardiac bronchus …**275**
acinar pattern 31
acute eosinophilic pneumonia (AEP) **166, 167, 181, 257**
acute fibrinous and organizing pneumonia (AFOP) …**224**
acute interstitial pneumonia (AIP) **214**
acute pulmonary thromboembolism **244**
acute respiratory distress syndrome (ARDS) …23, 28, 55, 214, **215**, 258
adenocarcinoma *in situ* (AIS) **82**
adenoid cystic carcinoma of the trachea-bronchus …**130**
air bronchogram 76
air-crescent sign 49, 51
air-space pneumonia **18**
air trapping … 145, 147, 160, 163, 191, 277, 285
allergic bronchopulmonary aspergillosis (ABPA) … 143, **170, 171**
allergic bronchopulmonary mycosis (ABPM) **171**
allergic granulomatous angiitis (AGA) **175**
alveolar pneumonia **18**
amyloidosis **186**
anaplastic lymphoma kinase (*ALK*) 遺伝子 **115**
ANCA関連血管炎 (ANCA-associated vasculitis; AAV) … 173, 175
aorticopulmonary paraganglioma (APPG) **337**
aorticosympathetic paraganglioma (ASPG) **337**
apical cap 101, 222, **223**
arc-welders' pneumoconiosis 158
asbestosis 156
Aspergillus fumigatus 45
aspiration pneumonia 38
atypical adenomatous hyperplasia (AAH) **82, 83**
atypical carcinoid (AC) 106, **107, 302**, 303
azygos vein aneurysm **268**

B

B細胞性 **264**
bizarre shape **195**
black pleura line **183**
bleb 141
bone metastases **380**
bridging bronchus **275**
bronchial arterial aneurysm …**266**
bronchial atresia **284**
bronchiectasis **142**
bronchiolitis obliterans (BO) … **146**
bronchogenic cyst **320, 321**
bronchopneumonia **20, 21**
bulging fissure sign 19, 23
bulla **140**

C

candidiasis 50
cannonball **118**
carcinoid tumor of the bronchus **128**
carcinoid tumor of the lung … **106**
Castleman病 337, 339
多中心性—— (multicentric Castleman disease; MCD) …**236**
CD20 **264**
CD79a **264**
central type lung cancer **98**
cervicothoracic sign **305**
chest wall tuberculosis **374**
chicken pox pneumonia 32
Chlamydophila pneumonia 30
Chlamydophila pneumoniae 30
chondrosarcoma **381**
chronic cavitary pulmonary aspergillosis (CCPA) 47
chronic eosinophilic pneumonia (CEP) **168**
chronic expanding hematoma 356
chronic obstructive pulmonary disease (COPD) **138**
chronic progressive pulmonary aspergillosis (CPPA) 46
chronic thromboembolic pulmonary hypertension (CTEPH) **246**, 253
Churg-Strauss症候群 (CSS) …175
collagen vascular disease-associated interstitial lung disease (CVD-ILD) **226**
combined pulmonary fibrosis and emphysema (CPFE) **206**
community acquired pneumonia (CAP) 15
congenital cystic adenomatoid malformation (CCAM) **282**
congenital pulmonary airway malformation (CPAM) **282**
continuous diaphragm sign **326, 327**
continuous left hemidiaphragm sign 325, 326
crazy-paving appearance 28, 55, 167, 169, 173, 179
crow's feet **363**
cryptogenic organizing pneumonia (COP) **216**
CT angiogram sign 96
CT halo sign 32, 43, 49, 51, 57, 197
CT pulmonary angiography (CTPA) **245**
lung perfusion —— **245**
CT venography **245**
cystic fibrosis **286**
cytomegalovirus pneumonia … 56
——とPCPの鑑別ポイント … 57

D

D-dimer **245**
descending necrotizing mediastinitis (DNM) **329**
desmoid-type fibromatosis **372**
desquamative interstitial pneumonia (DIP) 210, **212**

diffuse alveolar damage (DAD) ……… 214, 225, 231, 256, 259
diffuse aspiration bronchiolitis (DAB) …………………… **148**
diffuse large B-cell lymphoma (DLBCL) ………………… **104**
diffuse lymphoid hyperplasia (DLH) …………………………219
diffuse panbronchiolitis (DPB) ………………………………… **144**
double ring enhancement ……261
doubling time ………………… 76
drug-induced lung injury …… **230**
dual-energy CT …… 247, 249, 251

E

ectopic lung calcification………185
eggshell calcification ………155
Ehlers-Danlos症候群…………141
elastofibroma dorsi …………… **370**
empyema ……………………… **354**
endobronchial metastasis …… **120**
eosinophilic granulomatosis with polyangiitis (EGPA) ……… **174**
Epstein-Barr virus (EBV) ……359
extralobar sequestration……… **278**
extramedullary hematopoiesis ………………………………… **338**
extrapleural air ………………327

F

feeding vessel sign ……… 37, 197
Felsonの区分 …………………292
fibrous dysplasia ……………… **382**
focal organizing pneumonia (focal OP)…………………… 87
fungus ball …………………… 45
funnel chest ………………… **347**

G

ganglioneuroblastoma ………… **331**
ganglioneuroma………………… **331**
giant bulla ……………………141
gloved finger sign ……… 143, 171
granuloma ……………………188
granulomatosis with polyangiitis (GPA) …… 173, **196**, 197, 198
granulomatous lung disease … **188**

H

Haemophilus influenzae……… 21
halo …………………………… 74
hematogenous lung metastasis ………………………………… **116**
hemothorax…………………… **352**

hereditary hemorrhagic telangiectasia (HHT) …………… 288, 289
hilar haze………………………257
HIV感染症…………………… 63
HLA-B52 (human leukocyte antigen-B52) …………………260
Hodgkinリンパ腫－結節硬化型 (nodular sclerosis classical Hodgkin lymphoma；NSCHL) ……………………… 314, 315
Horner症候群…………………101
hospital acquired pneumonia (HAP) ……………………… 15
hot tub lung ………………… 69
hypersensitivity pneumonia (HP) ………………………………… **162**

I

idiopathic interstitial pneumonias (IIPs) …………………………200
idiopathic pulmonary arterial hypertension (IPAH) ……… **252**
idiopathic pulmonary fibrosis (IPF) ………………………… **204**
──の急性増悪 ………………205
IgG4関連疾患 ………… 115, 237
immune-related adverse events (irAE) ………………………232
infected bulla ………………… **141**
infectious lung disease………… 14
inflammatory myofibroblastic tumor (IMT) ……………… **114**
inflammatory pseudotumor (IPT) ………………………………… **114**
influenza virus ……………… 27
interstitial lung disease … **200**, 228
interstitial pneumonia with autoimmune features (IPAF) ……229
intralobar sequestration……… **276**
intrathoracic goiter …………… **304**
intravascular bronchioloalveolar tumor (IVBAT) ……………113
invasive adenocarcinoma (IA) ………………………………… **84**
invasive mucinous adenocarcinoma of the lung ………… **96**
invasive pulmonary aspergillosis (IPA) ………………………… **48**
ITMIG分類 ……………………292

J

JARTの区分 …………………292

K

Kartagener症候群 ……… 143, 287
Kerley A line …………………254
Kerley B line ………… 167, 254
Kerley line …………………257
Klebsiella pneumoniae ……… 18
Klinefelter症候群………………149
*KRAS*遺伝子変異……………… 97

L

Lambert-Eaton症候群 ………… 91
Langerhans細胞組織球症 (Langerhans cell histiocytosis；LCH) ……………………… 189, **194**
large cell neuroendocrine carcinoma (LCNEC) ………… **92**, 93
lateral thoracic meningocele … **340**
Legionella pneumonia ………… 22
Legionella pneumophila… 18, 23
Lemierre症候群 ………… 36, 251
lung abscess ………………… **34**
lymphangioleiomyomatosis (LAM) ………………………………… **238**
lymphangitic carcinomatosis… **122**
lymphoid interstitial pneumonia (LIP) ………………………… **218**

M

major fissure …………………345
malignant germ cell tumor …… **309**
malignant lymphoma of the mediastinum……………………… **312**
malignant pleural mesothelioma ………………………… **364**, 365
MALTリンパ腫……… **102**, 103, **125**
Marfan症候群 …………………141
mediastinitis ………………… **328**
Mendelson症候群 …………… 38
meniscus sign………………… 45
metastatic lung calcification … **184**
methotrexate-associated lymphoproliferative disorders (MTX-LPD) ………………… **105**
micorscopic polyangiitis (MPA) ………………………………… **172**
migration tract ……………… 74
miliary tuberculosis ………… **64**
minimally invasive adenocarcinoma (MIA)………………… **84**
minor fissure …………………345
mixed dust fibrosis (MDF) ……155
mixed dust pneumoconiosis (MDP) ………………………159

Morgagni孔ヘルニア ……………323
mosaic attenuation pattern … 28
mosaic pattern ………………147
mucoepidermoid carcinoma of the bronchus ………………**126**
mucormycosis……………………**50**
mucosa-associated lymphoid tissue (MALT) lymphoma of the lung ……………………**102**
mucus bronchogram ……… 99
multicentric Castleman disease (MCD) ……………………**236**
multi-disciplinary discussion (MDD) ……………………223
multifocal micronodular pneumocyte hyperplasia (MMPH) …**240**
multiple myeloma ……………**383**
Mycobacterium avium-intracellulare complex (MAC) 症… 68, **70**
*Mycobacterium kansasii*症…68, **70**
Mycoplasma pneumonia ……… 24
Mycoplasma pneumoniae …… 21

N
neoplastic lung disease ……… **76**
neuroblastoma ………………**331**
neuroendocrine tumor (NET) …… 79, 90, 93, 106, 302, 303
neurofibromatosis type 1 ……**376**
nodular sclerosis classical Hodgkin lymphoma (NSCHL) ……**314**
non-seminomatous germ cell tumors (NSGCTs) ……………**310**
nonspecific interstitial pneumonia (NSIP) ……………**207**, 208, 265
nontuberculous mycobacteriosis (NTM) ……………………… 68
notch ……………………………… 76
nursing and healthcare-associated pneumonia (NHCAP) … 15, 39

O
opening drainage bronchus … 69
organizing pneumonia (OP) ……………………… 217, 225

P
Pancoast腫瘍 (Pancoast tumor) ……………………… **100**, 101
Pancoast症候群 ………………101
paraganglioma ………………**336**
parasitic lung disease ……… **71**
partial anomalous pulmonary venous return (PAPVR) ……**270**

part solid GGN ……………… 85
pectus excavatum ……………**347**
peribronchial cuffing sign ……257
pericardial cyst ………………**318**
peripheral squamous cell carcinoma of the lung …… 88
PET/CT………………………249
photographic negative of pulmonary edema ………………169
pleomorphic carcinoma of the lung ……………………… **94**
pleural and chest wall disease ……………………………**344**
pleural dissemination ………**366**
pleural indentation …………… 76
pleural metastases …………**366**
pleural plaque ………………**360**
pleural rind …………………365
pleuritis carcinomatosa ……**366**
pleuroparenchymal fibroelastosis (PPFE) ……………………**220**
Pneumocystis pneumonia (PCP) ……………………… **54**, 55
pneumomediastinum ………**324**
pneumoprecardium ……………………… 325, 326, 327
pneumothorax …… 195, **350**, **351**
porto-systemic shunt ………253
post-primary pulmonary tuberculosis ……………………… 58
preinvasive lesions …………… 82
primary mediastinal large B-cell lymphoma (PMBL) ………314
progressive massive fibrosis (PMF) ……………………154
Pryce I 型 ……………………280
pseudoalveolar sarcoidosis …191
pulmonary actinomycosis …… **40**
pulmonary alveolar microlithiasis (PAM) ……………………**182**
pulmonary alveolar proteinosis (PAP)………………………**178**
pulmonary arteriovenous fistula ……………………………**288**
pulmonary artery sarcoma …**248**
pulmonary artery sling ………262
pulmonary cryptococcosis …… **42**
pulmonary edema ……………254
pulmonary emphysema ……**138**
pulmonary epithelioid hemangioendothelioma ………………**112**

pulmonary hamartoma ………**108**
pulmonary hypertension………242
pulmonary infiltration with eosinophilia (PIE) 症候群…… 72
pulmonary intravascular lymphomatosis (IVL) ……………**264**
pulmonary Langerhans cell histiocytosis (PLCH) ……… **194**, 195
pulmonary nocardiosis ……… **40**
pulmonary sequestration ……**276**
pulmonary tumor thrombotic microangiopathy (PTTM) ……………………… 242, **250**
pulmonary vascular disease …242
pure ground-glass nodule (pure GGN) ………………… 82
pyothorax……………………**354**
pyothorax-associated lymphoma (PAL)………………………**358**

R
radiation fibrosis ……………234
radiation-induced lung injury ……………………………**233**
radiation pneumonitis…………234
R-CHOP療法 ………………**264**
relapsing polychondritis ………**150**
Rendu-Osler-Weber病 … 267, 288
respiratory bronchiolitis-associated interstitial lung disease (RB-ILD) ……………………… **210**, 213
reversed halo sign…… 51, 197, 217
rib penciling ……………………377
rim enhancement ………… 67, 70
ring around the artery sign …325

S
salt-and-pepper appearance …337
sarcoid galaxy sign …… 103, 191
sarcoidosis ……………………**190**
schwannoma …………………**334**
scimitar症候群 ………………271
sclerosing pneumocytoma ……**110**
seminoma ……………………310
septic pulmonary embolism … **36**
sequestration spectrum ………274
signet ring sign ………………142
silicosis ………………………**154**
simple pulmonary aspergilloma (SPA) ……………………… **44**
Sjögren症候群 …………… 103, 187
sling ……………………………263

small cell carcinoma of the lung 90
solid nodule 83
solitary fibrous tumor of the pleura 368
spicula 76
split pleura sign 355
Staphylococcus aureus 21
Stockerの分類 283
Streptococcus milleri 34
Streptococcus pneumoniae 18
string of pearls 143
subpleural curvilinear shadow 157
subpleural dotlike lesion 157
superior sulcus tumor (SST) **100**, 101
Swiss cheese appearance 19
systemic arterial supply to the normal basal segments of left lower lobe 280

T
Tリンパ芽球性リンパ腫（T lymphoblastic lymphoma/leukemia；T-LBL） 312, **313**, 314
Takayasu arteritis 260
target sign 335, 377
teratoma 306
thoracolithiasis **378**, 379
thymic carcinoid 302
thymic carcinoma 300
thymic cyst 316
thymolipoma 322
thymoma 296
TNM分類［胸腺腫の］ 298, 299
tracheal bronchus 263
tracheobronchial foreign body 160
tracheobronchial tuberculosis 66
tracheobronchopathia osteochondroplastica 151
tram line 142, 144
tree-in-bud appearance 57, 59, 60
tuberculous empyema necessitates 359
tuberculous lymphadenitis 192
tuberculous pneumonia 62
tuberous sclerosis（TSC） 239
tumors of the ribs 380

typical carcinoid（TC） **106**, 302

U
usual interstitial pneumonia（UIP） 204

V
vanishing heart sign 183
varicella-zoster virus（VZV） 32
──── pneumonia 32
ventilator-associated pneumonia（VAP） 15
viral pneumonia 27
von Recklinghausen disease 376

W
Wegener肉芽腫症 196
Westermann肺吸虫症 71
WHO組織分類の病期［胸腺腫の］ 299
WHO分類［胸腺腫の］ 298
whorled appearance 333
Williams-Campbell症候群 143

●和文索引●

あ
亜急性過敏性肺炎 162, 163
悪性胸膜中皮腫（malignant pleural mesothelioma） 364, 365
　上皮型── 365
　肉腫型── 365
悪性胚細胞性腫瘍（malignant germ cell tumor） 309
悪性末梢神経鞘腫 373
悪性リンパ腫 63, 97, 339
アスベストーシス 157
アスペルギルス（*Aspergillus fumigatus*） 45
アスペルギルス感染症の病型 45
網谷病 221
アミロイドーシス（amyloidosis） 186
　気管・気管支型── 187
　結節型── 187
　びまん性肺胞壁型── 187
アレルギー性気管支肺アスペルギルス症（allergic bronchopulmonary aspergillosis；ABPA） 143, **170**, 171
アレルギー性気管支肺真菌症（allergic bronchopulmonary mycosis；ABPM） 171
アレルギー性肉芽腫性血管炎（allergic granulomatous angiitis；AGA）

.... 175

い
異型（非定型）カルチノイド（atypical carcinoid） 106, **107**, 302, 302
異型腺腫様過形成（atypical adenomatous hyperplasia；AAH） **82**, 83
異所性甲状腺腫 305
異所性肺石灰化症（ectopic lung calcification） 185
遺伝性出血性末梢血管拡張症（hereditary hemorrhagic telangiectasia；HHT） 288, 289
イヌ回虫，ブタ回虫による幼虫移行症 73
イヌ糸状虫症 72
医療・介護関連肺炎（nursing and healthcare-associated pneumonia；NHCAP） 15, 39
陰影パターン分類による鑑別診断 17
院内肺炎（hospital acquired pneumonia；HAP） 15
インフルエンザウイルス（influenza virus） 27
インフルエンザウイルス性肺炎 **28**, 180
──の分類 29
インフルエンザ桿菌（*Haemophilus influenzae*） 21

う
ウイルス肺炎（viral pneumonia） 27

え
嚥下性肺炎 38
炎症性偽腫瘍（inflammatory pseudotumor；IPT） 114
炎症性筋線維芽細胞腫瘍（inflammatory myofibroblastic tumor；IMT） 114
エンピリック治療 16

お
横隔膜ドーム部 361
黄色ブドウ球菌（*Staphylococcus aureus*） 21
オウム病 31

か
外傷性縦隔気腫 327
外側型胸部髄膜瘤（lateral thoracic meningocele） 340

下行性壊死性縦隔炎 (descending necrotizing mediastinitis；DNM) ………… **329**, 330
過誤腫 …………………………… 379
仮性動脈 ………………………… 35
過敏性肺炎 (hypersensitivity pneumonia；HP) …… 159, **162**, 265
　──の種類と原因抗原 ……… 165
カフェ・オ・レ斑 ……………… 377
下副葉間裂 ……………………… 346
鎌状赤血球症 …………………… 339
カルチノイド ………… **128**, 337
カンジダ症 (candidiasis) ……………… **50**, 52, 53
カンジダ敗血症 ………………… 52
間質性肺炎 (interstitial lung disease) ……… **200**, 228, 325
　通常型── (usual interstitial pneumonia；UIP) ……… **204**
間質性肺水腫 …… 124, **254**, 257
癌性胸膜炎 (pleuritis carcinomatosa) …………… **365**, 366
癌性リンパ管症 (lymphangitic carcinomatosis) ……… **122**, 123, 201, 257
感染性大動脈瘤 ………………… 261
感染性肺疾患 (infectious lung disease) ………………… **14**
感染性ブラ (infected bulla) … **141**
肝脾腫 …………………………… 265
肝部下大静脈欠損 ……………… 269

き
気管・気管支アミロイドーシス ………………… 151, **187**
気管・気管支異物 (tracheobronchial foreign body) ………… **160**
気管・気管支結核 (tracheobronchial tuberculosis) ……………… **66**
気管気管支骨軟骨形成症 (tracheobronchopathia osteochondroplastica) …………………… 151
気管・気管支腺様嚢胞癌 (adenoid cystic carcinoma of the trachea-bronchus) ……………… **130**
気管支異物 ……………………… 161
　小児の── …………………… 160
気管支拡張 ……………………… 287
気管支拡張症 (bronchiectasis) ………………………………… **142**
気管支過誤腫 …………………… 109
気管支カルチノイド (carcinoid tumor of the bronchus) …… **128**
気管支胸腔瘻 …………………… **357**
気管支血管周囲間質 …………… 123
気管支結石症 …………………… 143
気管支原性嚢胞 (bronchogenic cyst) ……………… **320**, 321
気管支喘息 ……………………… 175
気管支定型カルチノイド ……… **127**
気管支動脈瘤 (bronchial arterial aneurysm) …………… **266**, 267
気管支透亮像 (air bronchogram) ………… 19, 23, 76, 85
気管支粘表皮癌 (mucoepidermoid carcinoma of the bronchus) ………………………………… **126**
気管支肺炎 (bronchopneumonia) …………… **20**, 21, 25, 39
気管支閉鎖症 (bronchial atresia) ……………………… **284**, 285
気管支壁内転移 (endobronchial metastasis) …………… **120**, 121
気管支壁の肥厚 ………………… 121
気胸 (pneumothorax) …………………… 195, **350**, 351
奇形腫 (teratoma) ……………… **306**
　成熟型── ……………………… 307
　未熟型── ……………………… 307
器質化肺炎 (organizing pneumonia；OP) ………… 63, 97, **217**
　──の分類 …………………… 217
気腫合併肺線維症 (combined pulmonary fibrosis and emphysema；CPFE) ……………… 206
奇静脈葉裂 …………… **345**, 346
奇静脈瘤 (azygos vein aneurysm) ………………………………… **268**
奇静脈連結 ……………………… **269**
偽中皮腫様肺腺癌 ……………… 365
喫煙 ……………………………… 166
喫煙関連肺疾患 ………………… 211
気道異物 ………………………… 161
気道侵襲性アスペルギルス症 ……………………………… 48, 49
急性間質性肺炎 (acute interstitial pneumonia；AIP) ……… **214**
急性好酸球性肺炎 (acute eosinophilic pneumonia；AEP) ……………… 166, **167**, 181, 257
急性呼吸窮迫症候群 (acute respiratory distress syndrome；ARDS) …… 23, 28, 55, 214, **215**, 258
急性縦隔炎 ……………………… **328**
急性心筋梗塞 …………………… 255
急性進行性間質性肺炎 ………… 228
急性膿胸 ……………… **354**, 355
急性肺血栓塞栓症 (acute pulmonary thromboembolism) ………… **244**
胸囲結核 (chest wall tuberculosis) ………………………………… **374**
胸腔内結石 (thoracolithiasis) ……………………… **378**, 379
胸腔内甲状腺腫 (intrathoracic goiter) ……………………… **304**
胸腺 ……………………………… 294
胸腺過形成 ……………………… 295
胸腺カルチノイド (thymic carcinoid) ……………………… **302**
胸腺癌 (thymic carcinoma) ……………… 297, 298, **300**, 301
胸腺脂肪腫 (thymolipoma) … **322**
胸腺腫 (thymoma) ……… **296**, 369
　AB型 (低リスク) ── ………………………… **296**, 298
　B3型 (高リスク) ── ………………… **296**, 297, 298, 301
　──の鑑別のポイント ……… 299
　──の読影方法 ……………… 298
胸腺上皮性腫瘍 ……… 297, 301, 302
胸腺嚢胞 (thymic cyst) … **316**, 317
胸腺非定型カルチノイド (atypical carcinoid；AC) … 302, **303**
胸壁浸潤 ………………………… 41
胸壁穿孔性膿胸 ………………… **375**
胸膜外腔の血腫 ………………… 353
胸膜外徴候 ……………………… **364**
胸膜下線状影 …………………… 157
胸膜下粒状影 (subpleural dotlike lesion) ……………………… 157
胸膜嵌入像 (pleural indentation) ………………………… 76, 85
胸膜・胸壁病変 (pleural and chest wall disease) ……………… **344**
胸膜孤在性線維性腫瘍 (solitary fibrous tumor of the pleura) ……………………… **368**, 369
胸膜心膜合併切除術 …………… 364
胸膜転移 (pleural metastases) ………………………………… **366**
胸膜肺全摘術 …………………… 364
胸膜播種 (pleural dissemination) ……………………… **366**, 367
胸膜肥厚 ………………………… 41

索引

胸膜プラーク(pleural plaque) ……………………… 360, 362
局所再発………………………373
巨細胞………………………… 95
巨細胞性動脈炎………………261
巨大ブラ(giant bulla) ………141
菌球(fungus ball) …………… 45

く
空洞……………… 35, 41, 45, 47
クラミジア感染症…………… 31
クラミドフィラ肺炎(Chlamydophila pneumonia)…………………… 30
クリプトコックス症………… 42

け
頸胸徴候(cervicothoracic sign) …………………………………305
珪肺症(silicosis) ……… 154, 155
経皮的動脈塞栓術……………267
頸肋…………………… 347, 348
結核………………………… 64
結核菌 PCR ………………… 58
結核性胸壁穿孔性膿胸(tuberculous empyema necessitates) ……359
結核性胸膜炎…………………365
結核性肺炎(tuberculous pneumonia) ……………………… 62, 63
結核性リンパ節炎(tuberculous lymphadenitis) … 189, 192, 193
――の好発部位 ……………193
血管侵襲性アスペルギルス症 …………………………… 48, 49
血管内リンパ腫………………242
血管肉腫………………………119
血球減少………………………265
血胸(hemothorax) …………352
血行性肺転移(hematogenous lung metastasis) ………………116
――と気胸…………………119
結節硬化型 Hodgkin リンパ腫 …………………………… 312, 313
結節性硬化症(tuberous sclerosis；TSC) ………………………239
嫌気性菌…………………… 34
限局性器質化肺炎(focal organizing pneumonia；focal OP) …… 87
限局型中皮腫…………………369
顕微鏡的多発血管炎(micorscopic polyangiitis；MPA) ………172

こ
高位心膜上洞…………………319
硬化性肺胞上皮腫(sclerosing pneumocytoma) ………………………110
広義間質分布…………………201
膠原病関連間質性肺疾患(collagen vascular disease-associated interstitial lung disease；CVD-ILD) …………………226
膠原病の呼吸器病変の特徴……227
膠原病の呼吸器病変の頻度……228
好酸球性多発血管炎性肉芽腫症(eosinophilic granulomatosis with polyangiitis；EGPA) … 174, 175
好酸球性肺炎…………………167
好酸球性肺疾患………………168
後縦隔…………………… 292, 293
後天性免疫不全症候群…………143
高分解能 CT 所見と cT 因子診断の関係(Tis-T1c) ………………… 83
高リスク群[胸腺腫] ………298
誤嚥性肺炎(aspiration pneumonia) ………………………………… 38
呼吸細気管支炎を伴う間質性肺疾患(respiratory bronchiolitis-associated interstitial lung disease；RB-ILD) ……………… 210, 213
骨髄線維症……………………339
骨転移(bone metastases) ……380
骨島………………………………349
骨梁間型骨転移………………381
孤在性線維性腫瘍……… 337, 373

さ
細菌性肺炎……………… 63, 97, 180
――と非定型肺炎の鑑別 …… 14
サイトメガロウイルス肺炎(cytomegalovirus pneumonia) ……………………………… 56, 57
再発性多発軟骨炎(relapsing polychondritis) ……………………150
再膨張性肺水腫………………351
左上大静脈遺残………………271
左小葉間裂……………………346
左肺底区動脈大動脈起始症(systemic arterial supply to the normal basal segments of left lower lobe) ………………… 280, 281
左肺動脈右肺動脈起始症(pulmonary artery sling) …………………262
サラセミア……………………339
サルコイドーシス(sarcoidosis) …………… 103, 188, 190, 191, 222

し
自己免疫性肺胞蛋白症…………179
自然気胸………………………141
市中肺炎(community acquired pneumonia；CAP) ………… 15
縦隔悪性リンパ腫(malignant lymphoma of the mediastinum) …………………………………312
縦隔炎(mediastinitis) ………328
縦隔気腫(pneumomediastinum) …………………………………324
――の分類 …………………325
縦隔胸膜…………………………365
縦隔原発大細胞型 B 細胞性リンパ腫(primary mediastinal large B-cell lymphoma；PMBL) ……………… 312, 314, 315
縦隔腫瘍………………………269
縦隔腫瘍取扱い規約……………298
縦隔の腫瘤性病変……………294
縦隔病変………………………292
集学的治療……………………365
充実性結節(solid nodule) …… 83
重症筋無力症…………………298
重症細気管支炎……………… 26
重力効果………………………203
腫瘍性肺疾患(neoplastic lung disease) ………………………… 76
腫瘍塞栓症……………………242
小細胞肺癌(small cell carcinoma of the lung) …………… 90, 91
上大静脈症候群………………113
上皮内腺癌(adenocarcinoma in situ；AIS) ……………… 82, 85
上副葉間裂……………………346
静脈瘤様気管支拡張…………143
小葉間隔壁……………………123
小葉間裂(minor fissure) ……345
小葉中心性肺気腫……………139
小葉中心性分布………………201
食道アカラシア………………148
食道重複嚢胞…………………321
神経芽腫(neuroblastoma) …………………………… 331, 337
神経鞘腫(schwannoma) …………………… 334, 335, 337
神経節芽腫(ganglioneuroblastoma) ……………………… 331, 337
神経節腫(ganglioneuroma) …………………… 331, 332, 333
神経線維腫……………… 335, 373

神経線維腫症1型[neurofibromatosis type 1 (von Recklinghausen disease)]‥‥‥‥341, **376**, **377**
　――の診断基準‥‥‥‥‥‥‥341
神経内分泌細胞‥‥‥‥‥‥‥‥129
神経内分泌腫瘍 (neuroendocrine tumors；NET)
　‥‥‥79, 90, 93, **106**, **302**, **303**
　――の分類‥‥‥‥‥‥‥‥‥93
心原性肺水腫‥‥‥‥‥‥‥‥‥259
人工呼吸器関連肺炎 (ventilator-associated pneumonia；VAP)
　‥‥‥‥‥‥‥‥‥**15**, **38**, **39**
進行性塊状線維化巣 (progressive massive fibrosis；PMF)‥‥‥154
侵襲性肺アスペルギルス症 (invasive pulmonary aspergillosis；IPA)
　‥‥‥‥‥‥‥‥‥‥‥‥‥‥**48**
浸潤性胸腺腫‥‥‥‥‥‥‥‥‥298
浸潤性腺癌 (invasive adenocarcinoma；IA)‥‥‥‥‥**83**, **84**, **86**
浸潤性粘液性腺癌‥‥‥**19**, **63**, **181**
じん肺のX線所見の分類‥‥‥154
腎不全‥‥‥‥‥‥‥‥‥‥‥‥63
心膜嚢胞 (pericardial cyst)
　‥‥‥‥‥‥‥‥‥‥‥**318**, **319**

す

髄外造血 (extramedullary hematopoiesis)‥‥‥‥‥‥‥**338**, **339**
水痘帯状疱疹ウイルス (varicella-zoster virus；VZV)‥‥‥‥‥32
水痘肺炎[chicken pox pneumonia (varicella-zoster virus pneumonia)]‥‥‥‥‥‥‥‥‥‥‥**32**
スピキュラ (spicula)‥‥‥‥‥76
すりガラス結節 (pure ground-glass nodule；pure GGN)‥‥‥‥82
すりガラス影‥‥‥‥‥‥‥‥159

せ

精上皮腫 (seminoma)
　‥‥‥‥‥‥‥‥**309**, 310, 311
石英‥‥‥‥‥‥‥‥‥‥‥‥‥158
石綿関連胸膜病変‥‥‥‥‥‥361
石綿関連疾患における石綿曝露濃度と潜伏期間‥‥‥‥‥‥‥362
石綿肺 (asbestosis)‥‥**156**, **157**
石灰化胸膜プラーク‥‥‥‥‥361
線維性胸膜炎‥‥‥‥‥‥‥‥365
線維性骨異形成 (fibrous dysplasia)
　‥‥‥‥‥‥‥‥‥‥‥‥‥**382**
線維肉腫‥‥‥‥‥‥‥‥‥‥373

腺癌‥‥‥‥‥‥‥‥‥‥‥‥‥79
　置換型――‥‥‥‥‥‥‥‥‥85
前縦隔‥‥‥‥‥‥‥‥‥292, 293
前浸潤性病変 (preinvasive lesions)
　‥‥‥‥‥‥‥‥‥‥‥‥79, 82
喘息‥‥‥‥‥‥‥‥‥‥169, 174
先天性気管支分岐異常‥‥‥‥275
先天性クラミジア肺炎‥‥‥‥**31**
先天性肺気道奇形 (congenital pulmonary airway malformation；CPAM)‥‥‥‥‥‥‥‥‥**282**
先天性肺疾患‥‥‥‥‥‥‥‥274
線毛機能不全症候群‥‥‥‥‥143
腺様嚢胞癌‥‥‥‥‥‥‥‥‥130

そ

臓側胸膜‥‥‥‥‥‥‥‥‥‥344
続発性肺胞蛋白症の基礎疾患‥180
粟粒結核 (miliary tuberculosis)
　‥‥‥‥‥‥‥‥‥**64**, **65**, 201
粟粒肺転移‥‥‥‥‥‥‥‥‥118

た

大陰影‥‥‥‥‥‥‥‥‥‥‥155
大細胞癌‥‥‥‥‥‥‥‥‥‥79
大細胞神経内分泌癌 (large cell neuroendocrine carcinoma；LCNEC)‥‥‥‥‥‥‥‥‥**93**
　混合型――‥‥‥‥‥‥‥‥**93**
大動脈ステントグラフト内挿術‥267
大葉間裂 (major fissure)‥‥345
大葉性肺炎‥‥‥‥‥‥‥‥‥**201**
唾液腺型腫瘍‥‥‥‥‥‥‥‥131
高安動脈炎 (Takasu arteritis)
　‥‥‥‥‥‥‥‥‥‥242, **260**
多発血管炎性肉芽腫症 (granulomatosis with polyangiitis；GPA)
　‥‥‥‥173, 189, **196**, 197, 198
多発性骨髄腫 (multiple myeloma)
　‥‥‥‥‥‥‥‥‥‥‥‥‥**383**
多発性単神経炎‥‥‥‥‥‥‥175
多発肺転移‥‥‥‥‥‥‥‥‥**119**
多発肺動静脈瘻‥‥‥‥‥‥‥**289**
単純性肺アスペルギローマ (simple pulmonary aspergilloma；SPA)
　‥‥‥‥‥‥‥‥‥‥‥‥‥**44**
弾性線維腫‥‥‥‥‥‥‥‥‥**371**

ち

中縦隔‥‥‥‥‥‥‥‥‥292, 293
中枢型肺癌 (central type lung cancer)‥‥‥‥‥‥‥‥**98**, **99**
中枢気道狭窄を来す疾患‥‥‥67
中枢性気管支拡張‥‥‥‥‥‥171

虫道 (migration tract)‥‥‥‥74

て

定型カルチノイド (typical carcinoid；TC)‥‥‥‥‥**106**, **302**, **303**
低濃度曝露‥‥‥‥‥‥‥‥‥361
低リスク群[胸腺腫]‥‥‥‥‥298
デスモイド型線維腫症 (desmoid-type fibromatosis)‥‥**372**, **373**
転移性肺石灰化症 (metastatic lung calcification)‥‥‥‥**184**, **185**

と

糖尿病‥‥‥‥‥‥‥‥‥‥‥63
動脈硬化‥‥‥‥‥‥‥‥‥‥261
トキソカラ症‥‥‥‥‥‥‥‥72
特発性拡張型心筋症‥‥‥‥‥255
特発性間質性肺炎 (idiopathic interstitial pneumonias；IIPs)‥‥200
　――の国際分類‥‥‥‥‥‥202
特発性器質化肺炎 (cryptogenic organizing pneumonia；COP)
　‥‥‥‥‥**103**, 169, **216**, **217**
特発性縦隔気腫‥‥‥‥**324**, **326**
特発性上葉限局型肺線維症‥‥221
特発性肺線維症 (idiopathic pulmonary fibrosis；IPF)‥‥‥**204**
特発性肺動脈性肺高血圧症 (idiopathic pulmonary arterial hypertension；IPAH)‥‥‥‥‥‥‥‥‥**252**

な

夏型過敏性肺炎‥‥‥‥‥‥‥162
軟骨肉腫 (chondrosarcoma)‥**381**

に

肉芽腫 (granuloma)‥‥‥‥‥188
肉芽腫性肺病変 (granulomatous lung disease)‥‥‥‥‥‥**188**
　――の分類‥‥‥‥‥‥‥‥188
肉腫様癌‥‥‥‥‥‥‥‥‥‥81
二次小葉‥‥‥‥‥‥‥‥‥‥201
二次性副甲状腺機能亢進症‥‥185
二次肺結核症 (post-primary pulmonary tuberculosis)‥‥‥‥**58**
ニューモシスティス肺炎 (Pneumocystis pneumonia；PCP)
　‥‥‥‥‥**54**, **147**, **181**, 265
尿中肺炎球菌抗原‥‥‥‥‥‥18

ね

粘液栓‥‥‥‥‥‥99, 171, 285, 287

の

膿胸[pyothorax (empyema)]‥**354**
膿胸関連悪性リンパ腫‥‥‥‥359

膿胸関連リンパ腫（pyothorax-associated lymphoma；PAL）……358
脳血管内リンパ腫症…………265
囊胞………………………… 35
囊胞状気管支拡張…………143
囊胞性線維症（cystic fibrosis）
……………………… 286, 287
ノッチ（notch）……………… 76

は

肺 Langerhans 細胞組織球症（pulmonary Langerhans cell histiocytosis；PLCH）……… 194, 195
肺 MALT リンパ腫［mucosa-associated lymphoid tissue（MALT）lymphoma of the lung］……102
肺炎桿菌（Klebsiella pneumoniae）………………………… 18
肺炎球菌（Streptococcus pneumoniae）……………………… 18
肺炎クラミドフィラ（Chlamydophila pneumoniae）………… 30
肺外結核………………………… 64
肺過誤腫（pulmonary hamartoma）
………………… 77, 108, 109, 111
倍加時間（doubling time）…… 76
肺化膿症………………………… 34
肺カルチノイド（carcinoid tumor of the lung）……………………106
肺気腫（pulmonary emphysema）
………………………… 89, 138
肺寄生虫症（parasitic lung disease）
…………………………………… 71
肺クリプトコックス症（pulmonary cryptococcosis）…… 42, 43, 379
肺結核腫……………………… 77
肺結核症………………… 59, 60
　　──の分類…………………… 61
　　──のリスクファクター…… 63
肺血管性病変（pulmonary vascular disease）……………………242
肺血管内リンパ腫症（pulmonary intravascular lymphomatosis；IVL）………………… 264, 265
敗血症性肺塞栓症（septic pulmonary embolism）……………… 36
肺血栓塞栓症…………………268
肺高血圧………………………251
　　──の NICE 分類…………243
肺高血圧症（pulmonary hypertension）………………… 242, 253
肺梗塞…………………………245

胚細胞性腫瘍…………………307
肺サルコイドーシスの合併症……191
肺静脈還流異常症……………271
肺浸潤性粘液性腺癌（invasive mucinous adenocarcinoma of the lung）………………… 96, 97
肺水腫（pulmonary edema）……254
肺腺癌…………………………103
肺大細胞神経内分泌癌［large cell neuroendocrine carcinoma（LCNEC）of the lung］……… 92
肺多形癌（pleomorphic carcinoma of the lung）……………… 94, 95
肺転移………………… 117, 118
肺動静脈奇形………………… 77
肺動静脈瘻（pulmonary arteriovenous fistula）…………………288
肺動脈性高血圧………………247
肺動脈肉腫（pulmonary artery sarcoma）……………………248
肺内リンパ節（装置）………… 77
肺内リンパ路…………………123
肺膿瘍（lung abscess）…… 34, 35
肺ノカルジア症（pulmonary nocardiosis）……………………… 40
肺の石灰化……………………185
背部弾性線維腫（elastofibroma dorsi）……………………370
肺分画症（pulmonary sequestration）
………………… 276, 278, 283
　　──の分類………………281
肺胞出血…………… 97, 181, 227
肺胞上皮置換性増殖………… 85
肺胞性肺炎［alveolar pneumonia（air-space pneumonia）］
…………………… 18, 19, 23
肺胞性肺水腫…………………255
肺放線菌症（pulmonary actinomycosis）……………………… 40
肺胞蛋白症（pulmonary alveolar proteinosis；PAP）…… 178, 179
肺胞微石症（pulmonary alveolar microlithiasis；PAM）………182
　　──の診断基準……………183
肺葉外分画症（extralobar sequestration）………… 278, 279
肺葉内分画症（intralobar sequestration）…………………276
　　──と肺葉外分画症の特徴 …279
　　──の診断のポイント ……277
肺リンパ脈管筋腫症…………139

肺類上皮血管内皮腫（pulmonary epithelioid hemangioendothelioma）……………………112
剥離性間質性肺炎（desquamative interstitial pneumonia；DIP）
……………………… 210, 212
播種性真菌症………………… 65
白血病…………………………339
バルーン肺動脈形成術………247
汎小葉性肺気腫………………139
汎小葉性分布…………………201

ひ

ピーナッツ異物………………160
非結核性抗酸菌症（nontuberculous mycobacteriosis；NTM）
………………………… 61, 68
微少浸潤性腺癌（minimally invasive adenocarcinoma；MIA）
…………………………… 84, 85
非浸潤性胸腺腫………………298
非精上皮腫性胚細胞性腫瘍（nonseminomatous germ cell tumors；NSGCTs）………… 310, 311
非定型肺炎…………… 14, 24, 30
非特異性間質性肺炎（nonspcific interstitial pneumonia；NSIP）
………………… 207, 208, 265
びまん性嚥下性細気管支炎（diffuse aspiration bronchiolitis；DAB）
………………… 38, 61, 148
びまん性胸膜肥厚（pleural rind）
………………… 362, 363, 365
びまん性大細胞型 B 細胞性リンパ腫（diffuse large B-cell lymphoma；DLBCL）………………104
びまん性肺胞出血………… 197, 256
びまん性肺胞傷害（diffuse alveolar damage；DAD）
……………… 214, 231, 256, 259
びまん性汎細気管支炎（diffuse panbronchiolitis；DPB）
… 61, 143, 144, 145, 149, 201
びまん性リンパ過形成（diffuse lymphoid hyperplasia；DLH）…219
病変径の測定方法……………… 78
病変分布のパターン…………201

ふ

フォーク様分岐……… 348, 349
副鼻腔気管支症候群…………142
ブタ回虫症…………………… 72

部分充実型結節（part solid GGN）
　………………………………… 85
部分肺静脈還流異常症（partial anomalous pulmonary venous return；PAPVR）……… **270**, 271
ブラ（bulla）……………… 89, **140**
ブレブ（bleb）…………………141
分葉不全………………………**345**

へ
閉塞性換気障害………………138
閉塞性細気管支炎（bronchiolitis obliterans；BO）……… **146**, 203
閉塞性肺炎………… 99, 120, 161
壁側胸膜………………344, 361
片側性胸水……………………365
扁平上皮癌……… 79, 89, 99, **129**, 131, 301, 359

ほ
傍隔壁型肺気腫………………**139**
放射線肺障害（radiation-induced lung injury）……………233, 235
放射線肺臓炎（radiation pneumonitis）………………………234
放射線肺線維症（radiation fibrosis）………………………234
傍神経節腫（paraganglioma）
　………………………**336**, 337
紡錘形細胞……………………… 95
傍椎体領域……………………361
蜂巣肺…………………………205
ポップコーン様石灰化………109
ポリープ状……………………121

ま
マイコプラズマ（Mycoplasma pneumoniae）……………………… 21
マイコプラズマ肺炎（Mycoplasma pneumonia）……… 24, 25, **26**
正岡－古賀分類………………299
正岡分類………………………298
麻疹肺炎……………………… 29
末梢型肺扁平上皮癌（peripheral squamous cell carcinoma of the lung）………………… 88, 89

慢性過敏性肺炎………………**165**
慢性空洞性肺アスペルギルス症（chronic cavitary pulmonary aspergillosis；CCPA）……… 47
慢性血栓塞栓性肺高血圧症（chronic thromboembolic pulmonary hypertension；CTEPH）
　…………………………246, 253
慢性好酸球性肺炎（chronic eosinophilic pneumonia；CEP）
　……………………………**19**, 168
慢性出血性膿胸………………356
慢性進行性肺アスペルギルス症（chronic progressive pulmonary aspergillosis；CPPA）……… 46
　──の危険因子……………… 47
慢性線維化性間質性肺炎………208
慢性膿胸………**355**, 356, 359, 369
慢性肺動脈血栓症……………**249**
慢性閉塞性肺疾患（chronic obstructive pulmonary disease；COPD）
　…………………………………138
慢性膨張性血腫（chronic expanding hematoma）………………356

み
宮崎肺吸虫症………………… 73
ミレリ菌（Streptococcus milleri）
　………………………………… 34

む
ムーコル症（mucormycosis）… 50
無気肺………………………67, 99

め
メトトレキサート関連リンパ増殖性疾患（methotrexate-associated lympho-proliferative disorders；MTX-LPD）……………………105
免疫関連有害事象（immune-related adverse events；irAE）………232
免疫チェックポイント阻害剤による肺障害………………………232
免疫抑制剤…………………… 63

も
モザイクパターン（mosaic pattern）

　………… 55, 145, 147, 163, 247
門脈肺高血圧症………………253

や
薬剤性肺炎……………………257
薬剤性肺障害（drug-induced lung injury）………………………**230**
　HP型──…………………**232**
　NSIP型──………………**232**
　OP型──…………………**231**

ゆ
有茎性の病変…………………369

よ
溶接工肺（arc-welders' pneumoconiosis）……… **158**, 159, 211
腰肋……………………………348

ら
卵殻状石灰化（eggshell calcification）…………………………155
ランダム分布……… 33, 65, 201
　──を示す多発粒状影・結節を来す疾患………………………… 33

り
リンパ球性間質性肺炎（lymphoid interstitial pneumonia；LIP）
　…………………………………**218**
リンパ腫………………………237
リンパ増殖性疾患………237, 337
リンパ脈管筋腫症（lymphangioleiomyomatosis；LAM）… **238**, 239

る
類上皮血管内皮腫……………113

れ
レジオネラ（Legionella pneumophila）…………………… 18, 23
レジオネラ肺炎（Legionella pneumonia）……………………**22**, 23

ろ
漏斗胸（pectus excavatum, funnel chest）…………………………**347**
肋骨腫瘍（tumors of the ribs）
　…………………………………380
濾胞性細気管支炎……………227

『画像診断』別冊 KEY BOOK シリーズ
困ったときの胸部の画像診断

2019 年 10 月 15 日　　第 1 版第 1 刷発行

編　著	芦澤　和人

発行人	影山博之
編集人	向井直人
発行所	株式会社 学研メディカル秀潤社
	〒141-8414 東京都品川区西五反田 2-11-8
発売元	株式会社 学研プラス
	〒141-8415 東京都品川区西五反田 2-11-8
印刷所	株式会社 廣済堂
製本所	株式会社 難波製本

この本に関する各種お問い合わせ
【電話の場合】●編集内容については Tel. 03-6431-1211（編集部）Fax. 03-6431-1790
　　　　　　　●在庫については Tel. 03-6431-1234（営業部）
　　　　　　　●不良品（落丁，乱丁）については Tel. 0570-000577（学研業務センター）
　　　　　　　　〒354-0045 埼玉県入間郡三芳町上富 279-1
　　　　　　　●上記以外のお問い合わせは Tel. 03-6431-1002（学研お客様センター）
【文書の場合】〒141-8418　東京都品川区西五反田 2-11-8
　　　　　　　学研お客様センター　までお願いいたします．

©2019 by Kazuto Ashizawa Printed in Japan.
●ショメイ：ガゾウシンダンベッサツキーブックシリーズ　コマッタトキノキョウブノガゾウシンダン

本書の無断転載，複製，頒布，公衆送信，翻訳，翻案等を禁じます．
本書に掲載する著作物の複製権・翻訳権・上映権・譲渡権・公衆送信権（送信可能化権を含む）は株式会社 学研メディカル秀潤社が管理します．
本書を代行業者等の第三者に依頼してスキャンやデジタル化することは，たとえ個人や家庭内の利用であっても，著作権法上，認められておりません．
学研メディカル秀潤社の書籍・雑誌についての新刊情報・詳細情報は，下記をご覧ください．
　　https://gakken-mesh.jp/

本書に記載されている内容は，出版時の最新情報に基づくとともに，臨床例をもとに正確かつ普遍化すべく，著者，編者，監修者，編集委員ならびに出版社それぞれが最善の努力をしております．しかし，本書の記載内容によりトラブルや損害，不測の事故等が生じた場合，著者，編者，監修者，編集委員ならびに出版社は，その責を負いかねます．
また，本書に記載されている医薬品や機器等の使用にあたっては，常に最新の各々の添付文書や取り扱い説明書を参照のうえ，適応や使用方法等をご確認ください．

JCOPY 〈出版者著作権管理機構委託出版物〉
本書の無断複写は著作権法上での例外を除き禁じられています．複写される場合は，そのつど事前に，出版者著作権管理機構（電話 03-5244-5088，FAX 03-5244-5089，e-mail: info@jcopy.or.jp）の許諾を得てください．

表紙・本文デザイン	GRID
DTP/ 図版作成 / 編集協力	（有）ブルーインク